老中医养生堂 ■ 编著

中草药古方养生宝典

本草纲目

彩色图鉴

编　著	老中医养生堂
名方整理	孙孝忠
绘　图	卫　江　　王习卢　　邓盈丰
	邓晶发　　杨浚宣　　余　峰
	余汉平　　陈文虎　　陈素珍
	黄明泓　　梁顺坤
照片提供	周　繇　　周重建

 海峡出版发行集团 | 福建科学技术出版社
THE STRAITS PUBLISHING & DISTRIBUTING GROUP　FUJIAN SCIENCE & TECHNOLOGY PUBLISHING HOUSE

图书在版编目（CIP）数据

本草纲目彩色图鉴/老中医养生堂编著 .—福州：
福建科学技术出版社,2016.8（2017.10重印）
ISBN 978-7-5335-5049-3

Ⅰ.①本… Ⅱ.①老… Ⅲ.①《本草纲目》—图集
Ⅳ.① R281.3-64

中国版本图书馆 CIP 数据核字 (2016) 第 110965 号

书　　名	本草纲目彩色图鉴
编　　著	老中医养生堂
出版发行	海峡出版发行集团
	福建科学技术出版社
社　　址	福州市东水路76号（邮编350001）
网　　址	www.fjstp.com
经　　销	福建新华发行（集团）有限责任公司
印　　刷	福州华悦印务有限公司
开　　本	710毫米 × 1020毫米　1/16
印　　张	30
图　　文	480 码
版　　次	2016 年 8 月第 1 版
印　　次	2017 年 10 月第 4 次印刷
书　　号	ISBN 978-7-5335-5049-3
定　　价	75.00 元

书中如有印装质量问题，可直接向本社调换

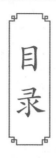

目 录

上篇

图解本草纲目中草药

土部

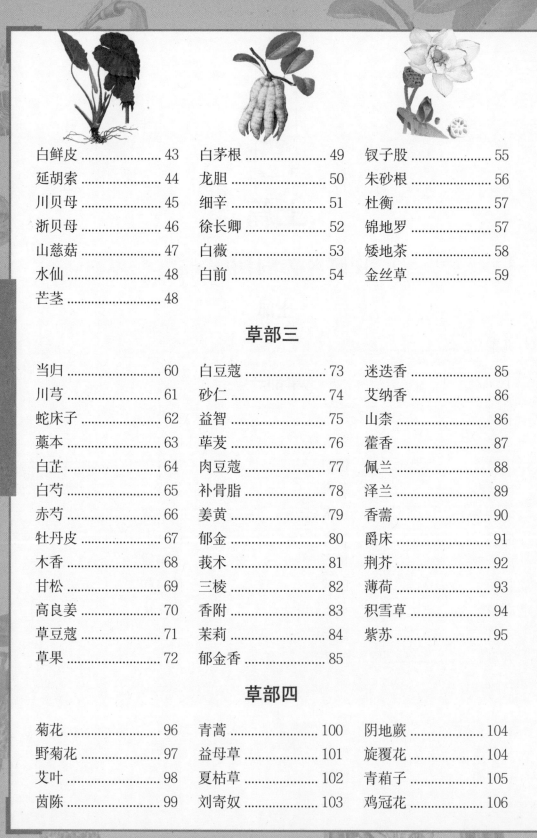

草部三

草部四

本草纲目彩色图鉴

草部五

草部六

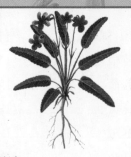
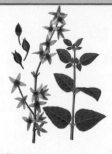
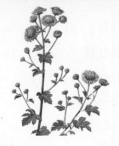

草部七

本草纲目彩色图鉴

草部八

草部九

草部十

谷部一

谷部二

谷部三

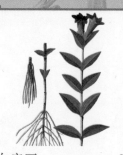
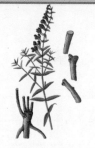
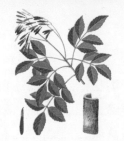

本草纲目彩色图鉴

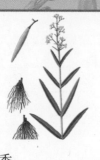
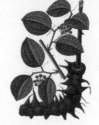
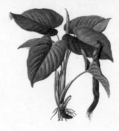

本草纲目彩色图鉴

虫部

下篇

本草纲目对症名方精选

内科

外科

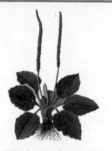

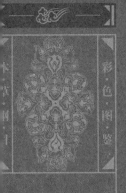

上篇 图解本草纲目中草药

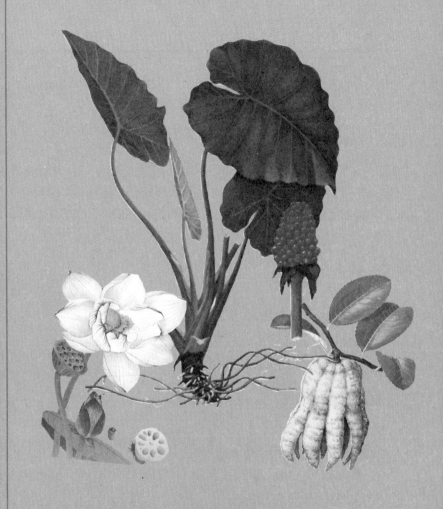

本篇精选了《本草纲目》中最为常用的中草药，按原著目录顺序编排，贯古通今，讲述植物的"前世今生"，力求让读者知其源、晓其性、明其用。本篇每个植物药还原《本草纲目》原貌，从《本草纲目》中的药物别名、有趣味的药物描述或故事说起，接着介绍它们的来源、功效主治、用法用量、现代运用、原植物识别特征，配以手绘图或特征照片图。内容通俗易懂、明晰实用，让您识药认药不求人，轻松"玩转"《本草纲目》。

儿茶
活血化瘀药·
活血疗伤药

药用部位： 枝干或枝叶煎汁浓缩而成的干燥浸膏。

《本草纲目》

【别名】乌爹泥、乌叠泥、孩儿茶。

【集解】时珍曰：乌爹泥，出南番爪哇、暹罗、老挝诸国，今云南等地造之。云是细茶末入竹筒中，坚塞两头，埋污泥沟中，日久取出，捣汁熬制而成。其块小而润泽者为上，块大而焦枯者次之。

来　源 豆科植物儿茶 *Acacia catechu* (L. f.) Willd.。

功效主治 活血疗伤，止血生肌，收湿敛疮，清肺化痰。主治跌打损伤、出血、疮疡、湿疮、牙疳、肺热咳嗽。

用法用量 煎服，1~3克，宜布包入煎；或入丸、散剂。外用适量，研末外撒或调敷。

现代运用 儿茶有抗菌、抗病毒、抗氧化、抗血小板凝聚、抗癌、有护肝利胆、止泻、降血糖、降血脂等作用。常用于宫颈炎、唇炎、慢性结肠炎、肺结核咯血、消化性溃疡出血、烧伤等。

识别特征

落叶乔木。树皮棕色或灰棕色，常成薄片状剥离但不脱落。小枝纤细柔弱，棕色或绿褐色。2回偶数羽状复叶，互生；叶柄连同叶轴均被长伏毛，叶轴基部具长圆形腺体；小叶片平行排列或成覆瓦状，几无柄，线形，两面被疏毛。总状花序腋生；花黄色或白色。荚果，先端急尖，扁而薄，紫褐色，有光泽。种子 7~8 枚。花期 8~9 月，果期 10~11 月。主产于云南。

草部一

《本草纲目》

【别名】国老、灵通、蜜甘、蜜草、美草、蕗草。

【集解】弘景曰：此草最为众药之主，经方少有不用者，犹如香中有沉香也。

【发明】时珍曰：甘草外赤中黄，色兼坤离；味浓气薄，资全土德。协和群品，有元老之功；普治百邪，得王道之化。赞帝力而人不知，敛神功而己不与，可谓药中之良相也。然中满、呕吐、酒客之病，不喜其甘，而大戟、芫花、甘遂、海藻，与之相反。

甘草
补虚药·补气药

药用部位：根及根茎。

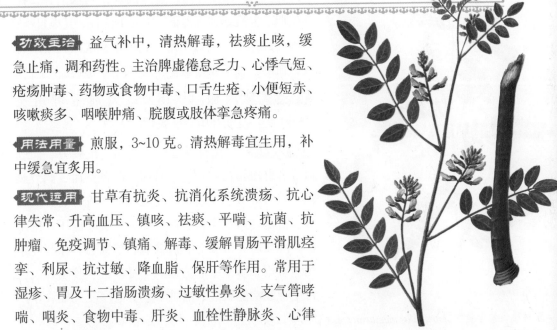

功效主治 益气补中，清热解毒，祛痰止咳，缓急止痛，调和药性。主治脾虚倦怠乏力、心悸气短、疮疡肿毒、药物或食物中毒、口舌生疮、小便短赤、咳嗽痰多、咽喉肿痛、脘腹或肢体挛急疼痛。

用法用量 煎服，3~10克。清热解毒宜生用，补中缓急宜炙用。

现代运用 甘草有抗炎、抗消化系统溃疡、抗心律失常、升高血压、镇咳、祛痰、平喘、抗菌、抗肿瘤、免疫调节、镇痛、解毒、缓解胃肠平滑肌痉挛、利尿、抗过敏、降血脂、保肝等作用。常用于湿疹、胃及十二指肠溃疡、过敏性鼻炎、支气管哮喘、咽炎、食物中毒、肝炎、血栓性静脉炎、心律不齐、低血压等。

豆科植物甘草 *Glycyrrhiza uralensis* Fisch.

识别特征

多年生草本。茎被白色短毛和刺毛状腺体。奇数羽状复叶互生；小叶卵状椭圆形，两面被腺鳞及短毛。总状花序，花密集；花萼钟状；蝶形花冠淡红紫色。荚果条状长圆形，密被棕色刺毛状腺体；种子2~8粒，扁球形或稍肾形。花期6~7月，果期7~9月。生于向阳干燥的钙质草原、河岸沙质土等地。主产于内蒙古、山西、甘肃、新疆等地。

黄芪

补虚药·补气药

药用部位： 根。

【别名】戴糁、戴椹、百本、王孙。

【释名】时珍曰：耆，长也。黄耆色黄，为补药之长，故名。今俗通作黄芪。

【发明】元素曰：黄耆甘温纯阳，其用有五：补诸虚不足，一也；益元气，二也；壮脾胃，三也；去肌热，四也；排脓止痛，活血生血，内托阴疽，为疮家圣药，五也。又曰：补五脏诸虚，治脉弦自汗，泻阴火，去虚热，无汗则发之，有汗则止之。

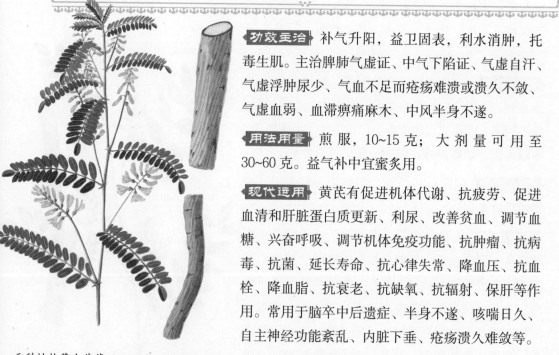

功效主治 补气升阳，益卫固表，利水消肿，托毒生肌。主治脾肺气虚证、中气下陷证、气虚自汗、气虚浮肿尿少、气血不足而疮疡难溃或溃久不敛、气虚血弱、血滞痹痛麻木、中风半身不遂。

用法用量 煎服，10~15克；大剂量可用至30~60克。益气补中宜蜜炙用。

现代运用 黄芪有促进机体代谢、抗疲劳、促进血清和肝脏蛋白质更新、利尿、改善贫血、调节血糖、兴奋呼吸、调节机体免疫功能、抗肿瘤、抗病毒、抗菌、延长寿命、抗心律失常、降血压、抗血栓、降血脂、抗衰老、抗缺氧、抗辐射、保肝等作用。常用于脑卒中后遗症、半身不遂、咳喘日久、自主神经功能紊乱、内脏下垂、疮疡溃久难敛等。

豆科植物蒙古黄芪 *Astragalus membranaceus* (Fisch.) Bge. var. *mongholicus* (Bge.) Hsiao

识别特征

多年生草本。茎直立，上部有分枝。奇数羽状复叶互生；小叶12~18对，小叶片广椭圆形或椭圆形，下面被柔毛；托叶披针形。总状花序腋生；花萼钟状，密被短柔毛，具5萼齿；花冠黄色，旗瓣长圆状倒卵形，翼瓣及龙骨瓣均有长爪。荚果膜质，半卵圆形，无毛。花期6~7月，果期7~9月。生于向阳山坡及草地，多栽培。分布于内蒙古、河北、山西、黑龙江、吉林、甘肃等地。

【别名】黄参、血参、人衔、鬼盖、神草、土精、地精。

【释名】时珍曰：根如人形，有神，故名人参、神草。

【集解】颂曰：相传欲试上党参，但使二人同走，一含人参，一空口，度走三五里许，其不含人参者必大喘，含者气息自如，其人参乃真也。

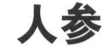

人参

补虚药·补气药

药用部位：根。

功效主治 大补元气，补脾肺肾，生津止渴，安神益智。主治元气虚脱、肺脾肾心气虚证、消渴、热病气虚、津伤口渴、久病虚羸、惊悸失眠、阳痿宫冷、失眠健忘等。

用法用量 煎服，3~9克，宜文火久煎分次兑服；野山参研粉吞服，每次2克，每日2次。

现代运用 人参有提高记忆力、增强机体免疫力、促进蛋白质合成、促进造血系统功能、抗衰老、抗肿瘤、抗休克、强心等作用。常用于失眠健忘、心悸、久病体虚、食欲不振、呕吐泄泻、咳嗽喘促等。

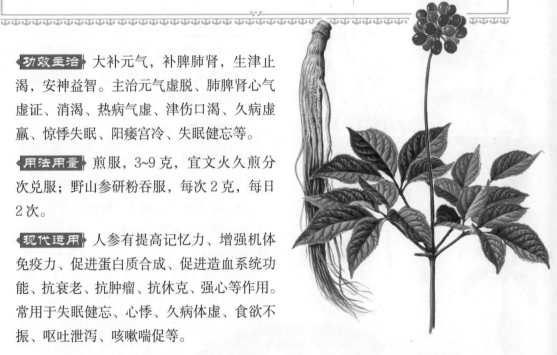

五加科植物人参 *Panax ginseng* C. A. Mey.

识别特征

多年生草本。主根肥大，肉质，圆柱状；须根长，有多数小疣状物。根茎上有茎痕，有时生数条不定根点。掌状复叶，一年生者具1片3出复叶，二年生者具1片5出复叶，以后每年递增1片，最多可达6片；小叶椭圆形或倒卵形。伞形花序单一顶生叶丛中。浆果扁球形，熟时红色，内有两粒半球形种子。花期6~7月，果期7~9月。生于深山密林中。分布于辽宁东部、吉林东半部、黑龙江东部。

南沙参

补虚药·补阴药

药用部位：根。

【别名】白参、知母、羊乳、羊婆奶、铃儿草、虎须、苦心。

【释名】沙参白色，宜于沙地，故名。其根多白汁，俚人呼为羊婆奶。

【发明】时珍曰：沙参甘淡而寒，其体清虚，专补肺气，因而益脾与肾，故金能受火克者宜之。

功效主治 养阴清肺，化痰，益气。主治肺阴虚燥咳、咳嗽痰稠不易咳出、肺痨咳嗽、热病气津不足、口干舌燥、脾胃虚弱食少。

用法用量 煎服，10~15克。

现代运用 南沙参有调节免疫平衡、祛痰、镇咳、强心、抗真菌等作用。常用于冠心病、心肌炎、慢性气管炎、迁延性肝炎、胃热口渴等。

桔梗科植物轮叶沙参 *Adenophora tetraphylla* (Thunb.) Fisch.

识别特征

多年生草本。茎直立，单一。叶通常4片轮生；无柄或有短柄；叶片椭圆形或披针形，边缘有锯齿，上面绿色，下面淡绿色，有密柔毛。圆锥状花序大型；有不等长的花梗；每一花梗上有小苞片；萼齿5，细而直，绿色微带黑色；花冠钟形，蓝紫色，狭小壶状，裂片5。蒴果3室，卵圆形。花期7~8月。多生于山野的阳坡草丛中。分布于东北、华北、华东、华南等地。

北沙参
补虚药·补阴药

【别名】海沙参、根条参、莱阳参、辽沙参。
《本草纲目》中收载的沙参乃是南沙参，而非北沙参，据《本草求真》记载沙参有南、北二种，均有清养肺胃之功。北沙参质坚性寒，富有脂液；南沙参空松而肥，气味轻清。

药用部位：根。

功效主治 养阴清肺，益胃生津。主治干咳少痰、咯血、咽干喑哑、热病伤津、胃阴虚嘈杂干呕、胃脘疼痛、大便干结。

用法用量 煎服，10~15克，鲜品加倍。

现代运用 北沙参有调节免疫、强心、抗突变、解热、镇痛、祛痰、抑制淋巴细胞转化、抗环磷酰胺毒副反应、抗过敏等作用。常用于肺结核咳嗽痰中带血、肌肤干燥、口苦烦渴、术后发热、食管炎、萎缩性胃炎、糖尿病等。

伞形科植物珊瑚菜 *Glehnia littoralis* Fr. Schmidt ex Miq.

识别特征

多年生草本。主根细长圆柱形。叶基出，互生；叶柄长，基部鞘状；叶片卵圆形，3出式分裂至2回羽状分裂，裂片基部截形，边缘刺刻，质厚。复伞形花序顶生，具粗毛；伞梗10~20条；花白色，每个小伞形花序有花15~20朵；花瓣5，卵状披针形。果实近球形，具绒毛，果棱有翅。花期5~7月，果期6~8月。生于海边沙滩，或为栽培。主产于山东、河北、辽宁、江苏等地。

党参

补虚药·补气药

药用部位： 根。

《本草纲目》

【别名】上党参。

《本草纲目》未记载党参，但在人参条目下有一种土人参，可能为党参，原文"江淮间出一种土人参，苗长一二尺，叶如匙而小，与桔梗相似，相对生，生五、七节。根亦如桔梗而柔，味极甘美。"

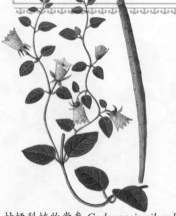

桔梗科植物党参 *Codonopsis pilosula* (Franch.) Nannf.

功效主治 益气，生津，养血。主治脾肺气虚证、肺虚喘咳、气血两虚证、中气不足、体倦乏力、脏器下垂、气津两伤证。

用法用量 煎服，10~30克。

现代运用 党参有调节胃肠运动、抗溃疡、增强免疫功能、兴奋呼吸中枢、降血压、升高血糖、延缓衰老、抗缺氧、抗辐射等作用。常用于慢性贫血、再生障碍性贫血、白血病、月经不调、咳嗽气喘、冠心病等。

太子参

补虚药·补气药

药用部位： 块根。

《本草纲目拾遗》

【别名】孩儿参。

太子参即辽参之小者……味甘苦，功同辽参。

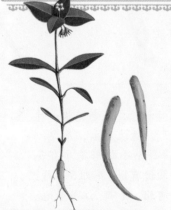

石竹科植物孩儿参 *Pseudostellaria heterophylla* (Miq.) Pax ex Pax et Hoffm.

功效主治 补气生津，健脾润肺。主治脾胃气虚证、心脾两虚心悸失眠、气津不足、肺燥干咳、虚热汗多。

用法用量 煎服，10~30克。

现代运用 太子参有抗疲劳、抗应激、增强免疫、延长寿命、镇咳、抗菌、抗病毒、降血脂、保护细胞完整等作用。常用于支气管哮喘、慢性支气管炎、小儿腹泻、糖尿病、特发性血小板减少性紫癜、苯中毒贫血等。

【别名】白药、梗草、荠苨。

【释名】时珍曰：此草根结实而梗直，故名。

【发明】时珍曰：朱肱《活人书》治胸中痞满不痛，用桔梗、枳壳，取其通肺利膈下气也。张仲景《伤寒论》治寒实结胸，用桔梗、贝母、巴豆，取其温中消谷破积也。又治肺痈唾脓，用桔梗、甘草，取其苦辛清肺，甘温泻火，又能排脓血、补内漏也。其治少阴证二三日咽痛，亦用桔梗、甘草，取其苦辛散寒，甘平除热，合而用之，能调寒热也。后人易名甘桔汤，通治咽喉口舌诸病。

桔梗

化痰止咳平喘药·清热化痰药

药用部位：根。

功效主治 开宣肺气，祛痰排脓，利咽。主治肺气不宣咳嗽痰多、胸闷不舒，咽喉肿痛、声音嘶哑、肺痈咳吐脓痰、癃闭、便秘。

用法用量 煎服，3~10克。

现代运用 桔梗有祛痰、镇咳、增强抗炎、增强免疫功能、提高溶菌酶活性、抗应激性溃疡、镇静、镇痛、解热、降血糖、降胆固醇、松弛平滑肌、溶血等作用。常用于肺炎、肺脓肿、急性扁桃体炎、慢性咽炎、声带结节、小儿喘息性肺炎等。

桔梗科植物桔梗 *Platycodon grandiflorum* (Jacq.) A. DC.

识别特征

多年生草本，有白色乳汁。茎直立。茎中下部叶对生或轮生，上部叶常互生；叶片卵状披针形，边缘有锯齿。花蓝色或紫色，2~3朵成疏生的总状花序，或单生于茎顶；萼钟状，裂片5；花冠宽钟状，5浅裂。蒴果倒卵圆形。花期7~9月，果期9~10月。野生于山坡草丛中。全国各地均有，东北、华北产量较大，华东产质量较优。

黄精

补虚药·补阴药

药用部位：根茎。

【别名】黄芝、救穷草、菟竹、鹿竹、仙人余粮。

【释名】时珍曰：黄精为服食要药，故《名医别录》列于草部之首，仙家以为芝草之类，以其得坤土之精粹，故谓之黄精。

【发明】时珍曰：黄精受戊己之淳气，故为补黄宫之胜品。土者万物之母，母得其养，则水火既济，木金交合，而诸邪自去，百病不生矣。《神仙芝草经》云，黄精宽中益气，使五脏调良，肌肉充盛，骨髓坚强，其力增倍，多年不老，颜色鲜明，发白更黑，齿落更生。

功效主治 润肺养阴，益气健脾，益肾补精。主治阴虚肺燥、干咳少痰、肺肾阴虚、劳嗽久咳、脾胃虚弱、肾精亏虚、内热消渴、须发早白。

用法用量 煎服，10~30克。

现代运用 黄精有增强身体免疫功能、促进蛋白质合成、促进淋巴细胞转化、抗菌、增加冠脉流量、降血压、减轻动脉粥样硬化、降血糖、抑制肾上腺皮质作用、抗衰老等作用。常用于白细胞减少、肺结核、食欲不振、冠心病、流行性出血热、痛风、糖尿病、慢性胃炎、不育等。

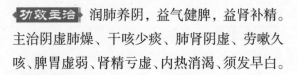

百合科植物黄精 *Polygonatum sibiricum* Red.

识别特征

多年生草本。根茎横走，肥大，肉质，黄白色，略呈扁圆柱形。茎单一，圆柱形，直立，有数个茎痕。叶无柄，通常4~5枚轮生；叶片线状披针形至线形，先端渐尖并卷曲，上面绿色，下面淡绿色。花2~4朵腋生，下垂；花被筒状，白色，先端6齿裂，带绿白色。浆果球形，成熟时黑色。花期5~6月，果期6~7月。生于林下、灌木丛中或山坡半阴处。分布于东北、华北、陕西、甘肃、山东、安徽、浙江等地。

【别名】葳蕤、女萎、葳蕤、萎蕤、委萎、萎香、地节。

【集解】时珍曰：其根横生似黄精，差小，黄白色，性柔多须……其叶如竹，两两相值。亦可采根种之，极易繁也。嫩叶及根，并可煮淘食茹。

【发明】时珍曰：葳蕤性平味甘，柔润可食。故朱肱《南阳活人书》，治风温自汗身重，语言难出，用葳蕤汤，以之为君药。

玉竹

补虚药·补阴药

药用部位：根茎。

功效主治 养阴润燥，生津止渴。主治肺热干咳少痰、肺胃阴伤、咽干口渴、内热消渴、阴虚感冒、目赤涩痛、心悸怔忡。

用法用量 煎服，10~15克。

现代运用 玉竹有强心、调节血压、兴奋平滑肌、降血糖、抗结核、抗菌、增强免疫功能、抗氧化、抗衰老、抗肿瘤、抗动脉粥样硬化、降血脂等作用。常用于心力衰竭、糖尿病、皲裂、心绞痛、高脂血症、皮下出血、斑疹等。

百合科植物玉竹 *Polygonatum odoratum* (Mill.) Druce

识别特征

多年生草本。地下根茎横走，黄白色，密生多数细小的须根。茎单一，自一边倾斜，光滑无毛，具棱。叶互生于茎的中部以上，无柄；叶片略带草质，椭圆形或狭椭圆形，基部楔形，全缘，上面绿色，下面淡粉白色，叶脉隆起。花腋生，具梗，着生花1~2朵；花被筒状，白色。浆果球形，成熟后紫黑色。花期4~5月，果期8~9月。生于山野林下或石隙间阴湿处。主产于河南、江苏、辽宁、湖南、浙江等地。

知母

清热药·清热泻火药

药用部位：根茎。

【别名】连母、蝭母、货母、地参、水参。

【集解】弘景曰：形似菖蒲而柔润，叶至难死，掘出随生，须枯燥乃止。

【发明】时珍曰：肾苦燥，宜食辛以润之。肺苦逆，宜食苦以泻之。知母之辛苦寒凉，下则润肾燥而滋阴，上则清肺金而泻火，乃二经气分药也。黄檗（黄柏）则是肾经血分药。故二药必相须而行，昔人譬之虾与水母，必相依附。补阴之说。

功效主治 清热泻火，滋阴润燥。主治热病烦渴、肺热咳嗽、骨蒸潮热、盗汗、内热消渴、肠燥便秘。

用法用量 煎服，6~12克。

现代运用 知母有抗菌、解热、降血糖、抗肿瘤、利胆、镇咳、祛痰、抗病毒等作用。常用于急性传染病、尿道涩痛，夜间汗出、醒后汗止，便秘、牙龈炎、牙髓炎等。

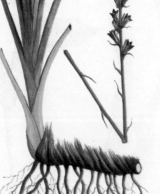

百合科植物知母 *Anemarrhena asphodeloides* Bge.

识别特征

　　多年生草本。根状茎肥大，横生，其上密被许多黄褐色纤维状的叶残基，下部生有多数肉质须根。叶基部丛生，线形，质稍硬，基部常扩大成鞘状，具多条平行脉。花葶直立，圆柱状；花2~3朵成簇、稀疏分布于花葶上部，集成长穗状。蒴果长圆形，具6条纵棱，成熟时上方开裂。种子三棱形，两端尖，黑色。花期5~8月，果期8~9月。生于向阳干燥的丘陵及沙丘上。主产于河北、山西、东北等地亦产。

【别名】肉松容、黑司命。

【释名】时珍曰：此物补而不峻，故有从容之号。从容，和缓之貌。

【发明】藏器曰：强筋健髓，以苁蓉、鳝鱼二味为末，黄精汁丸服之，力可十倍。此说出《乾宁记》。"颂曰"西人多用作食。只刮去鳞甲，以酒浸洗去黑汁，薄切，合山芋、羊肉作羹，极美好，益人，胜服补药。

肉苁蓉

补虚药·补阳药

药用部位：带鳞叶的肉质茎。

功效主治 温补肾阳，益精养血，润肠通便。主治阳痿、遗精、腰膝酸软、筋骨无力、不孕症、小便白浊、肠燥便秘、消渴。

用法用量 煎服，10~30克。

现代运用 肉苁蓉有增强免疫功能、调节内分泌、抗衰老、降血压、增强肠蠕动、促进核糖核酸代谢、抗动脉粥样硬化、通便、抗辐射、抗氧化等作用，还有雄性激素样作用。常用于不育、老年性白内障、小儿便秘、老年人多尿等。

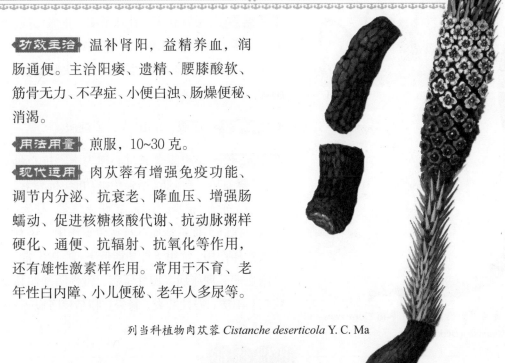

列当科植物肉苁蓉 *Cistanche deserticola* Y. C. Ma

识别特征

多年生肉质寄生草本。茎肉质肥厚，不分枝。鳞叶密集，黄色，肉质，螺旋状排列；基部叶三角卵形；上部叶三角状披针形。穗状花序顶生，粗大，花冠管黄色，钟形，蓝紫色；雄蕊4。蒴果2裂，卵形，褐色。种子多而细小。生于湖边、沙地琐琐林中，寄生于琐琐的根上。分布于甘肃，近年来青海、内蒙古等地有少量栽培。

冬虫夏草

补虚药·补阳药

药用部位：寄生在蝙蝠蛾科昆虫幼虫上的子座及幼虫尸体的复合体。

《本草纲目拾遗》

【别名】虫草、夏草冬虫。

冬虫夏草冬生土中如蚕，夏则头上生苗形……治腰膝间痛楚，有益肾之功，以番红花同藏则不蛀。

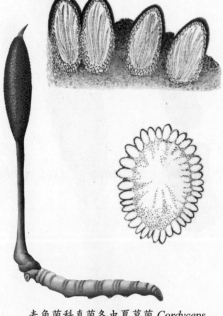

麦角菌科真菌冬虫夏草菌 *Cordyceps sinensis* (Berk.) Sacc.

功效主治 益肾壮阳，补肺平喘，止血化痰。主治肾虚腰痛、阳痿遗精、病后体虚畏冷、自汗、年老体虚、未老先衰、神疲乏力、失眠健忘、肺虚、肺肾两虚咳喘。

用法用量 煎服，5~10克；或炖服。

现代运用 冬虫夏草有抗心律失常、抗心肌缺血、降血压、降血脂、增强免疫功能、抗衰老、抗肿瘤、抗菌、抗炎、镇静、扩张支气管、祛痰、平喘、保肝、促进造血、抗疲劳等作用，还有雄激素样作用。常用于性功能低下、心律失常、高脂血症、糖尿病、慢性肾病、慢性阻塞性肺疾病、阳痿、慢性肝炎、肾炎、肺结核咯血等。

识别特征

　　冬虫夏草菌囊子菌之子座出自寄主幼虫的头部，单生，细长如棒球棍状，长4~11厘米。上部为子座头部，稍膨大，呈圆柱形，褐色，除先端小部外，密生多数子囊壳。子囊壳大部陷入子座中，先端凸出于子座之外，卵形或椭圆形，每一子囊壳内有多数长条状线形的子囊。每一子囊内有8个具有隔膜的子囊孢子。生于海拔3000~4000米的高山草甸土层中。主产于四川、重庆、青海、贵州、云南，西藏、甘肃等地亦产，其中以四川产量为最大。

【集解】时珍曰：锁阳生鞑靼田地，野马或与蛟龙遗精入地，久之发起如笋，上丰下俭，鳞甲栉比，筋脉连络，绝类男阳。

【主治】大补阴气，益精血，利大便。虚人大便燥结者，啖之可代苁蓉，煮粥弥佳。不燥结者勿用。润燥养筋，治痿弱。

锁阳

补虚药·补阳药

药用部位：肉质茎。

功效主治 温补肾阳，补益精血，润肠通便。主治肾阳虚阳痿、早泄、骨蒸潮热、腰膝痿弱无力、血枯肠燥便秘。

用法用量 煎服，10~15克。

现代运用 锁阳有促进性成熟、增强免疫功能、耐缺氧、抗应激、降血压、促进唾液分泌、强心、抑制血小板聚集、抗衰老等作用。常用于阳痿、慢性肾炎、胃溃疡、血小板减少性紫癜、血虚便秘等。

锁阳科植物锁阳 *Cynomorium songaricum* Rupr.

识别特征

多年生肉质寄生草本。根茎初时近球形，后变成长柱形，分枝。茎直立肥厚圆柱棒状，棕红色或暗紫红色。有散身鳞片，互生。肉穗花序顶生，棒状。长圆形或狭椭圆形，密生小花和鳞片状苞片；花杂性，有香气，暗紫红色。坚果球形。种子有胚乳。生于沙漠地带，大多寄生于蒺藜科植物白刺等植物的根上。分布于内蒙古、陕西、甘肃、青海、新疆等地。

天麻

**平肝息风药·
息风止痉药**

药用部位：块茎。

【别名】赤箭、赤箭芝、独摇芝、定风草、离母、合离草、神草、鬼督邮。

【释名】时珍曰：赤箭以状而名，独摇、定风以性异而名，离母、离合以根异而名，神草、鬼督邮以功而名。天麻即赤箭之根。

【发明】时珍曰：天麻乃肝经气分之药。素问云：诸风掉眩，皆属于肝。故天麻入厥阴之经而治诸病。按罗天益云，眼黑头旋，风虚内作，非天麻不能治。天麻乃定风草，故为治风之神药。今有久服天麻药，遍身发出红丹者，是其祛风之验也。

功效主治 息风止痉，平抑肝阳，祛风通络。主治肝阳上亢头晕目眩、小儿急慢惊风、破伤风、癫痫、中风后遗症、手足不遂、肢麻痉挛、风湿痹证。

用法用量 煎服，3~10克；研末冲服，每次1~1.5克。

现代运用 天麻有镇静、镇痛、抗惊厥、抗癫痫、抗炎、抗衰老等作用，对神经细胞损伤有保护作用，能调节脑血管功能，增强耐力、智力、免疫力，还可抑制血小板聚集。常用于高血压、高脂血症、神经衰弱、眩晕头痛、失眠、癫痫、脑卒中后遗症、冠心病、风湿病等。

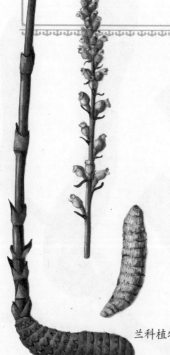

兰科植物天麻 *Gastrodia elata* Bl.

识别特征

　　多年生寄生植物，寄主为密环菌。块茎横生，肉质肥厚，圆柱形。茎单一，直立，圆柱形，黄红色。叶退化成膜质鳞片，互生，下部短鞘状抱茎。总状花序顶生，苞片呈披针形或狭披针形，膜质，具细脉；花黄绿色，花被片下部合生成歪壶状。蒴果长圆形。种子多数，细小，呈粉状。花期6~7月，果期7~8月。常生于林缘。主产于四川、重庆、云南、贵州等地；东北及华北各地亦产。

白术

补虚药·补气药

药用部位： 根状茎。

【别名】山蓟、马蓟、山姜、山连、吃力伽。

【发明】时珍曰：昔人用术不分赤白。自宋以来，始言苍术苦辛气烈，白术苦甘气和，各自施用，亦颇有理。并以秋采者佳，春采者虚软易坏。

【发明】元素曰：白术除湿益燥，和中补气。其用有九：温中，一也；去脾胃中湿，二也；除胃中热，三也；强脾胃，进饮食，四也；和胃生津液，五也；止肌热，六也；四肢困倦，嗜卧，目不能开，不思饮食，七也；止渴，八也；安胎，九也。

功效主治 补气健脾，燥湿利水，固表止汗，安胎。主治脾虚食少、泄泻、中焦湿盛、脾虚水停所致水肿、小便不利、痰饮、气虚自汗、气虚胎动不安、气虚便秘。

用法用量 煎服，10~15克。燥湿利水宜生用，补气健脾宜炒用，健脾止泻宜炒焦用。

现代运用 白术有利尿、降血糖、抗血凝、增强免疫功能、抗氧化、调节胃肠运动、安胎、抗肿瘤、双向调节神经系统、抗菌、抑制心脏、扩张血管、防止射线损害等作用。常用于脾虚胀满、消化不良、便秘、肝硬化、腹泻、溃疡性结肠炎、羊水过多、复发性阿弗他口炎、眩晕等。

菊科植物白术 *Atractylodes macrocephala* Koidz.

识别特征

多年生草本。茎直立，上部分枝，基部木质化，有不明显纵槽。叶互生，茎下部叶有长柄，叶片3深裂，偶有5深裂，边缘有刺状齿；茎上部叶柄渐短，叶柄不分裂，边缘有小刺，叶脉显著。头状花序单生于枝端，总苞钟状；全为管状花，花冠紫色，开展或反卷。瘦果椭圆形，稍扁，被有黄白色绒毛。花期12月至次年4月，果期7~8月。现广为栽培。主产于浙江、安徽。

狗脊

祛风湿药·祛风
湿强筋骨药

药用部位： 根茎。

【别名】强脊、扶筋、百枝、狗青。

【释名】恭曰：此药苗像贯众，根长多分枝，状如狗的脊骨，而肉青绿色，故以名之。

【集解】时珍曰：狗脊有二种：一种根黑色，如狗脊骨；一种有金黄毛，如狗形，皆可入药。其茎细而叶花两两对生，正似大叶蕨，比贯众叶有齿，面背皆光。其根大如拇指，有硬黑发簇之。

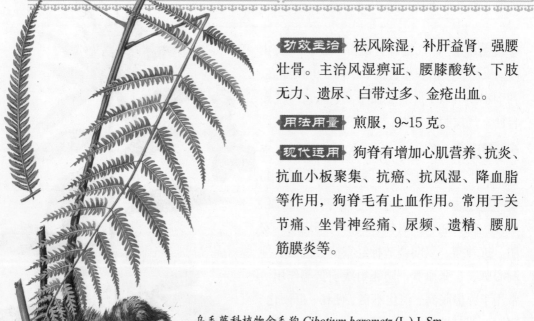

乌毛蕨科植物金毛狗 *Cibotium barometz* (L.) J. Sm.

功效主治 祛风除湿，补肝益肾，强腰壮骨。主治风湿痹证、腰膝酸软、下肢无力、遗尿、白带过多、金疮出血。

用法用量 煎服，9~15克。

现代运用 狗脊有增加心肌营养、抗炎、抗血小板聚集、抗癌、抗风湿、降血脂等作用，狗脊毛有止血作用。常用于关节痛、坐骨神经痛、尿频、遗精、腰肌筋膜炎等。

识别特征

多年生草本。根状茎卧生，粗大，棕褐色，基部被金黄色茸毛，长达10厘米，有光泽。叶片大，革质或厚纸质，两面光滑，广卵状三角形，3回羽状分裂；裂片线形略呈镰刀形。孢子囊群，棕褐色，横长圆形，两瓣状；孢子三角状四面形，透明。生于山麓沟边及林下阴处酸性土上。分布于西南、华南、东南地区及河南、湖北。

【别名】贯节、贯渠、百头、黑狗脊、凤尾草。

【释名】此草茎叶如凤尾，其根一本而众枝贯之，故草名凤尾，根名贯众、贯渠。

【发明】时珍曰：贯众大治妇人血气，根汁能制三黄，化五金，伏钟乳，结砂制汞，且能解毒软坚。王海藏治夏月痘出不快，快斑散用之。云贯众有毒，而能解腹中邪热之毒。病因内感而发之于外者多效，非古法之分经也。

贯众

清热药·清热解毒药

药用部位：带叶柄基部的干燥根茎。

功效主治 清热解毒，凉血止血，杀虫。主治风热感冒、湿热病高热发斑、痄腮、出血证。

用法用量 煎服，10~15克。清热解毒宜生用，止血宜炒炭用。脾胃虚寒者慎用。

现代运用 贯众有驱虫、抗病毒、止血、镇痛、抗炎、兴奋子宫、刺激胃肠道、致痉挛、致惊厥等作用。常用于绦虫病、感冒、乙型病毒性肝炎、胆道蛔虫病、肠道寄生虫病等。

鳞毛蕨科植物粗茎鳞毛蕨 *Dryopteris crassirhizoma* Nakai

识别特征

根状茎粗大，直立或斜生。叶簇生；叶柄连同根状茎密生鳞片，鳞片膜质，淡褐色至栗棕色，具光泽，边缘疏生刺突；叶轴上的鳞片明显扭卷，线形至披针形，红棕色；叶片长圆形至倒披针形，2回羽状深裂；羽片线状披针形；叶厚草质至纸质，背面淡绿色。孢子囊群圆形；囊群盖圆肾形或马蹄形，棕色，稀带淡绿色。生于山地林下。分布于东北、华北。

巴戟天

补虚药·补阳药

药用部位：根。

【别名】不凋草、三蔓草。

【集解】恭曰：其苗俗名三蔓草。叶似茗，经冬不枯。根如连珠，宿根青色，嫩根白紫，用之亦同，以连珠多肉厚者为胜。

【发明】宗奭曰：有人嗜酒，日须五、七杯，后患脚气甚危。或教以巴戟半两，糯米同炒，米微转色，去米不用，大黄一两，锉炒，同为末，熟蜜丸，温水服五、七十丸，仍禁酒，遂愈。

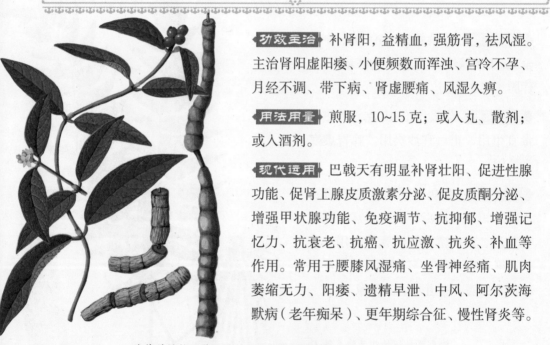

功效主治 补肾阳，益精血，强筋骨，祛风湿。主治肾阳虚阳痿、小便频数而浑浊、宫冷不孕、月经不调、带下病、肾虚腰痛、风湿久痹。

用法用量 煎服，10~15克；或入丸、散剂；或入酒剂。

现代运用 巴戟天有明显补肾壮阳、促进性腺功能、促肾上腺皮质激素分泌、促皮质酮分泌、增强甲状腺功能、免疫调节、抗抑郁、增强记忆力、抗衰老、抗癌、抗应激、抗炎、补血等作用。常用于腰膝风湿痛、坐骨神经痛、肌肉萎缩无力、阳痿、遗精早泄、中风、阿尔茨海默病（老年痴呆）、更年期综合征、慢性肾炎等。

茜草科植物巴戟天 *Morinda officinalis* How

识别特征

　　多年生缠绕或攀缘藤本，根茎肉质肥厚，圆柱状，有蜿蜒状条纹，断面呈紫红色。茎圆柱状，有纵条棱。叶对生，长椭圆形，先端短渐尖，基部楔形或阔楔形；叶柄有褐色粗毛，托叶鞘状。头状花序生于小枝顶端，花2~10朵；花萼倒圆锥状；花冠肉质白色。浆果近球形，成熟后红色，顶端有宿存的筒状萼管。花期4~5月，果期9~10月。生于山谷、溪边或山林下，亦有栽培。主产于广东、广西、福建等地。

【别名】 小草、细草、棘菀。

【释名】 时珍曰：此草服之能益智强志，故有远志之称。

【发明】 时珍曰：远志入足少阴肾经，非心经药也。其功专于强志益精，治善忘。盖精与志，皆肾经之所藏也。肾精不足，则志气衰，不能上通于心，故迷惑善忘。《灵枢经》云，肾藏精，精合志。肾盛怒而不止则伤志，志伤则喜忘其前言，腰脊不可以俯仰屈伸，毛悴色天。

远志

养心安神药

药用部位： 根。

功效主治 宁心安神，祛痰开窍，消散痈肿。主治惊悸，失眠健忘，痰蒙心窍之精神错乱、癫痫发狂，咳嗽痰多，痰稠难咳，痈疮肿毒，乳痈，咽喉肿痛。

用法用量 煎服，5~15克。外用适量。

现代运用 远志有镇静、抗惊厥、祛痰、镇咳、抗菌、降血压、兴奋子宫、抗突变、抗癌、抗痴呆、脑保护活性、促进体力和智力、解酒、溶血等作用。常用于乳糜尿、神经衰弱、滴虫阴道炎、乳腺纤维瘤、急性乳腺炎、阿尔茨海默病等。

远志科植物远志 *Polygala tenuifolia* Willd.

识别特征

多年生草本。根圆柱形而长。茎由基部丛生、斜生或直立。叶互生，线形或狭线形，近无柄。总状花序顶生；花淡蓝紫色；萼片5，花瓣3，一片较大，先端有丝状附属物。蒴果扁平，倒圆心形，无睫毛，边缘有狭翅。花期5~7月，果期7~8月。常见于山坡草地上。主产于山西、陕西、吉林、河南等地。

淫羊藿

补虚药·补阳药

药用部位：全草。

《本草纲目》

【别名】仙灵脾、放杖草、千两金、三枝九叶草。

【释名】陶弘景曰：服之使人好为阴阳。西北部有淫羊，一日百遍合，盖食此藿所致，故名淫羊藿。

【发明】淫羊藿味甘气香，性温不寒，能益精气，乃手足阳明、三焦、命门药也，真阳不足者宜之。

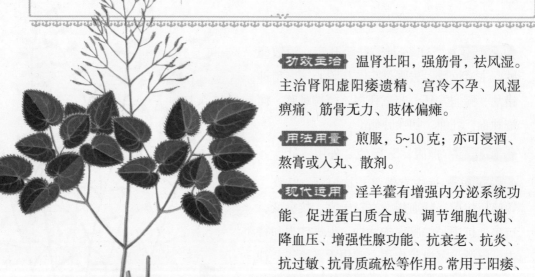

功效主治 温肾壮阳，强筋骨，祛风湿。主治肾阳虚阳痿遗精、宫冷不孕、风湿痹痛、筋骨无力、肢体偏瘫。

用法用量 煎服，5~10克；亦可浸酒、熬膏或入丸、散剂。

现代适用 淫羊藿有增强内分泌系统功能、促进蛋白质合成、调节细胞代谢、降血压、增强性腺功能、抗衰老、抗炎、抗过敏、抗骨质疏松等作用。常用于阳痿、尿频、肢体麻木、冠心病、高血压等。

小檗科植物箭叶淫羊藿 *Epimedium sagittatum* (Sieb. et Zucc.) Maxim.

识别特征

多年生草本。根出叶1~3枚，3出复叶，小叶卵圆形，边缘有细刺毛；侧生小叶基部不对称；茎生叶常对生于顶端，形与根出叶相似。花多数，聚成总状或下部分枝而成圆锥花序。花期2~3月，果期4~5月。生于山坡竹林下或路旁岩石缝中。分布于浙江、安徽、江西、湖北、四川、重庆、台湾、福建、广东、广西等地。

【别名】独茅、茅瓜子、婆罗门参。
其叶似茅，久服轻身，故名仙茅。
【发明】时珍曰：按《许真君书》云，仙茅久服长生。
其味甘能养肉，辛能养节，苦能养气，咸能养骨，滑
能养肤，酸能养筋，宜和苦酒服之，必效也。

仙茅
补虚药·补阳药

药用部位：根茎。

功效主治 温肾壮阳，强筋骨，祛寒湿，温脾止泻。主治阳痿遗精、遗尿、尿频、寒湿久痹、筋骨冷痛、硬皮病、风湿关节痛。

用法用量 煎服，3~10克；或浸酒服。

现代运用 仙茅有增强免疫功能、抗衰老、镇静、抗惊厥、解热、镇痛、改善性功能、抗癌、抗骨质疏松、扩张冠脉血管、强心、抗缺氧、抗高温、抗菌等作用。常用于高血压、阳痿、精液异常、乳腺增生、男性更年期综合征等。

石蒜科植物仙茅 *Curculigo orchioides* Gaertn.

识别特征

多年生草本。根粗壮，肉质；根茎延长，长可达30厘米，圆柱状，肉质，外皮褐色；地上茎不明显。叶3~6片根出，狭披针形，基部下延成柄，再向下扩大呈鞘状，绿白色，边缘膜质；叶脉明显，有中脉。花腋生；花梗藏在叶鞘内；花杂性，上部为雌花，下部为两性花。蒴果椭圆形，稍肉质，先端具喙，被长柔毛。种子稍呈球形，亮黑色，具喙，表面有波状沟纹。花期6~8月。生于平原荒草地向阳处，或混生在山坡茅草丛中。主产于四川、重庆、云南、贵州等地。

玄参

清热药·清热凉血药

药用部位：根。

【别名】黑参、玄台、重台、鹿肠、正马、逐马、馥草。

【释名】时珍曰：玄，黑色也……弘景曰：其茎微似人参，故得参名。

【发明】时珍曰：肾水受伤，真阴失守，孤阳无根，发为火病，法宜壮水以制火，故玄参与地黄同功。其消瘰疬亦是散火，刘守真言结核是火病。

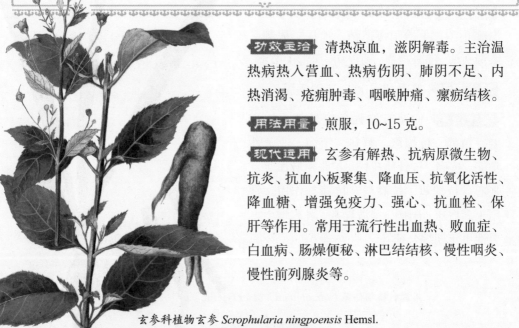

功效主治 清热凉血，滋阴解毒。主治温热病热入营血、热病伤阴、肺阴不足、内热消渴、疮痈肿毒、咽喉肿痛、瘰疬结核。

用法用量 煎服，10~15克。

现代运用 玄参有解热、抗病原微生物、抗炎、抗血小板聚集、降血压、抗氧化活性、降血糖、增强免疫力、强心、抗血栓、保肝等作用。常用于流行性出血热、败血症、白血病、肠燥便秘、淋巴结结核、慢性咽炎、慢性前列腺炎等。

玄参科植物玄参 *Scrophularia ningpoensis* Hemsl.

识别特征

多年生草本。根肥大，一至数条，呈圆锥形或纺锤形，下部常分叉，外皮灰黄褐色，干时内部变黑。茎直立，四棱形，有浅槽，被腺状柔毛。茎下部的叶多对生而具柄，近茎顶者互生而柄极短；叶片边缘具细锯齿，无毛或下面脉上有毛。聚伞圆锥花序顶生，花序轴及花梗上均被腺毛；花冠暗紫色，管部斜壶状，有5个圆形裂片。蒴果卵圆形，萼宿存。花期7~8月，果期9~10月。生于溪边、林中或草丛，亦常栽培。分布于长江流域和贵州、福建等地。

【别名】玉豉、酸赭。

【释名】弘景曰：其叶似榆而长，初生布地，故名。其花子紫黑色如豉，故又名玉豉。

【发明】时珍曰：地榆除下焦热，治大小便血证。止血取上截切片炒用。其梢则能行血，不可不知。杨士瀛云，诸疮，痛者加地榆，痒者加黄芩。

地榆

止血药·凉血
止血药

药用部位：根及根茎。

功效主治 凉血止血，解毒敛疮。主治便血、痔血、血痢、崩漏下血、痈肿初起、红肿疼痛、白带异常、湿疹。

用法用量 煎服，10~15克。外用适量。

现代运用 地榆有抗炎、收敛、止血、止吐、抗菌、止泻、抗溃疡、增强免疫功能、抗氧化、抗病原微生物、降血压等作用。常用于细菌性痢疾、烧烫伤、痔疮、血小板减少性紫癜、过敏性紫癜肾炎、白细胞减少等。

蔷薇科植物地榆 *Sanguisorba officinalis* L.

识别特征

多年生草本。根多呈纺锤形，表面棕褐色或紫褐色，有纵皱纹及横裂纹。茎直立，有棱。基生叶为羽状复叶，小叶片有短柄，小叶片卵形或长圆形，两面无毛；托叶大，膜质，褐色，半卵形，外侧边缘有尖锐锯齿；茎生叶较少，小叶片长圆形至长圆状披针形。穗状花序椭圆形、圆柱形或卵球形，直立，紫色至暗紫色，从花序顶端向下开放；苞片2，蜡质；萼片4，紫红色。瘦果包藏在宿存萼筒内，倒卵状长圆形或近圆形，外面有4棱。花期7~10月，果期10~11月。生于山坡、灌丛或草丛中。分布于全国大部分地区。

丹参

活血化瘀药·活血调经药

药用部位：根及根茎。

【别名】赤参、山参、郄蝉草、木羊乳、逐马、奔马草。

【释名】时珍曰：五参五色配五脏。故人参入脾曰黄参，沙参入肺曰白参，玄参入肾曰黑参，牡蒙入肝曰紫参，丹参入心曰赤参，其苦参则右肾命门之药也。

【发明】时珍曰：丹参色赤味苦，气平而降，阴中之阳也。入手少阴、厥阴之经，心与包络血分药也。按《妇人明理论》云，四物汤治妇人病，不同产前产后，经水多少，皆可通用。

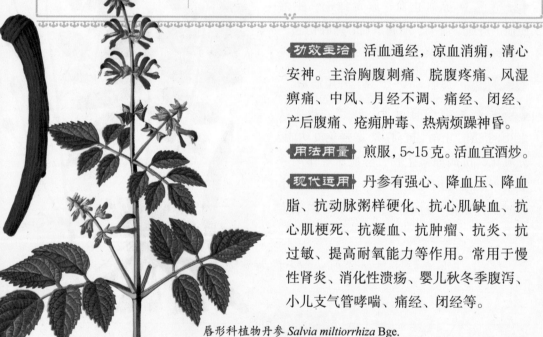

功效主治 活血通经，凉血消痈，清心安神。主治胸腹刺痛、脘腹疼痛、风湿痹痛、中风、月经不调、痛经、闭经、产后腹痛、疮痈肿毒、热病烦躁神昏。

用法用量 煎服，5~15克。活血宜酒炒。

现代运用 丹参有强心、降血压、降血脂、抗动脉粥样硬化、抗心肌缺血、抗心肌梗死、抗凝血、抗肿瘤、抗炎、抗过敏、提高耐氧能力等作用。常用于慢性肾炎、消化性溃疡、婴儿秋冬季腹泻、小儿支气管哮喘、痛经、闭经等。

唇形科植物丹参 *Salvia miltiorrhiza* Bge.

识别特征

多年生草本，全株密被黄白色柔毛及腺毛。根呈圆柱形，红色。茎方形。叶对生，奇数羽状复叶，小叶5~7片，卵状，边缘具锯齿，两面被疏柔毛。轮伞花序集成多轮顶生或腋生的总状花序；花紫色；花萼钟状，二唇形，下唇先端2裂；花冠上唇较长。小坚果，黑色。花期5~8月，果期8~9月。生于山坡、林下或溪边。主产于江苏、安徽、河北、四川等地。

【别名】紫丹、紫芙、茈、地血、鸦衔草。

【释名】时珍曰：此草花紫根紫，可以染紫，故名。

【发明】时珍曰：紫草味甘咸而气寒，入心包络及肝经血分。其功长于凉血活血，利大小肠。故痘疹欲出未出，血热毒盛，大便闭涩者，宜用之。已出而紫黑便闭者，亦可用。若已出而红活，及白陷大便利者，切宜忌之。

紫草

清热药·清热凉血药

药用部位：根。

功效主治 清热凉血，活血，解毒透疹。主治温病发斑、麻疹、痈疽疮疡、烧烫伤、湿疹、冻疮、过敏性紫癜。

用法用量 煎服，3~10克。外用适量，熬膏或油浸外涂。

现代适用 紫草有抗菌、抗炎、兴奋心脏、抗肿瘤、抗生育、解热等作用。常用于阴道炎、烧烫伤、扁平疣、皮炎、慢性溃疡、带状疱疹等。

紫草科植物新疆紫草 *Arnebia euchroma* (Royle) Johnst.

识别特征

　　多年生草本，全株被白色硬粗毛。根直立，粗壮，圆锥或倒圆锥形。茎直立，单一，或基部分两歧。基生叶丛生，无柄；叶片卵状披针形，全缘，黄绿褐色。茎生叶互生，无柄。聚伞花序密生于茎顶，无花梗。花序近球形，花冠白色。小坚果骨质，宽卵形，淡黄褐色。生于高山阳坡草丛中。分布于新疆、广西、贵州、四川、江西、山东、河南、河北、陕西等地。

白头翁

清热药·清热解毒药

药用部位：根。

《本草纲目》

【别名】野丈人、胡王使者、奈何草。

【释名】弘景曰：近根处有白茸，状似白头老翁，故以为名。

【发明】杲曰：气厚味薄，可升可降，阴中阳也。张仲景治热痢下重，用白头翁汤主之。盖肾欲坚，急食苦以坚之。痢则下焦虚，故以纯苦之剂坚之。男子阴疝偏坠，小儿头秃膻腥，鼻衄无此不效，毒痢有此获功。

功效主治 清热解毒，凉血止痢。主治热毒血痢、阴痒带下、痈疖、瘰疬、痔疮下血。

用法用量 煎服，6~15克。外用适量。

现代运用 白头翁有抗寄生虫、抗菌、抗肿瘤、增强免疫功能、抗氧化、抗炎、保肝、杀精、强心、镇静、镇痛、抗痉挛等作用。常用于细菌性痢疾、阿米巴痢疾、慢性溃疡性结肠炎、月经不调等。

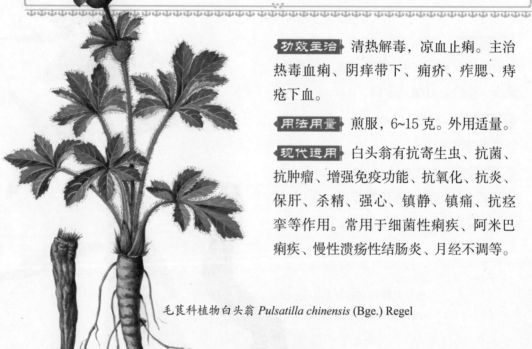

毛茛科植物白头翁 *Pulsatilla chinensis* (Bge.) Regel

识别特征

多年生草本，全株密被白色长柔毛。主根较肥大。叶根出，丛生，叶柄长，基部较宽或成鞘状；3出复叶，小叶再分裂，上面绿色，疏被白色柔毛，下面淡绿色，密被白色长柔毛。花先于叶开放，单一顶生；花茎根出，总苞由3个小苞叶组成；花被紫色，瓣状，外被白色柔毛。瘦果多数，密集成头状，花柱宿存，长羽毛状。花期3~5月，果期5~6月。生于平原或山坡草地。主产于东北、华北等地。

白及

止血药·收敛
止血药

药用部位：块茎。

【别名】连及草、甘根、白给。

【释名】时珍曰：根白色，连及而生，故曰白及。其味苦，而曰甘根，反言也。

【发明】时珍曰：白及性涩而收，得秋金之令，故能入肺止血，生肌治疮也。按洪迈《夷坚志》云，台州狱吏悯一大囚，囚感之，因言。吾七次犯死罪，遭讯拷，肺皆损伤，至于呕血。人传一方，只用白及为末，米饮日服，其效如神。后其囚凌迟，刽者剖其胸，见肺间窍穴数十处，皆白及填补，色犹不变也。洪贯之闻其说，赴任洋州，一卒忽苦咯血甚危，用此救之，一日即止也。

功效主治 收敛止血，消肿生肌。主治咯血、口舌生疮、胃或十二直肠溃疡出血、外伤出血、痈肿疮毒、烧烫伤、手足皲裂、肛裂。

用法用量 煎服，3~10克；入丸、散剂，每次2~5克。外用适量。

现代运用 白及有止血、抗溃疡、抗菌、抗肿瘤、促进角质形成细胞的游走、升高血压等作用。常用于消化道出血、支气管扩张、胃溃疡、口腔溃疡、溃疡性结肠炎、肛裂、肛门直肠疾、乳糜尿等。

兰科植物白及 *Bletilla striata* (Thunb) Reichb. f.

识别特征

多年生直立草本。根茎（或称假鳞茎）三角状扁球形或不规则菱形，肉质，肥厚，富黏性，常数个相连。叶片3~5，披针形或宽披针形，先端渐尖，基部下延成长鞘状。总状花序顶生，有花3~8朵；花紫色或淡红色。蒴果圆柱形，两端稍尖，具6纵肋。花期4~5月，果期7~9月。生于高山坡地、山谷及沟旁草丛中。主产于四川、贵州、湖南、湖北、浙江等地。

千年健

祛风湿药·祛风湿强筋骨药

药用部位：根茎。

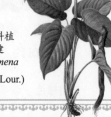

天南星科植物千年健
Homalomena occulta (Lour.) Schott

《本草纲目拾遗》

【别名】千年见、千颗针。

壮筋骨，浸酒；止胃痛，磨酒服。

功效主治 祛风除湿，强壮筋骨，活血止痛。主治风湿筋骨疼痛、下肢无力、胃痛、跌打损伤。

用法用量 煎服，5~10克。

现代适用 千年健有抗菌、抗病毒、抗炎、抗凝血等作用。常用于硬皮病、筋骨疼痛、拘挛麻木等。

仙鹤草

止血药·收敛止血药

药用部位：全草。

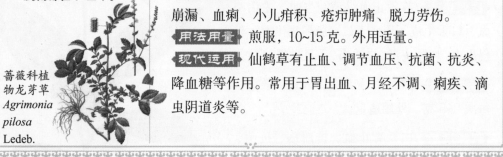

蔷薇科植物龙芽草
Agrimonia pilosa Ledeb.

《本草纲目拾遗》

【别名】脱力草、龙芽草、狼牙草。

能治劳力过度所致的脱力劳伤，故名脱力草。

功效主治 收敛止血，补虚，止痢，杀虫。主治鼻出血、崩漏、血痢、小儿疳积、疮疖肿痛、脱力劳伤。

用法用量 煎服，10~15克。外用适量。

现代适用 仙鹤草有止血、调节血压、抗菌、抗炎、降血糖等作用。常用于胃出血、月经不调、痢疾、滴虫阴道炎等。

紫珠叶

止血药·凉血止血药

药用部位：叶。

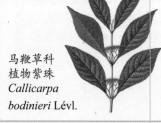

马鞭草科植物紫珠
Callicarpa bodinieri Lévl.

《本草纲目拾遗》

【别名】紫荆。

紫珠，名紫荆，树似黄荆，叶小无桠，花深紫可爱。藏器曰：至秋子熟，正紫，圆如小珠，名紫珠。

功效主治 止血生肌，解毒消肿。主治各种内外出血证、烧烫伤、热毒疮疡、扭伤肿痛。

用法用量 煎服，10~15克。外用适量。

现代适用 紫珠可使局部血管收缩，能显著抑制纤溶系统，有抗菌作用。常用于上消化道出血、烧烫伤、痔疮、月经过多等。

三七

止血药·化瘀止血药

药用部位：根。

【别名】山漆、金不换。

【释名】时珍曰：彼人言其叶子左三右四，故名三七，盖恐不然。或云本名山漆，谓其能合金疮，如漆粘物也，此说近也。金不换，贵重之称。

【发明】时珍曰：此药近时始出，南人军中用为金疮要药，云有奇功。凡杖扑伤损，瘀血淋漓者，随即嚼烂，罨之即止，青肿者即消散。若受杖时，先服一二钱，则血不冲心，杖后尤宜服之，产后服亦良。大抵此药气温、味甘微苦，乃阳明、厥阴血分之药，故能治一切血病，与骐驎竭、紫矿相同。

功效主治 化瘀止血，消肿镇痛。主治体内外各种出血、跌打损伤、瘀血肿痛、虚损劳累、痈疽。

用法用量 煎服，3~10克；或研末吞服，每次1.5~3克；或入丸、散剂。外用适量，研末外掺或调敷。

现代运用 三七能止血、镇痛、镇静、强心、降血压、降血脂、抗菌、抗炎、抗衰老、抗休克、抗血小板凝聚、抗肿瘤等作用。常用于高血压、冠心病、心律失常、伤口出血、血小板减少性紫癜、骨质疏松等。

五加科植物三七 *Panax notoginseng* (Burk.) F. H. Chen

识别特征

多年生直立草本。主根粗壮，肉质，纺锤形、倒圆锥形或圆柱形，常有疣状突起的分枝。掌状复叶，3~6片轮生茎顶；小叶膜质，长圆形至倒卵状长圆形，基部1对较小，叶缘有细密锯齿，齿端具小刚毛，两面沿脉疏生刚毛。伞形花序单生；有花80~100朵或更多。核果状浆果，近肾形，熟时鲜红色。种子1~3颗，扁球形，白色。花期6~8月，果期8~10月。生于山坡林荫下。产于云南、广西，近年来广东、福建、江西、浙江等地也有试种。

黄连

清热药·清热燥湿药

药用部位: 根茎。

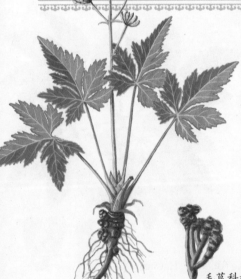

毛茛科植物黄连 *Coptis chinensis* Franch.

《本草纲目》

【别名】王连、支连。

【释名】时珍曰:其根像串珠相连而色黄,故名。

【发明】时珍曰:黄连治目及痢为要药。古方治痢,香连丸,用黄连、木香;姜连散,用干姜、黄连;变通丸,用黄连、茱萸;姜黄散,用黄连、生姜。治消渴,用酒蒸黄连。治伏暑,用酒煮黄连。治下血,用黄连、大蒜。治肝火,用黄连、茱萸。治口疮,用黄连、细辛。皆是一冷一热,一阴一阳,寒因热用,热因寒用,君臣相佐,阴阳相济,最得制方之妙,所以有成功而无偏胜之害也。

功效主治 清热燥湿,泻火解毒。主治湿热痞满、呕吐泻痢、心烦不寐、血热吐衄、目赤、牙痛、消渴、痈肿、湿疹、湿疮、耳道流脓。

用法用量 煎服,2~5克。外用适量。

现代运用 黄连有抗菌、强心、抗心律失常、利胆、抑制胃液分泌、抗腹泻、抗急性炎症、抗癌、抑制组织代谢、抗溃疡、抗缺氧等作用。常用于慢性胃炎、消化不良、胃下垂、肺结核、百日咳、肺脓肿、眼睛红肿、牙痛、湿疹等。

识别特征

多年生草本。根茎黄色,味极苦,密生多数须根。叶基生,叶片卵状三角形,3全裂,中央裂片菱形,羽状深裂;侧生裂片不等2深裂,沿脉被短柔毛。花葶1~2,2歧或多歧聚伞花序;总苞片3,披针形,羽状深裂,小苞片圆形;萼片5,黄绿色;花瓣线形,中央有蜜槽。蓇葖果6~12。花期2~4月,果期3~6月。野生于阴湿丛林中。主产于四川、重庆、湖北、陕西、甘肃、云南等地。

胡黄连

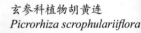

清热药·清虚热药

药用部位：根茎。

【别名】割孤露泽。

【释名】时珍曰：其性味功用似黄连，故名。割孤露泽，胡语也。

【集解】恭曰：胡黄连出波斯国，生海畔陆地。苗若夏枯草，根头似鸟嘴，折之内似鹳鸪眼者良。八月上旬采之。承曰：折之尘出如烟者，乃为真也。

功效主治 退虚热，除疳热，清湿热。主治骨蒸潮热、小儿疳积、湿热泻痢、痔疮肿毒、痔瘘成管。

用法用量 煎服，3~12克。

现代运用 胡黄连有明显的利胆、抗肝损伤、抗菌、抗炎、抗自由基、双向调节平滑肌等作用。常用于小儿厌食、虹膜睫状体炎、急性细菌性痢疾、小儿盗汗、夜间出汗、醒后汗止等。

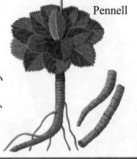

玄参科植物胡黄连
Picrorhiza scrophulariiflora Pennell

银柴胡

清热药·清虚热药

药用部位：根。

"银柴胡"首见于《本草纲目》，"柴胡"品种的条目下，作为柴胡的伪充品记载："近时有一种，根似桔梗、沙参，白色而大，市人以伪充银柴胡……"银柴胡功似柴胡，均有退热之功，故名。

功效主治 清虚热，除疳热。主治阴虚骨蒸潮热、小儿疳积发热、阴虚血热出血、小儿夏季热。

用法用量 煎服，3~10克。

现代运用 银柴胡有解热、降血脂、抗动脉粥样硬化、杀精子等作用。常用于低热、肠结核、久病发热等。

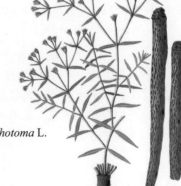

石竹科植物银柴胡 *Stellaria dichotoma* L.
var. *lanceolata* Bunge

33

黄芩

清热药·清热燥湿药

药用部位：根。

【别名】宿芩、腐肠、子芩、条芩。

【释名】弘景曰：圆者名子芩，破者名宿芩，其腹中皆烂，故名腐肠。时珍曰：宿芩乃旧根，多中空，外黄内黑，即今所谓片芩，故又有腐肠、妒妇诸名……子芩乃新根，多内实，即今所谓条芩。

【发明】时珍曰：洁古张氏言黄芩泻肺火，治脾湿；东垣李氏言片芩治肺火，条芩治大肠火；丹溪朱氏言黄芩治上中二焦火；而张仲景治少阳证小柴胡汤，太阳少阳合病下利黄芩汤，少阳证下后心下满而不痛泻心汤，并用之；成无己言黄芩苦而入心，泄痞热。

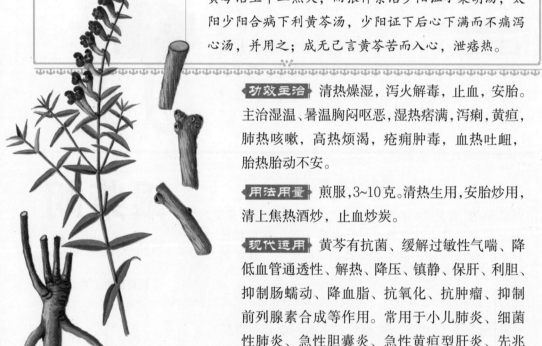

唇形科植物黄芩 *Scutellaria baicalensis* Georgi

功效主治 清热燥湿，泻火解毒，止血，安胎。主治湿温、暑温胸闷呕恶，湿热痞满，泻痢，黄疸，肺热咳嗽，高热烦渴，疮痈肿毒，血热吐衄，胎热胎动不安。

用法用量 煎服，3~10克。清热生用，安胎炒用，清上焦热酒炒，止血炒炭。

现代运用 黄芩有抗菌、缓解过敏性气喘、降低血管通透性、解热、降压、镇静、保肝、利胆、抑制肠蠕动、降血脂、抗氧化、抗肿瘤、抑制前列腺素合成等作用。常用于小儿肺炎、细菌性肺炎、急性胆囊炎、急性黄疸型肝炎、先兆流产、先兆早产、月经不调等。

识别特征

多年生草本。茎方形，基部多分枝，光滑或被短毛。叶交互对生，无柄或有短柄；叶片卵状披针形、披针形或线状披针形，全缘，上面光滑或被短毛，下面有腺点，光滑或仅在中脉有短毛。总状花序腋生或顶生，偏向一侧；花冠唇形，紫色，表面被白色短柔毛。小坚果4，近圆形，黑色。花期7~8月，果期8~9月。生于向阳草坡和荒地上。产于黑龙江、辽宁、内蒙古、河北等地。

秦艽
祛风湿药·祛风湿热药

药用部位：根。

【别名】秦爪、秦儿。

【释名】时珍曰：秦艽出秦中，以根作罗纹交纠者佳，故名秦艽、秦纠。

【发明】时珍曰：秦艽，手足阳明经药也，兼入肝胆，故手足不遂，黄疸烦渴之病须之，取其去阳明之湿热也……所以《圣惠方》治急劳烦热，身体酸疼，用秦艽、柴胡各一两，甘草五钱，为末，每服三钱，白汤调下。治小儿骨蒸潮热，减食瘦弱，用秦艽、炙甘草各一两，每用一二钱，水煎服之。钱乙加薄荷叶五钱。

功效主治 祛风湿，舒筋络，退虚热，清湿热。主治风湿热痹证、骨蒸潮热、小儿疳热、湿热黄疸。

用法用量 煎服，5~15克，大剂量可用至30克。不宜久煎。

现代运用 秦艽有镇静、镇痛、解热、抗炎、抑制反射性肠液分泌、抗组胺、抗病毒、抗菌、抗肝炎、降血压、升血糖等作用。常用于脑卒中、痔疮、骨节酸痛等。

龙胆科植物秦艽 *Gentiana macrophylla* Pall.

识别特征

多年生草本。根强直。茎直立或斜上，圆柱形，光滑无毛。基部有许多纤维状残叶，叶披针形或长圆状披针形，叶脉3~5条；茎生叶3~4对，稍小，对生，基部连合。花生于上部叶腋，成轮状丛生；萼膜质；花冠筒状，深蓝紫色。种子椭圆形，褐色，有光泽。花期7~8月，果期9~10月。生于草地及湿坡上。主产于甘肃、陕西、山西、内蒙古等地。

柴胡

解表药·发散风热药

药用部位：根。

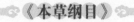

【**别名**】地薰、芸蒿、山菜、茹胡。

【**释名**】时珍曰：茹胡生山中，嫩则可茹，老则采而为柴。

【**发明**】时珍曰：劳有五劳，病在五脏。若劳在肝、胆、心，及包络有热，或少阳经寒热者，则柴胡乃手足厥阴少阳必用之药。劳在脾胃有热，或阳气下陷，则柴胡乃引清气、退热必用之药。惟劳在肺、肾者，不用可尔。然东垣李氏言诸有热者宜加之，无热则不加。

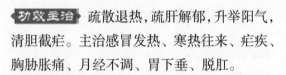

功效主治 疏散退热，疏肝解郁，升举阳气，清胆截疟。主治感冒发热、寒热往来、疟疾、胸胁胀痛、月经不调、胃下垂、脱肛。

用法用量 煎服，3~10克。解表退热宜生用，疏肝解郁多用醋炙，升举阳气多用蜜炙，行血调经多用酒炙，骨蒸劳热用鳖血拌炒。

现代运用 柴胡有镇静、安定、镇痛、解热、镇咳、抗炎、降低胆固醇、抗脂肪肝、抗肝损伤、利胆、降低转氨酶、兴奋肠平滑肌、抑制胃酸分泌、抗溃疡、抑制胰蛋白酶、抗菌、抗病毒、抗肿瘤、抗辐射、增强免疫功能等作用。常用于感冒咳嗽、肺炎、肺癌、子宫下垂、疟疾、头痛等。

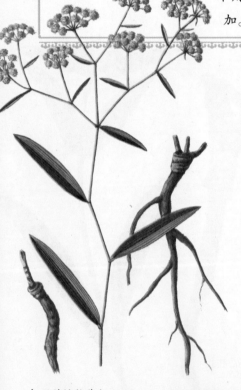

伞形科植物柴胡 *Bupleurum chinense* DC.

识别特征

多年生草本。根常有分歧。茎上部多分枝，略呈"之"字形弯曲。基生叶倒披针形或狭椭圆形；中部叶倒披针形或宽条状披针形，有平行脉7~9条，下面具粉霜。复伞形花序，花鲜黄色。双悬果宽椭圆形，棱狭翅状。花期8~9月，果期9~10月。生于干燥的荒山坡、田野、路旁。主产于辽宁、甘肃、河北、河南等地。

《本草纲目》

【别名】北前胡。

【集解】时珍曰：前胡有数种，惟以苗高一二尺，色似斜蒿，叶如野菊而细瘦，嫩时可食，秋月开黪白花，类蛇床子花，其根皮黑肉白，有香气为真。大抵北地者为胜，故方书称北前胡云。

【发明】时珍曰：前胡味甘、辛，气微平，阳中之阴，降也。其功长于下气，故能治痰热喘嗽痞膈呕逆诸疾，气下则火降，痰亦降矣。所以有推陈致新之绩，为痰气要药。

前胡

**化痰止咳平喘药·
清热化痰药**

药用部位：根。

功效主治 降气化痰，宣散风热。主治痰热咳喘、湿痰证、寒痰证、风热咳嗽。

用法用量 煎服，6~10克；或入丸、散剂。

现代运用 前胡有祛痰、平喘、抗溃疡、解痉、镇静、增加冠脉血流量、抗心衰、抗癌等作用。常用于支气管炎、小儿哮喘、感冒、上呼吸道感染、小儿腹泻等。

伞形科植物白花前胡 *Peucedanum praeruptorum* Dunn

识别特征

多年生草本。茎有棱，上部分枝。基生叶和下部叶为2~3回3出式羽状分裂，最终裂片呈卵状菱形，边缘羽状分裂，有圆锯齿；叶柄基部扩大成鞘状；茎生叶较小，2回羽状分裂。复伞形花序顶生或腋生；小总苞片披针形；花白色。双悬果椭圆形，侧棱有窄翅。花期8~10月，果期10~11月。生于溪滩、江边沙碛之上或山谷中阴湿之处。主产于浙江、湖南、四川等地。

防风

解表药·发散风寒药

药用部位：根。

【别名】铜芸、茴芸、茴草、屏风。

【释名】时珍曰：防者，御也。其功疗风最要，故名。屏风者，防风隐语也。

【发明】元素曰：防风，治风通用，身半已上风邪用身，身半已下风邪用梢，治风去湿之仙药也，风能胜湿故尔。能泻肺实，误服泻人上焦元气。果曰：防风治一身尽痛，乃卒伍卑贱之职，随所引而至，乃风药中润剂也。

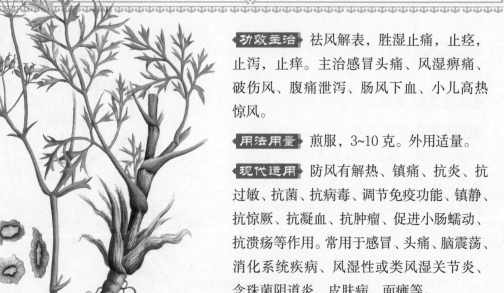

伞形科植物防风 *Saposhnikovia divaricata* (Turcz.) Schischk.

功效主治 祛风解表，胜湿止痛，止痉，止泻，止痒。主治感冒头痛、风湿痹痛、破伤风、腹痛泄泻、肠风下血、小儿高热惊风。

用法用量 煎服，3~10克。外用适量。

现代运用 防风有解热、镇痛、抗炎、抗过敏、抗菌、抗病毒、调节免疫功能、镇静、抗惊厥、抗凝血、抗肿瘤、促进小肠蠕动、抗溃疡等作用。常用于感冒、头痛、脑震荡、消化系统疾病、风湿性或类风湿关节炎、念珠菌阴道炎、皮肤病、面瘫等。

识别特征

多年生草本。根上茎基密生褐色纤维状的叶柄残基。茎单生，2歧。叶二型，基生叶有长柄，2~3回羽状分裂，裂片楔形，有3~4缺刻；顶生叶具扩展叶鞘。复伞形花序；伞幅5~9个；花瓣5，白色，倒卵形。双悬果椭圆状卵形，分果有棱，幼果有海绵质瘤状突起。花期8~9月，果期9~10月。生于山坡或草地上。主产于东北、河北、四川、云南等地。

《本草纲目》

【别名】羌活、羌青、独摇草、护羌使者、胡王使者、长生草。

【释名】《别录》曰：此草得风不摇，无风自动，故名独摇草。时珍曰：独活以羌中来者为良，故有羌活、胡王使者诸名，乃一物二种也。正如川芎、抚芎、白术、苍术之义，入用微有不同，后人以为二物者非矣。

【发明】时珍曰：羌活、独活皆能逐风胜湿，透关利节，但气有刚劣不同尔……二味苦辛而温，味之薄者，阴中之阳，故能引气上升，通达周身，而散风胜湿。

独活

祛风湿药·祛风寒湿药

药用部位：根。

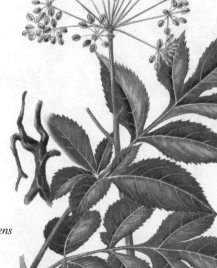

功效主治 祛风湿，止痹痛，解表。主治风湿痹痛、腰膝酸软、阴寒头痛、面瘫口㖞、感冒恶寒、头身疼痛、疮痈肿痛。

用法用量 煎服，5~15克。外用适量。

现代运用 独活有抗炎、镇痛、镇静、抑制血小板聚集、降血压、抗肿瘤、光敏作用、抗菌等作用。常用于头痛、坐骨神经痛、关节炎、皮肤瘙痒等。

伞形科植物重齿毛当归 *Angelica pubescens* Maxim. f. *biserrata* Shan et Yuan

识别特征

多年生草本。茎直立，带紫色，有纵沟纹。根生叶和茎下部叶的叶柄细长，基部成宽广的鞘，边缘膜质；叶片卵圆形，边缘有不整齐重锯齿，两面均被短柔毛。复伞形花序顶生或侧生；伞幅不等长，密被黄色短柔毛；小花白色。双悬果背部扁平，长圆形，基部凹入。花期7~9月，果期9~10月。生于山谷沟溪边或草丛中，亦常栽培。主产于湖北、四川、江西等地。

羌活

解表药·发散风寒药

药用部位： 根茎及根。

【别名】羌青。

【释名】《日华子诸家本草》曰：独活是羌活之母。

【集解】时珍曰：独活、羌活乃一类二种，以他地者为独活，西羌者为羌活……羌活须用紫色有蚕头鞭节者。独活是极大羌活有白如鬼眼者，寻常皆以老宿前胡为独活者，非矣。

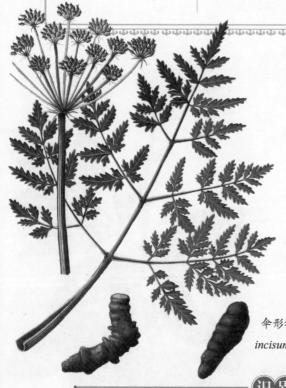

功效主治 散寒祛风，胜湿止痛。主治风寒感冒、风寒湿痹、头风头痛、脊痛项强。

用法用量 煎服，3~10克；入丸、散剂，每次1~3克。外用适量。

现代适用 羌活有解热、镇痛、抗菌、抗心律失常、抗炎、抗过敏、抗心肌缺血等作用。常用于感冒、风湿关节痛、头风痛等。

伞形科植物羌活 Notopterygium incisum Ting ex H. T. Chang

识别特征

多年生草本。茎直立，常紫色，有纵沟纹。基生叶及茎下部叶具柄；基部两侧成膜质鞘状，叶为2~3回奇数羽状复叶；茎上部叶近无柄，叶片薄。复伞形花序，小伞形花序有花20~30朵；花瓣白色；雄蕊5；子房卵圆形，下位，2室。双悬果椭圆形，主棱均扩展成翅。花期7月，果期8~9月。生于高山灌木林或草丛中。分布于青海、四川、云南、甘肃等地。

升麻

解表药·发散风热药

药用部位：根茎。

【别名】周麻。

【释名】时珍曰：其叶像麻，其性上升，故名。

【发明】时珍曰：升麻引阳明清气上行，柴胡引少阳清气上行。此乃禀赋素弱，元气虚馁，及劳役饥饱生冷内伤，脾胃引经最要药也。升麻葛根汤，乃发散阳明风寒药也。时珍用治阳气郁遏，及元气下陷诸病，时行赤眼，每有殊效，神而明之，方可执泥乎？

功效主治 发表透疹，清热解毒，升举阳气。主治风寒感冒、头痛、麻疹不透、咽喉肿痛、温毒发斑、气虚下陷、崩漏下血、牙龈肿痛、口臭。

用法用量 煎服，3~10克。升阳举陷固脱宜生用，发表透疹宜炙用。

现代运用 升麻有抗菌、解热、抗炎、镇痛、抗惊厥、抑制血小板聚集、抗痉挛、降血压、升高白细胞等作用。常用于感冒、月经量多、崩漏、子宫下垂、牙痛、胃下垂、莨菪类药物中毒、乙型病毒性肝炎等。

毛茛科植物大三叶升麻 *Cimicifuga heracleifolia* Kom.

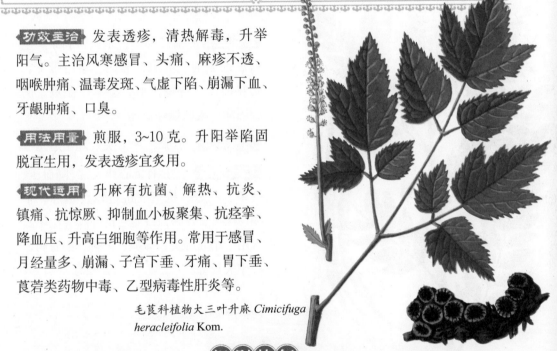

识别特征

　　多年生草本。根茎粗壮，有许多下陷圆洞状的老茎残迹。茎直立，无毛。下部茎生叶为2回3出复叶；叶柄长，无毛；顶生小叶倒卵形或倒卵状椭圆形，边缘有粗齿；侧生小叶斜卵形，比顶生小叶小；茎上部叶通常为1回3出复叶。复总状花序，有2~9分枝；苞片钻形；花两性；萼片5，花瓣状，黄白色，早落；无花瓣。蓇葖果，长圆形。种子椭圆形，四周有膜质鳞翅。花期8~9月，果期9~10月。生于山野草丛中及溪沟旁。分布于黑龙江、吉林、辽宁等地。

苦参

清热药·清热燥湿药

药用部位：根。

【别名】水槐、菟槐、野槐、白茎。

【释名】时珍曰：苦以味名，参以功名，槐以叶形名也。

【发明】时珍曰：子午乃少阴君火对化，故苦参、黄柏之苦寒，皆能补肾，盖取其苦燥湿、寒除热也。热生风，湿生虫，故又能治风杀虫。惟肾水弱而相火胜者，用之相宜，若火衰精冷，真元不足，及年高之人，不可用也。

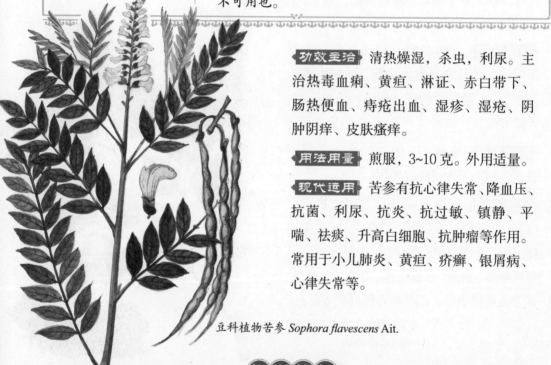

功效主治 清热燥湿，杀虫，利尿。主治热毒血痢、黄疸、淋证、赤白带下、肠热便血、痔疮出血、湿疹、湿疮、阴肿阴痒、皮肤瘙痒。

用法用量 煎服，3~10克。外用适量。

现代运用 苦参有抗心律失常、降血压、抗菌、利尿、抗炎、抗过敏、镇静、平喘、祛痰、升高白细胞、抗肿瘤等作用。常用于小儿肺炎、黄疸、疥癣、银屑病、心律失常等。

豆科植物苦参 *Sophora flavescens* Ait.

识别特征

落叶半灌木。根圆柱状，外皮黄白色。茎绿色，草本状，上有纵沟，幼时被黄毛。奇数羽状复叶，互生，常具线形托叶；叶片背面密生柔毛。总状花序顶生，花淡黄白色，被短毛，花冠蝶形。荚果线形，先端具长喙，成熟时不开裂。种子黑色，近球形。花期5~7月；果期7~9月。生于山坡、丘陵、平原、路旁阳光充足的地方。全国各地均产，以山西、湖北、河南、河北产量较大。

【别名】地羊鲜、白羊鲜、金雀儿椒。

【释名】时珍曰：鲜者，羊之气也。此草根白色，作羊膻气，其子累累如椒，故有诸名。

【发明】时珍曰：白鲜皮气寒善行，味苦性燥，足太阴、阳明经去湿热药也，兼入手太阴、阳明，为诸黄风痹要药。世医止施之疮科，浅矣。

白鲜皮

清热药·清热燥湿药

药用部位： 干燥根皮。

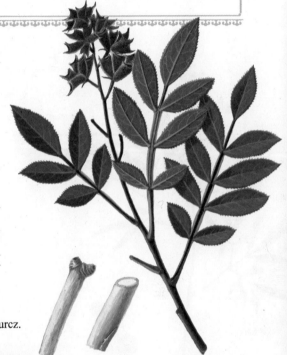

功效主治 清热燥湿，解毒，祛风。主治湿热疮毒、疥癣、皮肤痒疹、风湿痹痛、黄疸、风湿性关节炎。

用法用量 煎服，6~10克。外用适量。

现代运用 白鲜皮有抗菌、抗炎、抗溃疡、改善肝损伤、耐缺氧、抗疲劳、兴奋心脏、抗心律失常、升高血压、抗癌、收缩子宫及肠平滑肌、调节免疫功能等作用。常用于皮肤湿疹、瘙痒、癣疮、脓疱病、黄疸型肝炎等。

芸香科植物白鲜 *Dictamnus dasycarpus* Turcz.

识别特征

多年生草本，全株有强烈香气。根数条丛生，外皮淡黄白色。茎直立，高50~65厘米。奇数羽状复叶互生，有叶柄；小叶对生，纸质，无柄，先端渐尖或锐尖，边缘具细锯齿，沿脉被毛。总状花序顶生，花轴及花梗混生白色柔毛及黑色腺毛；萼片5，宿存；花瓣5。蒴果5裂，密被棕黑色腺点。花期4~5月，果期5~6月。生于山坡及丛林中。主产于辽宁、河北、四川、江苏、浙江、安徽等地。

延胡索

活血化瘀药·活血止痛药

药用部位：干燥块茎。

【别名】玄胡索。

【释名】好古曰：本名玄胡索，避宋真宗讳，改玄为延也。

【发明】时珍曰：玄胡索味苦微辛，气温，入手足太阴厥阴四经，能行血中气滞，气中血滞，故专治一身上下诸痛，用之中的，妙不可言。荆穆王妃胡氏，因食荞麦面着怒，遂病胃脘当心痛，不可忍。医用吐下行气化滞诸药，皆入口即吐，不能奏功。大便三日不通。因思《雷公炮炙论》云，心痛欲死，速觅延胡。乃以玄胡索末三钱，温酒调下，即纳入，少顷大便行而痛遂止。又华老年五十余，病下痢腹痛垂死，已备棺木。予用此药三钱，米饮服之，痛即减十之五，调理而安。

功效主治 活血，行气，止痛。主治胸胁脘腹疼痛、痛经、闭经、产后腹痛、头痛、跌打损伤、疝气疼痛。

用法用量 煎服，3~10克；或研末服，1.5~3克。醋炙后可加强止痛之力。

现代运用 延胡索有镇痛、催眠、镇静、安定、抗电休克、镇吐、抗心律失常、抗心肌缺血、扩张血管、降血压、抗溃疡、抑制胃酸分泌、保护脑缺血损伤等作用。常用于产后腹痛、痛经、慢性盆腔炎、跌打损伤、类风湿关节炎、疝、胃溃疡等。

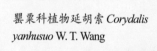

罂粟科植物延胡索 *Corydalis yanhusuo* W. T. Wang

识别特征

多年生草本，无毛。块茎球形，黄色。在茎基部之上生1个鳞片，鳞片上生3~4叶，为2回3出全裂，末回裂片披针形或窄卵形，全缘或顶端有缺刻。总状花序，顶生或与叶对生；花紫色、白色或绿白色，花瓣4枚，外轮2枚稍大，上部一枚尾部成长距，内轮2枚狭小，愈合。蒴果扁柱形。花期4月，果期6~7月。生于山地林下，有栽培。主产于浙江、河北、山东、江苏等地。

川贝母

化痰止咳平喘药·
清热化痰药

药用部位：鳞茎。

【别名】茴、勤母、苦菜、苦花、空草、药实。

【释名】弘景曰：形象聚贝子，故名贝母。

【发明】颂曰：贝母治恶疮。唐人记其事云，江左尝有商人，左脾上有疮如人面，亦无他苦。商人戏以酒滴口中，其面赤色。以物食之，亦能食，多则脾内肉胀起。或不食，则一臂痹焉。有名医教其历试诸药，金石草木之类，悉无所苦。至贝母，其疮乃聚眉闭口。商人喜，因以小苇筒毁其口灌之，数日成痂遂愈，然不知何疾也。

功效主治 清热化痰，润肺止咳，散结消肿。主治肺热咳嗽、干咳少痰、阴虚劳嗽、痰中带血、疮痈肿毒、瘰疬、乳汁不下。

用法用量 煎服，3~10克；或研末服，1~2克。不宜与乌头类中药同用。

现代运用 川贝母有祛痰、镇咳、松弛支气管平滑肌、降血压、抑菌、止泻、解痉、抑制中枢神经系统等作用。常用于急慢性支气管炎、上呼吸道感染所致咳嗽、肺结核咳嗽、咽喉肿痛、百日咳、宫颈癌、十二指肠溃疡等。

百合科植物川贝母 *Fritillaria cirrhosa* D. Don

识别特征

多年生草本。鳞茎由2枚鳞片组成。叶通常对生，少数在中部兼有散生或3~4枚轮生的，条形至条状披针形，先端稍卷曲或不卷曲。花通常单生，极少2~3朵，紫色至黄绿色，少数具斑点或条纹；每花有3枚叶状苞片，苞片狭长。蒴果棱上有狭翅。花期5~7月，果期8~10月。生于高海拔的草地上。主产于四川、云南、西藏、甘肃等地。

浙贝母

化痰止咳平喘药·
清热化痰药

药用部位：鳞茎。

【别名】浙贝。

【集解】敩（雷敩）曰：贝母中有独颗团不作两片无皱者，号曰丹龙精，不入药用。误服令人筋脉永不收，惟以黄精、小蓝汁服之，立解。

以前历代本草，浙贝母和川贝母统称贝母。

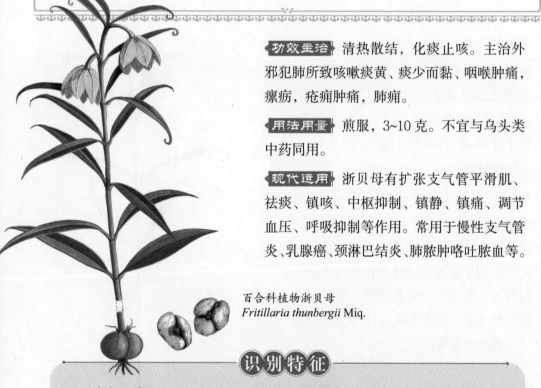

功效主治 清热散结，化痰止咳。主治外邪犯肺所致咳嗽痰黄、痰少而黏、咽喉肿痛，瘰疬，疮痈肿痛，肺痈。

用法用量 煎服，3~10克。不宜与乌头类中药同用。

现代运用 浙贝母有扩张支气管平滑肌、祛痰、镇咳、中枢抑制、镇静、镇痛、调节血压、呼吸抑制等作用。常用于慢性支气管炎、乳腺癌、颈淋巴结炎、肺脓肿咯吐脓血等。

百合科植物浙贝母
Fritillaria thunbergii Miq.

识别特征

多年生草本。鳞茎扁球形，由2~3片白色肥厚的鳞片对合而成。茎单一，直立，初为暗紫色，后渐变绿色。叶对生、散生或轮生；叶片线状披针形，先端卷曲。花数朵组成总状花序，稀单花；顶生花具3~4枚苞片，侧生花具2枚苞片；苞片叶状，先端卷曲；花下垂，钟状；花被片淡黄色或黄绿色，内面具紫色方格斑纹。蒴果卵圆形，具6条宽翅。种子多数，扁平，边缘有翅。花期3~4月，果期4~5月。生于山脊、山坡、沟边及村边草丛中。主产于浙江，安徽、江苏亦产。

山慈菇

清热药·清热
解毒药

药用部位：假鳞茎。

【别名】金灯、无义草、朱姑、鹿蹄草。

【释名】时珍曰：根状如水慈姑，花状如灯笼而朱色，故有诸名。

【集解】时珍曰：山慈姑处处有之。冬月生叶，如水仙花之叶而狭。二月中抽一茎，如箭杆，高尺许。茎端开花白色，亦有红色、黄色者，上有黑点，其花乃众花簇成一朵，如丝纽成可爱。三月结子，有三棱。四月初苗枯，即掘取其根，状如慈姑及小蒜。

功效主治 清热解毒，消痈散结。主治痈疽疔肿、瘰疬痰核、癥瘕痞块、癫痫、蛇虫或狂犬咬伤。

用法用量 煎服，3~9克；磨汁或入丸、散剂，1.5~3克。外用适量。

现代运用 山慈菇有降血压、抑制诱变、抗肿瘤、促白细胞增长、抗炎、止痛、改善外周微循环等作用。常用于肝硬化、食管贲门癌梗阻、宫颈癌、肝脾肿大、癌肿等。

兰科植物杜鹃兰 *Cremastra appendiculata* (D. Don) Makino

识别特征

多年生草本。假鳞茎聚生，肉质，近球形。茎常多少具小乳突，有几枚叶。叶条状长披针形，基部鞘状，抱茎，有中脉，自下向上渐小，逐渐过渡为狭长的叶状苞片。总状花序花葶侧生于假鳞茎顶端，直立通常超出叶外；花2~10朵，暗紫色，排成近伞房花序；花被片狭条状倒披针形。蒴果，下垂。花果期6~7月。生于山沟阴湿处。分布于四川、贵州、甘肃、陕西、山西和长江流域及其以南。

水仙
理气药

药用部位：花、鳞茎。

【别名】金盏银台。

【释名】时珍曰：此物宜卑湿处，不可缺水，故名水仙。金盏银台，花之状也。

【集解】时珍曰：水仙丛生下湿处。其根似蒜及薤而长，外有赤皮裹之。冬月生叶，似薤及蒜。春初抽茎，如葱头。茎头开花数朵，大如簪头，状如酒杯，五尖上承，黄心，宛然盏样，其花莹韵，其香清幽。

来　源 石蒜科植物水仙 *Narcissus tazetta* L. var. *chinensis* Roem.。

功效主治 水仙花，清心悦神，理气调经，解毒辟秽。主治五心烦热、神疲头昏、月经不调、痢疾、疮肿。

水仙根，清热解毒，排脓消肿。用于痈肿疮毒、痄腮、乳痈、鱼骨鲠喉。

用法用量 水仙花，煎服，9~15克；或研末服。外用适量。

水仙根，外用适量，鲜品捣烂敷患处。有毒，一般不内服。

现代运用 水仙花常用于月经失调、失眠、痢疾、无名肿毒、乳腺炎、腮腺炎等。

水仙根有兴奋子宫、抗肿瘤、抗病毒、催吐等作用。常用于腮腺炎、急性淋巴结结核、乳腺炎肿痛、诸虫咬伤、疮痈溃烂等。

芒茎
利水渗湿药·利尿通淋药

药用部位：嫩茎。

【别名】芭茅、杜荣、笆芒。

【释名】时珍曰：今俗谓之笆茅，可以为篱笆故也。

【集解】时珍曰：芒有二种，皆丛生，叶皆如茅而大，长四五尺，甚快利，伤人如锋刃。七月抽长茎，开白花成穗，如芦苇花者，芒也；五月抽短茎，开花如芒者，石芒也……其茎穗可为扫帚也。

来　源 禾本科植物芒 *Miscanthus sinensis* Anderss.。

功效主治 清热利尿，解毒散血。主治小便不利、虫兽咬伤。

用法用量 煎服，3~6克。

现代运用 芒茎有抗癌、利尿等作用。常用于各种外伤、肺癌、咳嗽、小便不利等。

【别名】茹根、兰根、地筋。

【释名】时珍曰：茅叶如矛，故谓之茅。其根牵连，故谓之茹。

【发明】时珍曰：白茅根甘，能除伏热，利小便，故能止诸血哕逆喘急消渴，治黄疸水肿，乃良物也。世人因微而忽之，惟事苦寒之剂，致伤冲和之气，乌足知此哉？

白茅根

止血药·凉血止血药

药用部位：根茎。

功效主治 凉血止血，清热利尿。主治血热咯血、吐血、衄血、尿血、热病烦渴、胃热呕吐、呃逆、湿热黄疸、热淋涩痛、肾炎水肿。

用法用量 煎服，15~30克；亦可用鲜品捣汁用。

现代运用 白茅根有止血、利尿、增强免疫功能、镇痛、抗炎、抗菌、抗病毒、解酒、降低血管通透性等作用。常用于急性肾炎、水肿、血尿、急性病毒性肝炎、高血压、上消化道出血等。

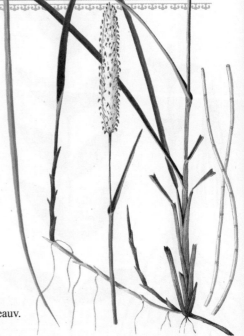

禾本科植物白茅 *Imperata cylindrica* Beauv. var. *major* (Nees) C. E. Hubb.

识别特征

多年生草本。根茎白色，匍匐横走，密生鳞片。秆丛生，直立，圆柱形，光滑无毛，基部被多数老叶及残留的叶鞘。叶线形或线状披针形；根出叶长几与秆株相等；茎生叶较短，叶鞘褐色，无毛，或上部及边缘和鞘口具纤毛，具短叶舌。圆锥花序紧缩呈穗状，顶生，圆筒状；花两性，每小穗具1花，基部被白色丝状柔毛。颖果椭圆形，暗褐色，成熟的果序被白色长柔毛。花期5~6月，果期6~7月。生于荒山草坡。全国大部分地区均产。

龙胆

清热药·清热燥湿药

药用部位：根及根茎。

【别名】陵游。

【释名】叶如龙葵，味苦如胆，因以为名。

【发明】时珍曰：相火寄在肝胆，有泻无补，故龙胆之益肝胆之气，正以其能泻肝胆之邪热也。但大苦大寒，过服恐伤胃中生发之气，反助火邪，亦久服黄连反从火化之义。《别录》久服轻身之说，恐不足信。

功效主治 清热燥湿，泻肝火。主治湿热黄疸、阴肿阴痒、带下病、湿疹瘙痒、目赤、夜盲、耳聋、胁痛、口苦、惊风抽搐。

用法用量 煎服，3~6克。外用适量。

现代运用 龙胆有抗菌、抗疟、保肝利胆、抗炎、健胃、利尿、降血压、增强免疫功能、镇静、镇痛、抗甲状腺功能亢进等作用。常用于急性泌尿系统感染、流行性乙型脑炎、外阴瘙痒、胆囊炎、黄疸等。

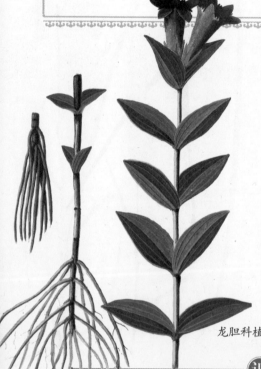

龙胆科植物龙胆 *Gentiana scabra* Bge.

识别特征

多年生草本。根茎短，簇生多数细长根，淡棕黄色，味极苦。茎直立，粗壮，通常不分枝，节间较短。叶对生，无柄，基部叶成鳞片状；中部及上部叶连合抱于节上；叶缘及叶脉粗糙，主脉3条基生。花无梗，成束簇生于茎顶及上部叶腋；苞片披针形；花萼钟形，绿色；花冠钟形，蓝紫色。蒴果长圆形，有短柄，成熟时2瓣裂。种子细小，多数，具网纹，四周有翅。花期8~9月，果期9~10月。生于山坡草丛、灌木丛中及林缘。分布于全国大部分地区。

【别名】小辛、少辛。

【释名】华州真细辛，根细而味极辛，故名之曰细辛。

【集解】时珍曰：大抵能乱细辛者，不止杜衡，皆当以根苗色味细辨之。叶似小葵，柔茎细根，直而色紫，味极辛者，细辛也。叶似马蹄，茎微粗，根曲而黄白色，味亦辛者，杜衡也。一茎直上，茎端生叶如伞，根似细辛，微粗直而黄白色，味辛微苦者，鬼督邮也。似鬼督邮而色黑者，及己也，叶似小桑，根似细辛，微粗长而黄色，味辛而有臊气者，徐长卿也。叶似柳而根似细辛，粗长黄白色而味苦者，白微也，似白微而白直味甘者，白前也。

细辛

解表药·发散风寒药

药用部位： 根和根茎。

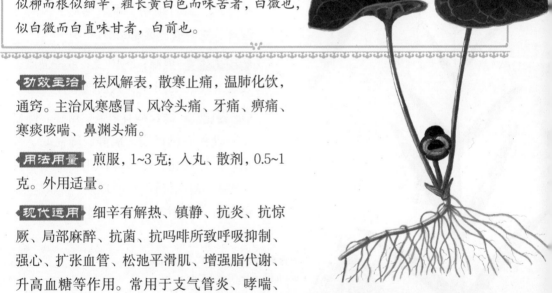

马兜铃科植物北细辛 *Asarum heterotropoides* Fr. Schmidt var. *mandshuricum* (Maxim.) Kitag.

功效主治 祛风解表，散寒止痛，温肺化饮，通窍。主治风寒感冒、风冷头痛、牙痛、痹痛、寒痰咳喘、鼻渊头痛。

用法用量 煎服，1~3克；入丸、散剂，0.5~1克。外用适量。

现代运用 细辛有解热、镇静、抗炎、抗惊厥、局部麻醉、抗菌、抗吗啡所致呼吸抑制、强心、扩张血管、松弛平滑肌、增强脂代谢、升高血糖等作用。常用于支气管炎、哮喘、上呼吸道感染、牙痛、类风湿关节炎等。

识别特征

多年生草本。根茎横生，密生须根。茎短，茎端生2~3叶；叶柄具浅沟槽；叶片心形或近肾形，全缘，下面密被短伏毛。花单生于叶腋；花被筒壶形，紫褐色，裂片3，三角状阔椭圆形。假浆果半球形。种子卵状圆锥形。花期5月，果期6月。生于林下、灌木丛间、山沟、林缘或山阴湿地。分布于东北及山东、山西、河南等地。

徐长卿

祛风湿药·祛风寒湿药

药用部位：根及全草。

【别名】鬼督邮、别仙踪。

【释名】徐长卿，人名也，常以此药治邪病，人遂以名之。

【发明】时珍曰：《抱朴子》言上古辟瘟疫有徐长卿散，良效。今人不知用此。

功效主治 祛风止痛，活血通络，止痒。主治风湿痹痛、寒凝腰痛、血瘀气滞脘腹疼痛、跌打损伤、术后疼痛、风疹、湿疹、蛇串疮、毒蛇咬伤。

用法用量 煎服，3~10克；或浸酒服；或研末服，1.5~3克。入汤剂不宜久煎。

现代运用 徐长卿有镇痛、解痉、降血压、改善心肌代谢、镇静、降血脂、抗动脉粥样硬化、抗菌等作用。常用于各种疼痛、慢性气管炎、皮肤病、带状疱疹、银屑病、周围神经病、细菌性结膜炎等。

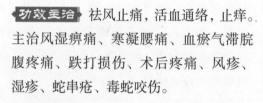

萝藦科植物徐长卿 *Cynanchum paniculatum* (Bge.) Kitag.

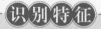

识别特征

多年生草本。根茎短，须状根多数。茎细，刚直，节间长。叶对生，披针形至线形，先端尖，全缘，边缘稍外反，有缘毛，下面中脉隆起。圆锥花序顶生于叶腋，总花柄多分枝，花梗细柔，花多数；花冠5深裂，黄绿色；副花冠5枚，黄色，肉质，肾形。蓇葖果角状。种子顶端着生多数银白色绒毛。花期6~7月，果期9~10月。生于山坡或路旁。分布于全国大部分地区。

【别名】薇草、白幕、春草、骨美。

【释名】时珍曰：微，细也。其根细而白也。

【发明】时珍曰：白微古人多用，后世罕能知之。按张仲景治妇人产中虚烦呕逆，安中益气，竹皮丸方中，用白微同桂枝各一分，竹皮、石膏各三分，甘草七分，枣肉为大丸，每以饮化一丸服。云有热者倍白微，则白微性寒，乃阳明经药也。徐之才《药对》言白微恶大枣，而此方又以枣肉为丸，盖恐诸药寒凉伤脾胃尔。

白薇

清热药·清虚热药

药用部位：根及根茎。

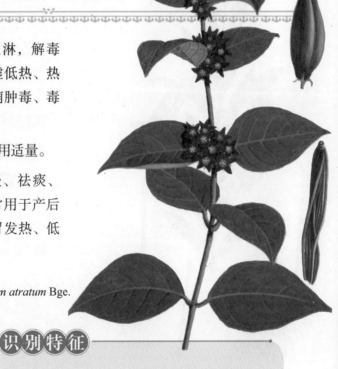

萝藦科植物白薇 *Cynanchum atratum* Bge.

功效主治 清热凉血，利尿通淋，解毒疗疮。主治阴虚发热、产后血虚低热、热性病后期低热、尿道感染、疮痈肿毒、毒蛇咬伤、瘰疬结核。

用法用量 煎服，3~15 克。外用适量。

现代运用 白薇有退热、抗炎、祛痰、平喘、强心、抗肿瘤等作用。常用于产后发热、前列腺炎、肺结核、感冒发热、低血压、脑梗死后遗症等。

识别特征

多年生草本。植物体折断有白色乳汁。根茎短，下端有多数细长的条状根。茎直立，密被灰白色短柔毛。叶对生，叶片卵状椭圆形至广卵形，先端短尖，全缘。伞形花序腋生，花紫色，簇生；花萼5深裂；花冠5深裂，卵状长圆形。蓇葖果角状，纺锤形，种子多数，卵圆形，先端有白色长绵毛。生于林缘灌木丛或上坡草丛中。分布于我国南北各省。

白前

化痰止咳平喘药·温
化寒痰药

药用部位： 根茎及根。

《本草纲目》

【别名】石蓝、嗽药。

【集解】弘景曰：白前出近道，根似细辛而大，色白不柔易折，气嗽方多用之。

【发明】宗奭曰：白前能保定肺气，治嗽多用，以温药相佐使尤佳。时珍曰：白前色白而味微辛甘，手太阴药也。长于降气，肺气壅实而有痰者宜之。若虚而长哽气者，不可用也。张仲景治嗽而脉沉，泽漆汤中亦用之。

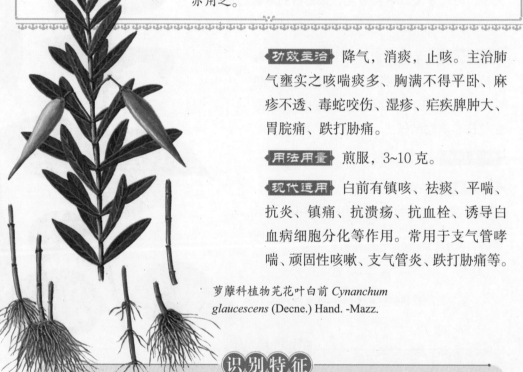

功效主治 降气，消痰，止咳。主治肺气壅实之咳喘痰多、胸满不得平卧、麻疹不透、毒蛇咬伤、湿疹、疟疾脾肿大、胃脘痛、跌打胁痛。

用法用量 煎服，3~10克。

现代运用 白前有镇咳、祛痰、平喘、抗炎、镇痛、抗溃疡、抗血栓、诱导白血病细胞分化等作用。常用于支气管哮喘、顽固性咳嗽、支气管炎、跌打胁痛等。

萝藦科植物芫花叶白前 *Cynanchum glaucescens* (Decne.) Hand. -Mazz.

识别特征

多年生草本。茎直立，幼枝被棕色茸毛。叶对生，几无柄；叶片椭圆形，先端圆或锐尖，基部楔形，全缘。聚伞花序腋；花萼黄绿色，近于全裂；花冠黄白色，深5裂；副花冠5，黄绿色。蓇葖果1~2，狭长卵形。花期8月，果期9~10月。生于溪滩、江边沙碛之上或山谷中阴湿处。主产于浙江、安徽、福建、湖北、江西、湖南等地。

《本草纲目》

【别名】金钗股。

【释名】石斛名金钗花，此草状似之，故名。

【集解】藏器曰：金钗股生岭南及南海山谷，根如细辛，每茎三四十根。时珍曰：按《岭表录》云，广中多蛊毒，彼人以草药金钗股治之，十救八九，其状如石斛也。

【主治】解毒痛疽神验，以水煎服。解诸药毒，煮汁服。亦生研，更烈，必大吐下。如无毒亦吐去热痰。

钗子股

祛风湿药·祛风湿热药

药用部位：全草。

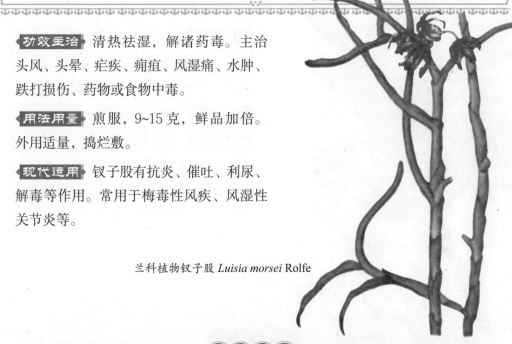

功效主治 清热祛湿，解诸药毒。主治头风、头晕、疟疾、痛疽、风湿痛、水肿、跌打损伤、药物或食物中毒。

用法用量 煎服，9~15克，鲜品加倍。外用适量，捣烂敷。

现代运用 钗子股有抗炎、催吐、利尿、解毒等作用。常用于梅毒性风疾、风湿性关节炎等。

兰科植物钗子股 *Luisia morsei* Rolfe

识别特征

多年生附生草本。根粗壮发达，匍匐茎粗壮。节明显，节间长1~2厘米。叶圆柱状，黄绿色，先端钝，叶柄扩大成鞘。夏季开黄绿色花，穗状花序生于叶鞘基部侧方，花瓣与侧萼片等长，唇瓣紫褐色，较萼片大。蒴果长2~3厘米。生于海拔330~700米的山林地中的树干上，或附生在岩壁上。主产于海南、广西西南部、云南南部、贵州西南部等地。

朱砂根

祛风湿药·祛风
湿热药

药用部位：根。

《本草纲目》

【集解】时珍曰：朱砂根生深山中……苗高尺许，叶似冬青叶，背其赤，夏月长茂根大如箸，赤色，此以百两金仿佛。

【气味】苦，凉，无毒。

【主治】咽喉肿痹，磨水或醋咽之，甚良。

功效主治 祛风除湿，散瘀止痛，通经活络。主治咽喉肿痛、风火牙痛、风湿筋骨痛、腰痛、跌打损伤、无名肿毒。

用法用量 煎服，3~10克。

现代运用 朱砂根有抗菌、抗早孕、止咳、平喘、抗炎、驱虫等作用。常用于咽喉炎、上呼吸道感染、跌打损伤、风湿关节痛、消化不良、月经不调等。

紫金牛科植物朱砂根 *Ardisia crenata* Sims

识别特征

灌木。茎粗壮，除侧生特殊花枝外，无分枝。叶片革质，椭圆状披针形，边缘微波状，具明显腺点，有叶柄。伞形花序或聚伞花序，着生于侧生特殊花枝顶端；花萼仅基部连合，萼片长圆状卵形，全缘，具腺点；花瓣白色，稀略带粉红色，盛开时反卷，卵形，具腺点。果球形，鲜红色，具腺点。花期5~6月，果期10~12月。生于林下阴湿的灌木丛中。主产于西藏东南部至台湾，湖北至海南等地区。

杜衡

解表药·发散风寒药

【别名】杜葵、马蹄香、土细辛。

【释名】恭曰：杜衡叶似葵，形似马蹄，故俗名马蹄香。

【发明】时珍曰：古方吐药往往用杜衡者，非杜衡也，乃及已也。及已似细辛而有毒，吐人。昔人多以及已当杜衡，杜衡当细辛，故尔错误也。杜衡则无毒，不吐人，功虽不及细辛，而亦能散风寒，下气消痰，行水破血也。

药用部位： 根茎、根或全草。

来源 马兜铃科植物杜衡 *Asarum forbesii* Maxim.。

功效主治 疏风散寒，消痰利水，活血止痛。主治风寒感冒、痰饮喘咳、水肿、风寒湿痹、跌打损伤、头痛、齿痛、胃痛、痧气腹痛、肿毒、蛇咬伤。

用法用量 煎服，1.5~6克；或研末，0.6~3克；或浸酒。外用适量，研末吹鼻或鲜品捣敷。

现代运用 杜衡有镇静、镇痛、降温、抗过敏、降血脂、抗菌、呼吸中枢麻痹等作用。常用于龋齿牙痛、高脂血症、毒蛇咬伤、暑天发疹、感冒头痛等。

锦地罗

清热药·清热解毒药

【别名】落地金钱、一朵芙蓉花。

【集解】时珍曰：锦地罗出广西庆远山岩间，镇安、归顺、柳州皆有之。根似草薢及栝楼根状。彼人颇重之，以充方物。

【主治】山岚瘴毒疮毒，并中诸毒，以根研生酒服一钱匕，即解。

药用部位： 全草。

功效主治 清热解毒，利湿通淋。主治肺热咳嗽、咽喉肿痛、淋证、小儿疳积、疔疮肿毒、须发早白。

用法用量 煎服，9~15克。外用适量，捣烂敷。

现代运用 锦地罗常用于中耳炎、糖尿病、肺结核咯血、痢疾等。

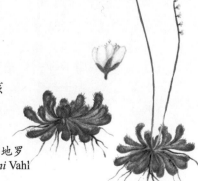

茅膏菜科植物锦地罗
Drosera burmanni Vahl

矮地茶

化痰止咳平喘药·
止咳平喘药

药用部位：全株。

【别名】紫金牛。

【集解】颂曰：生福州。叶如茶叶，上绿下紫。结实圆，红色如丹朱。根微紫色，八月采根，去心暴干，颇似巴戟。

【主治】时疾膈气，去风痰。解毒破血。

功效主治 化痰止咳，利湿退黄，活血止痛。主治肺热咳嗽、肺结核、黄疸、痢疾、痛经、闭经、风湿痹证、跌打损伤、皮肤瘙痒、漆疮。

用法用量 煎服，10~30克。外用适量。

现代运用 矮地茶有止咳、祛痰、抗结核、抗菌、抗病毒等作用。常用于肺结核、慢性气管炎、水肿尿少、急慢性黄疸等。

紫金牛科植物紫金牛 *Ardisia japonica* (Thunb.) Blume

识别特征

常绿小灌木或亚灌木。具匍匐生根的根茎。直立茎，不分枝。叶对生或近轮生，坚纸质，椭圆形至椭圆状倒卵形，边缘具细锯齿。亚伞形花序，腋生或顶生；萼片卵形；花瓣粉红色或白色，广卵形。核果球形，熟时鲜红色转黑色。花期5~6月，果期11~12月，有时5~6月仍有果。生于山间林下或竹林下，阴湿的地方。分布于陕西及长江流域以南各地。

【别名】黄毛草、金发毛。

【集解】时珍曰：金丝草出庆阳山谷，苗状当俟访问。

【主治】吐血咳血，衄血下血，血崩瘴气，解诸药毒，疗痈疽丁肿恶疮，凉血散热。

金丝草

清热药·清热解毒药

药用部位：全草。

功效主治 清热解毒，凉血止血，利湿。主治热病烦渴、吐血、衄血、尿血、血崩、黄疸、水肿、淋浊带下、泻痢、小儿疳热、疗疮痈肿。

用法用量 煎服，15~30克。

现代运用 现代对于金丝草的研究主要集中在抗乙肝和治疗慢性肾炎、慢性肾衰上。金丝草常用于感冒发热、急性黄疸型肝炎、急性肾炎、糖尿病、尿道炎、脾肿大等。

禾本科植物金丝草 *Pogonatherum crinitum* (Thunb.) Kunth

识别特征

小草本。秆丛生，直立或稍倾斜，具纵条纹，通常3~7节，节上被白色毛，少分枝。叶鞘稍不抱茎，边缘薄纸质；叶舌短，纤毛状；叶片线形，扁平，两面被微毛而粗糙。穗形总状花序，单生于秆顶，细弱，微弯曲，乳黄色；总状花序轴节间与小穗柄均被压扁，一穗具柄，一穗不具柄。颖果卵状长圆形。花果期5~9月。生于河边、墙隙、山坡和潮湿田圩。主产于浙江、江西、福建、台湾、湖南、广东、广西、四川、云南等地。

当归
补虚药·补血药

药用部位：根。

《本草纲目》

【别名】乾归、山蕲、白蕲、文无。

【集解】时珍曰：古人娶妻为嗣续也，当归调血为女人要药，有思夫之意，故有当归之名，正与《唐诗》胡麻好种无人种，正是归时又不归之旨相同。

【发明】承（陈承）曰：世俗多谓惟能治血，而《金匮》《外台》《千金》诸方皆为大补不足、决取立效之药。古方用治妇人产后恶血上冲，取效无急于此。凡气血昏乱者，服之即定。可以补虚，备产后要药也。

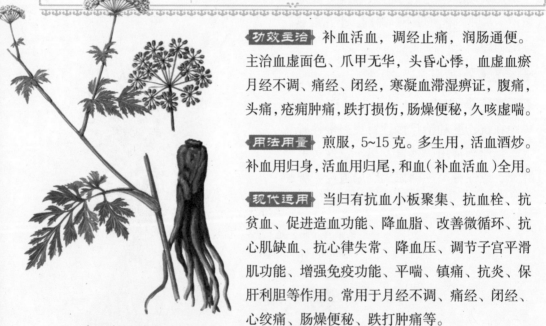

伞形科植物当归 *Angelica sinensis* (Oliv.) Diels

功效主治 补血活血，调经止痛，润肠通便。主治血虚面色、爪甲无华，头昏心悸，血虚血瘀月经不调、痛经、闭经，寒凝血滞湿痹证，腹痛，头痛，疮痈肿痛，跌打损伤，肠燥便秘，久咳虚喘。

用法用量 煎服，5~15克。多生用，活血酒炒。补血用归身，活血用归尾，和血（补血活血）全用。

现代运用 当归有抗血小板聚集、抗血栓、抗贫血、促进造血功能、降血脂、改善微循环、抗心肌缺血、抗心律失常、降血压、调节子宫平滑肌功能、增强免疫功能、平喘、镇痛、抗炎、保肝利胆等作用。常用于月经不调、痛经、闭经、心绞痛、肠燥便秘、跌打肿痛等。

识别特征

多年生草本。茎有明显的纵直槽纹。2~3回奇数羽状复叶；叶片卵形；小叶3对，近顶端的1对无柄，呈1~2回分裂。复伞形花序；花瓣白色，呈长卵形。双悬果椭圆形；分果有果棱5条，背棱线形隆起，侧棱成宽而薄的翅，翅边缘淡紫色。花期6~7月，果期7~8月。生于湿度较大的高寒山区。主产于甘肃东南部，以岷县产量为多且质量好。

川芎

活血化瘀药·
活血止痛药

药用部位：根茎。

【别名】胡䓖、芎䓖、香果、山鞠䓖。

【释名】时珍曰：此药上行，专治头脑诸疾，故有芎䓖之名。以胡戎者为佳，故曰胡䓖。

【发明】时珍曰：五味入胃，各归其本脏。久服则增气偏胜，必有偏绝，故有暴夭之患。若药具五味，备四气，君臣佐使配合得宜，岂有此害哉？如川芎，肝经药也。若单服既久，则辛喜归肺，肺气偏胜，金来贼木。肝必受邪，久则偏绝，岂不夭亡？故医者贵在格物也。

功效主治 活血行气，祛风止痛。主治月经不调、痛经、闭经、产后腹痛、胸胁疼痛、跌打肿痛、疮疡脓成不溃、头痛、风湿痹痛。

用法用量 煎服，3~10克；研末吞服，每次1~1.5克。

现代运用 川芎有增加心肌收缩、增加冠状动脉流量、抗血栓、抗心肌缺血、改善脑循环、改善微循环、镇静、抗肿瘤、抗射线、抗菌、利尿、解痉等作用。常用于月经不调、痛经、高血压、胃腹胀痛、头风痛、冠心病、重症肺源性心脏病等。

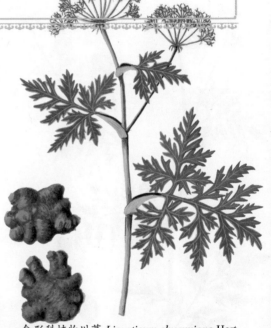

伞形科植物川芎 *Ligusticum chuanxiong* Hort.

识别特征

多年生草本。根茎不规则团块状或拳状，多结节，深棕色至棕褐色，粗糙，皱缩不平，有多个节状瘤夹。茎直立中空，表面有纵沟。2~3回羽状复叶互生；小叶3~5对，卵状三角形，羽状全裂；叶柄基部呈鞘状抱茎。复伞形花序顶生或腋生，总苞片3~6，伞幅7~20；小苞片线形；花白色；花萼5，条形；花瓣5，椭圆形。双悬果卵形。花期7~8月，果期8~9月。生于气候温和、雨量充沛的平原地区。主产于四川、贵州、云南等地。

蛇床子

攻毒杀虫止痒药

药用部位：成熟果实。

【别名】蛇粟、蛇米、虺床、马床、墙蘼。

【释名】时珍曰：蛇虺喜卧于下食其子，故有蛇床、蛇粟诸名。

【发明】时珍曰：蛇床乃右肾命门、少阳三焦气分之药，神农列之上品，不独辅助男子，而又有益妇人。世人舍此而求补药于远域，岂非贱目贵耳乎？

功效主治 杀虫止痒，祛风燥湿，温肾壮阳。主治寒湿带下、阴部湿痒、湿疹、疥癣、阳痿不育、宫冷不孕。

用法用量 煎服，3~10克。煎汤外洗或研末外掺，15~30克；或制成栓剂、油膏、软膏使用。

现代运用 蛇床子有雄激素样作用，还有抗菌、抗心律失常、降血压、祛痰、平喘、延缓衰老、增强记忆、局部麻醉、抗诱变、抗骨质疏松、杀精等作用。常用于阳痿、不孕、念珠菌性外阴阴道炎、外阴湿痒、滴虫阴道炎等。

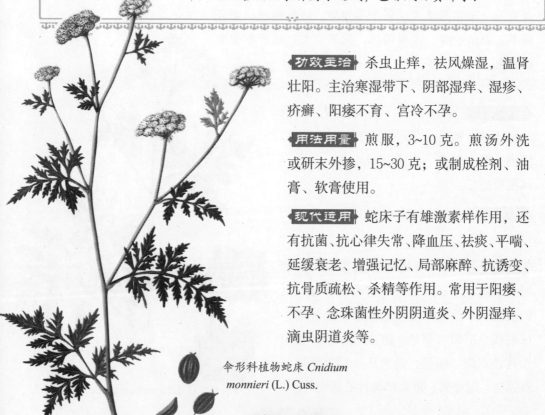

伞形科植物蛇床 Cnidium monnieri (L.) Cuss.

识别特征

　一年生草本。茎直立，中空，多分枝，表面有棱。基生叶有叶鞘；叶片卵形，2~3回羽状复叶。夏秋季开小白花，复伞形花序顶生或腋生，基部总苞片线形，具缘毛；花瓣5，白色，倒卵形，先端凹。双悬果椭圆形略扁，灰黄色或黄褐色，有香气，成熟后分成2个。花期4~7月，果期6~8月。生于山坡草丛中、田间及路旁。主产于广东、广西、河北、山东、江苏、浙江等地。

《本草纲目》

藁本

解表药·发散风寒药

药用部位：根茎及根。

【别名】藁茇、鬼卿、地新、微茎。

【释名】恭曰：根上苗下像禾藁，故名藁本。本，根也。

【发明】元素曰：藁本乃太阳经风药，其气雄壮，寒气郁于本经，头痛必用之药。颠顶痛非此不能除。与木香同用，治雾露之清邪中于上焦。与白芷同作面脂。既治风，又治湿，亦各从其类也。

功效主治 祛风散寒，胜湿止痛。主治风寒头痛、巅顶痛、痹痛、寒湿腹痛、疥癣。

用法用量 煎服，3~10克。外用适量。

现代运用 藁本有镇静、镇痛、解热、抗炎、耐缺氧、抗心肌缺血、降血压、抗菌、平喘、抑制平滑肌等作用。常用于血管神经性头痛、鼻炎、鼻窦炎、胃痛、腹痛、神经性皮炎、感冒头痛等。

伞形科植物藁本 Ligusticum sinense Oliv.

识别特征

多年生草本。茎直立，中空，表面有纵直沟纹。叶互生；基生叶三角形，2回羽状全裂，上面叶脉上有乳头状突起，边缘具不整齐的羽状深裂；茎上部叶具叶鞘。复伞形花序，顶生或腋生；总苞片羽状细裂；小伞形花序有花多数；小总苞线形或狭披针形；花小，花瓣5，白色。双悬果广卵形，分果具5条果棱。花期7~8月，果期9~10月。生于向阳山坡草地丛中或潮湿的水滩边。分布于陕西、甘肃、江西、四川、云南等地。

白芷

解表药·发散风寒药

药用部位：根。

【别名】白茝、芳香、泽芬。

【释名】时珍曰：初生的根干为茝，则白芷之义取乎此也。

【发明】时珍曰：白芷色白味辛，行手阳明庚金；性温气厚，行足阳明戊土；芳香上达，入手太阴肺经。肺者，庚之弟，戊之子也。故所主之病不离三经。如头目眉齿诸病，三经之风热也；如漏带痈疽诸病，三经之湿热也。风热者辛以散之，湿热者温以除之。为阳明主药，故又能治血病胎病，而排脓生肌止痛。

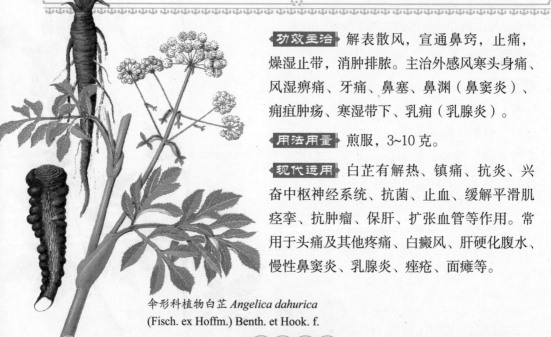

功效主治 解表散风，宣通鼻窍，止痛，燥湿止带，消肿排脓。主治外感风寒头身痛、风湿痹痛、牙痛、鼻塞、鼻渊（鼻窦炎）、痈疽肿疡、寒湿带下、乳痈（乳腺炎）。

用法用量 煎服，3~10克。

现代运用 白芷有解热、镇痛、抗炎、兴奋中枢神经系统、抗菌、止血、缓解平滑肌痉挛、抗肿瘤、保肝、扩张血管等作用。常用于头痛及其他疼痛、白癜风、肝硬化腹水、慢性鼻窦炎、乳腺炎、痤疮、面瘫等。

伞形科植物白芷 *Angelica dahurica* (Fisch. ex Hoffm.) Benth. et Hook. f.

识别特征

多年生高大草本。根圆柱形，外表皮黄褐色至褐色。茎粗壮中空，常呈紫色。基生叶1回羽状分裂，叶鞘膜质；茎上部叶2~3回羽状分裂，叶片轮廓为卵形至三角形；末回裂片长圆形，卵形或线状披针形。复伞形花序顶生或侧生；小总苞片5~10，线状披针形，膜质；花白色，花瓣倒卵形。果实长圆形至卵圆形，黄棕色。花期7~8月，果期8~9月。生于河边、溪旁或栽培。分布于华北、东北。北方、华东常见栽培。

《本草纲目》

【别名】金芍药、将离、梨食、余容、白术。

【集解】时珍曰：昔人言洛阳牡丹、扬州芍药甲天下。今药所用，亦多取扬州者。

【发明】震亨曰：芍药泻脾火，性味酸寒，冬月必以酒炒。凡腹痛多是血脉凝涩，亦必酒炒用。然止能治血虚腹痛，余并不治。为其酸寒收敛，无温散之功也。下痢腹痛必炒用，后重者不炒。产后不可用者，以其酸寒伐生发之气也。必不得已，亦酒炒用之。

白芍

补虚药·补血药

药用部位：根。

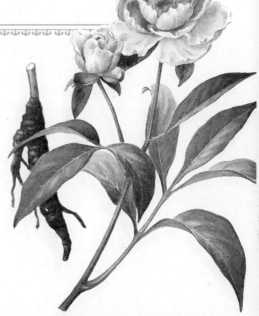

毛茛科植物芍药 *Paeonia lactiflora* Pall.

功效主治 养血调经，平肝止痛，敛阴止汗。主治血虚萎黄、月经不调、自汗、盗汗、脘腹胸胁疼痛、四肢挛痛、肝阳上亢头痛眩晕。

用法用量 煎服，10~15克。平肝敛阴多生用，养血调经多炒用或酒炒用。

现代运用 白芍有抗炎、免疫调节、镇静、镇痛、抗惊厥、抗病毒、抗血栓、抗心肌缺血、调节胃肠运动、保肝、耐缺氧、降温、解痉、抗应激、泻下等作用。常用于病毒性肝炎、肌肉痛性痉挛、月经不调、头痛、类风湿关节炎、过敏性鼻炎、痛经等。

识别特征

多年生草本。根肥大，通常圆柱状或略呈纺锤状。茎直立，光滑无毛。叶互生；具长柄；2回3出复叶，小叶椭圆形至披针形，全缘，叶缘具极细乳突，上面深绿色，下面淡绿色；叶脉在下面隆起，叶基部常带红色。花甚大，单生于花茎的分枝顶端，每花茎有2~5朵花，花茎长；萼片叶状；花瓣10片左右或更多，倒卵形，白色、粉红色或红色。蓇葖果3~5枚，卵状，先端钩状向外弯。花期5~7月，果期6~7月。生于山坡灌丛或草丛中。主产于浙江、安徽、四川等地。

赤芍

清热药 · 清热凉血药

药用部位： 根。

【别名】木芍药。

【释名】白者名金芍药，赤者为木芍药。

【发明】赤芍、白芍二药同出一物。赤者利小便下气，白者止痛散血……白芍药益脾，能于土中泻木。赤芍药散邪，能行血中之滞。

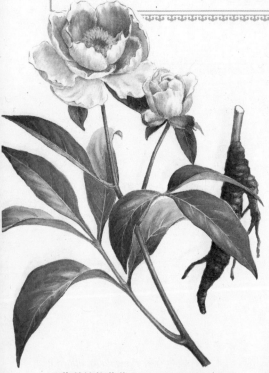

毛茛科植物芍药 *Paeonia lactiflora* Pall.

功效主治 清热凉血，活血祛瘀。主治温毒发斑、吐血衄血、目赤肿痛、疮痈初起、闭经、痛经、癥瘕腹痛、跌打损伤、胸痹心痛。

用法用量 煎服，9~15克。生用凉血，酒炒活血。不宜与藜芦同用。

现代运用 赤芍有抑制血小板聚集、抑制红细胞聚集、抗凝血、抗血栓、保肝、抗动脉粥样硬化、保护心脏、增加冠状动脉血流量、降低肺动脉压、镇静、催眠、镇痛、抗惊厥、降温、缓解内脏平滑肌痉挛、抗肿瘤、抗炎、抗菌等作用。常用于冠心病、黄疸型肝炎、肠易激综合征、小儿腹痛、鼻炎等。

识别特征

多年生草本。根肥大，通常圆柱状或略呈纺锤状。茎直立，光滑无毛。叶互生；具长柄；2回3出复叶，小叶椭圆形至披针形，全缘，叶缘具极细乳突，上面深绿色，下面淡绿色；叶脉在下面隆起，叶基部常带红色。花甚大，单生于花茎的分枝顶端，每花茎有2~5朵花，花茎长；萼片叶状；花瓣10片左右或更多，倒卵形，白色、粉红色或红色。蓇葖果3~5枚，卵状，先端钩状向外弯。花期5~7月，果期6~7月。生于山坡灌丛或草丛中。主产于浙江、安徽、四川等地。

牡丹皮

清热药·清热
凉血药

药用部位： 根皮。

【别名】丹皮。

【释名】时珍曰：牡丹以色丹者为上，虽结子而根上生苗，故谓之牡丹。唐人谓之木芍药，以其花似芍药，而宿干似木也。群花品中，以牡丹第一，芍药第二，故世谓牡丹为花王，芍药为花相。

【发明】时珍曰：牡丹皮治手、足少阴、厥阴四经血分伏火。盖伏火即阴火也，阴火即相火也。古方惟以此治相火，故仲景肾气丸用之。后人乃专以黄檗治相火，不知牡丹之功更胜也。此乃千载秘奥，人所不知，今为拈出。赤花者利，白花者补，人亦罕悟，宜分别之。

功效主治 清热凉血，活血散瘀。主治温病热入营血、血热出血、热病后期低热、血瘀痛经、闭经、跌打损伤、肠痈、疮痈肿痛。

用法用量 煎服，6~15克。清热凉血宜生用，活血散瘀宜酒炒用，止血宜炒炭用。

现代运用 牡丹皮有解热、镇静、降温、抗惊厥、抗心肌缺血、抗心律失常、降血压、镇痛、抗炎、抗菌、抗肿瘤、抗凝血、抗血栓、调节免疫功能、降血糖、抗癫痫、利尿等作用。常用于高血压、上消化道出血、原发性血小板减少性紫癜、皮肤病、急性荨麻疹、疥疮等。

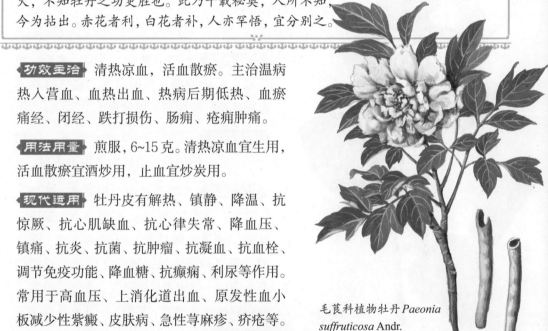

毛茛科植物牡丹 *Paeonia suffruticosa* Andr.

识别特征

落叶灌木。树皮黑灰色，分枝短而粗。主根粗而长，外皮灰褐色或棕色，有香气。叶互生，通常为2回3出复叶；小叶卵形或广卵形，顶生小叶通常3裂，上面绿色，下面略带白色，中脉上疏生白色长毛。花单生于枝顶，萼片5；花瓣5或重瓣，白色、红色、紫色、黄色或黄红色；花盘杯状。蓇葖果卵形，绿色，被褐色短毛。花期5~7月，果期7~8月。生于向阳及土壤肥沃的地方，常栽培于庭园。主产于安徽、四川、甘肃、陕西、湖北、湖南、山东、贵州等地。

木香

理气药

药用部位：根。

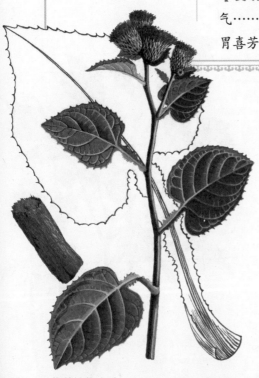

菊科植物木香 *Aucklandia lappa* Decne.

【别名】蜜香、青木香、五木香、南木香。

【释名】时珍曰：木香，草类也。本名蜜香，因其香气如蜜也。绿沉香中有蜜香，遂讹此木香尔。昔人谓之青木香。后人因呼马兜铃根为青木香，乃呼此为南木香、广木香以别之。

【发明】时珍曰：木香乃三焦气分之药，能升降诸气……中气不运，皆属于脾，故中焦气滞宜之者，脾胃喜芳香也。

功效主治 行气，调中，止痛。主治脘腹胀痛、胁肋胀痛、泻痢后重、疝气疼痛、食积不消、泄泻、不思饮食。

用法用量 煎服，3~10克，后下。生用行气力强，煨用行气力缓而多用于止泻。

现代运用 木香有抗血小板凝聚、抗菌、抗肿瘤、抗消化性溃疡、扩张血管、祛痰、平喘、调节心脏功能、促胆囊收缩、降血糖、双向调节血压、解除支气管平滑肌痉挛等作用。常用于胃肠胀气、支气管哮喘、术后麻痹性肠梗阻、胃痛、小儿秋季腹泻、膈肌痉挛等。

识别特征

多年生高大草本。主根粗壮，圆柱形，表面黄褐色，有稀疏侧根。基生叶巨大，具长柄，三角状卵形，边缘具不规则浅裂或呈波状，疏生短齿，两面被短毛，叶片基部心形或阔楔形，下延成翅；茎生叶互生，较小。头状花序；苞片先端长锐尖如刺；管状花，淡紫色；花托有长硬毛。瘦果线形，上端着生2层黄色直立的羽状冠毛，果熟时多脱落。花期5~8月，果期8~10月。生于较高的山地。原产印度，我国云南、广西、四川均有栽培。

【别名】苦弥哆、甘松香。

【释名】时珍曰：产于川西松州，其味甘，故名。金光明经谓之苦弥哆。

【发明】时珍曰：甘松芳香能开脾郁，少加入脾胃药中，甚醒脾气。杜宝《拾遗录》云，寿禅师妙医术，作五香饮，更加别药，止渴兼补益最妙。一沈香饮，二丁香饮，三檀香饮，四泽兰饮，五甘松饮也。

甘松
理气药

药用部位：根及根茎。

功效主治 理气止痛，开郁醒脾，收湿拔毒。主治脘腹胀满、思虑伤脾、不思饮食、湿脚气。

用法用量 煎服，3~6克。外用适量。

现代运用 甘松有中枢镇静、抗心律不齐、抗痉挛、降血压、抗心肌缺血、抗溃疡、抗菌等作用。常用于胃腹胀痛、食欲不振、消化不良、脚气（维生素 B_1 缺乏病）、牙痛等。

败酱科植物甘松 *Nardostachys jatamansi* DC.

识别特征

多年生草本。根状茎歪斜，覆盖片状老叶鞘，有烈香。基出叶丛生，线状狭倒卵形，前端钝，基部渐狭，全缘；茎生叶 1~2 对，对生，无柄，长圆状线形。聚伞花序头状，顶生；总苞片披针形；花萼小，5 裂；花冠紫红色，钟形，裂片 5，宽卵形。瘦果倒卵形，顶端有宿存花萼。生于沼泽草甸、河漫滩和灌丛草坡。分布于青海南部和四川北部。

高良姜

温里药

药用部位：根茎。

《本草纲目》

【别名】蛮姜。

【释名】时珍曰：陶隐居言此姜始出高良郡，故得此名。

【发明】时珍曰：《十全方》言，心脾冷痛，用高良姜，细锉微炒为末，米饮服一钱，立止。太祖高皇帝御制周颠仙碑文，亦载其有验云。

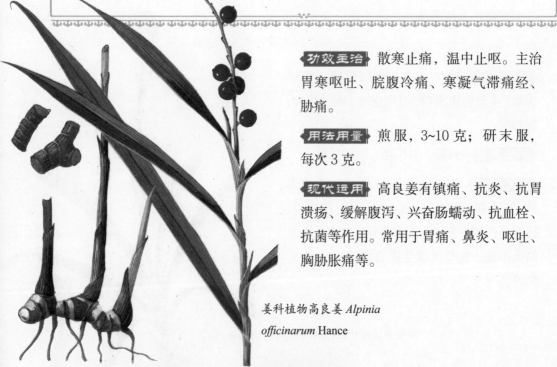

姜科植物高良姜 *Alpinia officinarum* Hance

功效主治 散寒止痛，温中止呕。主治胃寒呕吐、脘腹冷痛、寒凝气滞痛经、胁痛。

用法用量 煎服，3~10 克；研末服，每次 3 克。

现代运用 高良姜有镇痛、抗炎、抗胃溃疡、缓解腹泻、兴奋肠蠕动、抗血栓、抗菌等作用。常用于胃痛、鼻炎、呕吐、胸胁胀痛等。

识别特征

多年生草本。根茎圆柱形，横走，棕红色，有节，节具环形膜质鳞片，节上生根。茎丛生，直立。叶2列，无柄；叶片狭线状披针形；叶鞘抱茎；叶舌膜质，棕色。圆锥形总状花序，顶生；花稠密，花两性，具短柄；萼筒状，棕黄色；花冠管漏斗状，浅肉红色；唇瓣浅肉红色。蒴果不开裂，球形，被短毛，熟时橘红色。种子具假种皮，有钝棱角，棕色。花期4~10月。生于荒坡灌丛和疏林中，亦有栽培。产于广东、广西、云南、台湾等地。

《本草纲目》

【别名】漏蔻、草果。

【释名】宗奭曰：豆蔻，草豆蔻也。此是对肉豆蔻而名。

【发明】时珍曰：豆蔻治病，取其辛热浮散，能入太阴阳明，除寒燥湿，开郁化食之力而已。南地卑下，山岚烟瘴，饮啖酸咸，脾胃常多寒湿郁滞之病。故食料必用，与之相宜。然过多亦能助脾热伤肺损目。或云，与知母同用，治瘴疟寒热，取其一阴一阳偏胜之害。盖豆蔻治太阴独胜之寒，知母治阳明独胜之火也。

草豆蔻

化湿药

药用部位：近成熟种子。

功效主治 温中燥湿，行气止呕，闭秽除臭。主治寒湿中阻、脾虚久泻、脾胃气滞、寒湿呕吐、口臭。

用法用量 煎服，5~10克，打碎后用。

现代运用 草豆蔻有抗菌、调节胃肠运动、解酒毒等作用。常用于呕吐泄泻、胃腹胀满、肾炎、剥脱性唇炎等。

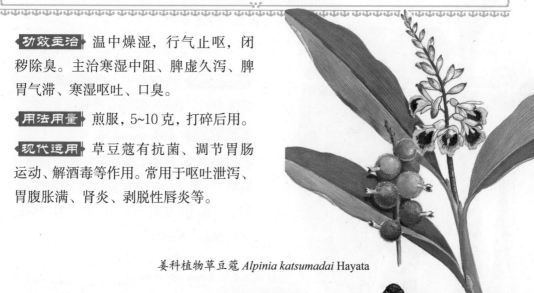

姜科植物草豆蔻 *Alpinia katsumadai* Hayata

识别特征

　　多年生草本，丛生。根状茎粗壮而短。茎绿色，粗壮。叶排为2列；叶片窄椭圆形或披针形，叶舌卵形，革质，全缘，外被粗毛。总状花序顶生，总梗密生黄白色长硬毛；花疏生，白色，花冠3裂；萼钟形，宿存；唇瓣三角卵状形，白色。蒴果近圆形，熟时黄色，顶端有宿存花萼。生于山坡草丛中或灌木林缘。分布于广西、广东、台湾等地。

草果

化湿药

药用部位：成熟果实。

【集解】时珍曰：草豆蔻、草果虽是一物，然微有不同。今建宁所产豆蔻，大如龙眼而形微长，其皮黄白薄而棱峭，其仁大如缩砂仁而辛香气和。滇广所产草果，长大如诃子，其皮黑厚而棱密，其子粗而辛臭，正如斑蝥之气……广人取生草蔻入梅汁，盐渍令红，暴干荐酒，名红盐草果。其初结小者，名鹦哥舌。元朝饮膳，皆以草果为上供。南人复用一种火杨梅伪充草豆蔻，其形圆而粗，气味辛猛而不和，人亦多用之，或云即山姜实也，不可不辨。

功效主治 燥湿温中，截疟祛痰。主治寒湿中阻、食积、泄泻、疟疾。

用法用量 煎服，3~6克。

现代运用 草果有镇咳、祛痰、镇痛、解热、平喘、抗炎、抗真菌、抑制胃肠运动、利尿等作用。常用于术后腹胀、腹泻疼痛、食积腹胀、疟疾等。

姜科植物草果 *Amomum tsaoko*
Crevost et Lemaire

识别特征

多年生草本，丛生。根茎横走，粗壮有节。茎圆柱状，直立或稍倾斜。叶2列；具短柄或无柄；叶片长椭圆形或狭长圆形，全缘，边缘干膜质，两面光滑无毛；叶鞘开放，抱茎。穗状花序从根茎生出，花浅橙色。蒴果密集，长圆形或卵状椭圆形，顶端具宿存的花柱，呈短圆状突起，熟时红色，外表面呈不规则的纵皱纹，小果梗基部具宿存苞片。花期4~5月，果期9~10月。栽培或野生于疏林下。主产于云南、广西、贵州等地。

白豆蔻

化湿药

药用部位：成熟果实。

【别名】多骨。

【集解】时珍曰：白豆蔻子圆大如白牵牛子，其壳白厚，其仁如缩砂仁，入药去皮炒用。时珍曰：按杨士瀛云，白豆蔻治脾虚疟疾，呕吐寒热，能消能磨，流行三焦，营卫一转，诸证自平。

【发明】时珍曰：按杨士瀛云，白豆蔻治脾虚疟疾，呕吐寒热，能消能磨，流行三焦，营卫一转，诸证自平。

功效主治 化湿行气，温中止呕。主治湿阻中焦、脾胃气滞、呕吐。

用法用量 煎服，3~6克。入汤剂宜后下。

现代运用 豆蔻有抑菌、平喘、促进胃液分泌、增强肠蠕动、止呕、抗结核等作用。常用于急性胃炎、胃部手术后胃肠功能的恢复、小儿胃寒吐乳等。

姜科植物爪哇白豆蔻 *Amomum compactum* Soland ex Maton

识别特征

多年生草本。根茎匍匐，粗大有节，近木质。茎直立，圆柱形。叶2列，无叶柄；叶片线状披针形，边缘近波状，两面光滑。穗状花序生于根茎上，花萼管状，3裂；花冠透明黄色，唇瓣倒卵形，黄色或带赤色花纹；侧身退化雄蕊钻状；花丝宽而有钩。蒴果扁球形，灰白色。果期10~12月。分布于云南，广东、广西亦有栽培。

砂仁

化湿药

药用部位： 果实。

【别名】缩砂蔤、缩砂仁。

【释名】时珍曰：名义未详。藕下白蒻多蔤，取其密藏之意。此物实在根下，仁藏壳内，亦或此意欤。

【发明】时珍曰：按韩悉《医通》云，肾恶燥，以辛润之。缩砂仁之辛，以润肾燥。又云，缩砂属土，主醒脾调胃，引诸药归宿丹田。香而能窜，和合五脏冲和之气，如天地以土为冲和之气，故补肾药用同地黄丸蒸，取其达下之旨也。

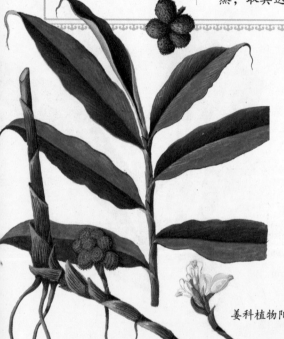

功效主治 化湿开胃，温脾止泻，理气安胎。主治湿困脾胃、脾胃气滞证、中焦虚寒吐泻、妊娠恶阻、胎动不安。

用法用量 煎服，5~10克。宜后下。

现代运用 砂仁有促进胃肠功能、抑制血小板聚集、抗休克、解除平滑肌痉挛、抗炎、利胆、抗氧化等作用。常用于小儿厌食、食积不化，胃炎，十二指肠球部溃疡等。

姜科植物阳春砂 *Amomum villosum* Lour.

识别特征

多年生草本。根茎圆柱形，横走，细小有节，节上有筒状的膜质鳞片，棕色。茎直立。叶2列，无柄；叶片狭长圆形，全缘。穗状花序球形，疏松；苞片长椭圆形，光滑膜质；花萼管状；花冠管细长，3裂，裂片长圆形，白色；唇瓣倒卵状至匙形，白色，中部有淡黄色和红色斑点。蒴果椭圆形，熟时红棕色，具刺状凸起。种子多数，芳香。花期3~6月，果期6~9月。生于林下阴湿处。产于福建、广东、广西和云南。

【别名】益智子。

【释名】时珍曰：脾主智，此物能益脾胃故也，与龙眼名益智义同。

【发明】时珍曰：益智大辛，行阳退阴之药也，三焦、命门气弱者宜之。按杨士瀛《直指方》云，心者脾之母，进食不止于和脾，火能生土，当使心药入脾胃药中，庶几相得。故古人进食药中，多用益智，土中益火也。

益智

补虚药·补阳药

药用部位：成熟果实。

功效主治 温肾助阳，固精缩尿，温脾止泻，开胃摄唾。主治脾虚泄泻、多唾流涎、肾虚遗精、滑精、尿频、遗尿。

用法用量 煎服，3~10克。

现代运用 益智有抗利尿、增强免疫功能、增加记忆能力、强心、抗菌、消炎等作用。常用于遗尿、婴儿腹泻、轻微脑功能障碍（儿童多动综合征）、失眠、口涎自流、小便频数、阿尔茨海默病等。

姜科植物益智 *Alpinia oxyphylla* Miq.

识别特征

多年生草本。根茎延长，茎直立，丛生。叶2列，具短柄；叶片披针形，边缘具脱落性小刚毛，其残留的痕迹呈细锯齿状，上面深绿色，下面淡绿色，两面均无毛；叶舌膜质，被淡棕色疏柔毛。总状花序顶生，花序轴棕色，被短毛，下端具一环形苞片，包围花轴，小花具梗；小苞片极短，膜质，棕色；花萼筒状，一侧开裂至中部。蒴果椭圆形。花期3~5月，果期5~6月。生于林下阴湿处或栽培。主产于海南、广东、广西等地。

荜茇

温里药

药用部位：接近成熟或成熟果穗。

【别名】荜拨。

【释名】时珍曰：荜拨当作荜茇，出《南方草木状》，番语也。陈藏器《本草拾遗》作毕勃，《扶南传》作逼拨，《大明会典》作毕茇。

【发明】时珍曰：荜茇为头痛鼻渊牙痛要药，取其辛热，能入阳明经散浮热也。

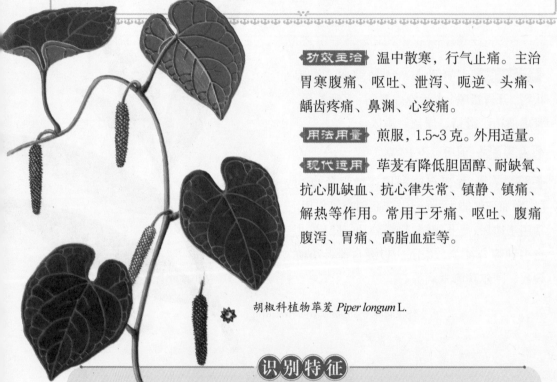

功效主治 温中散寒，行气止痛。主治胃寒腹痛、呕吐、泄泻、呃逆、头痛、龋齿疼痛、鼻渊、心绞痛。

用法用量 煎服，1.5~3克。外用适量。

现代适用 荜茇有降低胆固醇、耐缺氧、抗心肌缺血、抗心律失常、镇静、镇痛、解热等作用。常用于牙痛、呕吐、腹痛腹泻、胃痛、高脂血症等。

胡椒科植物荜茇 *Piper longum* L.

识别特征

多年生攀缘藤本。根状茎直立，多分枝。茎下部匍匐，枝柔软横卧，有棱角和槽。单叶互生，纸质，下部叶卵状心形，先端渐尖，基部心形或耳形，掌状叶脉通常5~7条。花单性异株，穗状花序腋生，无花被；雄花穗长约5厘米，花小；雌花穗长约3厘米，于果期延长。浆果卵形，基部嵌入花序轴与之结合。生于热带地区。广东、广西、云南及福建南部等地有栽培。

肉豆蔻

收涩药·敛肺涩肠药

【别名】肉果、迦拘勒。

【释名】宗奭曰：肉豆蔻对草豆蔻为名，去壳只用肉。肉油色者佳，枯白瘦虚者劣。

【发明】机（汪机）曰：痢疾用此涩肠，为伤乳泄泻之要药。时珍曰：土爱暖而喜芳香，故肉豆蔻之辛温，理脾胃而治吐利。

药用部位：成熟种仁。

功效主治 涩肠止泻，温中行气。主治虚泻、冷痢、胃寒胀痛、食少呕吐。

用法用量 煎服，3~10克；入丸、散剂，每次0.5~1克。内服须煨熟去油用。

现代运用 肉豆蔻有镇静、催眠、麻醉、抗菌、止泻、抗炎、镇痛、抗血小板聚集、护肝、双向调节胃肠运动、抗氧化、抗癌等作用。常用于慢性结肠炎、肠结核、小儿伤食吐乳、小儿消化不良、小儿腹泻、痢疾等。

肉豆蔻科植物肉豆蔻 *Myristica fragrans* Houtt

识别特征

　　常绿乔木。叶互生；椭圆状披针形或长圆状披针形，革质，先端尾状，基部急尖，全缘，上面淡黄棕色，下面色较深，并有红色的叶脉。花雌雄异株，雄花的小苞片鳞片状；花疏生，黄白色，椭圆形或壶形，下垂。浆果梨形或近于球形，下垂，淡红色或黄色，成熟后纵裂成2瓣，显出绯红色假种皮。种子椭圆形，种皮红褐色，木质。热带地区广为栽培，主产于马来西亚、印度尼西亚；广东、广西、云南亦有栽培。

补骨脂

补虚药·补阳药

药用部位：成熟果实。

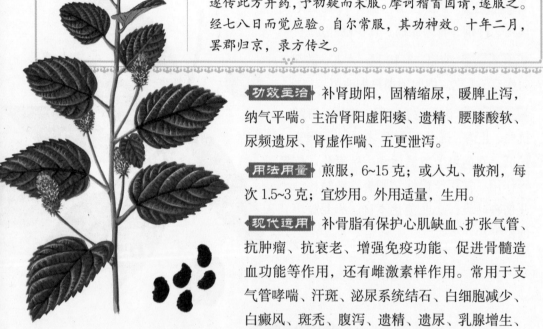

豆科植物补骨脂 *Psoralea corylifolia* L.

【别名】破故纸、婆固脂、胡韭子。

【释名】时珍曰：补骨脂言其功也。胡人呼为婆固脂，而俗讹为破故纸也。胡韭子，因其子之状相似，非胡地之韭子也。

【发明】颂曰：破故纸今人多以胡桃合服，此法出于唐郑相国。自叙云，予为南海节度，年七十有五。越地卑湿，伤于内外，众疾俱作，阳气衰绝，服乳石补药，百端不应。元和七年，有诃陵国舶主李摩诃，知予病状，遂传此方并药，予初疑而未服。摩诃稽首固请，遂服之。经七八日而觉应验。自尔常服，其功神效。十年二月，罢郡归京，录方传之。

功效主治 补肾助阳，固精缩尿，暖脾止泻，纳气平喘。主治肾阳虚阳痿、遗精、腰膝酸软、尿频遗尿、肾虚作喘、五更泄泻。

用法用量 煎服，6~15克；或入丸、散剂，每次1.5~3克；宜炒用。外用适量，生用。

现代运用 补骨脂有保护心肌缺血、扩张气管、抗肿瘤、抗衰老、增强免疫功能、促进骨髓造血功能等作用，还有雌激素样作用。常用于支气管哮喘、汗斑、泌尿系统结石、白细胞减少、白癜风、斑秃、腹泻、遗精、遗尿、乳腺增生、功能失调性子宫出血、骨关节疼痛等。

识别特征

一年生草本，全体被黄白色毛及黑褐色腺点。茎直立，具纵棱。叶互生，枝端常侧生小叶1片；叶阔卵形或三角状卵形，边缘有粗阔齿，两面均有显著的黑色腺点；叶柄被白色绒毛；膜质托叶成对，三角状披针形。花多数，密集成穗状的总状花序；花轴腋生；萼钟状；花冠蝶形，淡紫色或黄色。荚果椭圆形，花萼宿存，果皮黑色，种子1，两端斜截，气香而腥。花期7~8月，果期9~10月。生于山坡、溪边、田边，亦有栽培。主产于四川、河南、云南、河北、山西等地。

姜黄

活血化瘀药·活血止痛药

药用部位：根茎。

【别名】宝鼎香、蒁。

【集解】时珍曰：近时以扁如干姜形者，为片子姜黄；圆如蝉腹形者，为蝉肚郁金，并可浸水染色。蒁形虽似郁金，而色不黄也。

【发明】时珍曰：姜黄、郁金、蒁药三物，形状功用皆相近。但郁金入心治血；而姜黄兼入脾，兼治气；蒁药则入肝，兼治气中之血，为不同尔。古方五痹汤用片子姜黄，治风寒湿气手臂痛。戴原礼要诀云，片子姜黄能入手臂治痛。其兼理血中之气可知。

功效主治 破血行气，通络止痛。主治胸胁刺痛、闭经、痛经、癥瘕积聚、跌打肿痛、风湿痹痛、痈疽发背。

用法用量 煎服，3~10克。外用适量，研末油调外敷。

现代运用 姜黄有抑制血小板聚集、降低血浆黏度、抗早孕、抗肿瘤、降血脂、抗炎、抗菌、利胆、降血压、抑制心脏、保护胃黏膜、保肝等作用。常用于高脂血症、胆道疾病、痛经、骨关节炎、牙痛等。

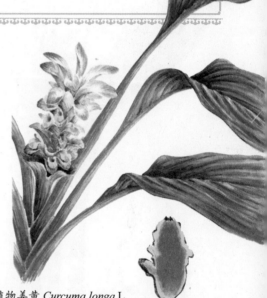

姜科植物姜黄 *Curcuma longa* L.

识别特征

多年生宿根草本。根粗壮，末端膨大成卵形或纺锤状块根，灰褐色；根茎卵形，侧根茎圆柱形，橙黄色。叶根生，2列；叶片椭圆形或较狭；叶鞘宽，约与叶柄等长。穗状花序由叶鞘抽出，稠密，苞片阔卵形，绿白色，边缘染淡红晕，每苞片内含小花数朵；萼筒绿白色，3钝齿；花冠漏斗状，黄色，上部3裂。蒴果膜质，球形，3瓣裂。种子卵状长圆形，具假种皮。花期8月。生于平原、山间草地或灌木丛中。产于台湾、福建、广东、广西、云南、西藏等地。

郁金

活血化瘀药·活
血止痛药

药用部位：块根。

【别名】马荙。

【释名】震亨曰：古人用治郁遏不能升者，恐命名因此也。时珍曰：此根形状皆似荙莛（莪术），而医马病，故名马荙。

【发明】时珍曰：郁金入心及包络，治血病。经验方治失心颠狂，用真郁金七两，明矾三两，为末，薄糊丸梧子大，每服五十丸，白汤下。有妇人颠狂十年，至人授此。初服心胸间有物脱去，神气洒然，再服而苏。

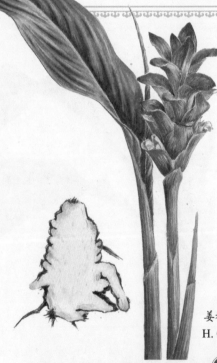

功效主治 活血止痛，行气解郁，凉血清心，利胆退黄。主治胸胁脘腹胀痛、血热出血、倒经、热闭神昏、癫痫痰闭。

用法用量 煎服，5~12克；研末服，2~5克。

现代运用 郁金有保肝、利胆、抗肝脏毒性病变、抗菌、抗炎、止痛、抗早孕、抑制血小板聚集、降低全血黏度等作用。常用于恶性胸腔及腹腔积液、急慢性肝炎、慢性胆囊炎、玫瑰糠疹、软组织挫伤、胆石症、病毒性肝炎。

姜科植物温郁金 *Curcuma wenyujin* Y.
H. Chen et C. Ling

识别特征

多年生草本。根茎肉质块状，侧根茎圆柱形，内面柠檬色，须根细长，末端常膨大成纺锤状块根，内面白色。叶片4~7，2列；叶片宽椭圆形。穗状花序圆柱形，先于叶从根茎处抽出，苞片绿白色；花萼筒白色；花冠筒漏斗状，白色；侧生退化雄蕊花瓣状，黄色，唇瓣倒卵形。花期4~6月。生于土质肥沃、湿润的向阳山坡或田地，多系栽培。主产于浙江。

莪术

活血化瘀药·破血消癥药

药用部位：根茎。

【别名】蓬莪茂、速药。

【集解】叶似蘘荷，子似干椹，茂在根下并生，一好一恶，恶者有毒……放羊食，羊不食者弃之。

【发明】时珍曰：郁金入心，专治血分之病；姜黄入脾，兼治血中之气；速入肝，治气中之血，稍为不同。按王执中资生经云，执中久患心脾疼，服醒脾药反胀。用耆域所载蓬莪速面裹炮熟研末，以水与酒醋煎服，立愈。盖此药能破气中之血也。

功效主治 行气破血，消积止痛。主治血瘀胸腹疼痛、闭经、跌打损伤、湿热痢疾腹痛。

用法用量 煎服，3~15克。外用适量。孕妇及月经过多者忌服。

现代运用 莪术有抗癌、抗溃疡、抗炎、抑制血小板聚集、改善微循环、抗血栓、保肝、抗早孕、提高免疫保护效应等作用。常用于胃腹胀痛、病毒性腹泻、肝脾肿大、冠心病心绞痛等。

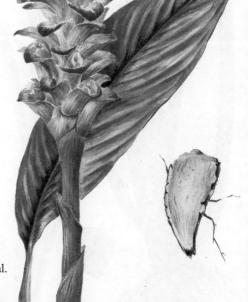

姜科植物蓬莪术 *Curcuma phaeocaulis* Val.

识别特征

多年生宿根草本。根状茎卵圆形，肉质，表面淡黄色，断面绿色或蓝绿色。叶长椭圆形，中脉两侧有紫褐色斑。花茎由根茎单独发出，常先叶而生；穗状花序；花萼白色；花冠黄色。蒴果卵状三角形。生于溪旁、林边或山谷。分布于华南及云南、四川、福建、台湾、浙江、江西等地。

三棱

活血化瘀药·破
血消癥药

药用部位：干燥块茎。

【别名】京三棱、荆三棱、草三棱、鸡爪三棱、黑三棱、石三棱。

【释名】颂曰：三棱，叶有三棱也。生荆楚地，故名荆三棱以著其地。

【发明】时珍曰：三棱能破气散结，故能治诸病。其功可近于香附而力峻，故难久服。按戴原礼《证治要诀》云，有人病癥癖腹胀，用三棱，莪茂，以酒煨煎服之，下一黑物如鱼而愈也。

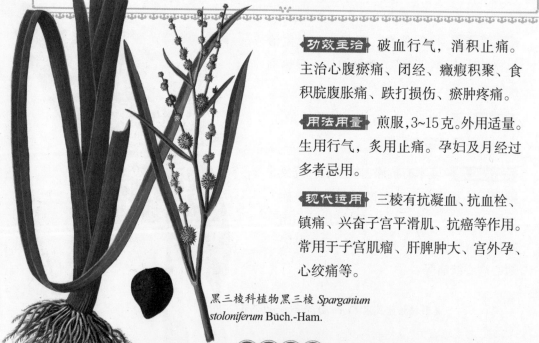

功效主治 破血行气，消积止痛。主治心腹瘀痛、闭经、癥瘕积聚、食积脘腹胀痛、跌打损伤、瘀肿疼痛。

用法用量 煎服，3~15克。外用适量。生用行气，炙用止痛。孕妇及月经过多者忌用。

现代运用 三棱有抗凝血、抗血栓、镇痛、兴奋子宫平滑肌、抗癌等作用。常用于子宫肌瘤、肝脾肿大、宫外孕、心绞痛等。

黑三棱科植物黑三棱 *Sparganium stoloniferum* Buch.-Ham.

识别特征

多年生水生或沼生草本。块茎膨大，短而有多数须根。根状茎粗壮。茎直立。叶片基生，具中脉，上部扁平，下部背面呈龙骨状凸起，或呈三棱形，基部鞘状。圆锥花序开展，具3~7个侧枝，每个侧枝上着生7~11个雄性头状花序和1~2个雌性头状花序；花期雄性头状花序呈球形，花被片匙形，膜质；雌花花被着生于子房基部，宿存。聚花果，倒圆锥形。花果期5~10月。生于湖泊、河沟、沼泽、水塘边浅水处。主产于江苏、河南、山东、江西等地。

【别名】雀头香、草附子、水香棱、水巴戟。

【释名】时珍曰：《别录》止云莎草，不言用苗用根。后世皆用其根，名香附子，而不知莎草之名也。其草可为笠及雨衣，疏而不沾，故字从草从沙。

【发明】时珍曰：香附之气平而不寒，香而能窜。其味多辛能散，微苦能降，微甘能和，乃足厥阴肝、手少阳三焦气分主药，而兼通十二经气分。生则上行胸膈，外达皮肤；熟则下走肝肾，外彻腰足。

香附

理气药

药用部位：根茎。

功效主治 疏肝理气，调经止痛。主治肝气郁结、精神抑郁、胁肋胀痛、胃痛、疝气痛、痛经、月经不调、乳房结块胀痛。

用法用量 煎服，6~12克。

现代运用 香附有抑制子宫、利胆、降低肠管紧张性、拮抗乙酰胆碱、强心、降血压、抗菌等作用。常用于胆囊炎、月经不调、痛经等。

莎草科植物莎草 *Cyperus rotundus* L.

识别特征

多年生宿根草本。根状茎匍匐而长，部分纺锤形的块茎，有时数个连生，外皮紫褐色，有棕毛或黑褐色的毛状物。茎直立，三棱形，基部呈块茎状。叶基部丛生，叶片窄条形，抱茎，全缘，具平行脉。花序形如复穗，3~6个在茎顶排列成伞形；小穗轴具较宽白色透明的翅，条形，茶褐色；基部有叶片状的总苞2~4片。小坚果长圆状倒卵形，三棱状，灰褐色。花期5~8月，果期7~11月。生于山坡草地或水边潮湿地上。全国大部分地区均产。

茉莉

理气药

药用部位：花、根。

【别名】柰花。

【集解】时珍曰：末利原出波斯，移植南海，今滇、广人栽莳之。其性畏寒，不宜中土。弱茎繁枝，绿叶团尖。初夏开小白花，重瓣无蕊，秋尽乃止，不结实。有千叶者，红色者，蔓生者。其花皆夜开，芬香可爱。女人穿为首饰，或合面脂。亦可熏茶，或蒸取液以代蔷薇水。又有似末利而瓣大，其香清绝者，谓之狗牙，亦名雪瓣，海南有之。

功效主治 茉莉花，理气止痛，辟秽开郁。主治湿阻中焦、胸膈不舒、泻痢腹痛、头晕头痛、目赤、疮毒。

茉莉根，麻醉止痛。主治跌打损伤、龋齿疼痛、头痛、失眠。

用法用量 茉莉花，煎服，3~10克；或代茶饮。

茉莉根，研末，1~1.5克。外用适量，捣敷或塞龋洞。

现代运用 茉莉花有镇痛、催眠、抑癌等作用。常用于目赤肿痛、牙痛、消化不良、腹泻、腹痛、结膜炎等。

茉莉根有镇静、催眠、扩张血管、抑制肠蠕动、兴奋子宫等作用。常用于龋齿、头顶痛、失眠、跌打伤痛等。

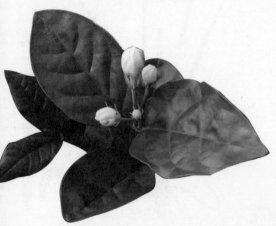

木犀科植物茉莉花 *Jasminum sambac* (L.) Ait.

识别特征

直立或攀缘灌木。小枝圆柱形，有时中空，疏被柔毛。单叶对生，具叶柄，被短柔毛，具关节。叶片纸质，圆形或倒卵形。聚伞花序顶生，通常有花3朵；花序梗被短柔毛；苞片微小，锥形；花极芳香；花萼裂片线形；花冠白色，裂片长圆形。果球形，呈紫黑色。花期5~8月，果期7~9月。原产印度，现我国南方有广泛栽培。

《本草纲目》

【别名】郁金、红蓝花、草麝香。

【释名】颂曰：郁，芳草也。十叶为贯，百二十贯筑以煮之……合而酿酒以降神，乃远方郁人所贡，故谓之郁。郁，今郁林郡也。

【主治】蛊野诸毒，心腹间恶气鬼疰，鸦鹊等一切臭。入诸香药用。

郁金香

化湿药

药用部位：花。

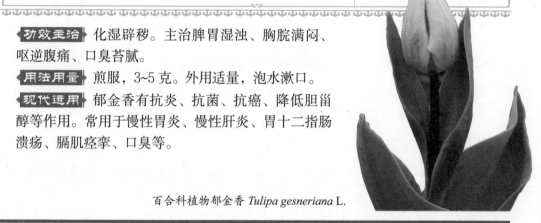

功效主治 化湿辟秽。主治脾胃湿浊、胸脘满闷、呕逆腹痛、口臭苔腻。

用法用量 煎服，3~5克。外用适量，泡水漱口。

现代运用 郁金香有抗炎、抗菌、抗癌、降低胆甾醇等作用。常用于慢性胃炎、慢性肝炎、胃十二指肠溃疡、膈肌痉挛、口臭等。

百合科植物郁金香 *Tulipa gesneriana* L.

《本草纲目》

【集解】时珍曰：魏文帝时，自西域移植庭中，同曹植等各有赋。大意其草修干柔茎，细枝弱根。繁花结实，严霜弗凋。收采幽杀，摘去枝叶。入袋佩之，芳香甚烈。与今之排香同气。

迷迭香

理气药

药用部位：全草。

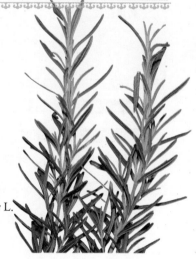

功效主治 发汗，健脾，安神，止痛。主治各种头痛、早期脱发。

用法用量 煎服，4.5~9克。外用适量，浸水洗。

现代运用 迷迭香有镇静、抗惊厥、促进胆汁分泌、降血脂、抗溃疡、抑菌、抗癌、抗炎等作用。常用于月经过少、停经、胃溃疡、高血压等。

唇形科植物迷迭香 *Rosmarinus officinalis* L.

艾纳香

祛风湿药·祛风
寒湿药

药用部位：叶及嫩枝。

【集解】艾纳出西国，似细艾。又有松树皮上绿衣，亦名艾纳，可以和合诸香，烧之能聚其烟，青白不散，而与此不同。

来　源 菊科植物艾纳香 *Blumea balsamifera* (L.) DC.。

功效主治 温中活血，祛风除湿，杀虫。主治寒湿泻痢、腹痛肠鸣、肿胀、筋骨疼痛、跌打损伤、癣疮。

用法用量 煎服，9~18克。外用适量。

现代运用 艾纳香有扩张血管、降血压、利尿、抗氧化、保肝、抗菌等作用。常用于感冒、四肢骨痛、外伤出血、急性肝损伤等。

山奈

温里药

药用部位：根茎。

【别名】山辣、三奈。

【释名】时珍曰：山奈俗讹为三奈，又讹为三赖，皆土音也。或云，本名山辣，南人舌音呼山为三，呼辣如赖，故致谬误。其说甚通。

【集解】时珍曰：山奈生广中，人家栽之。根叶皆如生姜，作樟木香气。土人食其根如食姜，切断暴干，则皮赤黄色，肉白色。古之所谓廉姜，恐其类也。

来　源 姜科植物山奈 *Kaempferia galanga* L.。

功效主治 温中除湿，行气消食，止痛。主治脘腹冷痛、寒湿吐泻、霍乱、胸腹胀满、饮食不消、牙痛、风湿痹痛。

用法用量 煎服，6~9克；或入丸、散剂。外用适量，捣敷或研末调敷。

现代运用 山奈有抗菌、抗炎、增强免疫功能、抗癌、杀虫等作用。常用于感冒、消化不良、腹痛、腹泻等。

藿香
化湿药

【别名】兜娄婆香。

【释名】时珍曰：豆叶曰藿，其叶似之，故名。

【发明】杲曰：芳香之气助脾胃，故藿香能止呕逆，进饮食。好古曰：手、足太阴之药。故入顺气乌药散，则补肺；入黄芪四君子汤，则补脾也。

药用部位：地上部分。

功效主治 化湿，解暑，止呕。主治湿阻中焦、呕吐、胃痛、外感暑热、内伤生冷、癣、鼻渊、口臭。

用法用量 煎服，5~10克，鲜品加倍。藿香叶偏于发表，藿香梗偏于和中。鲜藿香解暑之力较强，夏季泡汤代茶，可作清暑饮料。

现代运用 藿香有促进胃液分泌、解除胃肠道痉挛、防腐、抗菌、收敛止泻、扩张微血管、发汗等作用。常用于流行性腹泻、急性胃肠炎、夏月感冒、呕吐等。

唇形科植物广藿香 *Pogostemon cablin* (Blanco) Benth.

识别特征

多年生草本，揉之有香气。茎直立，粗壮，四棱形，密被灰黄色长柔毛，上部多分枝。叶对生；叶片阔卵形、卵形或卵状椭圆形，基部阔楔形或近心形，边缘具不整齐的钝锯齿。轮伞花序密集成穗状，顶生或腋生；花冠唇形，淡紫红色，裂片4；雄蕊4，突出。小坚果椭圆形，平滑。花期1~2月。栽培为主。主产于广东、海南等地。

佩兰

化湿药

药用部位：茎叶。

【别名】兰草、水香、香水兰、女兰、燕尾香。

【释名】志曰：叶似马兰，故名兰草，其叶有歧，俗呼燕尾香。时人煮水以浴，疗风，故又名香水兰。

【集解】时珍曰：兰草、泽兰一类二种也。俱生水旁下湿处。二月宿根生苗成丛，紫茎素枝，赤节绿叶，叶对节生，有细齿。但以茎圆节长，而叶光有歧者，为兰草；茎微方，节短而叶有毛者，为泽兰。嫩时并可采而佩之。

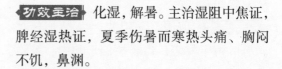

功效主治 化湿，解暑。主治湿阻中焦证，脾经湿热证，夏季伤暑而寒热头痛、胸闷不饥，鼻渊。

用法用量 煎服，5~10克，鲜品加倍。

现代运用 佩兰有抗菌、抗病毒、祛痰、抗炎、抗肿瘤、调节胃肠运动等作用。常用于中暑头痛、夏月感冒、急性胃肠炎、产后虚弱等。

菊科植物佩兰 *Eupatorium fortunei* Turcz.

识别特征

多年生草本。根茎横走，稍长。茎直立，略带紫色，有明显的节及纵棱，下部光滑无毛。叶对生；中部叶有短柄，通常3深裂，裂片长圆披针形，边缘有锯齿。头状花序排列呈聚伞花序状；每个头状花序具花4~6朵，花两性，管状花；花冠白色，有冠毛。瘦果圆柱形，熟时黑褐色。花期8~11月，果期9~12月。生于林缘、荒野或灌丛中，常为栽培。主产于江苏、河北、山东等地。

【别名】水香、都梁香、虎兰、虎蒲、龙枣、孩儿菊、风药。

【释名】弘景曰：生于泽旁，故名泽兰。

【发明】时珍曰：泽兰走血分，能治水肿，涂痈毒，破瘀血，消癥瘕，而为妇人要药。

泽兰

活血化瘀药·
活血调经药

药用部位：地上部分。

功效主治 活血化瘀，利水消肿。主治血瘀闭经、痛经、产后恶露不净、跌打损伤、痈疮肿毒、产后水肿、小便不利。

用法用量 煎服，10~15克。

现代运用 泽兰有抗血栓、降血脂、抑制凝血系统、增强纤溶活性、强心、镇痛、镇静等作用。常用于腰痛、产后腹痛、冠心病、痛经不孕、慢性前列腺炎等。

唇形科植物毛叶地瓜儿苗 *Lycopus lucidus* Turcz. var. *histus* Regel

识别特征

多年生草本。地下茎横走，先端常膨大成纺锤状肉质块茎。茎方形，常呈紫红色，沿棱及节上密生白毛。叶对生；叶片披针形，边缘具锐锯齿，有缘毛，上面脉上被刚毛状硬毛及腺点。轮状花序腋生，每轮有6~10花；苞片披针形，有缘毛；花萼钟形，5齿；花冠白色，不明显二唇形。小坚果倒卵圆状三棱形。花期7~9月，果期9~10月。生于山野的低洼地或溪流沿岸的灌木丛及草丛中。分布于全国大部分地区。

香薷

解表药·发散风寒药

药用部位：全草。

《本草纲目》

【别名】香菜、香茸、香菜、蜜蜂草。

【释名】时珍曰：薷，本作柔。玉篇云，柔菜苏之类，是也。其气香，其叶柔，故以名之。

【发明】时珍曰：世医治暑病，以香薷饮为首药。然暑有乘凉饮冷，致阳气为阴邪所遏，遂病头痛，发热恶寒，烦躁口渴，或吐或泻，或霍乱者。宜用此药，以发越阳气，散水和脾。

功效主治 发汗解表，化湿和中，利水退肿。主治风寒感冒、水肿脚气、脾胃湿困、恶心呕吐。

用法用量 煎服，3~10克。利水退肿须浓煎。

现代运用 香薷有解热、促进胃肠蠕动、抗菌、抗病毒、利尿等作用。常用于急性肾炎浮肿、夏季感冒、中暑、霍乱吐泻等。

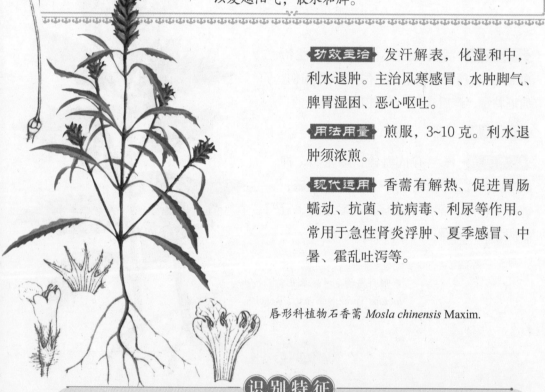

唇形科植物石香薷 *Mosla chinensis* Maxim.

识别特征

一年生草本。茎多分枝，稍呈四棱形，紫褐色，被逆生长柔毛，小枝斜生，纤细。叶对生，近无柄；叶片条形，边缘具疏锯齿或近全缘，两面密生白色柔毛及腺点。轮伞花序聚成顶生短穗状或头状；花冠二唇形，淡紫色，上唇2裂，下唇3裂，中裂片大，具疏锯齿。小坚果，球形，褐色，有皱纹，包围于宿萼之内。花期6~9月，果期7~11月。常生于山坡、路旁或草丛中。主产于江西、河南、安徽等地。

爵床
清热药·清热解毒药

药用部位：全草。

【别名】爵麻、香苏、赤眼老母草。

【集解】时珍曰：原野甚多。方茎对节，与大叶香薷一样。但香薷搓之气香，而爵床搓之不香微臭，以此为别。

【主治】腰脊痛，不得着床，俯仰艰难；除热；可作浴汤。

功效主治 清热解毒，利湿消积，活血止痛。主治感冒发热、咳嗽、咽喉肿痛、目赤肿痛、疳积、湿热泻痢、疟疾、黄疸浮肿、小便淋浊、跌打损伤、痈疽疔疮、湿疹。

用法用量 煎服，15~30克。

现代运用 爵床有抗菌、抗炎、抗钩端螺旋体等作用。常用于肺炎、乳糜尿、尿道炎、疟疾、急性肾炎、扁桃体炎等。

爵床科植物爵床 *Justicia procumbens* L.

识别特征

　　草本。茎基部匍匐，具短硬毛，节稍膨大。叶对生，椭圆形，全缘，被短硬毛。穗状花序，顶生或生上部叶腋；苞片1，小苞片2，均披针形，有缘毛；花萼裂片4，线形，约与苞片等长，有膜质边缘和缘毛；花冠粉红色，二唇形，下唇3浅裂。蒴果线形，上部具4粒种子，下部实心似柄状。种子表面有瘤状皱纹。花期8~11月，果期10~11月。生于旷野草地、路旁、水沟边较阴湿处。主产于山东、江苏、浙江、江西、福建、台湾等地。

荆芥

解表药·发散风寒药

药用部位：地上部分。

【别名】姜芥、假苏、鼠蓂。

【释名】时珍曰：按《吴普本草》云，假苏一名荆芥，叶似落藜而细，蜀中生啖之。普乃东汉末人，去《别录》时未远，其言当不谬，故唐人苏恭祖其说。

【发明】时珍曰：荆芥入足厥阴经气分，其功长于祛风邪，散瘀血，破结气，消疮毒。盖厥阴乃风木也，主血，而相火寄之，故风病血病疮病为要药。

功效主治 解表散寒，祛风止痛，通窍，温肺化饮。主治感冒发热、麻疹、风疹、皮肤瘙痒、疮疡初起、痔疮肿痛、便血、崩漏、产后血晕。

用法用量 煎服，3~10克，不宜久煎。无汗生用，有汗炒用；止血、止带多炒炭用。外用适量。

现代运用 荆芥有解热、增加汗腺分泌、增强皮肤血液循环、抗菌、缩短出血时间、镇痛、抗炎、抗补体等作用。常用于感冒、传染性软疣、痔疮出血、产后昏迷、麻疹、风疹等。

唇形科植物荆芥 *Schizonepeta tenuifolia* Briq.

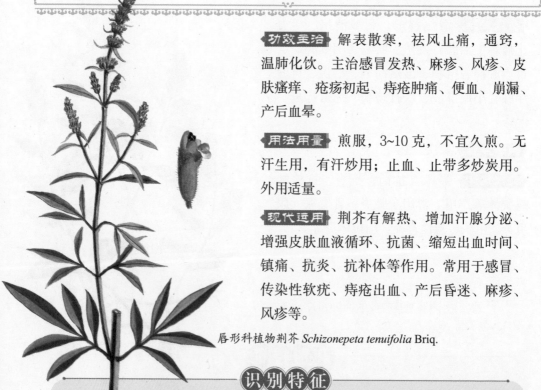

识别特征

一年生直立草本。疏被灰白色短柔毛，有强烈香气。茎方形，基部带紫色，上部多分枝。叶对生，指状三裂；叶片线形至线状披针形，两面被短柔毛，下有腺点。轮伞花序密生于枝端而成间断的假穗状，苞片叶状；花萼狭钟状，5齿裂，三角状披针形；花冠二唇形，青紫或淡红。小坚果矩圆状三棱形。花期7~8月，果期9~10月。生于路边和林缘。主产于江苏、浙江、江西等地。

【别名】蕃荷菜、南薄荷、金钱薄荷。

【集解】时珍曰：薄荷，人多栽莳。二月宿根生苗，清明前后分之。方茎赤色，其叶对生，初时形长而头圆，及长则尖。吴、越、川、湖人多以代茶。苏州所莳者，茎小而气芳，江西者稍粗，川蜀者更粗，入药以苏产为胜。

【发明】时珍曰：薄荷入手太阴、足厥阴，辛能发散，凉能清利，专于消风散热，故头痛头风眼目咽喉口齿诸病，小儿惊热及瘰疬疮疥，为要药。戴原礼氏治猫咬，取其汁涂之有效，盖取其相制也。

薄荷

解表药·发散风热药

药用部位：地上部分。

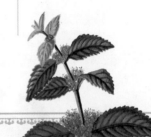

功效主治 发散风热，清利咽喉，透疹解毒，疏肝解郁。主治风热感冒、温病初起、头痛目赤、咽喉肿痛、口疮、风疹、麻疹。

用法用量 煎服，3~6克；不宜久煎，入煎剂多后下。

现代运用 薄荷有兴奋中枢神经系统、解热、解痉、抗溃疡、利胆、祛痰、止咳、抗病毒、抗菌、抗炎、止痛、局部麻醉、抗早孕等作用。常用于感冒、麻疹、胃腹胀痛、外感高热、咽炎等。

唇形科植物薄荷 *Mentha haplocalyx* Briq.

识别特征

多年生草本。茎方形，有节，被长柔毛及腺点。单叶对生；叶柄密被短柔毛；叶片长卵形，边缘具细尖锯齿，两面被白色短柔毛。轮伞花序腋生；苞片1，线状披针形；花萼钟状，具明显的5条纵脉；花冠二唇形，紫色或淡红色，有时为白色。小坚果卵圆形，黄褐色，藏于宿萼内。花期8~10月，果期9~11月。生于林缘、水边或山坡下草地上。我国南北均产，尤以江苏产者为佳。

积雪草

清热药·清热泻火药

药用部位：全草。

【**别名**】胡薄荷、地钱草、连钱草、海苏。

【**释名**】弘景曰：积雪草方药不用，想此草以寒凉得名耳。恭曰：此草叶圆如钱，荆楚人谓为地钱草，徐仪药草图名连钱草。

【**集解**】时珍曰：苏颂《图经》云，故薄荷与薄荷相类，但味少甘，生江浙间，彼人多以作茶饮，俗呼为新罗薄荷。《天宝方》所用连钱草是也。

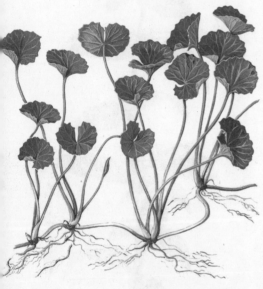

伞形科植物积雪草 *Centella asiatica* (L.) Urb.

功效主治 清热利湿，消肿解毒。主治疝气腹痛、暑泻、痢疾、湿热黄疸、砂淋、血淋、吐血、衄血、咯血、目赤、喉肿、风疹疥癣、疔痈肿毒、跌打损伤。

用法用量 煎服，9~15克，鲜品加倍。外用适量，捣敷或绞汁涂。

现代运用 积雪草有镇静、促进伤口愈合、抗溃疡、抗菌、降血压、改善和增强智力、抗肿瘤等作用。常用于病毒性肝炎、流行性脑膜炎、外伤性疼痛、小儿多发性汗腺脓肿等。

识别特征

多年生草本，茎匍匐，细长，节上生根。叶片膜质至草质，圆形、肾形或马蹄形，边缘有钝锯齿，基部阔心形；掌状脉5~7，两面隆起，脉上部分叉；具叶柄，基部叶鞘透明，膜质。伞形花序梗2~4个，聚生于叶腋；苞片通常2，卵形，膜质；每一伞形花序有花3~4，聚集呈头状，近无柄；花瓣卵形，紫红色或乳白色，膜质。果实扁圆球形，有数条纵棱。花果期4~10月。生于阴湿的草地或水沟边，分布于陕西、江苏、安徽、浙江、江西、福建等地。

【别名】苏、赤苏。

【释名】苏性舒畅，行气和血，故谓之苏。曰紫苏者，以别白苏也。

【发明】时珍曰：紫苏，近世要药也。其味辛，入气分；其色紫，入血分。故同橘皮、砂仁，则行气安胎；同藿香、乌药，则温中止痛；同香附、麻黄，则发汗解肌；同芎䓖、当归则和血散血；同木瓜、厚朴，则散湿解暑，治霍乱，脚气；同桔梗、枳壳，则利膈宽肠；同杏仁、莱菔子，则消痰定喘也。苏子与叶同功，发散风气宜用叶，清利上下则宜用子也。

紫苏
解表药·发散风寒药

药用部位：茎、叶。

功效主治 紫苏叶，发表散寒，宣肺止咳，行气宽中，和胃止呕，理气安胎，解鱼蟹毒。主治风寒感冒、咳嗽气喘、脾胃气滞胸闷呕吐、妊娠恶阻、食鱼蟹中毒之腹痛泄泻。

紫苏子，降气化痰，止咳平喘，润肠通便，主治痰壅气逆之咳嗽气喘，肠燥便秘。

用法用量 紫苏叶，煎服，3~10克；解鱼蟹毒，30~60克；不宜久煎。外用适量。

紫苏子，煎服，5~10克，捣碎用。

现代运用 紫苏叶有解热、增强胃肠蠕动、缓解支气管痉挛、抗菌、抗凝血、升高血糖等作用。常用于胃炎、食管炎、感冒、呕吐、慢性萎缩性胃炎等。

紫苏子有降血脂、抗癌，促进学习记忆能力、抗衰老、止咳、平喘等作用。常用于慢性气管炎、高脂血症、牙龈出血、婴幼儿咳喘等。

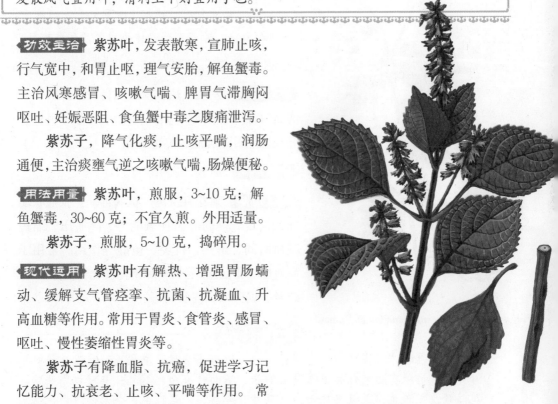

唇形科植物紫苏 *Perilla frutescens* (L.) Britt.

菊花

解表药·发散风热药

药用部位：头状花序。

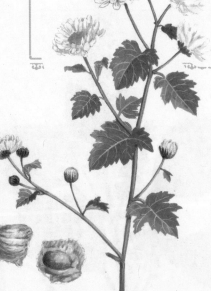

菊科植物菊 *Chrysanthemum morifolium* Ramat.

《本草纲目》

【别名】菊、金蕊、节华、女节。

【集解】时珍曰：菊之品凡百种，宿根自生，茎叶花色，品品不同……其花有千叶单叶、有心无心、有子无子、黄白红紫、间色深浅、大小之别。

【发明】时珍曰：菊春生夏茂，秋花冬实，备受四气，饱经露霜，叶枯不落，花槁不零，味兼甘苦，性禀平和。昔人谓其能除风热，益肝补阴，盖不知其得金水之精英尤多，能益金水二脏也。补水所以制火，益金所以平木，木平则风息，火降则热除，用治诸风头目，其旨深微。黄者入金水阴分，白者入金水阳分，红者行妇人血分，皆可入药，神而明之，存乎其人。

功效主治 发散风热，清肝明目，平抑肝阳，清热解毒。主治风热感冒、肝阳上亢眩晕目昏、肝经风热目赤肿痛、热毒疮痈。

用法用量 煎服，10~15克。

现代运用 菊花有抗菌、抗病毒、扩张冠状动脉血流量、提高心肌耗氧能力、降血压、缩短凝血时间、解热、抗炎、镇静等作用。常用于高血压、冠心病（冠状动脉粥样硬化性心脏病）、眩晕、偏头痛、皮肤病等。

识别特征

多年生草本。茎直立，基部常木化，上部多分枝，具柔毛。叶互生；叶片卵形，边缘有粗大锯齿或深裂成羽状，下面叶有白色毛茸；具叶柄。头状花序顶生或腋生；总苞半球形，总苞片3~4层，外层绿色，条形，有白色绒毛，边缘膜质；舌状花，雌性，白色、黄色或淡红色等；管状花两性，黄色，基部常有膜质鳞片。瘦果无冠毛。花期9~11月。生于背风向阳、土地肥沃的沙质高地。主产于浙江、安徽、河南及四川等地。

【别名】苦薏。

【释名】时珍曰：薏乃莲子之心，此物味苦似之，故与之同名。

【集解】时珍曰：苦薏处处原野极多，与菊无异，但叶薄小而多尖，花小而蕊多，如蜂窠状，气味苦辛惨烈。

【主治】调中止泄，破血，妇人腹内宿血宜之。治痈肿疔毒，瘰疬眼瘜。

野菊花

清热药·清热解毒药

药用部位：头状花序。

功效主治 清热解毒。主治疔疮肿痛、疖疮、湿疹、风热感冒、咽喉肿痛、目赤肿痛、头痛眩晕。

用法用量 煎服，10~15克，鲜品加倍。外用适量。

现代运用 野菊花有抗病原微生物、抗炎、降血压、抗心肌缺血、抑制血小板聚集、抗氧化等作用。常用于高血压、湿疹、感冒、流行性感冒、盆腔炎等。

菊科植物野菊 *Chrysanthemum indicum* L.

识别特征

多年生草本。根茎粗厚，分枝，有匍匐枝。茎生叶卵形，羽状分裂，顶裂片大，侧裂片常2对，全部裂片边缘有锯齿；上部叶渐小；全部叶上面有腺体及疏柔毛，下面灰绿色，毛较多；基部渐狭成具翅的叶柄；托叶具锯齿。头状花序，在茎枝顶端排成伞房状圆锥花序；总苞片边缘宽膜质；舌状花黄色；盘花两性，筒状。瘦果，有5条极细的纵肋。花期9~10月。生于山坡草地、灌丛、河边水湿地及路旁。分布于东北、华北、华东、华中及西南。

艾叶

止血药·温经止血药

药用部位： 叶。

【别名】冰台、医草、黄草、艾蒿。

【释名】时珍曰：王安石《字说》，艾可乂疾，久而弥散，故字从乂……医家用灸百病，故曰灸草。

【发明】时珍曰：艾叶生则微苦太辛，熟则微辛太苦，生温熟热，纯阳也。可以取太阳真火，可以回垂绝元阳，服之则走三阴，而逐一切寒湿，转肃杀之气为融和。灸之则透诸经，而治百种病邪，起沉疴之人为康泰，其功亦大矣。

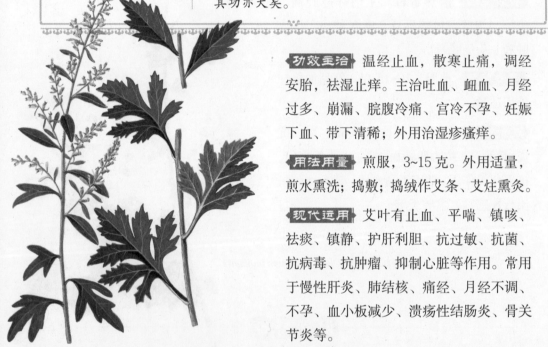

菊科植物艾 *Artemisia argyi* Lévl. et Vant.

功效主治 温经止血，散寒止痛，调经安胎，祛湿止痒。主治吐血、衄血、月经过多、崩漏、脘腹冷痛、宫冷不孕、妊娠下血、带下清稀；外用治湿疹瘙痒。

用法用量 煎服，3~15克。外用适量，煎水熏洗；捣敷；捣绒作艾条、艾炷熏灸。

现代运用 艾叶有止血、平喘、镇咳、祛痰、镇静、护肝利胆、抗过敏、抗菌、抗病毒、抗肿瘤、抑制心脏等作用。常用于慢性肝炎、肺结核、痛经、月经不调、不孕、血小板减少、溃疡性结肠炎、骨关节炎等。

识别特征

多年生草本。全株密被白色茸毛。叶互生；中部叶卵状三角形或椭圆形；叶片羽状或浅裂，侧裂片约2对，常楔形，中裂片又常3裂，裂片边缘有齿，上面被蛛丝状毛，有白色密或疏腺点，下面被白色或灰色密茸毛；上部叶渐小，3裂或不分裂。头状花序多数，排列成复总状。瘦果无毛。花期7~10月。生于林缘及路旁等处，亦有少量栽培。分布于全国大部分地区。

茵陈

利水渗湿药·利湿退黄药

【别名】茵陈蒿。

【释名】此虽蒿类，经冬不死，更因旧苗而生，故叫茵陈。

【发明】宗奭曰：张仲景治伤寒热甚发黄，身面悉黄者，用之极效。一僧因伤寒后发汗不彻，有留热，面身皆黄，多热，期年不愈。医作食黄治不对，而食不减。予与此药，服五日病减三分之一，十日减三分之二，二十日病悉去。方用山茵陈、山栀子各三分，秦艽、升麻各四钱，为散。每用三钱，水四合，煎二合，去滓，食后温服，以知为度。此药以山茵陈为本，故书之。

药用部位：幼嫩茎叶。

功效主治 清利湿热，利胆退黄。主治黄疸、湿疮瘙痒、湿疹。

用法用量 煎服，10~30克。外用适量。

现代适用 茵陈有利胆、解热、保肝、抗肿瘤、降血压、抗菌、抗病毒、利尿等作用。常用于复发性阿弗他唉（复发性口腔溃疡）、黄疸、病毒性肝炎、高脂血症、胆道蛔虫病、急性卡他性结膜炎、不明原因的高热等。

菊科植物茵陈蒿 *Artemisia capillaris* Thunb.

识别特征

多年生草本。茎直立，木质化，表面有纵条纹，紫色，多分枝。叶片2~3回羽状裂或掌状裂，小裂片线形或卵形，密被白色绢毛。头状花序多数，密集成圆锥状；总苞球形，花杂性，淡紫色，均为管状花。瘦果长圆形，无毛。花期9~10月，果期11~12月。常生于河边沙砾和山坡。我国大部分地区均有分布。

青蒿

清热药·清虚热药

药用部位：地上部分。

【别名】草高、方溃、香蒿。

【集解】保昇曰：叶似茵陈蒿而背不白，高四尺许。四月、五月采，日干入药。诗云，呦呦鹿鸣，食野之蒿。即此蒿也。

【发明】颂曰：青蒿治骨蒸热劳为最，古方单用之。

时珍曰：青蒿得春木少阳之气最早，故所主之证，皆少阳、厥阴血分之病也……采青蒿悬于门庭内，可辟邪气。阴干为末，冬至、元旦各服二钱亦良。

功效主治 清虚热，解暑，截疟。主治低热、阴虚发热、衄血、痔疮出血、暑热烦渴、小儿夏季热、疟疾寒热；外用治湿疹瘙痒、疥癣。

用法用量 煎服，3~10克；或鲜品绞汁。不宜久煎。

现代运用 青蒿有抗疟、抗血吸虫、抗心律失常、降血压、矽肺（硅沉着病）、增强免疫功能、抗病原微生物、抗肿瘤、解热、镇痛等作用。常用于恶性疟、高热、尿潴留、皮肤真菌病、鼻出血、急性黄疸型肝炎、慢性气管炎等。

菊科植物黄花蒿 *Artemisia annua* L.

识别特征

一年生草本，全体几无毛。茎直立，圆柱形，表面具纵浅槽，幼时绿色，老时变为枯黄色；下部木质化，上部多分枝。茎叶互生，3回羽状细裂。头状花序球形，下垂，排列成金字塔形；外围均为管状花，黄色，中央为两性花。瘦果卵形，微小，淡褐色，表面具隆起的纵条纹。花期8~10月，果期10~11月。生于路旁、山坡及林缘等地。分布于全国各地。

【别名】芜蔚、猪麻、野天麻、益明、贞蔚。

【释名】时珍曰：此草及子皆充盛密蔚，故名芜蔚。其功宜于妇人及明目益精，故有益母、益明之称。

【发明】时珍曰：芜蔚子味甘微辛，气温，阴中之阳……白花者入气分，紫花者入血分。治妇女经脉不调，胎产一切血气诸病，妙品也。

益母草

活血化瘀药·
活血调经药

药用部位：地上部分、成熟果实。

功效主治 益母草（地上部分），活血祛瘀，利水消肿，清热解毒。主治血瘀痛经、闭经、经行不畅、产后恶露不净、瘀滞腹痛、水肿、小便不利、疮痈肿毒、跌打损伤。

芜蔚子(种子)，活血调经，清肝明目。主治月经不调、闭经、痛经，目赤翳障，头晕胀痛。

用法用量 益母草，煎服，10~30克；或熬膏用。外用适量捣敷或煎汤外洗。

芜蔚子，煎服，4.5~9克。

现代运用 益母草有兴奋子宫、抗早孕、强心、增加冠脉流量、抗心肌缺血、抗心律失常、降血压、抑制血小板聚集、抗血栓、抑制红细胞聚集、改善肾功能、利尿等作用。常用于月经不调、产后腹痛、难产、尿血、过敏性皮肤病、高血压等。

芜蔚子有降血压、兴奋子宫平滑肌等作用。常用于原发性高血压、闭经、痛经等。

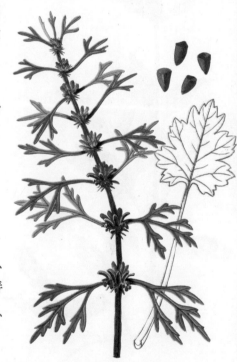

唇形科植物益母草 *Leonurus japonicus* Houtt.

识别特征

一年生或多年生直立草本。茎方形，每边有1条纵沟。叶对生，两面均有细茸毛；叶片一般是3种形状：下部茎生叶阔卵形，2~4掌状，深3裂，具长柄；中部叶3全裂，裂片线形，几无柄；上部叶为线形，浅裂或不裂。轮伞花序，生上部叶腋；花冠二唇形。坚果棕色，三角形。花期6~8月，果期7~9月。常生于村边、路旁、荒地和旷野，以向阳处为多。全国各地均产。

夏枯草

清热药·清热泻火药

药用部位： 果穗。

【别名】夕句、乃东、燕面、铁色草。

【释名】震亨曰：此草夏至后即枯。盖禀纯阳之气，得阴气则枯，故有是名。

【发明】时珍曰：黎居士《易简方》，夏枯草治目疼，用沙糖水浸一夜用，取其能解内热、缓肝火也。楼全善云，夏枯草治目珠疼至夜则甚者，神效。

功效主治 清热泻火，明目，消肿散结。主治目赤肿痛、头痛眩晕、目珠夜痛、瘰疬、瘿瘤、乳痈肿痛。

用法用量 煎服，10~15克；或熬膏服。

现代运用 夏枯草有降血压、降血脂、抗炎、抗菌、抗病毒、利尿、兴奋平滑肌、抗肿瘤等作用。常用于高血压、急性黄疸型肝炎、高脂血症、慢性乙型病毒性肝炎等。

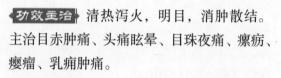

唇形科植物夏枯草 *Prunella vulgaris* L.

识别特征

多年生草本，全株被白色细毛。根状茎匍匐地上，节上生须根。茎上升，下部伏地，基部多分枝，钝四棱形，具浅槽，紫红色。叶对生，具柄；叶片卵状长圆形，几全缘。轮伞花序密集成顶生假穗状花序；苞片肾形，具骤尖头；花萼钟状，二唇形；花冠紫、蓝紫或红紫色，略超出于萼。小坚果长圆状卵形，黄褐色。花期4~6月，果期6~8月。生于路旁、草地、田埂坡边湿润处。分布于全国大部分地区。

【别名】金寄奴、乌藤草、刘寄奴草。

【释名】时珍曰：按李延寿《南史》云，宋高祖刘裕，小字寄奴。微时伐荻新洲，遇一大蛇，射之。明日往，闻杵臼声。寻之，见童子数人皆青衣，于榛林中捣药。问其故。答曰，我主为刘寄奴所射，今合药敷之。裕曰，神何不杀之？曰，寄奴王者，不可杀也。裕叱之，童子皆散，乃收药而反。每遇金疮敷之即愈。人因称此草为刘寄奴草。

刘寄奴

活血化瘀药·活血疗伤药

药用部位：全草。

功效主治 破血通经，散瘀止痛，消食化积。主治跌打损伤、瘀肿疼痛、产后腹痛、闭经、痛经、风湿痹痛、外伤出血、疮痈不敛、烧烫伤、食积腹痛、肠炎、痢疾。

用法用量 煎服，3~10克。外用适量，研末外撒或调敷。孕妇忌服。

现代运用 刘寄奴有抗缺氧、抗凝血、抗血栓、抗血小板凝聚、加速血液循环、抗菌、利胆、抗炎、镇痛等作用。常用于烫火伤、中暑、细菌性痢疾、痔疮、前列腺增生等。

菊科植物奇蒿 *Artemisia anomala* S. Moore

识别特征

多年生草本。茎直立，有细棱，疏被毛。单叶互生；叶卵状披针形至披针形，先端渐尖，基部渐狭，边缘有锐锯齿，上面疏被毛，下面被蛛丝状毛。头状花序钟形，无梗，组成密集腋生的圆锥花序状；总苞棕黄色，无毛，总苞片3~4层；花白色，全为管状，外层花为雌性。瘦果圆柱形。花期7~10月，果期10~11月。生于山坡、林下。主产于浙江、江苏、江西等地。

阴地蕨

清热药·清热解毒药

药用部位：全草。

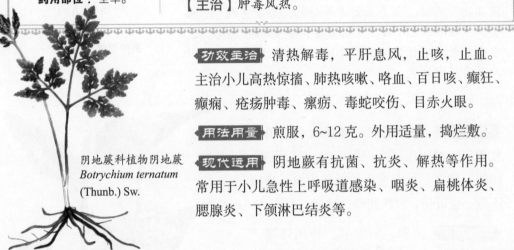

阴地蕨科植物阴地蕨
Botrychium ternatum
(Thunb.) Sw.

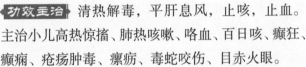

《本草纲目》

【集解】颂曰：叶似青蒿，茎青紫色，花作小穗，微黄，根似细辛。七月采根苗用。时珍曰：江浙亦有之。外家采制丹砂、硫黄。

【主治】肿毒风热。

功效主治 清热解毒，平肝息风，止咳，止血。主治小儿高热惊搐、肺热咳嗽、咯血、百日咳、癫狂、癫痫、疮疡肿毒、瘰疬、毒蛇咬伤、目赤火眼。

用法用量 煎服，6~12克。外用适量，捣烂敷。

现代运用 阴地蕨有抗菌、抗炎、解热等作用。常用于小儿急性上呼吸道感染、咽炎、扁桃体炎、腮腺炎、下颌淋巴结炎等。

旋覆花

化痰止咳平喘药·温化寒痰药

药用部位：头状花序。

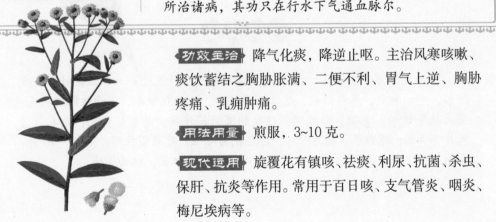

菊科植物旋覆花 *Inula japonica* Thunb.

《本草纲目》

【别名】金沸草、金钱花、滴滴金。

【集解】时珍曰：花状如金钱菊。水泽边生者，花小瓣单；人家栽者，花大蕊簇，盖壤瘠使然。

【发明】时珍曰：旋覆乃手太阴肺、手阳明大肠药也。所治诸病，其功只在行水下气通血脉尔。

功效主治 降气化痰，降逆止呕。主治风寒咳嗽、痰饮蓄结之胸胁胀满、二便不利、胃气上逆、胸胁疼痛、乳痈肿痛。

用法用量 煎服，3~10克。

现代运用 旋覆花有镇咳、祛痰、利尿、抗菌、杀虫、保肝、抗炎等作用。常用于百日咳、支气管炎、咽炎、梅尼埃病等。

【别名】草决明、鸡冠苋。

【释名】时珍曰：其子明目，与决明子同功，故有草决明之名。其花叶似鸡冠，嫩苗似苋，故谓之鸡冠苋。

【集解】时珍曰：青葙生田野间，嫩苗似苋可食，长则高三四尺。苗叶花实与鸡冠花一样无别。但鸡冠花穗或有大而扁或团者。此则梢间出花穗，尖长四五寸，状如兔耳，水红色，亦有黄白色者。

【发明】时珍曰：青葙子治眼，与决明子、苋实同功。《本经》虽不言治眼，而云一名草决明，主唇口青，则其明目之功可知矣。

青葙子
清热药·清热泻火药

药用部位：成熟种子。

功效主治 清泻肝火，明目退翳。主治肝热目赤、眼生翳障、视物昏花、肝火眩晕。

用法用量 煎服，9~15克。青光眼禁服。

现代运用 青葙子有降低血压、扩瞳、抗菌等作用。常用于高血压、红眼病、夜盲、视物不清、白带异常、月经过多等。

苋科植物青葙 *Celosia argentea* L.

识别特征

一年生草本。茎绿色或带红紫色，有条纹。叶互生，椭圆状披针形至披针形。穗状花序单生于茎顶或分枝顶，呈圆柱形或长圆锥形；花着生甚密，花被片干膜质，淡红色，后变为白色，每花具有干膜质苞片，雄蕊花丝下部合成环状。胞果卵形。种子肾圆形，黑色光亮。生于坡地、路边较干燥向阳处。几乎遍布全国。

鸡冠花

收涩药·固精缩尿
止带药

药用部位：花序。

苋科植物鸡冠花 *Celosia
cristata* L.

【别名】鸡冠。

【释名】时珍曰：以花状命名。

【集解】时珍曰：鸡冠处处有之。三月生苗，入夏高者五六尺，矮者才数寸。其叶青柔，颇似白苋菜而窄，梢有赤脉。其茎赤色，或圆或扁，有筋起。六七月梢间开花，有红、白、黄三色。其穗圆长而尖者，俨如青葙之穗；扁卷而平者，俨如雄鸡之冠。花大有围一二尺者，层层卷出可爱。子在穗中，黑细光滑，与苋实一样。其穗如秕麦状。花最耐久，霜后始蔫。

功效主治 凉血，收敛止血，止泻，止带。主治带下病、崩漏、便血痔血、赤白下痢、久痢不止。

用法用量 煎服，9~15克；或入丸、散剂。外用适量，煎水熏洗或研末调敷。

现代运用 鸡冠花有引产、抗滴虫、增强免疫功能、抗衰老、防治骨质疏松、抑制肿瘤等作用。常用于痔疮出血、便血、白带异常、心绞痛、消化不良等。

识别特征

一年生直立草本。全体无毛，粗壮。茎分枝少，近上部扁平，绿色或带红色，有棱纹凸起。单叶互生，具柄；叶片长椭圆形至卵状披针形，全缘。穗状花序顶生，成扁平肉质鸡冠状，中部以下多花；花被片淡红色至紫红色、黄白色或黄色；苞片、小苞片和花被片干膜质，宿存。胞果卵形，熟时盖裂，包于宿存花被内。种子肾形，黑色，光泽。花期5~8月，果期8~11月。全国大部分地区均有栽培。

《本草纲目》

红花

活血化瘀药·活血调经药

【别名】红蓝花、黄蓝。

【释名】颂曰：其花红色，叶颇似蓝，故有蓝名。

【发明】时珍曰：血生于心包，藏于肝，属于冲任。红花汁与之同类，故能行男子血脉，通女子经水。多则行血，少则养血。

药用部位：花

功效主治 活血通经，祛瘀止痛。主治血瘀闭经、痛经、产后腹痛、癥瘕积聚、中风半身不遂、跌打损伤、鸡眼、斑疹、丹毒、目赤肿痛。

用法用量 煎服，3~10克。外用适量。孕妇忌服。

现代适用 红花有抗心肌缺血、降血压、抗凝血、降血脂、兴奋子宫、镇静、镇痛等作用。常用于月经不调、闭经、冠心病、黄褐斑、扁平疣、咽异物症、带状疱疹等。

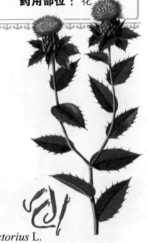

菊科植物红花 *Carthamus tinctorius* L.

《本草纲目》

番红花

活血化瘀药·活血调经药

【别名】洎夫蓝、撒法郎。

【集解】时珍曰：番红花出西番回回地面及天方国，即彼地红蓝花也。元时以入食馔用……张骞得红蓝花种于西域，则此即一种，或方域地气稍有异耳。

【主治】心忧郁积，气闷不散，活血。久服令人心喜。又治惊悸。

药用部位：花柱头。

来　源 鸢尾科植物番红花 *Crocus sativus* L.

功效主治 活血祛瘀，散郁开结，凉血解毒。主治痛经、闭经、月经不调、产后恶露不净、腹中包块疼痛、跌打损伤、忧郁痞闷、惊悸、温病发斑、麻疹。

用法用量 煎服，1.5~3克。孕妇忌用。

现代适用 番红花有止血、强心、降血压、兴奋子宫、利胆、抗炎、镇痛等作用。常用于闭经、痛经、产后子宫复旧不全、心绞痛、高脂血症、肾炎等。

大薊

止血药·凉血止血药

药用部位： 全草或根。

《本草纲目》

【别名】虎蓟、马蓟、刺蓟、山牛蒡、鸡项草、千针草、野红花。

【释名】弘景曰：大蓟是虎蓟，小蓟是猫蓟，叶并多刺，相似。田野甚多，方药少用。

【集解】宗奭曰：大小蓟皆相似，花如髻。但大蓟高三四尺，叶皱；小蓟高一尺许，叶不皱，以此为异。

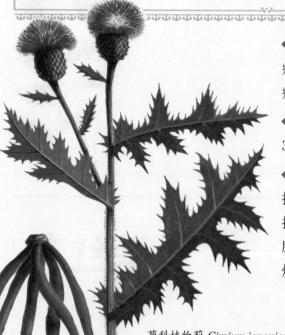

菊科植物蓟 *Cirsium japonicum* Fisch. ex DC.

功效主治 凉血止血，散瘀解毒消痈。主治血热出血、疔疮肿毒、肺痈、疥癣恶疮、跌打损伤。

用法用量 煎服，10~15克，鲜品30~60克。外用适量，捣敷。

现代运用 大蓟有止血、降血压、抗菌、抗病毒、兴奋和抑制平滑肌、抗肿瘤等作用。常用于上消化道出血、肺结核、高血压、乳腺炎、荨麻疹、烧烫伤等。

识别特征

多年生草本。块根纺锤状或萝卜状。茎直立，有条棱，被长毛。基生叶有柄，叶片倒披针形，羽状深裂，裂片边缘齿状，齿端具刺；自基部向上叶渐小，无柄，基部扩大半抱茎。头状花序直立，单一或数个生于枝端集成圆锥状；总苞钟状，覆瓦状排列，顶端渐尖呈软针刺状；花两性，全部为管状花，花冠紫色或紫红色。瘦果长椭圆形，略扁。花期5~8月，果期6~8月。生于路旁、草地或山沟、溪边湿润地。我国大部分地区均产。

【别名】猫蓟、刺蓟。

【集解】恭曰：大小蓟叶虽相似，功力有殊。大蓟生山谷，根疗痈肿；小蓟生平泽，不能消肿，而俱能破血。

【发明】大明曰：小蓟力微，只可退热，不似大蓟能健养下气也。恭曰：大小蓟皆能破血。但大蓟兼疗痈肿，而小蓟专主血，不能消肿也。

小蓟
止血药·凉血止血药

药用部位：全草。

功效主治 凉血止血，散瘀解毒消肿。主治血热出血、热毒痈肿诸证、黄水疮、癣疮作痒、黄疸。

用法用量 煎服，10~15克，鲜品30~60克。外用适量，捣敷患处。

现代运用 小蓟有止血、抗菌、镇静、升高血压、兴奋心脏、抑制肠平滑肌、收缩支气管平滑肌等作用。常用于出血性疾病、肾炎、细菌性痢疾、病毒性肝炎、慢性髓细胞性白血病、顽固性失眠、关节炎等。

菊科植物刺儿菜 *Cirsium setosum* (Willd.) MB.

识别特征

多年生草本。具长匍匐根。茎直立，稍被蛛丝状绵毛。基生叶花期枯萎；茎生叶互生，长椭圆形或长圆状披针形，两面均被蛛丝状绵毛，全缘或有波状疏锯齿，齿端钝而有刺。雌雄异株；头状花序单生茎顶或枝端；总苞钟状，顶端有刺，干膜质；花冠紫红色，细管状。瘦果长椭圆形，淡褐色。花期5~7月，果期8~9月。生于路旁、草地或山沟、溪边湿润地。我国大部分地区均有分布。

续断

补虚药·补阳药

药用部位：根。

《本草纲目》

【别名】属折、接骨、龙豆、南草。

【集解】时珍曰：续断之说不一……当以为正。今人所用，以川中来，色赤而瘦，折之有烟尘起者为良焉。

【发明】时珍曰：宋张叔潜秘书，知剑州时，其阁下病血痢。一医用平胃散一两，入川续断末二钱半，每服二钱，水煎服即愈……小儿痢疾服之效。

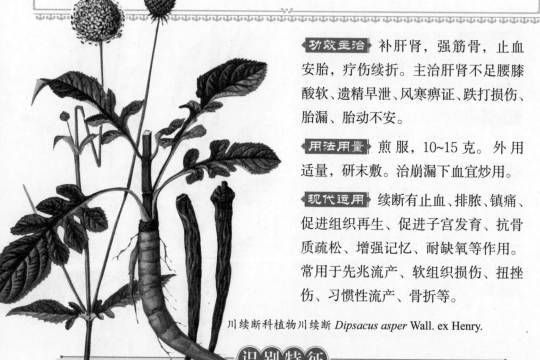

功效主治 补肝肾，强筋骨，止血安胎，疗伤续折。主治肝肾不足腰膝酸软、遗精早泄、风寒痹证、跌打损伤、胎漏、胎动不安。

用法用量 煎服，10~15 克。外用适量，研末敷。治崩漏下血宜炒用。

现代运用 续断有止血、排脓、镇痛、促进组织再生、促进子宫发育、抗骨质疏松、增强记忆、耐缺氧等作用。常用于先兆流产、软组织损伤、扭挫伤、习惯性流产、骨折等。

川续断科植物川续断 *Dipsacus asper* Wall. ex Henry.

识别特征

多年生草本。主根明显，外皮黄褐色，具细长须根。茎直立，多分枝，具棱和浅槽。叶对生，边缘有粗锯齿；基生叶具长柄，叶片羽状深裂；茎生叶多为3裂，两面被白色贴伏柔毛。花小，多数，成球形头状花序；花冠白色或浅黄色，外侧密被长柔毛。瘦果椭圆楔形，通常外被萼片，有明显4棱，淡褐色。花期8~9月，果期9~10月。生于山野及路旁。主产于四川、湖北、湖南、贵州等地。

【别名】漏卢、野兰、荚蒿、鬼油麻。

【释名】时珍曰：屋之西北黑处谓之漏。凡物黑色谓之卢。此草秋后即黑，异于众草，故有漏卢之称。

【发明】时珍曰：漏卢下乳汁，消热毒，排脓止血，生肌杀虫。故东垣以为手足阳明药，而古方治痈疽发背，以漏卢汤为首称也。《庞安常伤寒论》治痈疽及预解时行痘疹热，用漏卢叶，云无则以山厄子代之。亦取其寒能解热，盖不知其能入阳明之故也。

漏芦

清热药·清热解毒药

药用部位：根。

功效主治 清热解毒，消痈通乳。主治疔肿疮痈、乳痈初起、疖腮、瘰疬痰核、风湿肿痛、乳汁不通、月经不调。

用法用量 煎服，5~10克。

现代运用 漏芦有抗氧化、降低胆固醇、抗动脉粥样硬化、抗衰老、增强免疫功能、保肝、保肾、抗菌等作用。常用于产后缺乳、乳腺囊性增生、肥胖症、皮肤瘙痒等。

菊科植物祁州漏芦 *Rhaponticum uniflorum* (L.) DC.

识别特征

多年生草本。茎直立，单一，密生蛛丝状毛及白色柔毛。基生叶有长柄，叶片长椭圆形，羽状全裂，呈琴形；中部叶及上部叶较小，有短柄或无柄。头状花序顶生；花全为管状花，淡紫红色；总苞广钟形。瘦果倒卵形黑褐色，有宿存之羽状冠毛。花期5~7月，果期6~8月。生于山坡丘陵，常见于松林或桦木林下。分布于东北及河北、内蒙古、山东、陕西、甘肃、宁夏等地。

苎麻根

止血药·凉血止血药

药用部位：根。

【别名】苎根。

【集解】时珍曰：苎，家苎也。又有山苎，野苎也。有紫苎，叶面紫；白苎，叶面青，其背皆白。可刮洗煮食救荒，味甘美。

【发明】藏器曰：苎性破血，将苎麻与产妇枕之，止血运。产后腹痛，以苎安腹上即止也。

功效主治 凉血止血，安胎，清热解毒。主治血热出血、外伤出血、胎热胎动不安、胎漏、痈疮肿毒、毒蛇咬伤、湿疹、癣、丹毒、淋证。

用法用量 煎服，10~30克。外用适量，捣敷或煎汤熏洗。

现代运用 苎麻根有止血、抗菌、促进血小板聚集、抗炎、镇痛、安胎等作用。常用于上消化道出血、月经不调、尿血、小便不利、习惯性流产、早产、先兆流产等。

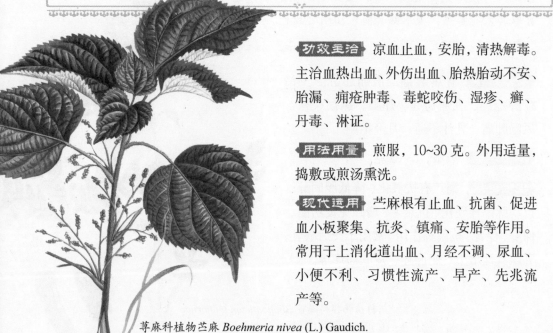

荨麻科植物苎麻 *Boehmeria nivea* (L.) Gaudich.

识别特征

多年生半灌木。茎直立，圆柱形，多分枝，青褐色，密生粗长毛。叶互生，托叶2，分离，早落；叶片宽卵形或卵形，边缘密生齿牙，上面绿色，粗糙，并散在疏毛，下面密生交织的白色柔毛；基出脉3条。花单性，雌雄通常同株；花序呈圆锥状，腋生；雄花序通常位于雌花序之下；雄花小，黄白色；雌花淡绿色。瘦果小，椭圆形，密生短毛，为宿存花被包裹，内有种子1颗。花期9月，果期10月。栽培或野生于溪边、田边较湿润和肥沃之处。主产于江苏、山东、陕西等地。

【别名】白麻。

【集解】时珍曰：苘麻今之白麻也。多生卑湿处，人亦种之。叶大似桐叶，团而有尖。六七月开黄花。结实如半磨形，有齿，嫩青老黑。中子扁黑，状如黄葵子。其茎轻虚洁白。北人取皮作麻。以茎蘸硫黄作焠灯，引火甚速。其嫩子，小儿亦食之。

【主治】赤白冷热痢，炒研为末，每蜜汤服一钱。痈肿无头者，吞一枚。生眼翳瘀肉，起倒睫拳毛。

苘麻

清热药·清热解毒药

药用部位：全草。

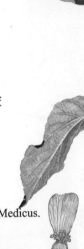

功效主治 清热解毒，祛风除湿。主治耳鸣耳聋、睾丸胀痛、关节酸痛、小便淋沥、痈疽肿毒。

用法用量 煎服，15~30克。

现代运用 苘麻现常用于中耳炎、化脓性扁桃体炎、麻疹、痢疾、睾丸炎等。

锦葵科植物苘麻 *Abutilon theophrasti* Medicus.

识别特征

一年生亚灌木状草本。茎枝被柔毛。叶互生，圆心形，具细圆锯齿，两面密被星状柔毛；具长柄；托叶早落。花单生于叶腋；花萼杯状，5裂；花黄色。蒴果半球形，分果爿15~20，被粗毛，顶端具长芒2；种子肾形，褐色，被星状柔毛。花期7~8月。生于路旁、荒地和田野间。分布于全国大部分地区。

胡芦巴

补虚药·补阳药

药用部位：成熟种子。

【别名】苦豆、胡卢巴。

【集解】颂曰：今出广州。或云种出海南诸番，盖其地芦菔子也。舶客将种莳于岭外亦生，然不及番中来者真好。今医家治元脏虚冷为要药，而唐已前方不见用，本草不著，盖是近出。

【发明】时珍曰：胡卢巴，右肾命门药也。元阳不足，冷气潜伏，不能归元者，宜之。

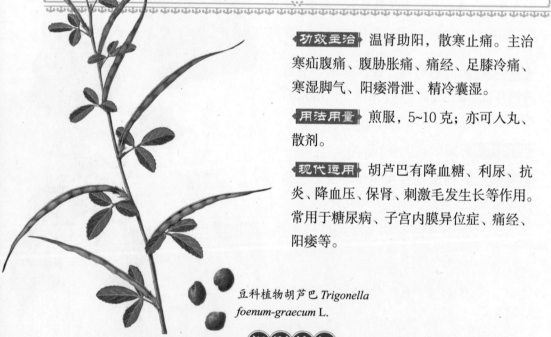

豆科植物胡芦巴 *Trigonella foenum-graecum* L.

功效主治 温肾助阳，散寒止痛。主治寒疝腹痛、腹胁胀痛、痛经、足膝冷痛、寒湿脚气、阳痿滑泄、精冷囊湿。

用法用量 煎服，5~10克；亦可入丸、散剂。

现代运用 胡芦巴有降血糖、利尿、抗炎、降血压、保肾、刺激毛发生长等作用。常用于糖尿病、子宫内膜异位症、痛经、阳痿等。

识别特征

　　一年生草本。茎丛生，几光滑或被稀疏柔毛。3出复叶，小叶卵状长卵圆形，近先端有锯齿，两面均有稀疏柔毛；托叶与叶柄联合，狭卵形，先端急尖。花无梗，1~2朵腋生；萼筒状，外被长柔毛；花冠蝶形，初为白色，后渐变淡黄色。荚果细长圆筒状，被柔毛，并具网脉，先端有长尖；种子棕色。花期4~6月，果期7~8月。生于冷凉干燥、土壤沙质或黏性的地区。主产于河南、安徽、四川等地。

牛蒡子

解表药·发散风热药

药用部位：成熟果实。

【别名】恶实、大力子、鼠黏、荔实、蒡翁菜、便牵牛、蝙蝠刺。

【释名】时珍曰：其实状恶而多刺钩，故名。其根叶皆可食，人呼为牛菜，术人隐之，呼为大力也。俚人谓之便牵牛。

【发明】果曰：鼠粘子其用有四。治风湿瘾疹，咽喉风热，散诸肿疮疡之毒，利凝滞腰膝之气，是也。

功效主治 发散风热，宣肺透疹，利咽散结，解毒消肿。主治风热感冒、麻疹不透、痄腮、咽喉肿痛、疮疖肿毒。

用法用量 煎服，6~12克；或入丸、散剂。入汤剂宜捣碎，炒用寒性略减。

现代运用 牛蒡子有抗菌、抗病毒、抗肿瘤、提高免疫力、降血糖、降血压、缓泻、利尿、保护肾脏等作用。常用于牙周炎、慢性咽炎、便秘、偏头痛、神经病变、预防猩红热、肾性蛋白尿等。

菊科植物牛蒡 *Arctium lappa* L.

识别特征

二年生草本。茎上部多分枝。基生叶丛生，大型；茎生叶互生；叶片广卵形或心形，边缘微波状或有细齿，基部心形，下面密被白色短柔毛；在茎上部的叶逐渐变小。头状花序多数，丛生于枝端，排成伞房状；总苞球形，总苞片多数，披针形，先端延长成针状，末端钩曲。花淡红色，全为管状花。瘦果椭圆形，具棱，灰褐色，冠毛短刚毛状。花期6~7月，果期7~8月。一般为栽培品。分布于全国各地，主产于河北、浙江等地。

苍耳子

解表药·发散风寒药

药用部位：成熟带总苞的果实。

【别名】枲耳、卷耳、猪耳、苍耳。

【释名】时珍曰：其叶形如枲麻，又如茄，故有枲耳及野茄诸名，其味滑如葵，故名。地葵，与地肤同名。

【主治】久服益气，耳目聪明，强志轻身……炒香浸酒服，祛风补益。

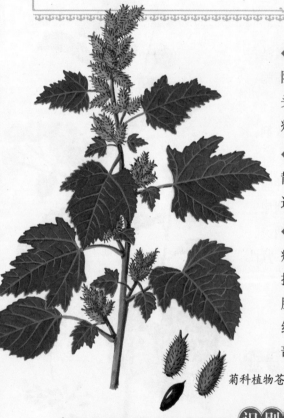

菊科植物苍耳 *Xanthium sibiricum* Patr.

功效主治 发散风寒，宣通鼻窍，祛风除湿，止痛止痒。主治风寒头痛、鼻渊头痛、风湿痹痛、疥癣、荨麻疹、风疹、疔疮痈肿、寻常疣。

用法用量 煎服，3~10克；或入丸、散剂，1~3克；入煎剂果实须砸碎。外用适量。

现代运用 苍耳子有抗菌、抗病毒、镇痛、抗炎、降血糖、抗氧化、降血压、抑制心脏、止咳、调节免疫、降低白细胞等作用。常用于鼻窦炎、慢性鼻炎、细菌性痢疾、腰腿痛、顽固性牙痛、局部炎症等。

识别特征

一年生草本，全体密被白色短毛。茎直立。单叶互生；具长柄；叶片三角状卵形或心形，通常3浅裂，两面均有短毛。头状花序顶生或腋生，花单性，雌雄同株；雄花序球状，雌花序卵形，总苞片结合成1个囊状体，表面有刺，先端具2喙，含小花2朵。瘦果2，纺锤形，包在有刺的总苞内。花期7~10月，果期8~11月。生于路边、村旁或荒地上。全国各地均有野生。

【别名】天名精、天蔓菁、天门精、地菘、玉门精。鹤虱，杀虫方中为最要药。

【集解】时珍曰：天名精嫩苗绿色，似皱叶菘芥，微有狐气。淘净炸之。亦可食。

【发明】颂曰：鹤虱，杀虫方中为最要药。《古今录验方》疗蛔咬心痛，取鹤虱十两，捣筛蜜丸梧子大，以蜜汤空腹吞四五十九。忌酒肉。韦云患心痛十年不瘥，于杂方内见，合服之便愈。李绛《兵部手集方》，治小儿蛔虫啮心腹痛，亦单用鹤虱研末，以肥猪肉汁下之。五岁一服二分，虫出即止也。

鹤虱
驱虫药

药用部位：成熟果实。

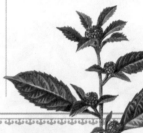

功效主治 杀虫消积。主治虫积腹痛、小儿疳积。

用法用量 煎服，3~10克；或入丸、散。外用适量。

现代运用 鹤虱有驱蛔、抗生育、抗早孕、抗菌等作用。常用于蛔虫病、钩虫病、肠滴虫病、滴虫阴道炎、病毒性角膜炎等。

菊科植物天名精 *Carpesium abrotanoides* L.

识别特征

多年生粗壮草本。茎直立，上部多分枝，叶互生；下部叶片宽椭圆形，基部狭成具翅叶有不规则锯齿或全缘，上面贴生短毛，下面被腺点；上部叶片渐小，长圆形，无柄。头状花序枝腋生；总苞钟状球形，总苞片3层，外层极短，卵形，有短柔毛；花黄色。花期6~8月，果期9~10月。生于山坡、路旁或草坪上。广布于我国各地。密生短柔毛。柄，边缘短柔毛和多数，沿茎

豨莶草

祛风湿药·祛风
湿热药

药用部位：地上部分。

【别名】希仙、虎膏、狗膏、黏糊菜。

【释名】时珍曰：此草气臭如猪而味莶螫，故谓之豨莶。猪膏、虎膏、狗膏，皆因其气，以及治虎狗伤也。

【发明】时珍曰：生捣汁服则令人吐，故云有小毒。九蒸九暴则补人去痹，故云无毒，生则性寒，熟则性温，云热者非也。

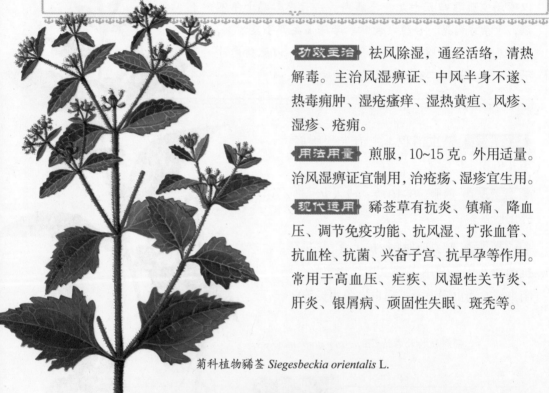

菊科植物豨莶 *Siegesbeckia orientalis* L.

功效主治 祛风除湿，通经活络，清热解毒。主治风湿痹证、中风半身不遂、热毒痈肿、湿疮瘙痒、湿热黄疸、风疹、湿疹、疮痈。

用法用量 煎服，10~15克。外用适量。治风湿痹证宜制用，治疮疡、湿疹宜生用。

现代运用 豨莶草有抗炎、镇痛、降血压、调节免疫功能、抗风湿、扩张血管、抗血栓、抗菌、兴奋子宫、抗早孕等作用。常用于高血压、疟疾、风湿性关节炎、肝炎、银屑病、顽固性失眠、斑秃等。

识别特征

　　一年生草本。茎直立，方形，有纵条纹，上部密被短柔毛。单叶对生；叶片阔卵状三角形至披针形，边缘有不规则的浅裂及粗齿，两面均被长柔毛。头状花序排列成圆锥状，顶生或腋生，花序柄细长，被柔毛，花黄色，总花梗密被长柔毛和腺毛，分泌黏液。瘦果黑色四棱形。花期8~10月，果期9~12月。生于路旁、旷野草地上。主产于东北、华北、华东、华南、西南等地。

《本草纲目》

【别名】苇、葭。

【释名】时珍曰：苇之初生曰葭，未秀曰芦，长成曰苇。

【集解】颂曰：今在处有之，生下湿陂泽中。其状都似竹，而叶抱茎生，无枝。花白作穗若茅花。根亦若竹根而节疏。其根取水底味甘辛者。其露出及浮水中者，并不堪用。

【发明】时珍曰：按《雷公炮炙论》序云，益食加筋，须煎芦、朴……用逆水芦根并厚朴二味等分，煎汤服。盖芦根甘能益胃，寒能降火故也。

芦根

清热药·清热泻火药

药用部位：根茎。

功效主治 清热生津，除烦止呕，利尿。主治热病烦渴、肺热咳嗽、肺痈吐脓、胃热呃逆、热淋涩痛、麻疹不透。

用法用量 煎服，15~30克，亦可鲜用。

现代运用 芦根有抑制骨骼肌、镇痛、解热、中枢抑制、松弛肠管平滑肌、抗菌、保肝、抗氧化、镇吐、抗癌、解毒、降血压、降血脂等作用。常用于感冒、慢性支气管炎、卵巢囊肿、痉咳呕吐、膈肌痉挛等。

禾本科植物芦苇 *Phragmites communis* Trin.

识别特征

多年生高大草本。具粗壮横走的地下茎，节间中空，每节生有一芽，节上生须根多数。地上茎直立，表面光滑，富纤维性，质较坚韧，每节具一腋芽，节下通常有白粉。叶2列式排列，叶广披针形至宽条形，两面粗糙；叶鞘圆筒状包围着秆，叶舌有毛。圆锥花序顶生，稠密，分枝纤细，呈毛帚状，棕紫色，略下垂，基部常有白色丝状毛；小穗有3~7花，暗紫色、褐紫色或淡黄色。颖果，椭圆形至长圆形，与内外稃分离。花期9~10月。生于池塘边、河旁或湖边，常成群落大片生长，旱地沙丘亦见生长。全国各地均有分布。

蘘荷

活血化瘀药·活
血调经药

药用部位： 根茎。

【别名】蘘草、嘉草、覆菹。

【释名】弘景曰：本草白蘘荷，而今人呼赤者为蘘荷，白者为覆菹。盖食以赤者为胜，入药以白者为良，叶同一种尔。

【发明】弘景曰：中蛊者服蘘荷汁，并卧其叶，即呼蛊主姓名。多食损药力，又不利脚。人家种之，亦云辟蛇。

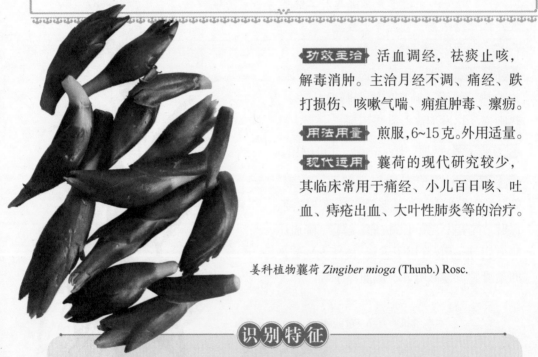

功效主治 活血调经，祛痰止咳，解毒消肿。主治月经不调、痛经、跌打损伤、咳嗽气喘、痈疽肿毒、瘰疬。

用法用量 煎服，6~15克。外用适量。

现代运用 蘘荷的现代研究较少，其临床常用于痛经、小儿百日咳、吐血、痔疮出血、大叶性肺炎等的治疗。

姜科植物蘘荷 *Zingiber mioga* (Thunb.) Rosc.

识别特征

多年生草本。根茎肥厚，淡黄色。叶舌膜质，2裂；叶片椭圆状披针形或线状披针形；中脉粗壮，侧脉羽状。穗状花序椭圆形，单独由根茎生出，总花梗长，被长圆形鳞片状鞘；苞片覆瓦状排列，椭圆形，红绿色，具紫脉；花萼管状，一侧裂开；花冠管较萼为长，裂片披针形，淡黄色；唇瓣卵形，3裂。蒴果倒卵形，熟时裂成3瓣，果皮里面鲜红色。种子黑色，被白色假种皮。花期8~10月。生于山谷阴湿处。主产于江苏、安徽、浙江、江西、湖北、湖南、浙江等地。

麻黄
解表药·发散风寒药

药用部位：草质茎、根。

【别名】龙沙、卑相、卑盐。

【释名】时珍曰：诸名殊不可解。或云其味麻，其色黄，未审然否？张揖《广雅》云，龙沙，麻黄也。狗骨，麻黄根也。不知何以分别如此？

【发明】时珍曰：麻黄乃肺经专药，故治肺病多用之。张仲景治伤寒无汗用麻黄，有汗用桂枝。历代明医解释，皆随文傅会，未有究其精微者。……麻黄发汗之气，驶不能御，而根节止汗，效如影响，物理之妙，不可测度如此。

功效主治 麻黄，发汗解表，宣肺平喘，利水消肿，散寒通滞。主治风寒感冒无汗发热、肺气不宣胸闷喘咳、风水水肿、风寒痹证、阴疽、痰核。

麻黄根，敛肺止汗。主治自汗、盗汗、产后虚汗。

用法用量 麻黄，煎服，3~10克；入丸、散剂，1~3克。外用适量。多生用，止咳平喘宜蜜炙用。

麻黄根，煎服30克，外用适量。

现代运用 麻黄有发汗、解热、缓解支气管平滑肌痉挛、利尿、兴奋心脏、收缩血管、升高血压、兴奋中枢神经系统、抗病毒、抗炎、抗病原微生物等作用。常用于支气管炎、百日咳、风寒感冒、低血压等。

麻黄根有降低血压、扩张末梢血管、收缩平滑肌、抑制低热、降低心率、止汗等作用。常用于腋下汗臭、自主神经功能紊乱出汗多等。

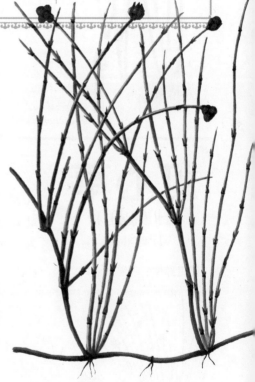

麻黄科植物草麻黄 *Ephedra sinica* Stapf

木贼

解表药·发散风热药

药用部位：地上部分。

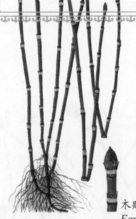

木贼科植物木贼
Equisetum hiemale L.

《本草纲目》

【别名】接骨叶、节骨草、节节草。

【释名】时珍曰：此草有节，面糙涩。治木骨者，用之搓擦则光净，犹云木之贼也。

【发明】时珍曰：与麻黄同形同性，故亦能发汗解肌，升散火郁风湿，治眼目诸血疾也。

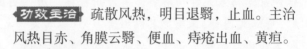

功效主治 疏散风热，明目退翳，止血。主治风热目赤、角膜云翳、便血、痔疮出血、黄疸。

用法用量 煎服，3~10克。

现代运用 木贼有扩张血管、降血压、增加冠状动脉血流量、抑制中枢神经、抗炎、收敛、利尿等作用。常用于鼻出血、扁平疣、崩漏、口腔溃疡、小儿功能性泪溢症等。

灯心草

利水渗湿药·利尿通淋药

药用部位：茎髓或全草。

《本草纲目》

【别名】虎须草、碧玉草。

【集解】吴人栽莳之，取瓤为灯炷，以草织席及蓑。他处野生者不多。处丹家以之伏硫、砂。

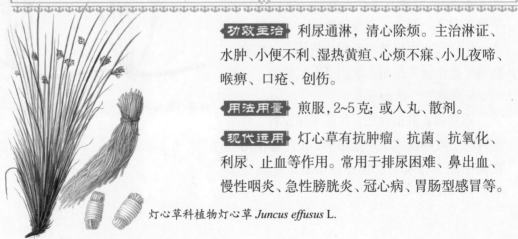

功效主治 利尿通淋，清心除烦。主治淋证、水肿、小便不利、湿热黄疸、心烦不寐、小儿夜啼、喉痹、口疮、创伤。

用法用量 煎服，2~5克；或入丸、散剂。

现代运用 灯心草有抗肿瘤、抗菌、抗氧化、利尿、止血等作用。常用于排尿困难、鼻出血、慢性咽炎、急性膀胱炎、冠心病、胃肠型感冒等。

灯心草科植物灯心草 *Juncus effusus* L.

【别名】 地髓、节、芑。

【释名】 大明曰：生者以水浸验之。浮者名天黄，半浮半沉者名人黄，沉者名地黄。入药沉者为佳，半沉者次之，浮者不堪。

【发明】 元素曰：地黄生则大寒而凉血，血热者须用之；熟则微温而补肾，血衰者须用之。又脐下痛属肾经，非熟地黄不能除，乃通肾之药也。

地黄

地黄——清热药·清热凉血药

熟地黄——补虚药·补血药

药用部位： 块根。

功效主治 生地黄，清热凉血，养阴生津。主治温病热入营血、血热出血、血热性皮肤病、阴虚发热、内热消渴、津伤便秘。

熟地黄，补血滋阴，益精填髓。主治血虚证、肾阴虚证、肝肾精血不足证、阴虚火旺证、阴疽、消渴、眩晕。

用法用量 生地黄，煎服，10~30克；鲜品可捣汁入药。鲜品养阴力弱，清热凉血生津力强。

熟地黄，煎服，10~30克。

现代运用 生地黄有降血糖、强心利尿、抗炎、免疫调节、抗菌、造血、止血、调节血压、升高白细胞、保护线粒体呼吸功能、保护心肌、护肝、抗缺氧、抗放射性损伤、抗肿瘤、抗衰老等作用。常用于风湿性关节炎、湿疹、神经性皮炎、红斑狼疮、原发性血小板减少性紫癜、牙痛等。

熟地黄有防止肾上腺皮质萎缩、降血压、改善肾功能、改善学习记忆能力、抗癌、抑制中枢神经系统、抗血栓、抗氧化、抗衰老等作用。常用于银屑病、高血压、充血性心力衰竭、阿尔茨海默症、胃痛等。

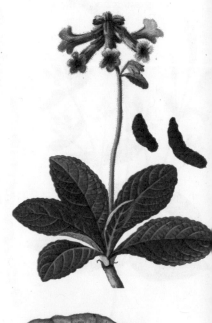

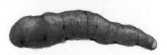

玄参科植物地黄 *Rehmannia glutinosa* Libosch.。

牛膝

活血化瘀药·活血
调经药

药用部位：根。

【别名】牛茎、百倍、山苋菜、对节菜。

【释名】时珍曰：本经又名百倍，隐语也，言其滋补之功，如牛之多力也。

【发明】时珍曰：九江守王南强书云，老人久苦淋疾，百药不效。偶见临汀集要方中用牛膝者，服之而愈。又叶朝议亲人患血淋，流下小便在盆内凝如蒟蒻，久而有变如鼠形，但无足尔。百治不效，一村医用牛膝根煎脓汁，日饮五服，名地髓汤。虽未即愈，而血色渐淡，久乃复旧。后十年病又作，服之又瘥。因检本草，见肘后方治小便不利茎中痛欲死，用牛膝并叶，以酒煮服之。今再拈出，表其神功。

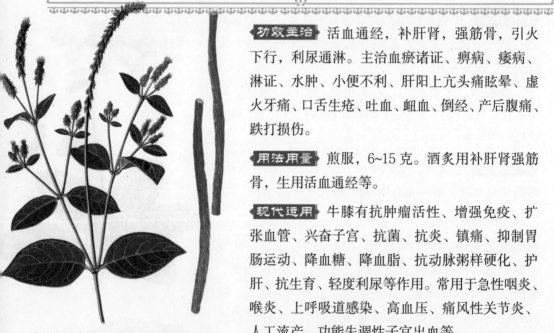

苋科植物牛膝 *Achyranthes bidentata* Bl.

功效主治 活血通经，补肝肾，强筋骨，引火下行，利尿通淋。主治血瘀诸证、痹病、痿病、淋证、水肿、小便不利、肝阳上亢头痛眩晕、虚火牙痛、口舌生疮、吐血、衄血、倒经、产后腹痛、跌打损伤。

用法用量 煎服，6~15克。酒炙用补肝肾强筋骨，生用活血通经等。

现代适用 牛膝有抗肿瘤活性、增强免疫、扩张血管、兴奋子宫、抗菌、抗炎、镇痛、抑制胃肠运动、降血糖、降血脂、抗动脉粥样硬化、护肝、抗生育、轻度利尿等作用。常用于急性咽炎、喉炎、上呼吸道感染、高血压、痛风性关节炎、人工流产、功能失调性子宫出血等。

识别特征

多年生草本。主根长圆柱形。茎多分枝，节膨大，全体被粗毛。叶对生；叶片椭圆形，叶下面伏毛较上面为密，全缘。花簇集合成顶生或腋生头状花序，单生，或数个生于1节；苞片卵形，先端成刺或钩，基部时有柔毛；在苞腋有花数朵，绿白色。胞果长椭圆形，花柱宿存。花期7~10月，果期10~11月。野生于林缘、草丛中或栽培。主产于四川雅山、乐山、西昌。

《本草纲目拾遗》

【别名】血藤、白血藤、三月黄、渣子树。

其藤最活血，暖腰膝，疗风瘫。《滇志》曰：鸡血藤胶治风痛湿痹，性活血舒筋，患在上部，饱食后服；在下部，空心酒服，不饮酒者，滚水调服。其色带微绿，有清香气，酒服亦能兴阳。

鸡血藤

活血化瘀药·活血调经药

药用部位：藤茎。

功效主治 活血补血，舒筋活络。主治月经不调、痛经、闭经、血虚萎黄、风湿痹痛、中风肢体偏瘫。

用法用量 煎服，10~15克；大剂量可用至30克。

现代运用 鸡血藤有抗血栓、增强造血功能、降血脂、抗脂质过氧化、抗病毒、抗肿瘤等作用。常用于失眠、白细胞减少、再生障碍性贫血、风湿关节痛等。

豆科植物密花豆 *Spatholobus suberectus* Dunn

识别特征

木质大藤本。茎呈扁圆柱形，有明显的纵沟，散布棕褐色点状皮孔，偶有灰白斑痕，节微隆起，砍断面有红褐色液汁呈偏心半圆形环状流出。羽状复叶，互生；小叶3枚，宽椭圆形，两面沿叶脉疏被短毛，背脉腋间常有黄色簇毛；小托叶针状。圆锥花序腋生，被黄色短柔毛，花多而密，两性，簇生于序轴的节上；萼筒状，二唇形，两面均被淡黄色绒毛；花冠白色。荚果刀状，被绒毛，仅顶部有一种子。花期6~7月，果期8~12月。攀附于大树上。主产于广西等地。

紫菀

化痰止咳平喘药·
止咳平喘药

药用部位：根及根茎。

【别名】青菀、紫蒨、返魂草、夜牵牛。

【释名】时珍曰：其根色紫而柔宛，故名。

【集解】时珍曰：按陈自明云，紫菀以牢山所出根如北细辛者为良……今人多以车前、旋复根赤土染过伪之。紫菀肺病要药，肺本自亡津液，又服走津液药，为害滋甚，不可不慎。

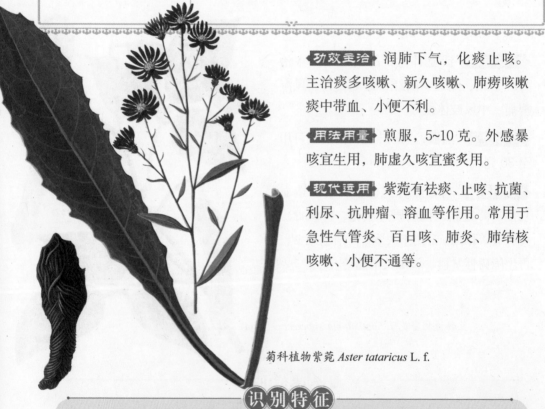

功效主治 润肺下气，化痰止咳。主治痰多咳嗽、新久咳嗽、肺痨咳嗽痰中带血、小便不利。

用法用量 煎服，5~10克。外感暴咳宜生用，肺虚久咳宜蜜炙用。

现代运用 紫菀有祛痰、止咳、抗菌、利尿、抗肿瘤、溶血等作用。常用于急性气管炎、百日咳、肺炎、肺结核咳嗽、小便不通等。

菊科植物紫菀 *Aster tataricus* L. f.

识别特征

多年生草本。茎直立，上部疏生短毛。基生叶丛生，长椭圆形，基部渐狭成翼状柄，边缘具锯齿，两面疏生粗毛；叶柄长，花期萎缩；茎生叶互生，卵形，渐上无柄。头状花序排成伞房状，有长梗，密被短毛；总苞半球形，边缘紫红色；舌状花蓝紫色；花筒状，黄色。瘦果扁平，一侧弯凸，一侧平直，有短毛。花期7~8月，果期8~10月。生于山地或河边草地。主产于河北、安徽、内蒙古、山西、陕西及东北等地。

【别名】麦门冬、禹余粮、不死草、阶前草。

【释名】时珍曰：此草根似麦而有须，其叶如韭，凌冬不凋，故谓之麦门冬。

【发明】时珍曰：按赵继宗《儒医精要》云，麦门冬以地黄为使，服之令人头不白，补髓，通肾气，定喘促，令人肌体滑泽，除身上一切恶气不洁之疾，盖有君而有使也。若有君无使，是独行无功矣。此方惟火盛气壮之人服之相宜。若气弱胃寒者，必不可饵也。

麦冬
补虚药·补阴药

药用部位：块根。

功效主治 养阴润肺，益胃生津，清心除烦。主治燥热咳嗽、肺痨久咳、热伤胃阴、消渴、津亏便秘、暑热、小儿夏季热、心阴不足、温热病热扰心神、心烦不眠。

用法用量 煎服，10~15克。

现代运用 麦冬有抗心律失常、抗心肌缺血、调节免疫、抗缺氧、抗过敏、降血糖、抗菌、清除自由基、保护胃黏膜、保护生殖细胞遗传物质等作用。常用于冠心病、糖尿病、肺结核咯血、慢性胃炎、病毒性肝炎、化疗后口腔溃疡等。

百合科植物麦冬 Ophiopogon japonicus (L. f.) Ker-Gawl.

识别特征

　　为多年生草本。地下部分具细长葡匐枝，节上被膜质苞片，须根常有部分膨大成肉质的块根。叶丛生，窄线形，先端钝或锐尖，基部狭窄，叶柄鞘状，两侧有薄膜。花茎长，总状花序顶生；苞片膜质，每苞腋生1~3花；花淡紫色，偶为白色，形小，略下垂。浆果球状，熟时深绿色或黑蓝色。花期7月，果期11月。生于溪沟岸边或山坡树林下。主产于浙江、四川、湖北等地。

萱草

止血药·凉血止血药

药用部位：根、花。

《本草纲目》

【别名】忘忧、疗愁、丹棘、鹿葱、宜男。

【释名】时珍曰：萱本作谖。谖，忘也……其苗烹食，气味如葱，而鹿食九种解毒之草，萱乃其一，故名鹿葱。周处风土记云，怀妊妇人佩其花，则生男，故名宜男。

【集解】时珍曰：其根与麦门冬相似，最易繁衍……今东人采其花跗干而货之，名为黄花菜。

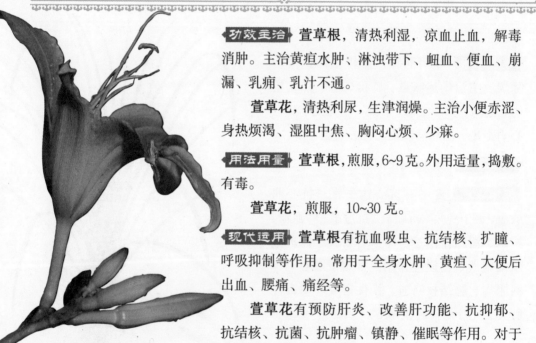

功效主治 萱草根，清热利湿，凉血止血，解毒消肿。主治黄疸水肿、淋浊带下、衄血、便血、崩漏、乳痈、乳汁不通。

萱草花，清热利尿，生津润燥。主治小便赤涩、身热烦渴、湿阻中焦、胸闷心烦、少寐。

用法用量 萱草根，煎服，6~9克。外用适量，捣敷。有毒。

萱草花，煎服，10~30克。

现代运用 萱草根有抗血吸虫、抗结核、扩瞳、呼吸抑制等作用。常用于全身水肿、黄疸、大便后出血、腰痛、痛经等。

萱草花有预防肝炎、改善肝功能、抗抑郁、抗结核、抗菌、抗肿瘤、镇静、催眠等作用。对于肝胆火旺、目赤咽肿者有辅助治疗作用。

百合科植物萱草 *Hemerocallis fulva* (L.) L.

识别特征

多年生草本。根近肉质，中下部纺锤状膨大；基生叶较宽，带状，稍肉质，下面略带白粉。花葶与叶近等长；2歧状聚伞圆锥花序，具6~12朵花或更多；花橘黄色，花早上开晚上凋谢，内花被裂片下部一般有八形彩斑，以内轮较明显，花盛开时反曲。蒴果具数粒种子。花果期5~7月。全国各地常见栽培。

《本草纲目》

【别名】碎骨子。

【释名】时珍曰：竹叶象形。碎骨言其下胎也。

【集解】时珍曰：处处原野有之。春生苗，高数寸，细茎绿叶，俨如竹米落地所生细竹之茎叶。其根一窠数十须，须上结子，与麦门冬一样，但坚硬尔，随时采之。八九月抽茎，结小长穗。俚人采其根苗，捣汁和米作酒曲，甚芳烈。

淡竹叶

清热药·清热泻火药

药用部位：茎叶。

功效主治 清热除烦，利尿。主治热病烦渴、口舌生疮、小便赤涩淋痛。

用法用量 煎服，10~15克，鲜品加倍。

现代运用 淡竹叶有退热、利尿、抗肿瘤、抗菌、升高血糖等作用。常用于特发性水肿、多发性骨髓瘤、病毒性心肌炎、阴道炎、呕吐、小儿口疮等。

禾本科植物淡竹叶 *Lophatherum gracile* Brongn.

识别特征

多年生草本。根茎短缩，须根近顶端部分常为纺锤形的块根。叶丛生，叶柄中空，表面有微细的纵纹；叶片互生，披针形，基部楔形而渐狭缩成柄状；叶全缘，脉平行，小横脉明显，中脉突出。圆锥花序顶生，小穗疏生，基部光滑或被刺毛。颖片矩圆形，具5脉，先端钝，第一颖较第二颖短。花期7~9月，果期10月。生于平地、丘陵或山谷较湿润的灌丛中或疏林下。主产于长江流域、华南、西南各地。

鸭跖草

清热药·清热泻火药

药用部位：全草

【别名】鸡舌草、碧竹草、竹鸡草、竹叶菜、淡竹叶、耳环草、碧蝉花、蓝姑草。

【释名】时珍曰：三四月生苗，紫茎竹叶，嫩时可食。四五月开花，如娥形，两叶如翅，碧色可爱。结角尖曲如鸟喙，实在角中，大如小豆。豆中有细子，灰黑而皱，状如蚕屎。巧匠采其花，取汁作画色及彩羊皮灯，青碧如黛也。

功效主治 清热解毒，利尿消肿。主治风热感冒、高热、咽喉肿痛、疮痈肿毒、热淋涩痛、水肿尿少。

用法用量 煎服，15~30克，鲜品加倍。

现代运用 鸭跖草有抗菌、解热、抗病毒、保肝、降血糖等作用。常用于感冒、睑腺炎、急性病毒性肝炎、感染性发热、急性尿道感染等。

鸭跖草科植物鸭跖草 *Commelina communis* L.

识别特征

一年生草本。茎匍匐生根，多分枝，上部被短毛。叶互生，披针形至卵状披针形。总苞片佛焰苞状，有柄，与叶对生，折叠状，展开后为心形，顶端短急尖，基部心形，边缘常有硬毛；聚伞花序，花蓝色，下面一枝仅花1朵，具梗；上面一枝具花3~4朵，具短梗，几不出佛焰苞。蒴果椭圆形，种子4颗，棕黄色。生于田边、阴湿地或沟旁。分布于全国各地。

《本草纲目》

【别名】 露葵、滑菜。

【集解】 时珍曰：葵菜古人种为常食，今之种者颇鲜。有紫茎、白茎二种，以白茎为胜。

【发明】 时珍曰：葵气味俱薄，淡滑为阳，故能利窍通乳，消肿滑胎也。其根叶与子功用相同。按陈自明《妇人良方》云，乳妇气脉壅塞，乳汁不行，及经络凝滞，奶房胀痛，留蓄作痈毒者。用葵菜子炒香、缩砂仁等分，为末，热酒服二钱。此药滋气脉，通营卫，行津液，极验。

冬葵子

利水渗湿药·利尿通淋药

药用部位： 种子。

功效主治 利水通淋，下乳，润肠通便。主治水肿、淋证、肠燥便秘、产后乳汁不通、乳痈、难产。

用法用量 煎服，10~15克。

现代运用 冬葵子有利尿、增强免疫功能、抗菌、降血糖、抗补体、促进乳汁分泌等作用。常用于腰腿痛、尿道感染、小便涩痛、产后小便不通、水肿、乳汁不下等。

锦葵科植物冬葵 *Malva verticillata* var. *crispa* L.

识别特征

一年生草本。茎直立，被疏毛或几无毛。叶互生，掌状5~7浅裂，圆肾形或近圆形，基部心形，边缘具有钝锯齿。花小，丛生于叶腋，淡红色；萼5裂，裂片广三角形；花冠5，倒卵形，先端凹入。果实扁球形。种子三角状肾形，灰黑色或暗褐色，有白色稀疏绒毛。花期甚长，冬末春初即开始开放。野生于荒地上或栽培。我国各地均有分布。

黄蜀葵花

利水渗湿药·利尿通淋药

药用部位：花。

【别名】蜀葵花、黄蜀葵。

【集解】禹锡曰：黄蜀葵花，近道处处有之。春生苗叶，颇似蜀葵，而叶尖狭多刻缺，夏末开花浅黄色，六七月采，阴干之。

【主治】小便淋及催生。治诸恶疮脓水久不瘥者，作末敷之即愈，为疮家要药。

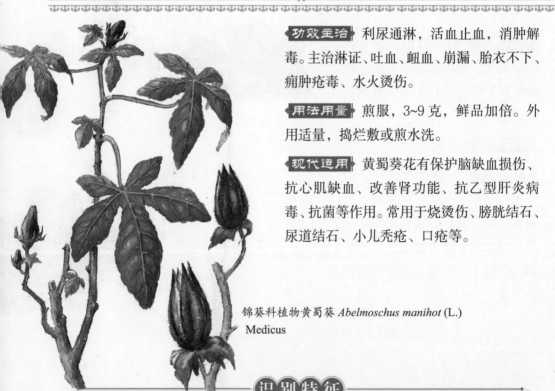

锦葵科植物黄蜀葵 *Abelmoschus manihot* (L.) Medicus

功效主治 利尿通淋，活血止血，消肿解毒。主治淋证、吐血、衄血、崩漏、胎衣不下、痈肿疮毒、水火烫伤。

用法用量 煎服，3~9克，鲜品加倍。外用适量，捣烂敷或煎水洗。

现代运用 黄蜀葵花有保护脑缺血损伤、抗心肌缺血、改善肾功能、抗乙型肝炎病毒、抗菌等作用。常用于烧烫伤、膀胱结石、尿道结石、小儿秃疮、口疮等。

识别特征

一年生或多年生粗壮直立草本。茎被黄色刚毛。叶大，柔软纸质，被白毛，卵形至近圆形，掌状分裂，有5~9狭长大小不等的裂片，边缘有齿牙。花单生叶腋和枝端，成近总状花序；花萼佛焰苞状，5裂，早落；花冠5瓣，淡黄色或白色，具紫心。蒴果长圆形，端尖，具粗毛，含多数种子。花期6~8月。常见于山谷、草丛间。除东北、西北外，各地均有分布，也有栽培。

龙葵

清热药·清热解毒药

药用部位：全草。

【别名】苦葵、苦菜、天茄子、水茄、天泡草、老鸦酸浆草、老鸦眼睛草。

【释名】时珍曰：龙葵，言其性滑如葵也。苦以菜味名，茄以叶形名，天泡、老鸦眼睛皆以子形名也。

【集解】时珍曰：龙葵、龙珠，一类二种也，皆处处有之。四月生苗，嫩时可食，柔滑……但生青熟黑者为龙葵，生青熟赤者为龙珠，功用亦相仿佛。

来　源 茄科植物龙葵 *Solanum nigrum* L.。

功效主治 清热解毒，活血消肿，化痰解痉。主治疔疮、痈肿、丹毒、跌打扭伤、小儿惊风。

用法用量 煎服，15~30克。外用适量，捣烂敷或煎水洗。

现代运用 龙葵有抗炎、升高血糖、降血压、调节免疫、祛痰、镇静、降温、抗菌等作用。常用于慢性气管炎、肾炎水肿、小儿惊厥、筋骨扭伤等。

金盏草

清热药·清热凉血药

药用部位：全草

【别名】杏叶草、长春花。

【释名】时珍曰：金盏，其花形也。长春，言耐久也。

【集解】颂曰：杏叶草，一名金盏草，生常州。蔓生篱下，叶叶相对。秋后有子如鸡头实，其中变生一小虫，脱而能行。时珍曰：夏月结实，在萼内，宛如尺蠖虫数枚蟠屈之状，故苏氏言其化虫，实非虫也。

来　源 菊科植物欧洲金盏花 *Calendula arvensis* L.。

功效主治 清热凉血，止血。主治肠风下血、痔疮出血。

用法用量 煎服，1.8~4.5克。外用适量。

现代运用 金盏草有抗病毒、利尿、降血压等作用。常用于肠风下血、痔疮出血不止、便秘等。

鹿衔草

祛风湿药·祛风
湿强筋骨药

药用部位： 全草。

【别名】鹿蹄草、小秦王草、秦王试箭草。

【释名】时珍曰：鹿蹄象叶形。能合金疮，故名试剑草。又山慈姑亦名鹿蹄，与此不同。

【集解】时珍曰：按轩辕述《宝藏论》云，鹿蹄多生江广平陆及寺院荒处，淮北绝少，川陕亦有。苗似堇菜，而叶颇大，背紫色。春生紫花。结青实，如天茄子。可制雌黄、丹砂。

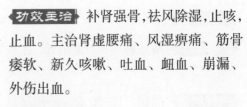

功效主治 补肾强骨，祛风除湿，止咳，止血。主治肾虚腰痛、风湿痹痛、筋骨痿软、新久咳嗽、吐血、衄血、崩漏、外伤出血。

用法用量 煎服，15~30克；或研末服，6~9克。

现代运用 鹿衔草有抗炎、降血压、增强免疫功能、抗菌、抑制胰岛素降解、强心等作用。常用于颈性眩晕、心绞痛、月经不调、慢性细菌性痢疾、腔隙性脑梗死、咽部疾病等。

鹿蹄草科植物普通鹿蹄草 *Pyrola decorata* H. Andres

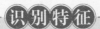

识别特征

　　常绿草本。根茎细长，横生，斜生，有分枝。叶3~6，近基生，薄革质，长圆形，上面深绿色，下面色较淡，常带紫色，边缘有疏齿。花葶细，常带紫色，有褐色鳞片状叶，狭披针形，基部稍抱花葶。总状花序，有花4~10朵；花冠碗形，淡绿色或黄绿色；花梗腋间有膜质苞片，披针形；萼片卵状长圆形；花瓣倒卵状椭圆形。蒴果扁球形。花期6~7月，果期7~8月。生于山地阔叶林或灌丛下。主产于长江流域及其以南。

【别名】苦菜、泽败、鹿肠、鹿首、马草。

【释名】时珍曰：南人采嫩者，暴蒸作菜食，味微苦而有陈酱气，故又名苦菜，与苦荬、龙葵同名。

【发明】时珍曰：败酱乃手足阳明厥阴药也。善排脓破血，故仲景治痈及古方妇人科皆用之。乃易得之物，而后人不知用，盖未遇识者耳。

败酱草

清热药·清热解毒药

药用部位：全草。

功效主治 清热解毒，消肿排脓，祛瘀止痛。主治肠痈、肺痈、疮疡肿毒、目赤肿痛、痢疾泄泻、瘀血腹痛。

用法用量 煎服，15~30克，鲜品加倍。外用适量。

现代运用 败酱草有抗菌、抗病毒、抗肿瘤、镇静、保肝利胆、抗胃溃疡等作用。常用于慢性胃炎、感冒、婴幼儿腹泻、流行性腮腺炎、产后腹痛等。

败酱草科植物败酱（黄花败酱）*Patrinia scabiosaefolia* Fisch. ex Trev.

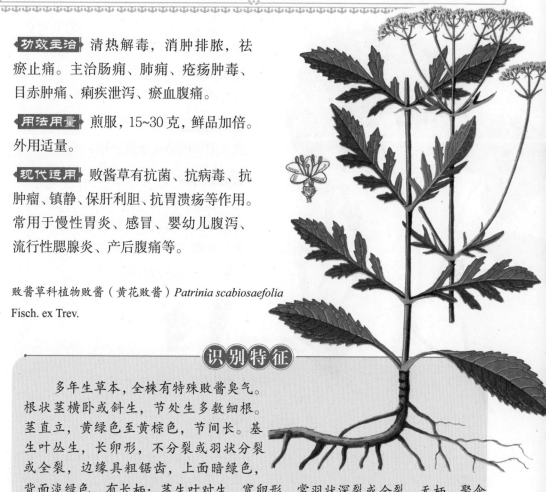

识别特征

多年生草本，全株有特殊败酱臭气。根状茎横卧或斜生，节处生多数细根。茎直立，黄绿色至黄棕色，节间长。基生叶丛生，长卵形，不分裂或羽状分裂或全裂，边缘具粗锯齿，上面暗绿色，背面淡绿色，有长柄；茎生叶对生，宽卵形，常羽状深裂或全裂，无柄。聚伞花序组成大型伞房花序，顶生；花冠钟形，黄色。瘦果长圆形，具3棱，含1种子。花期7~9月。生于山坡林下、路边、田埂边的草丛中。分布于东北、华北、华东、华南及贵州、四川等地。

款冬花

化痰止咳平喘药·止咳平喘药

药用部位：未开放头状花序。

【别名】款冻、颗冻、氏冬、钻冻、菟奚、虎须。

【释名】时珍曰：按《述征记》云，洛水至岁末凝厉时，款冬生于草冰之中，则颗冻之，名以此而得。后人讹为款冬，乃款冻尔。款者至也，至冬而花也。

【发明】宗奭曰：有人病嗽多日，或教然款冬花三两，于无风处以笔管吸其烟，满口则咽之，数日果效。

功效主治 润肺下气，止咳化痰。主治咳嗽气喘、肺热燥咳、肺痈咳吐脓痰。

用法用量 煎服，5~10克。外感暴咳宜生用，内伤久咳宜炙用。

现代运用 款冬花有镇咳、祛痰、扩张支气管、呼吸兴奋、升血压、解痉、抗血小板激活因子、抗肿瘤、抗炎等作用。常用于哮喘、慢性支气管炎、咳嗽带血、慢性骨髓炎等。

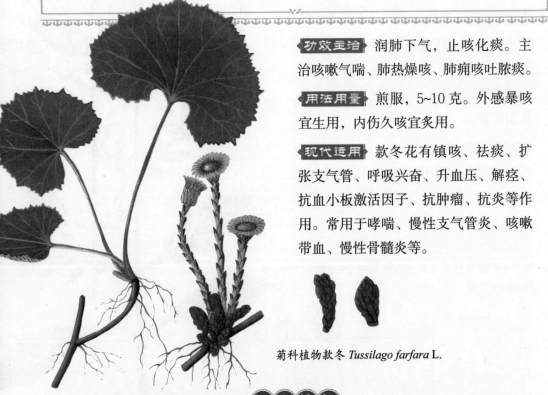

菊科植物款冬 *Tussilago farfara* L.

识别特征

多年生草本。根茎细长，横生。叶基生，柄长，紫色；叶片阔心形，边缘具波状疏齿，下面密生白色茸毛，具淡紫褐色互生鳞叶10余片。头状花序单生茎顶，总苞片1~2层，被茸毛；边缘舌状花，雌性；中央筒状花，两性，通常不结实。瘦果长椭圆形，有5~10纵棱。花期2~3月，果期4月。栽培或野生于河边、沙地。主产于陕西、山西、河南、甘肃、青海、四川、内蒙古等地。

鼠麴草

化痰止咳平喘药·止咳平喘药

药用部位：全草。

【**别名**】米曲、鼠耳、佛耳草、无心草、香茅、黄蒿、茸母。

【**释名**】时珍曰：曲言其花黄如曲色，又可和米粉食也。鼠耳言其叶形如鼠耳……佛耳，则鼠耳之讹也。

【**发明**】时珍曰：按陈氏《经验方》云，三奇散治一切咳嗽，不问久近，昼夜无时。用佛耳草五十文，款冬花二百文，熟地黄二两，焙研末。每用二钱，于炉中烧之，以筒吸烟咽下，有涎吐去。

功效主治 止咳化痰，健脾和胃。主治水肿、胃痛、腹泻、黄疸、白带异常、对口疮、咳嗽咳痰。

用法用量 煎服，30~60克。外用适量，鲜品捣烂敷。

现代运用 鼠麴草有祛痰、止咳、抗菌等作用。常用于感冒咳嗽、支气管炎、哮喘、高血压、蜂窝织炎、荨麻疹、蚕豆病等。

菊科植物鼠麴草
Gnaphalium affine D. Don

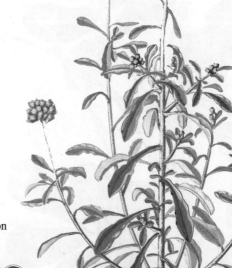

识别特征

一年生草本。茎丛生，有沟纹，被白色厚绵毛，节间长8~20毫米。叶无柄，匙状倒披针形，具刺尖头，两面被白色绵毛，上面常较薄，叶脉1条，下面不明显。头状花序，枝顶密集成伞房花序，花黄色至淡黄色；总苞钟形，总苞片2~3层，金黄色，膜质，有光泽。瘦果倒卵形，有乳头状突起；冠毛粗糙，污白色，基部连合成2束。花期1~4月，果期8~11月。生于低海拔干地或湿润草地上，尤以稻田最常见。主产于台湾、华东、华南、华中、华北、西北及西南各地。

决明子

清热药·清热泻火药

药用部位：成熟种子。

【别名】马蹄决明。

【释名】时珍曰：此马蹄决明也，以明目之功而名。

【发明】时珍曰：相感志言，圃中种决明，蛇不敢入。丹溪朱氏言决明解蛇毒，本于此也。王旻《山居录》言，春月种决明，叶生采食，其花阴干亦可食。切忌泡茶，多食无不患风。

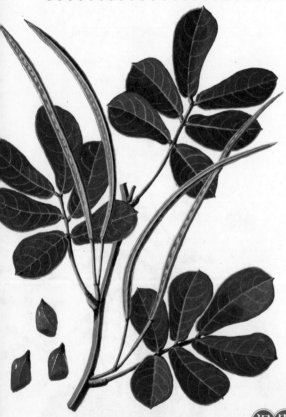

豆科植物决明 *Cassia obtusifolia* L.

功效主治 清热明目，润肠通便。主治目赤肿痛、头痛眩晕、目暗不明、肠燥便秘。

用法用量 煎服，9~15克。外用适量，研末。

现代适用 决明子有降血压、降血脂、抑制细胞免疫功能、泻下、抗菌、明目、抗血小板聚集、利尿、减肥、抗氧化、抗诱变、抑制前列腺素合成等作用。常用于高血压、高脂血症、念珠菌阴道炎、小儿消化不良等。

识别特征

一年生草本。茎直立，上部多分枝，全体被短柔毛。叶互生；偶数羽状复叶；叶柄上面有沟；小叶3对，倒卵形，基部广楔形或近圆形，一边倾斜，下面被柔毛。花腋生，成对；萼片5，卵圆形，外面被柔毛；花瓣5，倒卵形或椭圆形，具短爪，黄色。荚果，线形，略扁，弓形弯曲，被疏柔毛。种子多数，菱形，灰绿色，有光亮。花期6~8月，果期9~10月。生于村边、路旁、旷野等处。分布于全国大部分地区。

《本草纲目》

地肤子

利水渗湿药·利尿通淋药

【别名】地葵、地麦、落帚、独帚、王帚。

【释名】时珍曰：地肤、地麦，因其子形似也。地葵，因其苗味似也。鸭舌，因其形似也。

【发明】时珍曰：按虞抟医学正传云，抟兄年七十，秋间患淋，二十余日，百方不效。后得一方，取地肤草捣自然汁，服之遂通。

药用部位：成熟果实。

功效主治 清热利湿，止痒。主治淋证、荨麻疹、湿疹、皮癣、带下病、阴痒、目昏、视物不明、尿急、尿痛。

用法用量 煎服，10~15克。外用适量。

现代运用 地肤子有抗菌、促进小肠蠕动功能、降血糖、抗炎、增强免疫功能、利尿等作用。常用于泌尿系统感染、小便不利、胁痛、积年久痛、阴囊湿痒、荨麻疹、跖疣、扁平疣等。

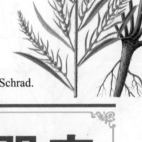

藜科植物地肤 *Kochia scoparia* (L.) Schrad.

《本草纲目》

瞿麦

利水渗湿药·利尿通淋药

【别名】锯句麦、大菊、大兰、石竹、南天竺草。

【集解】弘景曰：今出近道。一茎生细叶，花红紫赤色可爱，合子叶刈取之，子颇似麦子。

【发明】时珍曰：近古方家治产难，有石竹花汤，治九孔出血，有南天竺饮，皆取其破血利窍也。

药用部位：地上部分。

功效主治 利尿通淋，破血通经。主治热淋、石淋、血淋、小便不通、血瘀闭经、血热痈肿、月经不调。

用法用量 煎服，10~15克。

现代运用 瞿麦有利尿、降血压、抗菌、抗癌等作用。常用于泌尿系统疾病、食管癌、直肠癌、皮肤湿疹、瘙痒、月经不调等。

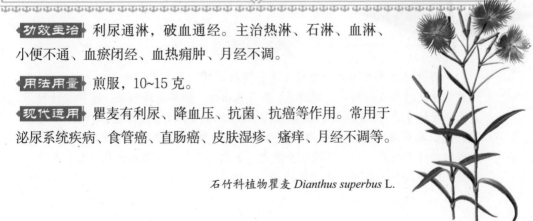

石竹科植物瞿麦 *Dianthus superbus* L.

王不留行

活血化瘀药·活血调经药

药用部位：成熟种子。

【别名】禁宫花、剪金花、金盏银台。

【释名】时珍曰：此物性走而不住，虽有王命不能留其行，故名。

【发明】时珍曰：王不留行能走血分，乃阳明冲任之药。俗有"穿山甲、王不留，妇人服了乳长流"之语，可见其性行而不住也。按王执中《资生经》云，一妇人患淋卧久，诸药不效。其夫夜告予。予按既效方治诸淋，用剪金花十余叶煎汤，遂令服之。明早来云，病减八分矣。再服而愈。剪金花一名禁宫花，一名金盏银台，一名王不留行是也。

功效主治 活血通经，下乳消痈，利尿通淋，止血。主治血瘀经闭、痛经、经行不畅、产后乳汁不畅或乳少、乳痈、疔疮初起、热淋、石淋、外伤出血。

用法用量 煎服，5~15克。生用下乳消痈。孕妇忌用。

现代运用 王不留行有抗肿瘤、兴奋子宫、抗早孕、利胆排石、镇痛、抗炎等作用。常用于带状疱疹、急性乳腺炎、缺乳、桡骨茎突狭窄性腱鞘炎、肥胖症、肋间神经痛、失眠、痔疮、高血压等。

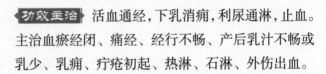

石竹科植物麦蓝菜 *Vaccaria segetalis* (Neck.) Garcke

识别特征

一年生或二年生草本。全株无毛，微被白粉。茎单生，直立，上部分枝。叶片卵状披针形或披针形，微抱茎，具3基出脉。伞房花序稀疏；苞片披针形，着生细花梗中上部；花萼卵状圆锥形，后期微膨大呈球形，棱绿色，棱间绿白色，近膜质；花瓣淡红色，爪狭楔形，淡绿色，瓣片狭倒卵形。蒴果宽卵形或近圆球形。种子近圆球形，红褐色至黑色。花期5~7月，果期6~8月。生于山坡、路边。除华南外，分布于全国各地。

【别名】丁历、大室、大适、狗荠。

【集解】时珍曰：郭璞注云，实叶皆似芥，一名狗荠。然则狗芥即是葶苈矣。盖葶苈有甜苦二种。狗芥味微甘，即甜葶苈也。

【发明】时珍曰：甘苦二种，正如牵牛，黑白二色，急缓不同……大抵甜者下泄之性缓，虽泄肺而不伤胃；苦者下泄之性急，既泄肺而易伤胃，故以大枣辅之。

葶苈子

化痰止咳平喘药·止咳平喘药

药用部位：种子。

功效主治 泻肺平喘，利水消肿。主治痰壅气逆、咳喘不能平卧、腹水、水肿、小便不利、黄疸、大便秘结、小儿白秃疮、湿疹、瘰疬。

用法用量 煎服，5~10克；或研末服，3~6克。

现代运用 葶苈子有强心、抗菌、抗癌、调血脂、止咳平喘等作用。常用于肺源性心脏病心力衰竭、充血性心力衰竭、哮喘、胸膜炎、肺炎等。

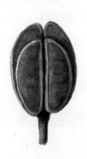

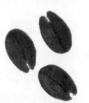

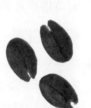

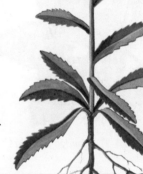

十字花科植物独行菜 *Lepidium apetalum* Willd.

识别特征

一年或二年生草本。茎直立，多分枝，具乳头状腺毛。基生叶狭匙形，羽状浅裂或深裂；上部叶线形，有疏齿或全缘。总状花序顶生，花极小；萼片4，椭圆形，早落；花瓣丝状。短角果，近球形或椭圆形，扁平，先端微凹，上部具极窄翅。种子小，淡红棕色。花期5~6月，果期5~7月。生于田野、荒地、路旁。主产于河北、辽宁、内蒙古。

车前

车前草、车前子——利水渗湿药·利尿通淋药

药用部位：种子、全草。

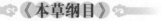

《本草纲目》

【别名】当道、苤苡、马舄（音"系"，鞋之意）、牛遗、牛舌草、车轮草、地衣、蛤蟆衣。

【释名】时珍曰：此草好生道边及牛马迹中，故有车前、当道……之名。

【发明】欧阳公常得暴下病，国医不能治。夫人买市人药一帖，进之而愈。力叩其方，则车前子一味为末，米饮服二钱匕。云此药利水道而不动气，水道利则清浊分，而谷藏目止矣。

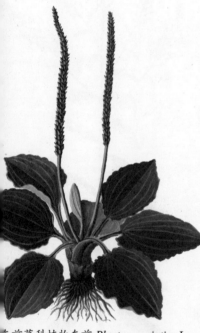

车前草科植物车前 *Plantago asiatica* L.

功效主治 车前子（种子），利尿通淋，渗湿止泻，清肝明目，清肺化痰。主治淋证、水肿、泄泻、目赤肿痛、目暗昏花、翳障。

车前草（全草），功效与车前子相似，兼有清热解毒功效。主治热毒痈肿。

用法用量 车前子，煎服，5~15克。宜布包煎。

车前草，煎服，10~20克，鲜品加倍。外用适量，鲜草捣烂外敷。

现代运用 车前子有利尿、降低眼压、增加关节囊紧张度、抗菌、抗炎、抗衰老、缓泻、增强免疫活性、降血压、祛痰、止咳等作用。常用于百日咳、泌尿系统结石、高血压、充血性心力衰竭、前列腺炎等。

车前草有利尿、缓泻、祛痰、镇咳、平喘、抗病原微生物、降血压等作用。常用于慢性支气管炎、黄疸、细菌性痢疾、乳糜尿、急性肾炎、急性扁桃体炎等。

识别特征

多年生草本，连花茎高达50厘米。根状茎短，多须根。叶根生，具长柄；叶片卵形或椭圆形，全缘或呈不规则波状浅齿。穗状花序；花淡绿，花冠小，膜质，花冠管卵形，先端4裂。蒴果卵状圆锥形。花期6~9月，果期7~10月。生于山野、路旁、花圃、菜圃以及池塘、河边等。分布于全国各地。

【别名】蛇衔、威蛇、小龙牙、紫背龙牙。

【释名】时珍曰：按刘敬叔《异苑》云，有田父见一蛇被伤，一蛇衔一草着疮上，经日伤蛇乃去。田父因取草治蛇疮皆验，遂名曰蛇衔草也。

【发明】藏器曰：蛇含治蛇咬。今以草纳蛇口中，纵伤人亦不能有毒也。种之，亦令无蛇。

蛇含

清热药·清热解毒药

药用部位：全草。

功效主治 清热定惊，截疟，止咳化痰，解毒活血。主治高热惊风、疟疾、肺热咳嗽、百日咳、痢疾、疮疖肿毒、虫蛇咬伤、外伤出血。

用法用量 煎服，9~15克，鲜品加倍。外用适量，煎水洗或捣敷；或煎水含漱。

现代运用 蛇含有止咳、祛痰、镇痛、抗炎、镇静、抗过敏、止血、降血脂等作用。常用于感冒发热、气管炎、小儿惊厥、痔疮、带状疱疹等。

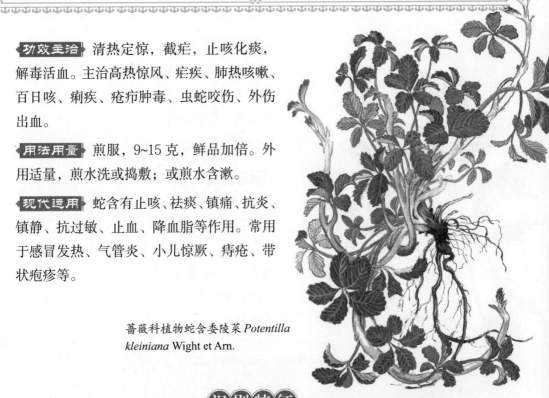

蔷薇科植物蛇含委陵菜 *Potentilla kleiniana* Wight et Arn.

识别特征

　　一年生、二年生或多年生宿根草本，全株被疏柔毛。多须根。茎匍匐上升，常于节处生根并发育出新株。基生叶为近于鸟足状5小叶，有叶柄；小叶几无柄，倒卵形，边缘多锯齿；下部茎生叶有5小叶，上部有3小叶；基生叶托叶膜质，淡褐色；茎生叶托叶草质，绿色。聚伞花序密集枝顶如假伞形；花萼片三角卵圆形；副萼片披针形；花瓣黄色，倒卵形。瘦果近圆形。花果期4~9月。生于田边、水旁、草甸及山坡草地。分布于华东、中南、西南等地。

旱莲草

补虚药·补阴药

药用部位： 全草。

《本草纲目》

【别名】鳢肠、旱莲草、金陵草、猪牙菜。

【释名】时珍曰：鳢，乌鱼也，其肠亦乌。此草柔茎，断之有墨汁出，故名，俗呼为墨菜是也。细实颇如莲房状，故得莲名。

【集解】时珍曰：旱莲有二种。一种苗似旋覆而花白细者，是鳢肠；一种花黄紫而结房如莲房者，乃是小莲翘也。

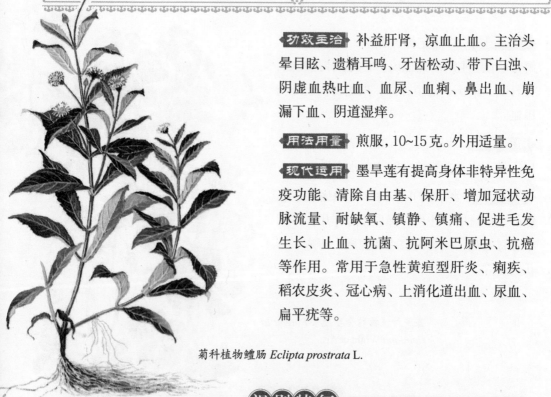

菊科植物鳢肠 *Eclipta prostrata* L.

功效主治 补益肝肾，凉血止血。主治头晕目眩、遗精耳鸣、牙齿松动、带下白浊、阴虚血热吐血、血尿、血痢、鼻出血、崩漏下血、阴道湿痒。

用法用量 煎服，10~15克。外用适量。

现代运用 墨旱莲有提高身体非特异性免疫功能、清除自由基、保肝、增加冠状动脉流量、耐缺氧、镇静、镇痛、促进毛发生长、止血、抗菌、抗阿米巴原虫、抗癌等作用。常用于急性黄疸型肝炎、痢疾、稻农皮炎、冠心病、上消化道出血、尿血、扁平疣等。

识别特征

一年生草本。茎柔弱，直立或匍匐，被白粗毛，揉搓其茎叶有黑色汁液流出。叶对生，线状矩圆形至披针形，两面密被白色粗毛。头状花序，腋生或顶生，具花梗；总苞绿色；花托扁平，有线状鳞片，托上着生少数舌状花及多数管状花；舌状花雌性，白色；管状花两性，全发育。瘦果黄黑色，长椭圆形而扁，顶端秃净。花期夏季，果期9~10月。生于田野、路边、溪边及阴湿地上。主产于江苏、江西、浙江、广东等地。

连翘

清热药·清热解毒药

药用部位：果实。

【别名】异翘、旱莲子、兰华。

【释名】时珍曰：按《尔雅》云，连，异翘。则是本名连，又名异翘，人因合称为连翘矣。

【发明】时珍曰：连翘状似人心，两片合成，其中有仁甚香，乃少阴心经、厥阴包络气分主药也。诸痛痒疮疡皆属心火，故为十二经疮家圣药。

功效主治 清热解毒，消痈散结，疏散风热。主治痈肿疮毒、瘰疬痰核、风热外感、温病初起、热淋涩痛。

用法用量 煎服，6~15 克。

现代运用 连翘有抗病原微生物、抗炎、解热、抗氧化、抗衰老、强心、降血压、扩张血管、改善微循环、保肝、镇吐、利尿、降脂减肥、抗休克等作用。常用于急性病毒性肝炎、胆囊炎、急性肾炎、鼻炎、鼻窦炎、肺结核等。

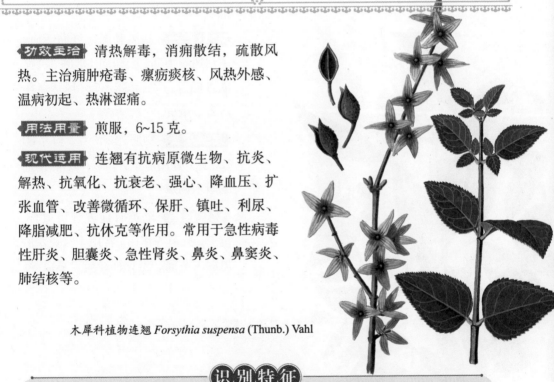

木犀科植物连翘 *Forsythia suspensa* (Thunb.) Vahl

识别特征

落叶灌木。枝细长，开展或伸长，小枝梢四棱形，有节，节间中空无髓。单叶对生，叶片完整或 3 全裂，具柄；叶片卵形至圆形，边缘有不整齐锯齿，半草质。花先于叶开放，腋生；花萼绿色，裂片 4，长圆形或长圆状椭圆形，边缘有毛；花冠黄色，裂片 4，花冠内有橘红色条纹。蒴果狭卵形略扁，先端有短喙，成熟时 2 瓣裂。种子多数，狭椭圆形，棕色，一侧有翅。花期 3~5 月，果期 7~9 月。多丛生于山野荒坡间。各地亦有栽培。

陆英

祛风湿药·祛风湿热药

药用部位：茎叶。

【别名】接骨草、蒴藋。

【集解】恭曰：此即蒴藋也。古方无蒴藋，惟言陆英。后人不识，浪出蒴藋条。此叶似芹及接骨花，三物亦同一类。故芹名水英，此名陆英，接骨树名木英，此三英也，花叶并相似。

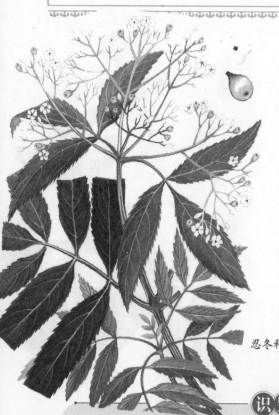

功效主治 祛风利湿，舒筋活血。主治风湿痹痛、腰腿痛、水肿、黄疸、跌打损伤、产后恶露不行、风疹瘙痒、丹毒、疮肿。

用法用量 煎服，9~15克，鲜品60~120克。外用适量，捣敷；或煎水洗；或研末调敷。

现代运用 陆英有促进骨折愈合、抗炎、抗菌等作用。常用于肾炎水肿、风湿关节痛、坐骨神经痛、咯血等。

忍冬科植物接骨草 *Sambucus chinensis* Lindl.

识别特征

高大草本或半灌木。茎具棱，髓部白色。奇数羽状复叶对生；托叶小，线形或呈腺状突起；小叶5~9，披针形，两侧常不对称，边缘具细锯齿；小叶柄短。复伞形花序顶生，大而疏散；萼筒杯状，萼齿三角形；花冠白色，辐射状。果实红色，近圆形。花期4~5月，果熟期8~9月。生于山坡、林下、沟边和草丛中，亦有栽种。主产于陕西、甘肃、江苏、安徽、浙江、江西、福建、台湾等地。

【别名】菘蓝叶。

【集解】时珍曰：蓝凡五种，各有主治，惟蓝实专取蓼蓝者……菘蓝，叶如白菘。马蓝，叶如苦荬，即郭璞所谓大叶冬蓝，俗中所谓板蓝者。二蓝花子并如蓼蓝。

【发明】时珍曰：诸蓝形虽不同，而性味不远，故能解毒除热……有人病呕吐，服玉壶诸丸不效，用蓝汁入口即定，盖亦取其杀虫降火尔。

大青叶

清热药·清热解毒药

药用部位：叶。

功效主治 清热解毒，凉血消斑。主治热入营血、温毒发斑、喉痹口疮、疖腮丹毒、痈肿、黄疸、高热神昏、热痢。

用法用量 煎服，9~15克，鲜品30~60克。外用适量。

现代运用 大青叶有抗病毒、抗内毒素、抗菌、解热、抗炎、利胆、增强免疫功能等作用。常用于上呼吸道感染、流行性感冒、急性扁桃体炎、流行性乙型脑炎、肝炎、肺脓肿、急性乳腺炎、扁平疣、会阴切口感染、嗜酸粒细胞增多症等。

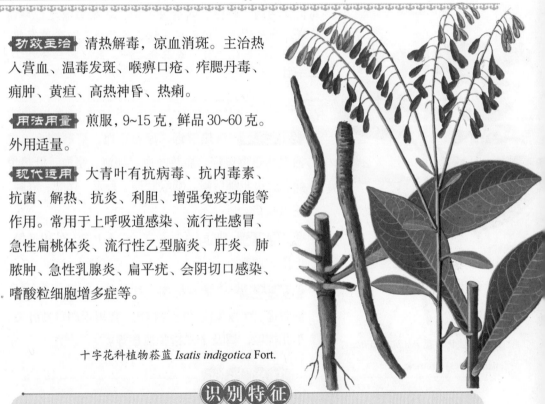

十字花科植物菘蓝 *Isatis indigotica* Fort.

识别特征

二年生草本。主根深长，外皮灰黄色。茎直立。叶互生，叶片上表面白粉样；基生叶较大，具柄，叶片长圆状椭圆形；茎生叶长圆形至长圆状倒披针形，下部的叶较大，往上渐小，基部半抱茎，全缘或有不明显的细锯齿。阔总状花序；花小，无苞，花梗细长，花瓣4，黄色，倒卵形。长角果长圆形，扁平翅状，具中肋。种子1枚。花期5月，果期6月。常为栽培，主产于河北、江苏、安徽等地。

青黛

清热药·清热解毒药

药用部位： 叶或茎叶经加工制得的干燥粉末或团块。

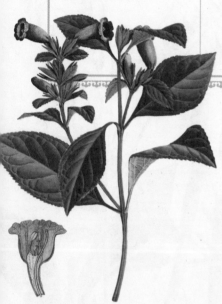

爵床科植物马蓝 *Baphicacanthus cusia* (Nees) Bremek.

【别名】靛花、青蛤粉。

【释名】时珍曰：黛，眉色也。刘熙释名云，灭去眉毛，以此代之，故谓之黛。

【发明】宗奭曰：青黛乃蓝为之者。有一妇人患脐下腹上，下连二阴，遍生湿疮，状如马爪疮，他处并无，热痒而痛，大小便涩，出黄汁，食亦减，身面微肿。医作恶疮治，用鳗鲡鱼、松脂、黄丹之药涂之，热痛甚。问其人嗜酒食，喜鱼蟹发风等物。急令洗其膏药。以马齿苋四两，杵烂，入青黛一两，再研匀涂之。即时热减，痛痒皆去。仍以八正散，日三服之，分败客热。药干即上。如此二日，减三分之一，五日减三分之二，二十日愈。

功效主治 清热解毒，凉血止血，清肝泻火。主治温病热毒斑疹、血热吐血、衄血、咯血、肝热惊痫、肝火犯肺咳嗽、咽喉肿痛、丹毒、痄腮、疮肿、蛇虫咬伤。

用法用量 研末，1.5~6 克；或入丸剂。外用适量，干撒或调敷。

现代运用 青黛有抗癌、抗肿瘤、抗菌、保肝、抗溃疡、增强免疫功能等作用。常用于病毒性肝炎、小儿惊厥、胃及十二指肠溃疡等。

识别特征

多年生草本。根茎粗壮，断面呈蓝色。地上茎基部稍木质化，略带方形，稍分枝，节膨大，幼时被褐色微毛。叶对生；叶片倒卵状椭圆形，边缘有浅锯齿或全缘，上面无毛，有稠密狭细的钟乳线条。花无梗，呈疏生的穗状花序，顶生或腋生；花萼裂片5，条形，通常1片较大，呈匙形；花冠漏斗状，淡紫色。蒴果稍狭匙形；种子4颗，有微毛。花期6~10月，果期7~11月。生于山地、林缘潮湿的地方，野生或栽培。分布于江苏、浙江、福建、湖北、广东、广西等地。

【别名】水蓼、虞蓼、泽蓼。

【释名】志曰：生于浅水泽中，故名水蓼。

【集解】时珍曰：此乃水际所生之蓼，叶长五六寸，比水荭叶稍狭，比家蓼叶稍大，而功用仿佛。故寇氏谓蓼实即水蓼之子者，以此故。

辣蓼

清热药·清热解毒药

药用部位： 地上部分。

功效主治 行滞化湿，散瘀止血，祛风止痒，解毒。主治湿滞内阻、脘闷腹痛、痢疾、小儿疳积、崩漏、血滞闭经、痛经、跌打损伤、风湿痹痛、外伤出血、皮肤瘙痒、湿疹。

用法用量 煎服，15~30克，鲜品加倍。外用适量，捣烂敷或煎水洗。

现代运用 辣蓼有止血、降血压、抗菌、刺激皮肤、抗生育等作用。常用于细菌性痢疾、肠炎、子宫出血、足癣、便血等。

蓼科植物水蓼 *Polygonum hydropiper* L.

识别特征

一年生草本。茎直立，多分枝，无毛，节部膨大。叶披针形，全缘，具缘毛，被褐色小点，具辛辣味；叶腋具闭花受精花；具短叶柄；托叶鞘筒状，膜质，褐色，疏生短硬伏毛。总状花序呈穗状，顶生或腋生，通常下垂，花稀疏，下部间断；苞片漏斗状；花被5深裂，被黄褐色透明腺点。瘦果卵形，黑褐色，无光泽，包于宿存花被内。花期5~9月，果期6~10月。生于河滩、水沟边及山谷湿地。分布于我国南北各省区。

火炭母

清热药·清热解毒药

药用部位：全草。

【别名】火炭母草。

【集解】颂曰：茎赤而柔，似细蓼。叶端尖，近梗形方。夏有白花。秋实如菽，青黑色，味甘可食。

【主治】去皮肤风热，流注骨节，痈肿疼痛。不拘时采，于垍器中捣烂，以盐酒炒，敷肿痛处，经宿一易之。

功效主治 清热利湿，消肿解毒。主治痢疾、咽痛肿痛、眩晕耳鸣、惊风抽搐、带下病、痈肿湿疮。

用法用量 煎服，15~30克。外用适量，水煎洗或捣烂敷。

现代运用 火炭母有抗菌、收缩平滑肌、中枢抑制、降血压等作用。常用于肺脓肿、痢疾、肠炎、咽喉炎、百日咳、小儿脓疱疮等。

蓼科植物火炭母 *Polygonum chinense* L.

识别特征

多年生草本。根状茎粗壮。茎直立，通常无毛，具纵棱，多分枝。叶卵形或长卵形，全缘，两面无毛；托叶鞘膜质。花序头状，通常数个排成圆锥状，顶生或腋生，花序梗被腺毛；苞片宽卵形；花被5深裂，白色或淡红色。瘦果宽卵形，具3棱，黑色，光亮，包于宿存的花被。花期7~9月，果期8~10月。生于村旁、向阳草坡、林边及路旁湿地。分布于云南、贵州、四川、广东、广西、台湾、福建、江西等地。

【别名】白舌骨、白面姑。

【释名】弘景曰：叶上有三白点，俗因以名。

【集解】时珍曰：三白草生田泽畔，三月生苗，高二三尺。茎如蓼，叶如章陆及青葙。四月其颠三叶面上，三次变作白色，余叶仍青不变。俗云一叶白，食小麦；二叶白，食梅杏；三叶白，食黍子。五月开花成穗，如蓼花状，而色白微香。结细实。根长白虚软，有节须，状如泥菖蒲根。

三白草

清热药·清热解毒药

药用部位：地上部分。

功效主治 清热解毒，利水消肿。主治热淋、血淋、水肿、脚气、黄疸、带下病、痈肿疮毒、湿疹、毒蛇咬伤。

用法用量 煎服，10~30克，鲜品加倍；或捣汁。外用适量，捣烂敷。

现代运用 三白草有利尿、抗菌、降血糖、抗炎、降血压等作用。常用于尿道感染、尿道结石、肝癌、白带异常等。

三白草科植物三白草 *Saururus chinensis* (Lour.) Baill.

识别特征

　　湿生草本。茎粗壮，有纵长粗棱和沟槽，下部伏地，常带白色，上部直立，绿色。叶纸质，密生腺点，阔卵形，顶端短尖，两面无毛，上部的叶较小；茎顶端2~3片叶于花期常为白色，呈花瓣状；叶柄基部抱茎。总状花序白色，花序轴密被短柔毛；苞片近匙形，贴生于花梗上。果近球形，表面多疣状凸起。花期4~6月。生于低湿沟边，塘边或溪旁。主产于河北、山东、河南和长江流域及其以南各地。

151

虎杖

利水渗湿药·利
湿退黄药

药用部位：根茎。

《本草纲目》

【别名】苦杖、大虫杖、斑杖、酸杖。

【释名】时珍曰：杖言其茎，虎言其斑也。

【发明】时珍曰：孙真人《千金方》，治女人月经不通，腹内积聚，虚胀雷鸣，四肢沉重，亦治丈夫积聚，有虎杖煎。取高地虎杖根，锉二斛，水二石五斗，煮取一斗半，去滓，入醇酒五升，煎如饧。每服一合，以知为度。

功效主治 利胆退黄，清热解毒，活血祛瘀，祛痰止咳。主治湿热黄疸、淋证、带下病、疮疡、毒蛇咬伤、烧烫伤、跌打损伤、血瘀闭经、肺热咳嗽、便秘。

用法用量 煎服，10~30克。外用适量。

现代运用 虎杖有泻下、祛痰止咳、降血压、止血、镇痛、抗菌、抗病毒、保护心脏、降血脂等作用。常用于肝炎、月经不调、便秘、上消化道出血等。

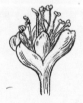

蓼科植物虎杖 *Polygonum cuspidatum* Sieb. et Zucc.

识别特征

多年生草本。根茎横走，木质化，黄色，侧生数条粗根。茎直立中空，表面散生红色或紫红色斑点，节稍膨大。叶互生，叶片阔卵形，先端短尖；托叶鞘膜质，早落。花单性异株，圆锥花序腋生；花白色或红色，5深裂，裂片背部有翅。瘦果三角状，棕褐色，光亮，包于宿存的翅状花被内。花期6~7月，果期9~10月。常丛生于山谷溪边。主产于江苏、江西、山东、四川等地。

【别名】扁竹、扁辨、扁蔓、粉节草、道生草

【释名】时珍曰：许慎说文作扁筑，与竹同音。节间有粉，多生道旁，故方士呼为粉节草、道生草。

【集解】时珍曰：其叶似落帚叶而不尖，弱茎引蔓，促节。三月开细红花，如蓼蓝花，结细子，炉火家烧灰炼霜用。

萹蓄

利水渗湿药·利尿通淋药

药用部位：地上部分。

功效主治 利尿通淋，杀虫止痒。主治淋证、癃闭、湿热黄疸、细菌性痢疾、腮腺炎、蛲虫病、蛔虫病、疥癣、湿疹、阴痒。

用法用量 煎服，10~30克。外用适量。

现代运用 萹蓄有利尿、驱虫、缓下、抗菌、促进血液凝固、增强子宫张力、降血压等作用。常用于细菌性痢疾、腮腺炎、泌尿系统感染、滴虫性肠炎等。

蓼科植物萹蓄 *Polygonum aviculare* L.

识别特征

一年生草本。茎匍匐或斜生，表面棕红色或灰绿色，具纵直纹理，节膨大，基部分枝多，幼枝上微有棱角。叶互生；叶片披针形至椭圆形，全缘，托鞘膜质，抱茎，上部透明无色，多数平行脉常伸出成丝状裂片。花簇生于叶腋，花被绿色，5深裂，具白色边缘。瘦果包围于宿存花被内，卵形，具3棱，黑褐色。花期6~8月，果期9~10月。生于田野路旁、荒地及河边等处。分布于全国大部分地区。

蒺藜

平肝息风药·平抑肝阳药

药用部位： 成熟果实。

【别名】茨、旁通、屈人、止行、豺羽、升推。
【释名】时珍曰：蒺，疾也；藜，利也；茨，刺也。其刺伤人，甚疾而锋利也。屈人、止行，皆因其伤人也。
【集解】时珍曰：蒺藜叶如初生皂荚叶，整齐可爱。刺蒺藜状如赤根菜子及细菱，三角四刺，实有仁。其白蒺藜结荚长寸许，内子大如脂麻，状如羊肾而带绿色，今人谓之沙苑蒺藜。以此分别。

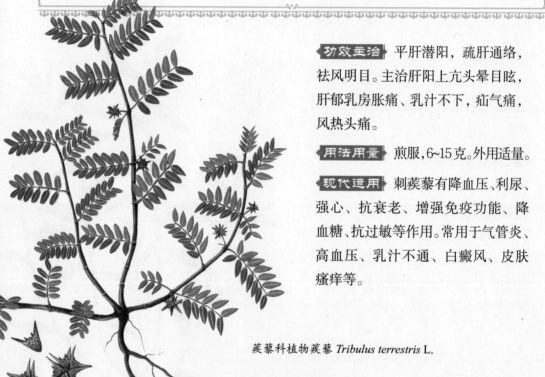

功效主治 平肝潜阳，疏肝通络，祛风明目。主治肝阳上亢头晕目眩，肝郁乳房胀痛、乳汁不下，疝气痛，风热头痛。

用法用量 煎服，6~15克。外用适量。

现代运用 刺蒺藜有降血压、利尿、强心、抗衰老、增强免疫功能、降血糖、抗过敏等作用。常用于气管炎、高血压、乳汁不通、白癜风、皮肤瘙痒等。

蒺藜科植物蒺藜 *Tribulus terrestris* L.

识别特征

一年生草本。茎平卧，无毛，被长柔毛或长硬毛。偶数羽状复叶互生；小叶对生，3~8对，矩圆形，被柔毛，全缘。花腋生，花梗短于叶，花黄色；萼片5，宿存；花瓣5。果有分果瓣5，质硬，中部边缘有锐刺2枚，下部常有小锐刺2枚，其余部位常有小瘤体。花期5~8月，果期6~9月。生于沙地、荒地、山坡、居民点附近。分布于全国各地。

【别名】沙苑蒺藜、白蒺藜。

【发明】时珍曰：古方补肾祛风，皆用刺蒺藜。后世补肾多用沙苑蒺藜，或以熬膏和药，恐其功亦不甚相远也。

【发明】时珍曰：刺蒺藜炒黄去刺，磨面作饼，或蒸食，可以救荒。

沙苑子

补虚药·补阳药

药用部位： 成熟种子。

功效主治 补肾固精，养肝明目。主治肾虚阳痿、遗精、白带异常、腰痛、肝肾亏虚视物昏花。

用法用量 煎服，10~15克。

现代运用 沙苑子有抗疲劳、降血压、降血脂、增加脑血流量、改善血液流变学指标等作用。常用于氟骨病、白癜风、糖尿病、目昏不明、视物不清、腰痛、阳痿、遗精等。

豆科植物扁茎黄芪 *Astragalus complanatus* R. Br.

识别特征

多年生高大草本，全体被短硬毛。茎略扁，偃卧。奇数羽状复叶，互生，具短柄；托叶小，披针形；叶柄短，叶片椭圆形，全缘，上面绿色，无毛，下面灰绿色。总状花序腋生；总花梗细长；小花3~9朵；花萼钟形，绿色，先端5裂，外侧被黑色短硬毛；花冠蝶形，黄色。荚果纺锤形，先端有较长的尖喙，腹背稍扁，被黑色短硬毛，内含种子20~30粒。种子圆肾形。花期8~9月，果期9~10月。生于山野。主产于陕西、山西等地。

金钱草

利水渗湿药·利湿退黄药

药用部位： 全草。

【别名】神仙对坐草。

其为一个小的藤本植物，两片叶是对生，故称神仙对坐草。

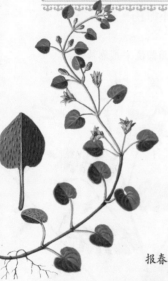

功效主治 清热解毒，利胆退黄，利尿通淋，排石消肿。主治湿热黄疸、热淋、砂淋、石淋、肝胆结石、疮痈肿痛、毒蛇咬伤、湿疹、脓疱疮、皮炎。

用法用量 煎服，15~60克；或捣汁。外用适量，捣敷。

现代运用 金钱草有促进胆汁分泌、抑菌、抗炎、抑制免疫、抗排斥、镇痛等作用。常用于胆石症、慢性胆囊炎、黄疸型肝炎、尿道结石、白带过多、毒蛇咬伤等。

报春花科植物过路黄 *Lysimachia christiniae* Hance。

罗布麻叶

平肝息风药·平抑肝阳药

药用部位： 叶。

【别名】红麻、牛茶、吉吉麻、茶叶花、野茶花、红柳子。《本草纲目》未收载，据《陕西中草药》记载其可清凉泻火，强心利尿，降血压。

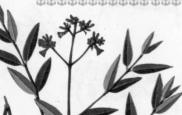

功效主治 平肝潜阳，安神，清热利水。主治肝阳上亢头晕目眩、面红目赤、烦躁失眠，水肿尿少，小便不利。

用法用量 煎服或开水泡服，3~15克。

现代运用 罗布麻叶有降血压、镇静、抗惊厥、利尿、降血脂、调节免疫、抗衰老、抗病毒等作用。常用于高血压、高脂血症、水肿、冠心病、头痛等。

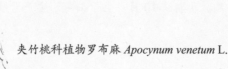

夹竹桃科植物罗布麻 *Apocynum venetum* L.

【别名】戴星草、文星草、流星草。

【释名】时珍曰：谷田余气所生，故曰谷精。志曰：白花似星，故有戴星诸名。

【发明】时珍曰：谷精体轻性浮，能上行阳明分野。凡治目中诸病，加而用之，甚良。明目退翳之功，似在菊花之上也。

谷精草

清热药·清热泻火药

药用部位：带花茎的头状花序。

功效主治 疏散风热，明目退翳。主治风热头痛、目赤肿痛、目赤羞明、眼生翳膜。

用法用量 煎服，6~15克。

现代运用 谷精草有抗皮肤真菌、抗菌、调控凋亡基因、改善微循环等作用。常用于鼻炎、鼻窦炎、目赤肿痛、牙痛、脑风头痛等。

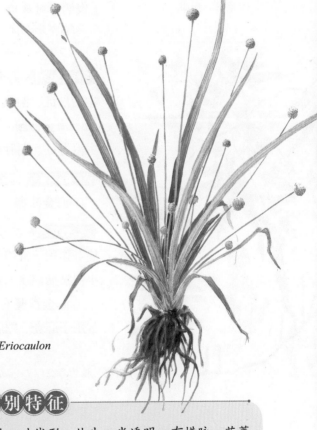

谷精草科植物谷精草 *Eriocaulon buergerianum* Koern.

识别特征

一年生草本。须根稠密而细软。叶线形，丛生，半透明，有横脉。花葶多数，花序熟时近球形，禾秆色；花单生，生于苞片腋内，雄蕊6枚，花药黑色，生于花序中央；雌花生于花序周围。蒴果。种子矩圆状。花果期7~12月。生于稻田、水边。主要分布于江苏、安徽、浙江、江西、福建、台湾、湖北、湖南、广东、广西、四川、贵州等地。

海金沙

海金沙、海金沙藤——利水渗湿药·利尿通淋药

药用部位：成熟孢子、全草。

【别名】竹园荽。

【释名】时珍曰：其色黄如细沙也。谓之海者，神异之也。俗名竹园荽，象叶形也。

【集解】时珍曰：江浙、湖湘、川陕皆有之，生山林下。茎细如线，引于竹木上，高尺许。其叶细如园荽叶而甚薄，背面皆青，上多皱纹，皱处有沙子，状如蒲黄粉，黄赤色。不开花，细根坚强。其沙及草皆可入药。方士采其草取汁，煮砂、缩贺。

【发明】时珍曰：海金沙，小肠、膀胱血分药也。热在二经血分者宜之。

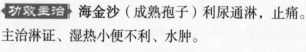

功效主治 海金沙（成熟孢子）利尿通淋，止痛。主治淋证、湿热小便不利、水肿。

海金沙藤（全草），利尿通淋，止痛，清热解毒。主治淋证、痈肿疮毒、疟腮、黄疸。

用法用量 海金沙，煎服，6~12克，宜布包煎。

海金沙藤，煎服，15~30克。外用适量。

现代运用 海金沙有抗菌、利胆、利尿、抗炎、镇痛等作用。常用于尿道结石、泌尿系统感染、肝炎、小便淋沥涩痛、胃痛等。

海金沙藤有抗菌、利胆、利尿、抗炎等作用。常用于肝炎、腮腺炎、尿道结石、泌尿系统感染等。

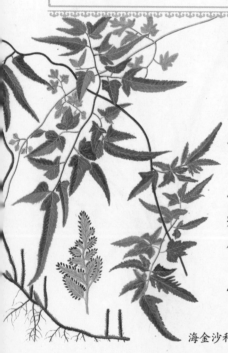

海金沙科植物海金沙 *Lygodium japonicum* (Thunb.) Sw.

识别特征

多年生攀缘草本。根茎细而匍匐，被细毛。茎细弱，呈干草色，有白色微毛。叶为1~2回羽状复叶，两面被细柔毛，小叶卵状披针形，边缘有锯齿或不规则分裂。孢子囊生于能育羽片的背面，孢子囊盖鳞片状，卵形，每盖下生一横卵形的孢子囊，环带侧生，聚集一处。生于向阳的林缘和山坡灌丛中。分布于广东、浙江等地。

【别名】地椒。

【集解】时珍曰：生水边，条叶甚多，生子如杨梅状。《庚辛玉册》云，地椒一名水杨梅，多生近道阴湿处，荒田野中亦有之。丛生，苗叶似菊，茎端开黄花，实类椒而不赤。实可结伏三黄、白矾，制丹砂、粉霜。

水杨梅

清热药·清热解毒药

药用部位：地上部分。

功效主治 清热利湿，消肿止痛。主治痢疾、感冒、关节痛、疝气痛、痈肿、骨折、跌打损伤、风火牙痛。

用法用量 煎服，15~30克。外用适量，捣烂敷。

现代运用 水杨梅有抗菌、增强巨噬细胞吞噬功能、抗癌、利尿等作用。常用于细菌性痢疾、肠炎、胃癌、滴虫阴道炎、老年头晕等。

茜草科植物细叶水团花 *Adina rubella* Hance

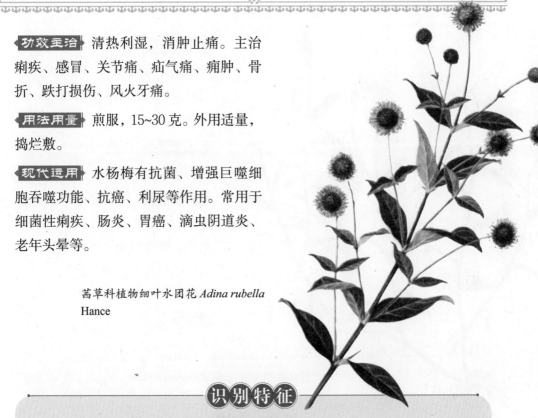

识别特征

　　落叶小灌木。小枝细长，红褐色，被柔毛；老枝无毛。叶互生；几无叶柄；托叶2，与叶对生，三角形；叶纸质；叶片卵状披针形，全缘，上面深绿色，下面淡绿色。头状花序球形，顶生或腋生，被柔毛；花萼筒短，5裂；花冠管状，紫红色或白色，5裂，裂片上部有黑色点。蒴果楔形，熟时带紫红色，集生成球状。种子多数，细小，长椭圆形，两端有翅。花期6~7月，果期9~10月。生于溪边、河边、沙滩等湿润地区。主产于广东、广西、福建、江苏、浙江、湖南、江西、陕西等地。

半边莲

清热药·清热解
毒药

药用部位：全草。

【别名】急解索。

【集解】时珍曰：半边莲，小草也。生阴湿塍堑边。就地细梗引蔓，节节而生细叶。秋开小花，淡红紫色，止有半边，如莲花状，故名。又呼急解索。

【主治】治寒齁气喘，及疟疾寒热，同雄黄各二钱，捣泥，碗内覆之，待色青，以饭丸梧子大。每服九丸，空心盐汤下。

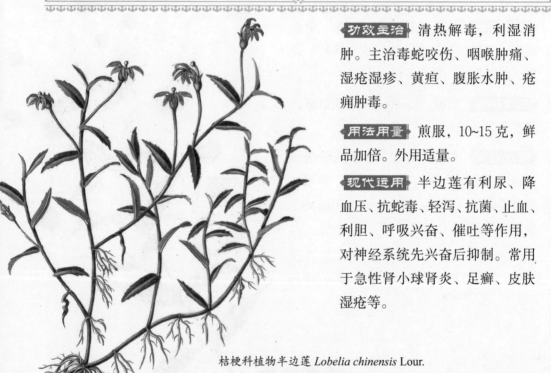

桔梗科植物半边莲 *Lobelia chinensis* Lour.

功效主治 清热解毒，利湿消肿。主治毒蛇咬伤、咽喉肿痛、湿疮湿疹、黄疸、腹胀水肿、疮痈肿毒。

用法用量 煎服，10~15克，鲜品加倍。外用适量。

现代运用 半边莲有利尿、降血压、抗蛇毒、轻泻、抗菌、止血、利胆、呼吸兴奋、催吐等作用，对神经系统先兴奋后抑制。常用于急性肾小球肾炎、足癣、皮肤湿疮等。

识别特征

多年生草本。茎匍匐，节上生根，分枝直立。叶互生，无柄，椭圆状披针形至条形，叶缘具疏锯齿，无毛。花单生于叶腋；花萼筒倒长锥状；花冠粉红色或白色。蒴果倒锥状。种子椭圆状，稍扁压，近肉色。花果期5~10月。生于潮湿的沟边或河滩湿地，或栽培。主产于江苏、安徽、浙江、江西、福建、台湾、湖北、湖南等地。

紫花地丁

清热药·清热解毒药

药用部位：全草。

《本草纲目》

【别名】箭头草、独行虎、羊角子、米布袋。

【集解】时珍曰：其叶似柳而微细，夏开紫花结角。平地生者起茎，沟堑边生者起蔓。《普济方》云，乡村篱落生者，夏秋开小白花，如铃儿倒垂，叶微似木香花之叶。此与紫花者相戾，恐别一种也。

【主治】一切痈疽发背，疔疮瘰疬，无名肿毒恶疮。

功效主治 清热解毒，消痈散结。主治疮痈肿毒、丹毒、乳痈、肠痈、毒蛇咬伤、目赤肿痛、咽喉肿痛。

用法用量 煎服，15~30克。外用适量。

现代运用 紫花地丁有抗菌、抗病毒、抗内毒素、解热、消炎、消肿等作用。常用于痢疾、黄疸型肝炎、咽喉炎、肺炎、霉菌性外阴炎、疖肿、腮腺炎等。

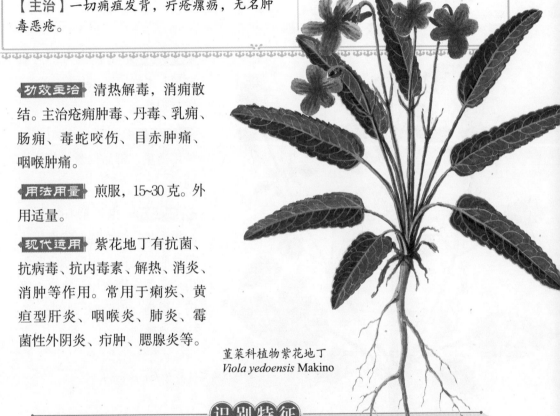

董菜科植物紫花地丁
Viola yedoensis Makino

识别特征

多年生草本，无地上茎。根状茎短，节密生。主根粗，有数条细根。叶多数，基生，莲座状；叶片下部通常较小，呈三角状卵形，边缘具浅圆齿，两面无毛或被细短毛，果期叶片增大。花两侧对称，具长梗；花瓣5，淡紫色或紫色，稀呈白色，喉部色淡并带紫色条纹；萼片5，卵状披针形。种子卵球形，淡黄色。花期3~4月，果期5~8月。生于山野草坡和田野等湿润处。分布于东北、华北、西北等地。

鬼针草

清热药·清热解
毒药

药用部位：全草。

【别名】刺针草、鬼钗草。

【集解】藏器曰：生池畔，方茎，叶有桠，子作钗脚，着人衣如针。北人谓之鬼针，南人谓之鬼钗。

【主治】蜘蛛、蛇咬，杵汁服，并敷。

功效主治 清热解毒，活血祛风。主治疟疾、痢疾、黄疸、跌打损伤。

用法用量 煎服，15~30克。外用适量，鲜品捣敷或煎水外洗。

现代运用 鬼针草有抑制血小板聚集、抗血栓、降血压、降血脂、抗菌、抗胃溃疡等作用。常用于高血压、疟疾、腹泻、胃痛、胃溃疡、肝炎、急性肾炎等。

菊科植物鬼针草 *Bidens pilosa* L.

识别特征

一年生草本。茎中部叶和下部叶对生，幼茎有短柔毛。叶呈2回羽状深裂，裂片再次羽状分裂，小裂片三角状，边缘具不规则细齿或钝齿，两面略有短毛；上部叶互生，羽状分裂。头状花序；总苞片条状椭圆形，顶端尖或钝，被细短毛；舌状花黄色，通常有1~3朵不发育；管状花黄色，发育，裂片5。瘦果条形，具3~4棱，有短毛，顶端冠毛芒状，3~4枚。花期8~9月，果期9~11月。生于路边、荒野或住宅旁。分布于全国大部分地区。

草部六

《本草纲目》

【别名】黄良、将军、火参、肤如。

【正误】颂曰：鼎州出一种羊蹄大黄，治疥瘙甚效。
时珍曰：苏说即老羊蹄根也。因其似大黄，故谓之羊
蹄大黄，实非一类。又一种酸模，乃山大黄也。状似
羊蹄而生山上，所谓土大黄或指此，非羊蹄也。

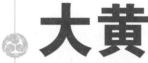

大黄

泻下药·攻下药

药用部位：根及根茎。

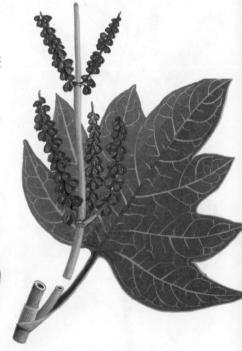

功效主治 泻下攻积，清热泻火，止血，解毒，
活血祛瘀，清泄湿热。主治积滞便秘、血热吐血、
衄血、咯血、目赤、咽喉肿痛、牙龈肿痛、热毒疮
疡、烧烫伤、瘀血诸证、黄疸、湿热痢疾。

用法用量 煎服，5~10克。汤剂宜后下。外用适量。

现代运用 大黄有泻下、广谱抗菌、保肝利胆、
降尿素氮、抗肿瘤、降血脂、改善肾功能、利尿、
止血、镇痛、抗炎、提高免疫力等作用。常用于食
积腹痛、急性肝炎、急性胆囊炎、胆绞痛、肾性蛋
白尿、念珠菌阴道炎、消化性溃疡、慢性前列腺炎、
高脂血症等。

蓼科植物掌叶大
黄 *Rheum palmatum* L.

识别特征

多年生高大草本。根茎粗壮。茎直立，中空。基生叶掌状、宽心形或近
圆形，有3~7深裂，每裂片常再羽状分裂，叶背有白色柔毛，叶柄肉质；茎
生叶较小，有短柄；托叶鞘筒状，密生短柔毛。花序大圆锥状，顶生；花紫
红色。瘦果3棱，边缘半透明，沿棱生翅，基部近心形，暗褐色。花期6~7月，
果期7~8月。生于山地林缘或草坡，野生或栽培。主产于青海、甘肃等地。

163

商陆

泻下药·峻下逐
水药

药用部位：根。

【别名】当陆、章柳、白昌、马尾、夜呼。

商陆苦寒，主沉降，性主下行，专于行水，与大戟、甘遂性质不同，而功用相同。

【集解】时珍曰：商陆昔人亦种之为蔬，取白根及紫色者擘破，作畦栽之，亦可种子。根苗茎并可洗蒸食，或用灰汁煮过亦良，服丹砂、乳石人食之尤利。其赤与黄色者有毒，不可食。

【发明】时珍曰：商陆苦寒，沉也，降也，阴也。其性下行，专于行水，与大戟、甘遂，盖异性而同功，胃气虚弱者不可用。

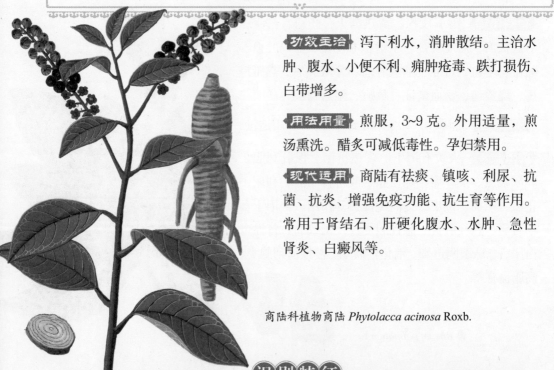

功效主治 泻下利水，消肿散结。主治水肿、腹水、小便不利、痈肿疮毒、跌打损伤、白带增多。

用法用量 煎服，3~9克。外用适量，煎汤熏洗。醋炙可减低毒性。孕妇禁用。

现代运用 商陆有祛痰、镇咳、利尿、抗菌、抗炎、增强免疫功能、抗生育等作用。常用于肾结石、肝硬化腹水、水肿、急性肾炎、白癜风等。

商陆科植物商陆 *Phytolacca acinosa* Roxb.

识别特征

多年生草本。根粗壮，肉质，圆锥形，外皮淡黄色，有横长皮孔，侧根多。茎多分枝，绿色或紫红色，具纵沟。单叶互生，具柄；叶片椭圆形，先端急尖，基部渐窄。总状花序顶生或侧生，直立，花初白色，后变淡红色。浆果扁球形，成熟时紫黑色。种子肾圆形，扁平，黑色。花期6~8月，果期8~10月。喜生于阴湿地区，林下及村边、宅旁等处。分布于全国大部分地区。

【别名】邛钜、下马仙。

【释名】时珍曰：其根辛苦，戟人咽喉，故名。

【集解】时珍曰：大戟生平泽甚多。直茎高二三尺，中空，折之有白浆。叶长狭如柳叶而不团，其梢叶密攒而上。杭州紫大戟为上，江南土大戟次之。北方绵大戟色白，其根皮柔韧如绵，甚峻利，能伤人。弱者服之，或至吐血，不可不知。

大戟
泻下药·峻下逐水药

药用部位：根。

功效主治 泻下逐饮，消肿散结。主治胸胁积液、腹水、湿热黄疸、癫痫惊狂、痈疽肿毒、痛风。

用法用量 煎服1.5~3克；或入丸、散剂，每次1克。

现代运用 大戟有泻下、利尿、杀虫、兴奋子宫、扩张毛细血管、对抗肾上腺素的升压作用等作用。常用于急慢性肾炎水肿、肝硬化腹水、晚期血吸虫病腹水等。

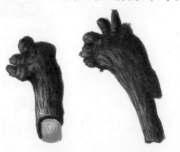

大戟科植物大戟 *Euphorbia pekinensis* Rupr.

识别特征

多年生草本，含白色乳汁。根粗壮，圆锥形，有侧根。茎被白色短柔毛。单叶互生，叶片下面稍被白粉。杯状聚伞花序顶生或腋生；基部有叶状苞片5，分枝处有圆形苞片2~4；腋生者伞梗单生；杯状总苞顶端4~5裂。蒴果三棱状球形。种子卵圆形，表面灰褐色。花期6~9月，果期7~10月。生于路旁、山坡、荒地及较阴湿的林下。广泛分布于全国（台湾、云南、西藏、新疆除外）。

泽漆

利水渗湿药·利水消肿药

药用部位：全草。

【别名】漆茎、猫儿眼睛草、绿叶绿花草、五凤草。

【集解】时珍曰：春生苗，一科分枝成丛，柔茎如马齿苋，绿叶如苜蓿叶，叶圆而黄绿，颇似猫睛，故名猫儿眼。

【发明】时珍曰：泽漆利水，功类大戟，故人见其茎有白汁，遂误以为大戟。然大戟根苗皆有毒泄人，而泽漆根硬不可用，苗亦无毒，可作菜食而利丈夫阴气，甚不相侔也。

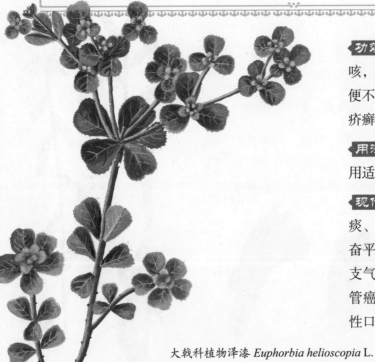

大戟科植物泽漆 *Euphorbia helioscopia* L.

功效主治 利水消肿，祛痰止咳，解毒散结。主治水肿、小便不利、痰饮咳喘、瘰疬痰核、疥癣。

用法用量 煎服，5~10克。外用适量。不宜多服久服。

现代运用 泽漆有抗菌、化痰、止咳、抗肿瘤、退热、兴奋平滑肌等作用。常用于慢性支气管炎、流行性腮腺炎、食管癌、复发性阿弗他啖（复发性口腔溃疡）等。

识别特征

一年生草本。根纤细，下部分枝。茎直立，单一或基部多分枝，光滑无毛。单叶互生，倒卵形或匙形，中部以上边缘有细锯齿。多歧聚伞花序顶生，伞梗5枝，每枝再分1~2回分枝；花序钟形。蒴果三棱状阔圆形，光滑，无毛。种子卵状，暗褐色，具明显的脊网。花果期4~10月。生于山沟、路旁、荒野和山坡。分布于全国大部分地区。

【别名】白泽、主田、鬼丑、陵泽、甘泽、重泽、苦泽。

【修治】时珍曰：今人多以面裹煨熟用，以去其毒。

【发明】时珍曰：甘遂能泄肾经湿气，治痰之本也。不可过服，但中病则止可也。张仲景治心下留饮，与甘草同用，取其相反而立功也。

甘遂

泻下药·峻下逐水药

药用部位：块根。

功效主治 泻下逐饮，消肿散结。主治水肿、臌胀、胸胁停饮、风痰癫痫、疮痈肿毒。

用法用量 炮制后用多入丸、散剂，每次0.5~1.5克。外用适量，生用。内服宜醋炙以降低毒性。

现代运用 甘遂有泻下、促进伤口愈合、抗癌、抗菌、降血糖、降血脂、抗炎、镇痛、抗溃疡、抗生育、抗白血病、强心、利尿、抗病毒等作用。常用于结核性胸膜炎、产后尿潴留、粘连性肠梗阻、百日咳、肝硬化腹水等。

大戟科植物甘遂 *Euphorbia kansui* T. N. Liou ex T. P. Wang

识别特征

多年生肉质草本，全草含乳汁。根细长而微弯曲，部分呈连珠状或棒状或长椭圆形，外皮棕褐色。茎直立，下部紫红色，上部淡绿色。单叶互生；叶片披针形或线状披针形，先端钝，基部阔楔形或近圆形，全缘，下部叶淡紫红色。花序成聚伞状排列，通常5~9枝簇生于茎端，稀腋生。蒴果球形；种子卵形，棕色。花期6~9月，果期8~10月。生于山沟荒地。分布于陕西、山西、河南、甘肃、河北等地。

千金子

泻下药·峻下逐水药

药用部位：成熟种子。

【别名】续随子、千两金、菩萨豆、拒冬、联步。

【释名】颂曰：叶中出茎，数数相续而生，故名。冬月始长，故又名拒冬。

【集解】时珍曰：茎中亦有白汁，可结水银。

【发明】时珍曰：续随与大戟、泽漆、甘遂茎叶相似，主疗亦相似，其功皆长于利水。惟在用之得法，亦皆要药也。

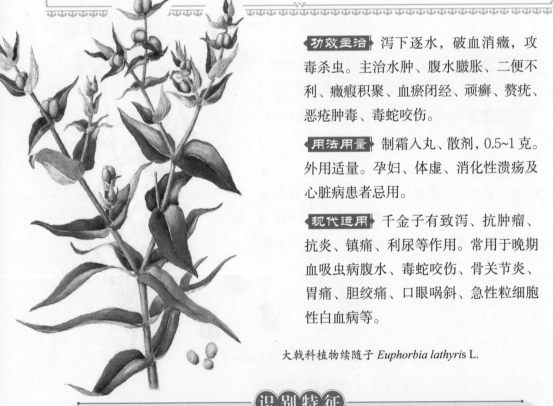

功效主治 泻下逐水，破血消癥，攻毒杀虫。主治水肿、腹水臌胀、二便不利、癥瘕积聚、血瘀闭经、顽癣、赘疣、恶疮肿毒、毒蛇咬伤。

用法用量 制霜入丸、散剂，0.5~1克。外用适量。孕妇、体虚、消化性溃疡及心脏病患者忌用。

现代运用 千金子有致泻、抗肿瘤、抗炎、镇痛、利尿等作用。常用于晚期血吸虫病腹水、毒蛇咬伤、骨关节炎、胃痛、胆绞痛、口眼㖞斜、急性粒细胞性白血病等。

大戟科植物续随子 *Euphorbia lathyris* L.

识别特征

二年生草本。根柱状，侧根多而细。茎直立，基部单一，略带紫红色，顶部2歧分枝，灰绿色。叶交互对生，茎下部密集，茎上部稀疏，线状披针形，基部半抱茎，全缘；无叶柄；总苞叶和茎叶均为2枚，卵状长三角形，全缘，无柄。花序单生，近钟状，5裂，裂片三角状长圆形，边缘浅波状；腺体4，新月形，两端具短角，暗褐色。蒴果三棱状球形。种子柱状至卵球状，褐色或灰褐色。花期4~7月，果期6~9月。生于田野、山坡等沙质地。原产欧洲，我国各地多有栽培或逸为野生。

天仙子

天仙子——平肝息风药·息风止痉药；莨菪根——攻毒杀虫止痒药

药用部位：成熟种子、根。

《本草纲目》

【别名】莨菪子、莨菪、横唐、行唐。

【释名】时珍曰：其子服之，令人狂狼放宕，故名。

【发明】时珍曰：莨菪之功，未见如所说，而其毒有甚焉。煮一二日而芽方生，其为物可知矣。莨菪、云实、防葵、赤商陆皆能令人狂惑见鬼，昔人未有发其义者。盖此类皆有毒，能使痰迷心窍，蔽其神明，以乱其视听故耳。

来源 茄科植物天仙子 *Hyoscyamus niger* L.。

功效主治 天仙子（成熟种子），定痫止痛。主治癫狂、风痫、风痹厥痛、喘咳、胃痛、久痢久泻、脱肛、牙痛、痈肿恶疮。

莨菪根（根），截疟，攻癣，杀虫。主治疟疾、疥癣。

用法用量 天仙子，煎汤，0.6~1.2克；散剂，0.06~0.6克。外用适量，研末调敷；或煎水洗；或烧烟熏。有大毒。

莨菪根，煎服，烧炭存性研末，0.3~0.6克。外用适量，捣敷。有大毒。

现代运用 天仙子有抗肿瘤、散瞳等作用。常用于癌症疼痛、疖肿、癫痫等。

莨菪根有双向调节中枢神经系统、镇痛、镇静、麻醉、扩瞳等作用。常用于突发癫狂、久咳不止、长期腹泻、牙痛等。

荨麻

平肝息风药·息风止痉药

药用部位：全草。

《本草纲目》

【别名】寻麻、蝎子草。

【集解】时珍曰：其茎有刺……叶似花桑，或青或紫，背紫者入药。上有毛芒可畏，触人如蜂虿螫蠚以人溺濯之即解。有花无实，冒冬不凋。接投水中，能毒鱼。

来源 荨麻科植物荨麻 *Urtica fissa* E. Pritz.。

功效主治 平肝定惊，祛风通络，消积通便，解毒。主治风湿痹痛、产后抽风、小儿惊风、消化不良、大便不通、荨麻疹、跌打损伤、虫蛇咬伤。

用法用量 煎服，5~10g。外用适量，捣汁擦、捣烂外敷或煎水洗。有毒。

现代运用 荨麻有抗炎、镇痛等作用。常用于高血压、荨麻疹、小儿癫痫、小儿脊髓灰质炎后遗症、毒蛇咬伤等。

常山

涌吐药

药用部位：根。

【别名】恒山、互草、鸡屎草、鸭屎草。

【发明】时珍曰：常山、蜀漆有劫痰截疟之功，须在发散表邪及提出阳分之后。用之得宜，神效立见；用失其法，真气必伤。夫疟有六经疟、五脏疟、痰湿食积瘴疫鬼邪诸疟，须分阴阳虚实，不可一概论也。常山、蜀漆生用则上行必吐，酒蒸炒熟用则气稍缓，少用亦不致吐也。得甘草则吐，得大黄则利，得乌梅、鲮鲤甲则入肝，得小麦、竹叶则入心，得秫米、麻黄则入肺，得龙骨、附子则入肾，得草果、槟榔则入脾。盖无痰不作疟，二物之功，亦在驱逐痰水而已。

功效主治 涌吐痰涎，截疟。主治胸中痰饮证、疟疾、寒热往来。

用法用量 煎服，5~9克。涌吐多生用，截疟多炒用。治疗疟疾宜在寒热发作前半天或2小时服用。孕妇慎用。

现代运用 常山有抗疟、催吐、降压、抗肿瘤、兴奋子宫、抗流感病毒、抗阿米巴原虫等作用。常用于疟疾、上呼吸道感染、期前收缩、酒精依赖、小儿低热等。

虎耳草科植物常山 *Dichroa febrifuga* Lour.

识别特征

　　落叶灌木。小枝绿色，常带紫色，几无毛。叶对生；叶形变化大，通常椭圆形、长圆形、倒卵状椭圆形，稀为披针形，边缘有密锯齿；中脉上面凹陷，侧脉弯拱向上。伞房花序圆锥形，顶生，有梗；花蓝色或青紫色；花萼倒圆锥状，萼齿4~7；花瓣4~7，近肉质，花时反卷。浆果蓝色，圆形。花期6~7月，果期8~10月。生于山坡、林地。分布于华中、华南、西南及陕西等地。

附子

温里药

药用部位：子根的加工品。

【别名】川乌子。

【释名】时珍曰：初种为乌头，象乌之头也。附乌头而生者为附子，如子附母也。乌头如芋魁，附子如芋子，盖一物也。别有草乌头、白附子，故俗呼此为黑附子、川乌头以别之。诸家不分乌头有川、草两种，皆混杂注解，今悉正义。

【发明】时珍曰：乌附毒药，非危病不用，而补药中少加引导，其功甚捷。有人才服钱匕，即发燥不堪，而……荆府都昌王，体瘦而冷，无他病。日以附子煎汤饮，兼嚼硫黄，如此数岁。

功效主治 回阳救逆，补火助阳，散寒止痛。主治亡阳证、气随血脱证、阳虚证之阳痿、遗精、滑精、腰膝酸软，风寒湿痹，寒性疮疡经久不愈。

用法用量 煎服，3~15克，先煎，久煎。

现代运用 附子有强心、抗心律失常、抗休克、抗炎、抗氧化、抗衰老、镇痛、抑制肉芽肿形成、增强免疫功能等作用。常用于昏迷、阳痿、遗精、不孕、胃腹冷痛、关节疼痛、充血性心力衰竭等。

毛茛科植物乌头 *Aconitum carmichaelii* Debx.

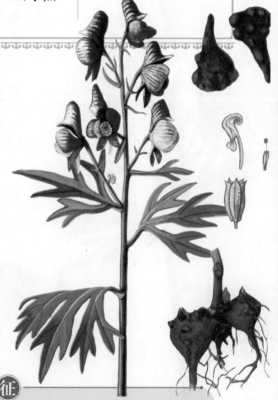

识别特征

多年生草本。块根通常2个连生，纺锤形至倒卵形，外皮黑褐色。茎直立或稍倾斜，下部光滑无毛，上部散生贴伏柔毛。叶互生，革质，有柄；叶片卵圆形，3裂几达基部，裂片边缘有粗齿或缺刻。总状圆锥花序，花蓝紫色；花瓣2。蓇葖果椭圆形。花期6~7月，果期7~8月。生于山地草坡或灌丛中。主产于四川、陕西等地。

川乌

祛风湿药·祛风寒湿药

药用部位：母根。

【别名】乌头、乌喙、草乌头、土附子、耿子、毒公、金鸦。

【集解】时珍曰：乌头有两种，出彰明者即附子之母，今人谓之川乌头是也。春末生子，故曰春采为乌头。冬则生子已成，故曰冬采为附子。

功效主治 祛风除湿，散寒止痛。主治风寒湿痹、心腹冷痛、寒疝疼痛、跌打损伤，亦用于麻醉止痛。

用法用量 一般炮制后使用。制川乌煎服，3~15克，先煎。外用适量。生品内服宜慎，孕妇禁用。不宜与半夏、瓜蒌、贝母、白薇、白及同用。

现代运用 川乌有镇静、镇痛、局部麻醉、抗炎、免疫抑制、抗癌、强心、降血压、扩张冠脉血管、平喘等作用。常用于表面麻醉、恶性肿瘤、坐骨神经痛、慢性支气管炎、肩周炎、糖尿病神经病变等。

毛茛科植物乌头 *Aconitum carmichaelii* Debx.

识别特征

多年生草本。块根通常2个连生，纺锤形至倒卵形，外皮黑褐色。茎直立或稍倾斜，下部光滑无毛，上部散生贴伏柔毛。叶互生，革质，有柄；叶片卵圆形，3裂几达基部，裂片边缘有粗齿或缺刻。总状圆锥花序，花蓝紫色；花瓣2。蓇葖果椭圆形。花期6~7月，果期7~8月。生于山地草坡或灌丛中。主产于四川、湖北、湖南、陕西等地。

【别名】禹白附、独角莲。

【集解】时珍曰：根正如草乌头之小者，长寸许，干者皱文有节。

【发明】时珍曰：白附子乃阳明经药，因与附子相似，故得此名，实非附子类也。

白附子

化痰止咳平喘药·温化寒痰药

药用部位：块茎。

功效主治 燥湿化痰，祛风止痉，解毒散结止痛。主治中风痰壅半身不遂、口眼㖞斜、面瘫、偏正头痛、喉痹咽痛、破伤风、瘰疬结核、毒蛇咬伤、粉刺、皮肤瘙痒。

用法用量 煎服，3~6克，一般炮制后用。外用，生品适量捣烂，敷膏或研末调敷患处。孕妇禁用，生品内服宜慎。

现代适用 白附子有镇咳、祛痰、镇静、抗惊厥、抗破伤风、抗炎、抗结核杆菌、抗肿瘤等作用。常用于偏头痛、坐骨神经痛、面瘫、破伤风、肺结核、毒蛇咬伤、乳腺癌等。

天南星科植物独角莲 *Typhonium giganteum* Engl.

识别特征

多年生草本。地下块茎似芋艿状，外被暗褐色小鳞片。叶柄肥大肉质，下部常带淡粉红色或紫色条斑；叶片三角状卵形、戟状箭形或卵状宽椭圆形，初发时向内卷曲如角状，后即展开，先端渐尖。花茎自块茎抽出，绿色间有紫红色斑块；佛焰苞紫红色，下部筒状，檐部卵形；肉穗花序位于佛焰苞内；附属器圆柱形，直立，紫色，不伸出佛焰苞外。浆果熟时红色。花期6~8月，果期7~10月。生于荒地、山坡、水沟旁。主产于河南、陕西、四川、湖北、甘肃、山西等地，以河南产量最大，品质亦佳。

天南星

化痰止咳平喘药·温
化寒痰药

药用部位：块茎。

《本草纲目》

【别名】虎膏、鬼蒟蒻、虎掌。

【释名】时珍曰：虎掌因叶形似之，非根也。南星因根圆白，形如老人星状，故名南星。

【发明】时珍曰：虎掌、天南星，乃手足太阴脾肺之药。味辛而麻，故能治风散血；气温而燥，故能胜湿除涎；性紧而毒，故能攻积拔肿而治口喎舌糜。杨士瀛直指方云：诸风口噤，宜用南星，更以人参、石菖蒲佐之。

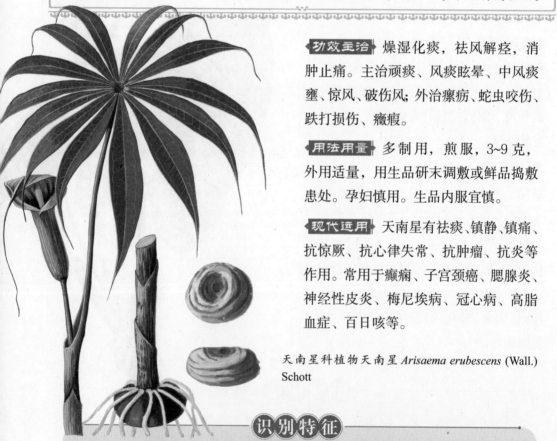

功效主治 燥湿化痰，祛风解痉，消肿止痛。主治顽痰、风痰眩晕、中风痰壅、惊风、破伤风；外治瘰疬、蛇虫咬伤、跌打损伤、癥瘕。

用法用量 多制用，煎服，3~9克，外用适量，用生品研末调敷或鲜品捣敷患处。孕妇慎用。生品内服宜慎。

现代运用 天南星有祛痰、镇静、镇痛、抗惊厥、抗心律失常、抗肿瘤、抗炎等作用。常用于癫痫、子宫颈癌、腮腺炎、神经性皮炎、梅尼埃病、冠心病、高脂血症、百日咳等。

天南星科植物天南星 *Arisaema erubescens* (Wall.) Schott

识别特征

多年生草本。块茎扁球形。叶单一，辐射状全裂，裂片7~23片，集于叶柄顶端成伞状，裂片披针形至长披针形，先端细丝状。花单性异株，总花梗短于叶柄；佛焰苞绿色或上部紫色，有或无白色条纹，直立或稍弯曲，先端细丝状；肉穗花序下部2~3厘米部分有花；附属体近棒状。果序下垂，浆果鲜红色。花期5~6月，果期8月。生于阴坡较阴湿的树林下。主产于河南、河北、四川等地。

【别名】守田、水玉、地文、和姑。

【释名】时珍曰：《礼记·月令》五月半夏生。盖当夏之半也，故名。守田会意，水玉因形。

【发明】时珍曰：脾无留湿不生痰，故脾为生痰之源，肺为贮痰之器。半夏能主痰饮及腹胀者，为其体滑而味辛性温也。涎滑能润，辛温能散亦能润，故行湿而通大便，利窍而泄小便。所谓辛走气，能化液，辛以润之是矣。

半夏

化痰止咳平喘
药·温化寒痰药

药用部位：块茎。

功效主治 燥湿化痰，降逆止呕，消痞散结，消肿止痛。主治寒痰、湿痰咳嗽痰多、痰饮眩悸、呕吐反胃、胸脘痞闷、梅核气；外用治瘰疬、痈疽、带状疱疹、毒蛇咬伤、宫颈糜烂。

用法用量 煎服，3~9克。反乌头。外用生品适量，磨汁涂或研末调敷患处。

现代运用 半夏有镇咳、祛痰、镇吐、催吐、镇痛、催眠、抗惊厥、抗溃疡、抗硅沉着病、抗早孕、抗心律失常、抗肿瘤等作用。常用于冠心病、病毒性心肌炎、百日咳、呕吐、胃及十二指肠溃疡等。

天南星科植物半夏 *Pinellia ternata* (Thunb.) Breit.

识别特征

多年生草本。块茎球形或扁球形，黄白色，有多数须根。叶基生，第一年为单叶，心状箭形至椭圆状箭形；第二年后为3出复叶，小叶卵圆形或披针形，有短柄，侧脉于近叶缘处联合；近基部内侧有珠芽。佛焰苞下部筒状；肉穗花序，下部雌花贴生于佛焰苞。浆果卵形。花期5~7月，果期8~9月。生于山坡、溪边阴湿的草丛中或林下。分布于全国大部分地区，主产于四川、湖北、江苏、安徽等地。

重楼

清热药·清热解
毒药

药用部位：根茎。

【别名】蚤休、螫休、七叶一枝花、重台。

【释名】时珍曰：虫蛇之毒，得此治后即休，故有蚤休、螫休诸名。

【发明】恭曰：摩醋，传痈肿蛇毒，甚有效。时珍曰：足厥阴经药也。凡本经惊痫、疟疾、瘰疬、痈肿者宜之。而道家有服食法，不知果有益否也？

功效主治 清热解毒，消肿止痛，息风定惊。主治痈肿疔疮、咽喉肿痛、毒蛇咬伤、惊风抽搐、跌打损伤、瘰疬痰核、疟腮、喉痹。

用法用量 煎服，3~9克。外用适量，研末调敷。

现代运用 重楼有广谱抗菌、抗病毒、抗蛇毒、镇静、镇痛、镇咳、平喘、止血、抗肿瘤、调节免疫等作用。常用于咽喉肿痛、慢性支气管炎、流行性腮腺炎、流行性乙型脑炎、乳腺炎等。

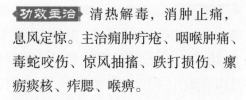

百合科植物七叶一枝花 *Paris polyphylla* Smith var. *chinensis* (Franch.) Hara

识别特征

多年生直立草本，全体光滑无毛。根茎黄褐色，肥厚，横走，表面粗糙，具节及鳞片状叶，具众多须根。茎单一，光滑无毛，基部紫红色，膜质叶鞘抱茎。叶轮生于茎顶，通常7片；叶片长椭圆形，基出3出脉。花柄出自轮生叶中央，通常比叶长，顶生一花；花两性。蒴果球形，熟时黄褐色，3~6瓣裂，内含多数鲜红卵形种子。花期4~7月，果期8~11月。生于山区山坡、林下或溪边湿地。产于江苏、浙江、江西、福建、台湾等地。

【别名】乌扇、乌吹、乌蒲、野萱花、草姜、黄远。

【释名】颂曰：射干之形，茎梗疏长，正如射人长竿之状，得名由此尔。

【发明】时珍曰：射干能降火，故古方治喉痹咽痛为要药。孙真人《千金方》，治喉痹有乌翣膏。张仲景《金匮玉函方》，治咳而上气，喉中作水鸡声，有射干麻黄汤。又治疟母鳖甲煎丸，亦用乌扇烧过。皆取其降厥阴相火也。火降则血散肿消，而痰结自解，癥瘕自除矣。

射干

清热药·清热解毒药

药用部位：根茎。

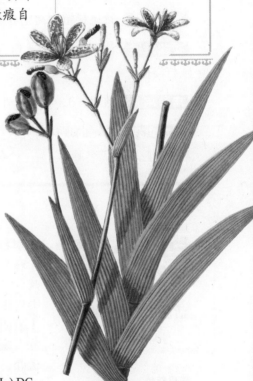

功效主治 清热解毒，利咽祛痰。主治咽喉肿痛、疮痈肿毒、瘰疬、咳嗽痰多难咳、血瘀经闭、跌打损伤。

用法用量 煎服，3~10克。有毒。

现代运用 射干有抗真菌、抗病毒、抗炎、解热、止痛、利尿等作用。常用于稻田性皮炎、咽痛喑哑、气管炎、咽炎、上呼吸道感染等。

鸢尾科植物射干 *Belamcanda chinensis* (L.) DC.

识别特征

多年生草本。根茎粗壮，横生，鲜黄色，呈不规则的结节状，着生多数细长的须根。茎直立，实心，下部生叶。叶互生；叶片扁平，宽剑形，互相嵌叠，排成2列，基部抱茎，全缘，叶脉数条，平行。聚伞花序伞房状顶生，2歧分枝，枝端着生数花，花梗及分枝基部均有膜质苞片，苞片披针形；花被橘黄色，有暗红色斑点。蒴果倒卵形，具3纵棱。种子多数，近球形，黑紫色，有光泽。花期6~8月，果期7~9月。生于山坡、路边草丛或沟谷中。分布于全国各地。

鸢尾

活血化瘀药·破血消癥药

药用部位：根茎。

【别名】乌园、鸢头。

【释名】时珍曰：并以形命名。乌园当作乌鸢。

【集解】恭曰：叶似射干而阔短，不抽长茎，花紫碧色。根似高良姜，皮黄肉白，嚼之戟人咽喉，与射干全别。射干花红，抽长茎，根黄有白。

来　源 鸢尾科植物鸢尾 *Iris tectorum* Maxim.。

功效主治 消积破瘀，行水解毒。主治食滞胀满、癥瘕积聚、臌胀、肿毒、痔瘘、跌打损伤。

用法用量 煎服，0.3~1克。外用适量，捣敷。有毒，体虚者慎服。

现代运用 鸢尾的现代研究较少，有报道称其有抗炎、促进唾液分泌等作用。常用于眩晕及无名肿毒。

急性子

活血化瘀药·破血消癥药

药用部位：成熟种子。

【别名】金凤花、凤仙子、小桃红、染指甲草。

【释名】时珍曰：其花头翘尾足，俱翘翘然如凤状，故以名之。女人采其花及叶包染指甲，其实状如小桃，老则进裂，故有指甲、急性。

【发明】时珍曰：凤仙子其性急速，故能透骨软坚。庖人烹鱼肉硬者，投数粒即易软烂，是其验也。缘其透骨，最能损齿，与玉簪根同，凡服者不可着齿也。多用戟人咽。

来　源 凤仙花科植物凤仙花 *Impatiens balsamina* L.。

功效主治 行瘀降气，软坚散结。主治闭经、痛经、产难、产后胞衣不下、噎膈、痞块、骨鲠咽喉、龋齿、疮疡肿毒。

用法用量 煎服，3~4.5克。外用适量。

现代运用 急性子有兴奋子宫、抗菌、抗生育、抑制血栓形成、改变血液流变性等作用。常用于急性乳腺炎、难产、早孕、附睾睾丸炎、骨质增生等。

【别名】曼陀罗花、风茄儿、山茄子。

【释名】时珍曰：《法华经》言佛说法时，天雨曼陀罗花。又道家北斗有陀罗星使者，手执此花。故后人因以名花。

【发明】时珍曰：相传此花笑采酿酒饮，令人笑；舞采酿酒饮，令人舞。予尝试之，饮须半酣，更令一人或笑或舞引之，乃验也。八月采此花，七月采火麻子花，阴干，等分为末。热酒调服三钱，少顷昏昏如醉。割疮灸火，宜先服此，则不觉苦也。

洋金花

化痰止咳平喘
药·止咳平喘药

药用部位：花。

功效主治 止咳平喘，止痛止痉。主治哮喘咳嗽、胸腹疼痛、风湿痹痛、跌打损伤、癫痫、小儿慢惊风、痉挛抽搐。

用法用量 入丸、散剂吞服，每次0.3~0.6克。作卷烟分次燃吸，每日不超过1.5克。外用适量，煎汤洗或研末外敷。

现代运用 洋金花有麻醉、镇痛、松弛平滑肌、解痉、抗休克、调节眼麻痹、抑制腺体分泌、散瞳、抗心律失常、强心等作用。常用于哮喘、呼吸衰竭、银屑病、心绞痛、外科麻醉和骨质增生等。

茄科植物白花曼陀罗 *Datura metel* L.

识别特征

　　一年生粗壮草本，有时呈半灌木状，全株近无毛。茎基部木质，上部叉状分枝。叶互生，上部叶近对生；叶片卵形至广卵形，全缘或有波状齿。花单生；花萼筒状，稍有棱纹，先端5裂；花冠白色，漏斗状；冠筒淡绿色，有5棱，先端5裂。蒴果扁球形，表面疏生短刺，熟时瓣裂，宿存萼筒基部呈浅盘状。花期3~11月，果期4~11月。生于山坡草地或住宅附近。主产于江苏、福建、广东等地。

闹羊花

祛风湿药·祛风
寒湿药

药用部位：根。

《本草纲目》

【别名】羊踯躅、黄踯躅、羊不食草、惊羊花。

【释名】弘景曰：羊食其叶，踯躅而死，故名。闹当
作恼。恼，乱也。

【发明】时珍曰：此物有大毒，曾有人以其根入酒饮，
遂至于毙也。和剂局方治中风瘫痪伏虎丹中亦用之，
不多服耳。

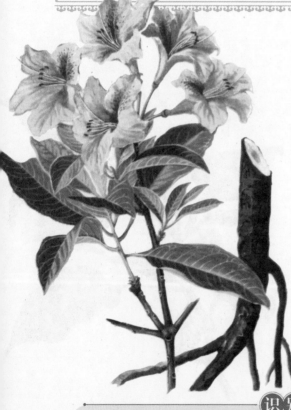

功效主治 祛风除湿，止咳平喘，镇痛，
杀虫。主治风湿痹痛、跌打损伤、皮肤
顽癣、疥疮。

用法用量 研末，0.3~0.6 克；煎服，
0.3~0.6 克；或入丸、散剂；或浸酒。
外用适量，鲜品捣烂敷或研末敷。有大
毒。

现代运用 闹羊花有降血压、镇痛、
兴奋平滑肌、催吐、麻痹神经中枢、麻
醉、杀虫等作用。常用于休克、手术麻
醉、风湿性关节炎、龋齿疼痛等。

杜鹃花科植物羊踯躅 *Rhododendron molle* (Blume)
G. Don

识别特征

　　落叶灌木。分枝稀疏，枝条直立，幼时密被灰白色柔毛及疏刚毛。叶纸质，
长圆状披针形，边缘具睫毛。总状伞形花序，顶生，花多达 13 朵，先花后叶
或与叶同时开放；花萼圆齿状；花冠阔漏斗形，黄色或金黄色，内有深红
色斑点。蒴果圆锥状长圆形，具 5 条纵肋，被微柔毛和疏刚毛。花期 3~5 月，
果期 7~8 月。生于山坡草地或丘陵地带的灌丛或山脊杂木林下。分布于江苏、
安徽、浙江、江西、福建、四川、贵州和云南等地。

【别名】杜芫、赤芫、去水、毒鱼、头痛花、儿草、败华。

【释名】时珍曰：去水言其功，毒鱼言其性，大戟言其似也。俗人因其气恶，呼为头痛花。《山海经》云，首山其草多芫，是也。

【发明】时珍曰：张仲景治伤寒太阳证，表不解，心下有水气，干呕发热而咳，或喘或利者，小青龙汤主之。若表已解，有时头痛出汗，不恶寒，心下有水气，干呕，痛引两胁，或喘或咳者，十枣汤主之。

芫花

泻下药·峻下逐水药

药用部位： 花蕾。

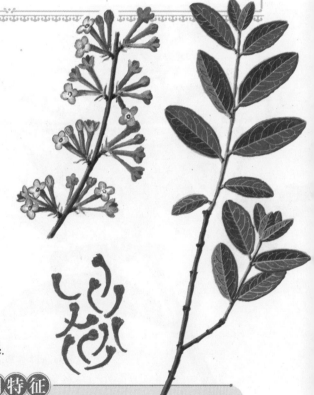

功效主治 泻水逐饮，祛痰止咳，杀虫疗疮。主治胸胁停饮、水肿、身面浮肿、腹水、寒痰咳喘、白秃、头疮、顽癣、痈肿。

用法用量 煎服，1.5~3克；或入丸、散剂，每次0.6克。外用生品适量。有毒。

现代运用 芫花有镇痛、抗生育、镇咳、祛痰、刺激肠黏膜、抑菌、利尿、抗真菌、收缩子宫等作用。常用于引产、慢性气管炎、肝炎、头癣、冻疮等。

瑞香科植物芫花 *Daphne genkwa* Sieb. et Zucc.

识别特征

落叶灌木。根多分枝；树皮褐色，无毛。小枝圆柱形，细瘦，幼枝密被淡黄色丝状柔毛。叶对生，稀互生，纸质，卵状披针形至椭圆状长圆形，全缘，上面绿色，下面淡绿色。花两性，紫色或淡紫蓝色，常3~6朵簇生于叶腋或侧生；花萼筒细瘦，筒状，裂片4，卵形或长圆形。核果革质，白色，椭圆形。种子1颗，黑色。花期3~5月，果期6~7月。生于山坡、路旁，或栽培。主产于长江流域及河南、陕西等地。

醉鱼草

祛风湿药·祛风
寒湿药

药用部位：茎叶。

【别名】闹鱼花、鱼尾草、樇木。

【集解】时珍曰：醉鱼草南方处处有之……根状如枸杞。茎似黄荆，有微棱，外有薄黄皮。枝易繁衍。叶似水杨，对节而生，经冬不凋。七八月开花成穗，红紫色，俨如芜花一样。结细子。渔人采花及叶以毒鱼，尽围围而死，呼为醉鱼儿草。池沼边不可种之。此花色状气味并如芜花，毒鱼亦同，但花开不同时为异尔。

功效主治 祛风活血，杀虫攻毒，止咳化痰。主治疟疾、蛔虫病、钩虫病、阴疽疔毒、跌打损伤、疳腮、瘰疬。

用法用量 煎服，3~9克。外用适量，捣烂敷。

现代运用 醉鱼草有杀虫、祛痰、致呕吐、抑制呼吸等作用。常用于风湿性关节炎、支气管炎、咳嗽、哮喘等。

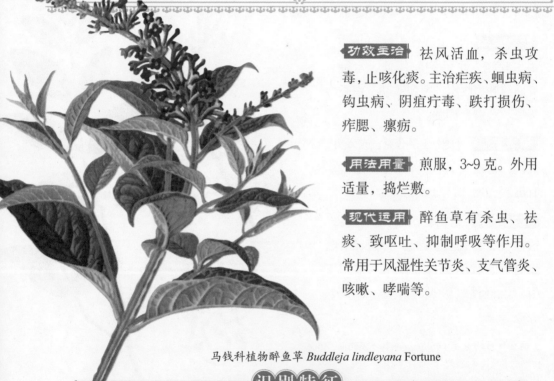

马钱科植物醉鱼草 *Buddleja lindleyana* Fortune

识别特征

　　落叶灌木。树皮茶褐色。小枝四棱，稍有翅，棱的两面被短白茸毛，老则脱落。叶对生，卵圆形至矩状披针形，纸质，全缘或有小齿；幼嫩时叶面间有茸毛，下面密被绵毛，老时两面均无毛。总状花序顶生；总苞1片，披针形，有茸毛；萼钟状，4或5浅裂；花冠紫色，4裂，裂片卵圆形。蒴果，2瓣裂，椭圆形。种子细小，略为纺锤状。花期4~7月，果期10~11月。生于山坡灌木丛。分布于长江流域及其以南地区。

石龙芮

清热药·清热解毒药

药用部位：全草。

【别名】地椹、天豆、石能、鲁果能、水堇、苦堇、堇葵、胡椒菜、彭根。

【集解】宗奭曰：石龙芮有两种。水中生者叶光而末圆，陆地生者叶毛而末锐。入药须水生者。时珍曰：寇宗奭所言陆生者，乃是毛堇，有大毒，不可食。水堇……四五月开细黄花，结小实，大如豆，状如初生桑椹，青绿色。搓散则子甚细，如葶苈子，即石龙芮也。

【发明】时珍曰：石龙芮乃平补之药，古方多用之。其功与枸杞、覆盆子相埒，而世人不知用，何哉？

功效主治 清热解毒，消肿散结，止痛截疟。主治痈肿疔毒、毒蛇咬伤、瘰疬痰核、风湿关节肿痛、牙痛。

用法用量 煎服，9~15克。外用适量，鲜品捣烂敷。有毒。

现代运用 石龙芮有刺激皮肤、抗5-羟色胺等作用。常用于肝炎、疟疾、下肢溃烂、淋巴结结核等。

毛茛科植物石龙芮 Ranunculus sceleratus L.

识别特征

一年生草本。须根簇生。茎直立，上部多分枝，具多数节，下部节上有时生根，几无毛。基生叶多数，叶片肾状圆形，3深裂不达基部，裂片倒卵状楔形，不等地2~3裂，有粗圆齿，具长叶柄；茎生叶多数，下部叶与基生叶相似；上部叶较小，3全裂，裂片披针形，全缘，基部扩大成膜质宽鞘抱茎。聚伞花序顶生多数花；萼片椭圆形；花瓣5，倒卵形。聚合果长圆形。花果期5~8月。生于河沟边及平原湿地。分布于全国各地。

毛茛

祛风湿药·祛风
寒湿药

药用部位：全草。

【别名】毛建草、水茛、毛堇、天灸、猴蒜。

【释名】时珍曰：茛乃草乌头之苗，此草形状及毒皆似之，故名。肘后方谓之水茛。又名毛建，亦茛字音讹也。俗名毛堇，似水堇而有毛也。山人截疟，采叶按贴寸口，一夜作泡如火燎，故呼为天灸、自灸。

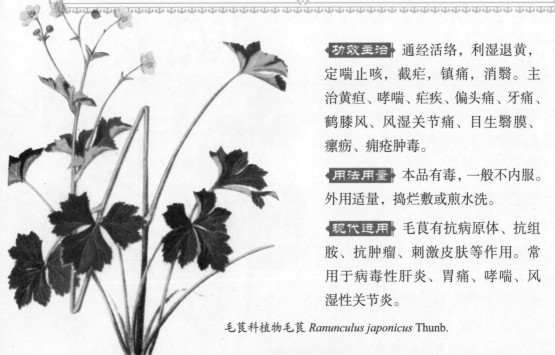

功效主治 通经活络，利湿退黄，定喘止咳，截疟，镇痛，消翳。主治黄疸、哮喘、疟疾、偏头痛、牙痛、鹤膝风、风湿关节痛、目生翳膜、瘰疬、痈疮肿毒。

用法用量 本品有毒，一般不内服。外用适量，捣烂敷或煎水洗。

现代运用 毛茛有抗病原体、抗组胺、抗肿瘤、刺激皮肤等作用。常用于病毒性肝炎、胃痛、哮喘、风湿性关节炎。

毛茛科植物毛茛 *Ranunculus japonicus* Thunb.

识别特征

多年生草本。须根多数簇生。茎直立，中空，有槽，具分枝。基生叶多数，具长叶柄，被开展柔毛；叶片圆心形或五角形，通常3深裂不达基部；下部叶与基生叶相似，渐向上叶柄变短，叶片较小，3深裂，裂片披针形；最上部叶线形，全缘，无柄。聚伞花序数朵，顶生；萼片椭圆形；花瓣5，倒卵状圆形；花托短小，无毛。聚合果近球形。花果期4~9月。生于田沟旁、林缘路边湿草地。分布于全国各地。

【别名】观音莲、羞天草、天荷、隔河仙。

【集解】时珍曰：大叶如芋叶而有干，夏秋间，抽茎开花，如一瓣莲花，碧色。花中有蕊，长作穗，如观音像在圆光之状。故俗呼为观音莲。

海芋

清热药·清热解毒药

药用部位：根茎。

功效主治 消肿，拔毒，杀虫。主治疮痈、疔疮、对口疮、斑秃、小儿头秃、毒蛇咬伤、铁钉刺伤。

用法用量 本品有毒，一般不内服。外用适量，捣烂敷。

现代运用 海芋有解热、抗炎、镇痛、抗癌等作用。常用于鼻咽癌喉部放射性黏膜炎、高热、流行性感冒、肺结核等。

天南星科植物海芋 *Alocasia macrorrhiza* (L.) Schott

识别特征

多年生大型草本。茎粗壮，基部有不定芽条。叶互生，多数，叶柄绿色或污紫色，螺状排列，粗厚，抱茎；叶片亚革质，草绿色，箭状卵形，边缘波状，侧脉9~12对，粗而明显，绿色。花雌雄同株；花序柄粗壮；佛焰苞粉绿色。浆果红色。种子1~2颗。花期春季至秋季。常成片生长于热带雨林林缘或河谷野芭蕉林下。主产于江西、福建、台湾、湖南、广东、广西、四川、贵州、云南等地。

钩吻

祛风湿药·祛风
寒湿药

药用部位： 全株。

【别名】野葛、毒根、胡蔓草、断肠草、黄藤、火把花。

【释名】时珍曰：此草虽名野葛，非葛根之野者也。或作冶葛。王充论衡云：冶，地名也，在东南。其说甚通。广人谓之胡蔓草，亦曰断肠草。入人畜腹内，即粘肠上，半日则黑烂，又名烂肠草。滇人谓之火把花，因其花红而性热如火也。岳州谓之黄藤。

【发明】时珍曰：葛洪《肘后方》云，凡中野葛毒口不可开者。取大竹筒洞节，以头拄其两胁及脐中。灌冷水入筒中，数易水。须臾口开，乃可下药解之。惟多饮甘草汁、人屎汁。白鸭或白鹅断头沥血，入口中。或羊血灌之。《岭南卫生方》云，即时取鸡卵抱未成雏者，研烂和麻油灌之。吐出毒物乃生，稍迟即死也。

功效主治 祛风，攻毒散结，消肿止痛。主治疥癣、湿疹、瘰疬、痈肿疔疮、跌打损伤、风湿痹痛。

用法用量 外用适量，捣敷；或研末调敷；或煎水洗。有大毒，一般不内服。

现代运用 钩吻有镇痛、镇静、免疫抑制、抗血小板聚集、散瞳、抗癌、抑制心脏等作用。常用于风湿性关节炎、皮肤湿疹、闭合性骨折、肝癌、胃癌等。

马钱科植物钩吻 *Gelsemium elegans* (Gardn. et Champ.) Benth.

识别特征

　　常绿木质藤本。小枝圆柱形，幼时具纵棱。叶片膜质，卵形；侧脉每边5~7条，上面扁平，下面凸起；具叶柄。聚伞花序多顶生，3歧分枝，苞片2，短三角形；萼片5，分离；花小，黄色，花冠漏斗形，先端5裂，内有淡红色斑点，裂片卵形。蒴果卵形椭圆形，未开裂时具有2条明显纵槽，熟时黑色，果皮薄，革质，种子多数。花期5~11月，果期7月至次年3月。生于向阳山坡、路边草丛或灌丛中。分布于浙江、江西、福建、台湾、湖南、广东等地。

《本草纲目》

【别名】菟缕、菟芦、菟丘、赤网、金线草、火焰草。

【释名】时珍曰：《毛诗》注女萝即菟丝。《吴普本草》菟丝一名松萝。陆佃言在木为女萝，在草为菟丝，二物殊别，皆由《尔雅》释诗误以为一物故也。

【发明】颂曰：《抱朴子》仙方单服法，取实一斗，酒一斗浸，曝干再浸又曝，令酒尽乃止，捣筛。每酒服二钱，日二服。此药治腰膝去风，兼能明目。久服令人光泽，老变为少。十日外，饮啖如汤沃雪也。

菟丝子

补虚药·补阳药

药用部位：成熟种子。

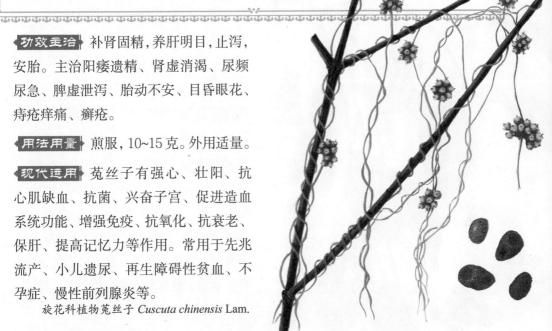

旋花科植物菟丝子 *Cuscuta chinensis* Lam.

功效主治 补肾固精，养肝明目，止泻，安胎。主治阳痿遗精、肾虚消渴、尿频尿急、脾虚泄泻、胎动不安、目昏眼花、痔疮痒痛、癣疮。

用法用量 煎服，10~15克。外用适量。

现代运用 菟丝子有强心、壮阳、抗心肌缺血、抗菌、兴奋子宫、促进造血系统功能、增强免疫、抗氧化、抗衰老、保肝、提高记忆力等作用。常用于先兆流产、小儿遗尿、再生障碍性贫血、不孕症、慢性前列腺炎等。

识别特征

一年生寄生草本。茎细柔呈线状，左旋缠绕，多分枝，黄色，随处生吸器，侵入寄主组织内。无绿色叶，而有三角状卵形的鳞片叶。花白色，簇生；小花梗阙如或极短；苞片及小苞片鳞状，卵圆形。花冠短钟形。蒴果扁球形，褐色，有宿存花柱。种子2~4粒，卵圆形，黄褐色。花期7~9月，果期8~10月。生于田边、荒地及灌木丛间，寄生于草本植物，尤以豆科、菊科、藜科为多。主产于辽宁、吉林、河北、河南、山西等地。

五味子

收涩药·敛肺涩
肠药

药用部位：成熟果实。

【别名】荎蕏、玄及、会及。

【释名】恭曰：五味，皮肉甘、酸，核中辛、苦，都有咸味，此则五味具也。本经但云味酸，当以木为五行之先也。

【集解】慎微曰：《抱朴子》云，五味者，五行之精，其子有五味。淮南公羡门子服之十六年，面色如玉女，入水不沾，入火不灼。

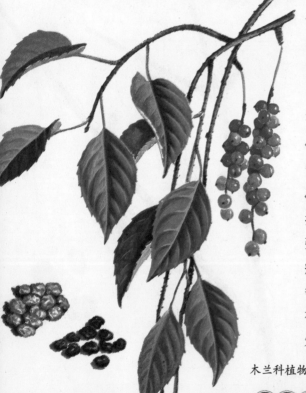

功效主治 敛肺滋肾，生津敛汗，涩精止泻，宁心安神。主治久咳虚喘、气阴不足、津伤口渴、消渴、遗精、久泻、心悸、失眠、自汗、盗汗、疮疡溃烂、病后虚劳。

用法用量 煎服，2~6克；或研末服，每次1~3克。

现代运用 五味子有镇静、抗惊厥、抗疲劳、抗衰老、祛痰、止咳、平喘、强心、保肝、降低转氨酶、抗溃疡、抗病原微生物、兴奋呼吸中枢、兴奋子宫等作用。常用于哮喘、肝炎、遗精早泄、神经衰弱、糖尿病、萎缩性胃炎、便秘、失眠健忘等。

木兰科植物五味子 *Schisandra chinensis* (Turcz.) Baill.

识别特征

落叶木质藤本。茎皮灰褐色，皮孔明显，小枝褐色，稍具棱角。叶互生，叶薄而带膜质；卵形，边缘有小牙齿，上面绿色，下面淡黄色，有芳香。花单性，雌雄异株；雄花具长梗；雌蕊螺旋状排列在花托上，受粉后花托逐渐延长成穗状。浆果球形，成熟时呈深红色，内含种子1~2枚。花期5~7月，果期8~9月。生于林中或林缘。主产于辽宁、吉林、黑龙江、河北等地。

《本草纲目》

南五味子

收涩药·敛肺涩肠药

【别名】荎蕏、玄及、会及。

【集解】机曰：五味治喘嗽，须分南北。生津止渴，润肺补肾，劳嗽，宜用北者；风寒在肺，宜用南者。

药用部位：成熟果实。

功效主治 收敛固涩，益气生津，宁心安神。主治咳嗽虚喘、梦遗滑精、尿频遗尿、久泻不止、自汗盗汗、津伤口渴、心悸失眠。

用法用量 煎服，3~6克；或研末服，1~3克。

现代运用 南五味子有镇静、抗惊厥、抗疲劳、抗衰老、止咳、祛痰、平喘、强心、保肝、降低转氨酶、抗溃疡、抗病原微生物、兴奋呼吸中枢、兴奋子宫等作用。常用于哮喘、肝炎、遗精早泄、神经衰弱、失眠健忘等。

木兰科植物华中五味子 *Schisandra sphenanthera* Rehd. et Wils.

识别特征

落叶藤本。老枝灰褐色，皮孔明显，小枝紫红色。叶互生，纸质；叶柄带红色；叶片倒卵形，通常最宽处在叶的中部以上，边缘有疏生波状细齿。花单性，雌雄异株；花橙黄色，单生或1~3朵簇生于叶腋；花梗细，花被5~8，排成2~3轮。小浆果球形，成熟后鲜红色。种子2枚，肾形，种皮在脊背上有少数瘤状点。花期4~6月，果期8~9月。生于密林中或溪沟边。主产于江苏、浙江、安徽、江西、福建、云南等地。

蓬蘽

祛风湿药·祛风
湿热药

药用部位：全株。

【别名】覆盆、阴蘽、寒莓。

【释名】时珍曰：蓬蘽与覆盆同类，故《本经》谓一名覆盆。此种生于丘陵之间，藤叶繁衍，蓬蓬累累，异于覆盆，故曰蓬蘽、陵蘽。

【主治】安五脏，益精气，长阴令坚，强志倍力，有子。久服轻身不老。

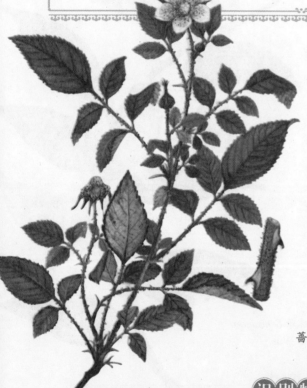

功效主治 清热止血，祛风除湿。主治暑疖、创伤出血、瘰疬、黄疸、须发早白、痈疽。

用法用量 煎服，15~30克。外用适量，捣烂敷。

现代运用 蓬蘽的现代研究较少，有蓬蘽治疗哺乳期乳痈的报道。有人认为其是古代中药覆盆子的主要药用来源。临床常用其治疗风湿性关节炎、牙痛、小儿高热、急性黄疸型肝炎、扁桃体炎等。

蔷薇科植物蓬蘽 *Rubus hirsutus* Thunb.

识别特征

有刺小灌木。枝红褐色或褐色，被柔毛和腺毛，疏生皮刺。小叶3~5枚，卵形或宽卵形，两面疏生柔毛，边缘具不整齐尖锐重锯齿；具叶柄，被柔毛和腺毛，并疏生皮刺；托叶披针形，具柔毛。花单生，顶生或腋生；苞片小，线形，具柔毛；花大，白色；花萼密被柔毛和腺毛，萼片卵状披针形。果实近球形，无毛。花期4月，果期5~6月。生于山坡路旁阴湿处或灌丛中。主产于河南、江西、安徽、江苏、浙江、福建、台湾、广东等地。

【别名】大麦莓、西国草、茥、插田藨。

【集解】时珍曰：蓬藟子以八九月熟，故谓之割田藨。覆盆以四五月熟，故谓之插田藨，正与别录五月采相合。二藨熟时色皆乌赤，故能补肾。

【正误】时珍曰：南土覆盆极多。悬钩是树生，覆盆是藤生，子状虽同，而覆盆色乌赤，悬钩色红赤，功亦不同，今正之。

覆盆子

收涩药·固精缩尿止带药

药用部位： 未成熟果实。

功效主治 固精缩尿，益肾养肝，明目。主治遗精滑精、遗尿尿频、肝肾不足、目暗不明、视物昏花、阳痿不育。

用法用量 煎服，3~10克。

现代运用 覆盆子有抗菌、雌激素样作用等作用。常用于小儿遗尿、阳痿、尿崩症、更年期综合征、不孕不育、肾炎、遗尿等。

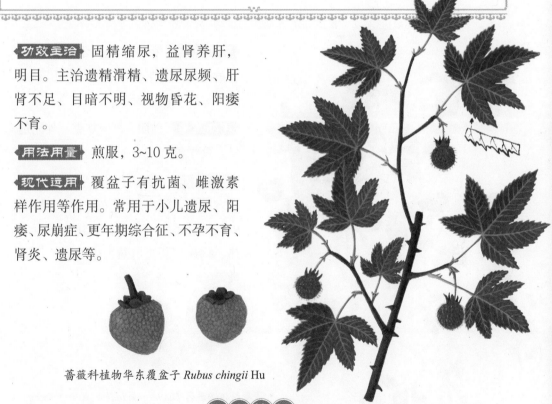

蔷薇科植物华东覆盆子 *Rubus chingii* Hu

识别特征

　　落叶灌木。幼枝绿色，被白粉，有少数倒刺。叶互生，掌状5裂，基部心形，中裂片菱状卵形，边缘有重锯齿，两面有稀短柔毛；叶柄细长，散生细刺；托叶线形。花单生于叶腋，白色，有长梗；花萼5，宿存；花瓣5；雌雄蕊均多数，生于凸起的花托上。聚合果球形或卵球形，成熟时红色。生于山坡疏林、路旁或灌丛中。分布于广西、福建、浙江、江西、安徽等地。

蛇莓

清热药·清热
凉血药

药用部位：全草。

《本草纲目》

【别名】地莓、蚕莓。

【释名】机曰：近地而生，故曰地莓。

【集解】时珍曰：此物就地引细蔓，节节生根。每枝三叶，叶有齿刻。四五月开小黄花，五出。结实鲜红，状似覆盆，而面与蒂则不同也。其根甚细，本草用汁，当是取其茎叶并根也。

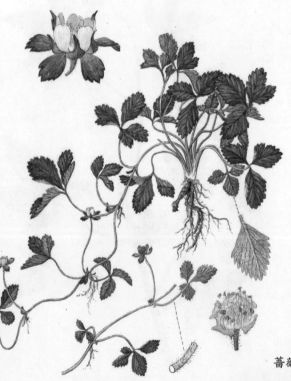

功效主治 清热凉血，消肿解毒。主治吐血、咯血、咽喉肿痛、小儿口疮、疔疮痈肿、毒蛇咬伤。

用法用量 煎服，30~60克。外用适量，捣烂敷。

现代运用 蛇莓有抗肿瘤、免疫促进、抗菌、降血压、兴奋子宫、抑制中枢神经系统等作用。常用于感冒发热、痢疾、肠炎、黄疸型肝炎、结膜炎等。

蔷薇科植物蛇莓 *Duchesnea indica* (Andr.) Focke

识别特征

多年生草本。根茎短，匍匐茎多数，有柔毛。小叶片倒卵形至菱状长圆形，边缘有钝锯齿，两面被柔毛；托叶窄卵形至宽披针形。花单生于叶腋；萼片卵形；副萼片倒卵形；花瓣倒卵形，黄色。瘦果卵形。花期6~8月，果期8~10月。生于山坡、河岸、草地、潮湿地。分布于辽宁以南各地。

《本草纲目》

【别名】留求子。

【释名】志曰：俗传潘州郭使君疗小儿多是独用此物，后医家因号为使君子也。

【发明】时珍曰：凡杀虫药多是苦辛，惟使君子、榧子甘而杀虫，亦异也。凡大人小儿有虫病，但每月上旬侵晨空腹食使君子仁数枚，或以壳煎汤咽下，次日虫皆死而出也。

使君子

驱虫药

药用部位：成熟果实。

功效主治 驱虫消积。主治蛔虫病、蛲虫病、小儿疳积等。

用法用量 煎服，10~15克；炒香嚼食，6~9克；小儿每岁每日1粒，总量不超过20粒。空腹服用，每日1次，连用3日。

现代运用 使君子有驱蛔虫、驱绦虫、驱蛲虫、抗皮肤真菌等作用。常用于蛔虫病、绦虫病、蛲虫病、滴虫阴道炎、小儿消化不良等。

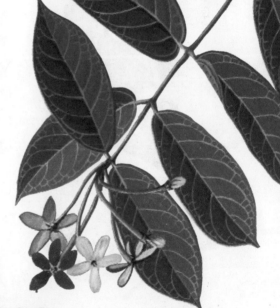

使君子科植物使君子
Quisqualis indica L.

识别特征

　　藤状灌木。嫩枝幼叶具黄色柔毛。叶对生，长圆状披针形，全缘，老叶下叶脉及边缘处存留柔毛；叶柄下部有关节，叶落后关节以下部分成为棘状物。穗状花序生于枝条的顶端，下垂；萼筒细管状；花瓣5，蕾呈紫红色，而被覆盖的1/2部分呈白色，开放后渐转紫红色。果实橄榄状，黑褐色，有5棱。花期5~9月，果期6~10月。常见于村边或林缘，通常栽培，野生的较少见。主产于四川、广东、广西、云南等地。

木鳖子

攻毒杀虫止痒药

药用部位：种子。

【别名】木蟹。

【释名】志曰：其核似鳖、蟹状，故以为名。

【发明】机曰：按刘绩《霏雪录》云，木鳖子有毒，不可食。昔蓟门有人生二子，恣食成痞。其父得一方，以木鳖子煮猪肉食之。其幼子当夜、长子明日死。友人马文诚方书亦载此方。因著此为戒。时珍曰：南人取其苗及嫩实食之无恙，则其毒未应至此。或者与猪肉不相得，或犯他物而然，不可尽咎木鳖也。

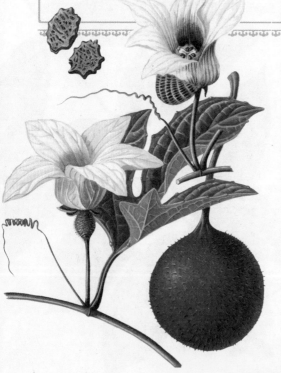

功效主治 散结消肿，通络止痛。主治痈肿疔疮、无名肿毒、痔疮、癣疮、粉刺、风湿痹痛、筋脉拘挛、牙龈肿痛。

用法用量 煎服，0.6~1.2克，多入丸、散剂。外用适量，研末调醋敷、磨汁涂或水熏洗。

现代运用 木鳖子有抗炎、降血压、兴奋呼吸、抗肿瘤、溶血等作用。常用于银屑病、秃疮、酒渣鼻、脱肛、中耳炎、乳腺炎、淋巴结结核、痢疾等。

葫芦科植物木鳖 *Momordica cochinchinensis* (Lour.) Spreng.

识别特征

多年生大型草质藤本。根茎粗壮。茎被疏短柔毛或无毛，卷须不分枝。叶互生；叶片近圆形，3~5掌状深裂，最后一对常为浅裂，常具1~2对较大的腺体。夏季开白色或黄白色大花；雌雄异株或单性同株；花冠钟形，5深裂。果实卵形，表面有肉质刺状突起。种子大，长方椭圆形，略如鳖口状，有皱纹。生于山沟、林缘及路旁。主产于江苏、安徽、江西、福建、台湾、广东、广西、湖南、四川、贵州、云南、西藏等地。

【别名】番木鳖、苦实把豆、火失刻把都。

【释名】时珍曰：状似马之连钱，故名马钱。

【集解】时珍曰：番木鳖生回回国……蔓生，夏开黄花。七八月结实如栝楼，生青熟赤，亦如木鳖。其核小于木鳖而色白。彼人言治一百二十种病，每证各有汤引。或云以豆腐制过用之良。或云能毒狗至死。

马钱子

活血化瘀药·活血疗伤药

药用部位：成熟种子。

功效主治 散结消肿，通络止痛。主治痈疽肿毒初起、丹毒流火、喉痹咽肿、阴部溃疡、风湿痹痛、外伤瘀肿、麻木瘫痪。

用法用量 0.3~0.6克，炮制后入丸、散剂用。外用适量，研末调涂。不宜生用及多服久用。孕妇禁用。

现代运用 马钱子有兴奋中枢神经系统、增加胃液分泌、镇咳、祛痰、平喘、抗菌、抗炎、抗心律失常、抗肿瘤等作用。常用于骨关节炎、骨质增生、腰椎间盘突出、面神经麻痹、偏瘫、婴儿脑瘫、神经痛等。

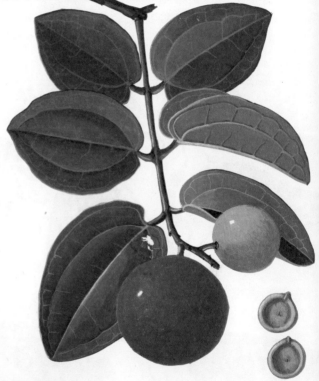

马钱科植物马钱 *Strychnos nux-vomica* L.

识别特征

常绿乔木。叶对生；叶片革质，广卵形或近于圆形；叶腋有短卷须。聚伞花序顶生，被短柔毛；总苞片及小苞片均小，三角形，被短柔毛；花白色，花萼绿色；花冠筒状，内面密生短毛。浆果球形，幼时绿色，熟时橙色，表面光滑。种子3~5粒或更多，圆盘形，表面灰黄色，密被银色茸毛，柄生于一面的中央，另一面略凹入，有丝光。生于热带的山地林中。云南、福建、台湾、广东、广西等地有少量栽培。

马兜铃

马兜铃——化痰止咳
平喘药·止咳平喘药;
青木香、天仙藤——
理气药

药用部位：成熟果实、根、
地上部分。

【别名】都淋藤、独行根、土青木香、云南根、三百两银药。

【释名】宗奭曰：蔓生附木而上，叶脱其实尚垂，状如马项之铃，故得名也。时珍曰：其根吐利人，微有香气，故有独行、木香之名。岭南人用治蛊，隐其名为三百两银药。

【发明】时珍曰：马兜铃体轻而虚，熟则悬而四开，有肺之象，故能入肺。气寒味苦微辛，寒能清肺热，苦辛能降肺气。钱乙补肺阿胶散用之，非取其补肺，乃取其清热降气也，邪去则肺安矣。

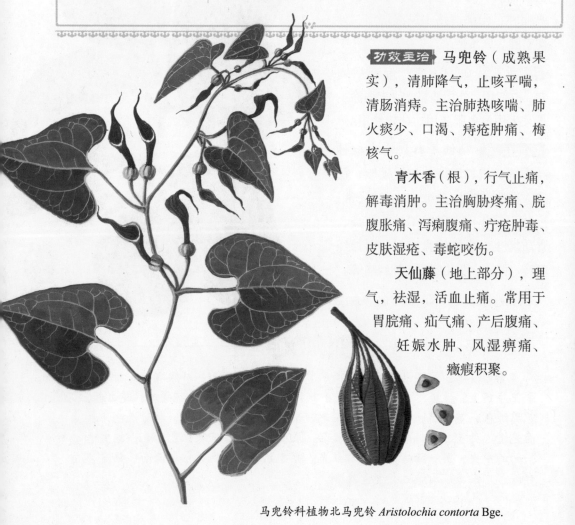

功效主治 马兜铃（成熟果实），清肺降气，止咳平喘，清肠消痔。主治肺热咳喘、肺火痰少、口渴、痔疮肿痛、梅核气。

青木香（根），行气止痛，解毒消肿。主治胸胁疼痛、脘腹胀痛、泻痢腹痛、疔疮肿毒、皮肤湿疮、毒蛇咬伤。

天仙藤（地上部分），理气，祛湿，活血止痛。常用于胃脘痛、疝气痛、产后腹痛、妊娠水肿、风湿痹痛、癥瘕积聚。

马兜铃科植物北马兜铃 *Aristolochia contorta* Bge.

用法用量 马兜铃，煎服，3~9克。肺虚久咳蜜炙用。儿童及老年人慎用；孕妇、婴幼儿及肾功能不全者禁用。

青木香，煎服，3~9克；或入散剂，每次1.5~2克，温开水送服。外用适量。有毒。

天仙藤，煎服，4.5~9克。

现代适用 马兜铃有止咳、镇痛、抗炎、抗病原微生物、祛痰、松弛支气管平滑肌、抗肿瘤、增强吞噬细胞活性、升高白细胞、降血压、促进造血功能等作用。常用于慢性支气管炎、肺虚久咳、百日咳、咽异感症、痔瘘便血、肛门肿痛、高血压等。

青木香有降血压、抗菌、增强免疫功能、致突变、致癌等作用。常用于高血压、皮肤湿疹、毒蛇咬伤、胃痛等。

天仙藤有抗菌、抗癌等作用。常用于胃痛、胃癌、风湿性关节炎、水肿、卵巢囊肿等。

识别特征

多年生藤绕草本，有香气。根细长，圆柱形，外皮黄褐色。茎细长，扭曲，有棱。叶互生，三角状心形基出脉5~7，下面略带灰白色。花簇生于叶腋，花梗细长；花被斜喇叭状，基部急剧膨大呈球状，上端逐渐扩大成向一面偏的侧片，顶端渐尖延长成长约1厘米的线形尾尖。蒴果宽倒卵形，下垂，熟时由基部向上裂成6瓣。种子扁平，有翅。花期7~8月，果期9月。生于山沟、溪边或林缘的灌木丛间。主产于黑龙江、吉林、河北等地。

预知子

理气药

药用部位：果实或根。

【别名】圣知子、圣先子、盍合子、仙沼子。

【释名】志曰：相传取子二枚缀衣领上，遇有蛊毒，则闻其有声，当预知之，故有诸名。

【集解】颂曰：蔓生，依大木上。叶绿，有三角，面深背浅。七月、八月有实作房，生青，熟深红色。每房有子五七枚，如皂荚子，斑褐色，光润如飞蛾。今蜀人极贵重之，云亦难得。采无时。其根冬月采之，阴干。治蛊，其功胜于子也。山民目为圣无忧。

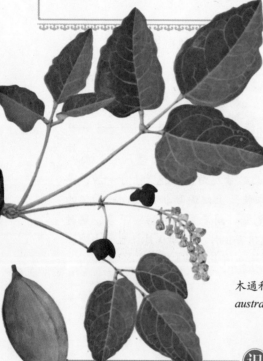

功效主治 疏肝理气，补肾止痛，利尿。主治健忘少睡、夜多异梦、胃痛、疝气痛、睾丸肿痛、风寒腰痛、遗精、小便不利。

用法用量 煎服，9~15克。

现代运用 预知子有抗肿瘤、抗菌、抗抑郁、保护肝脏等作用。常用于乳腺癌、皮肤生疮、水肿、肝炎、乳腺增生等。

木通科植物白木通 *Akebia trifoliata* var. *australis* (Diels) Rehd.

识别特征

　　落叶或半常绿木质藤本。枝条灰褐色，有条纹，皮孔明显。掌状复叶互生或在短枝上簇生；小叶革质，卵圆形，全缘或略呈浅波状，上面略具光泽，下面淡粉白色。春夏开紫红色花，单性同株；总状花序，总梗细长。果熟时木化，蓇葖肉质，浆果状，长圆筒形，紫色，果皮厚，果肉多汁，白色。种子多数，扁椭圆形，红棕色，有光泽。花期4~5月，果期7~8月。生于山地沟谷边疏林或丘陵灌丛中。主产于河北、山西、山东、河南、陕西南部、甘肃东南部至长江流域各地。

牵牛子

泻下药·峻下逐
水药

药用部位：成熟种子。

【别名】黑丑、白丑、草金铃、盆甑草、狗耳草。

【释名】弘景曰：此药始出田野人牵牛谢药，故以名之。时珍曰：近人隐其名为黑丑，白者为白丑，盖以丑属牛也。

【发明】时珍曰：一宗室夫人，年几六十。平生苦肠结病，旬日一行，甚于生产。服养血润燥药则泥膈不快，服消黄通利药则若罔知，如此三十余年矣。时珍诊其……乃三焦之气壅滞，有升无降，津液皆化为痰饮，不能下滋肠腑，非血燥比也……乃用牵牛末皂荚膏丸与服，即便通利。自是但觉肠结，一服就顺，亦不妨食，且复精爽，盖牵牛能走气分。

功效主治 泻下逐水，去积杀虫。主治水肿、臌胀、痰饮咳喘、实热便秘、绦虫病、蛔虫病。

用法用量 煎服，3~6克；入丸、散剂，1.5~3克。孕妇禁用，不宜与巴豆、巴豆霜同用。

现代运用 牵牛子有泻下、驱虫、兴奋子宫、利尿等作用。常用于顽固性便秘、癫痫、腹水、小儿夜啼、虫积腹胀等。

旋花科植物裂叶牵牛 *Pharbitis nil* (L.) Choisy

识别特征

一年生缠绕性草质藤本，全株密被粗硬毛。茎缠绕，多分枝。叶互生，具长柄；叶片近卵状心脏形，3裂，基部心形，中间裂片卵圆形，两侧裂片斜卵形，两面均被毛。有花1~3朵，花腋生；小花梗有两细长苞片；萼片狭披针形；花冠漏斗状，蓝紫色或紫红色或白色，蒴果球形。种子5~6枚，黑褐色或白色、浅黄色。花期6~9月，果期7~9月。生于海拔100~200（~1600）米的山坡灌丛、干燥河谷路边、园边宅旁、山地路边，或为栽培。全国各地均有分布。

凌霄花

活血化瘀药·活血调经药

药用部位：干燥花。

【别名】紫葳、凌霄、陵苕、陵时、女葳、芰华、武威、瞿陵、鬼目。

【释名】时珍曰：附木而上，高数丈，故曰凌霄。

【发明】时珍曰：凌霄花及根，甘酸而寒，茎叶带苦，手足厥阴经药也。行血分，能去血中伏火。故主产乳崩漏诸疾，及血热生风之证也。

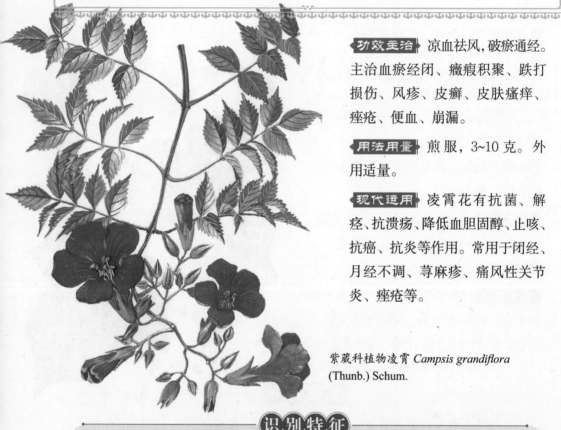

功效主治 凉血祛风，破瘀通经。主治血瘀经闭、癥瘕积聚、跌打损伤、风疹、皮癣、皮肤瘙痒、痤疮、便血、崩漏。

用法用量 煎服，3~10克。外用适量。

现代运用 凌霄花有抗菌、解痉、抗溃疡、降低血胆固醇、止咳、抗癌、抗炎等作用。常用于闭经、月经不调、荨麻疹、痛风性关节炎、痤疮等。

紫葳科植物凌霄 *Campsis grandiflora* (Thunb.) Schum.

识别特征

攀缘藤本。茎木质，表皮脱落，枯褐色。叶对生，为奇数羽状复叶；小叶7~9枚，卵形至卵状披针形，无毛，边缘有粗锯齿；圆锥花序顶生；花萼钟状；花冠内面鲜红色，外面橙黄色，裂片半圆形。蒴果豆荚状。花期5~8月。生于山谷、河旁，攀缘于其他树木上。分布于华东、中南及河北、陕西、四川等地。

【别名】月月红、胜春、瘦客、斗雪红。

【集解】时珍曰：处处人家多栽插之，亦蔷薇类也。青茎长蔓硬刺，叶小于蔷薇，而花深红，千叶厚瓣，逐月开放，不结子也。

月季花

活血化瘀药·活血调经药

药用部位：花。

功效主治 活血调经，解郁消肿。主治月经不调、闭经、痛经、肺虚咳嗽咯血、胸胁胀痛、痈疽肿毒、跌打损伤瘀肿、筋骨疼痛、脚膝肿痛、产后阴挺。

用法用量 煎服，3~6克；或开水泡服。外用适量。

现代运用 月季花有抗氧化、抗菌、降血压、提高胰岛素的分泌等作用。常用于痛经、闭经、不孕、冠心病、高血压等。

蔷薇科植物月季 *Rosa chinensis* Jacq.

识别特征

　　常绿或半常绿灌木。茎枝有钩状皮刺1或近无刺。小叶3~5，少数7，宽卵形或卵状椭圆形，先端急尖或渐尖，基部宽楔形至近圆形，边缘有锐锯齿，两面无毛；叶柄、叶轴散生皮刺和短腺毛；托叶大部和叶柄合生，边缘有睫毛状腺毛。花常数朵聚生或单生；萼裂片卵形，羽状分裂，边缘有腺毛；花瓣5或重瓣，红色或粉红色，很少白色。果卵形或梨形，黄红色，内有多数瘦果，萼宿存。花期5~9月。全国各地大多有栽培，主产于江苏、山东、山西、湖北等地。

玫瑰花

理气药

药用部位：花蕾。

《本草纲目》

【别名】蔷薇。

有紫、白二种，紫者入血分，白者入气分。茎有刺，叶如月季而多锯齿……入药用花瓣，勿见火。

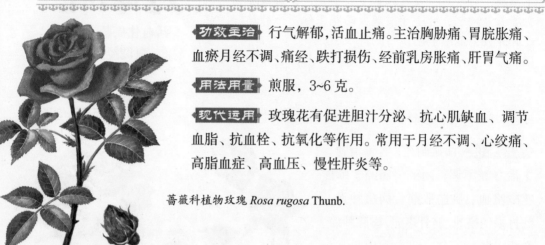

功效主治 行气解郁，活血止痛。主治胸胁痛、胃脘胀痛、血瘀月经不调、痛经、跌打损伤、经前乳房胀痛、肝胃气痛。

用法用量 煎服，3~6克。

现代运用 玫瑰花有促进胆汁分泌、抗心肌缺血、调节血脂、抗血栓、抗氧化等作用。常用于月经不调、心绞痛、高脂血症、高血压、慢性肝炎等。

蔷薇科植物玫瑰 *Rosa rugosa* Thunb.

雷公藤

祛风湿药·祛风湿热药

药用部位：根或根的木质部。

《本草纲目拾遗》

【别名】断肠草。

雷公藤毒性大，早期主要作为杀虫剂，不作药用，故《本草纲目》中未收载此药。《本草纲目拾遗》载其别名为"断肠草"。

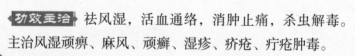

功效主治 祛风湿，活血通络，消肿止痛，杀虫解毒。主治风湿顽痹、麻风、顽癣、湿疹、疥疮、疔疮肿毒。

用法用量 煎服，10~25克（带根皮者减量），文火煎1~2小时；或研粉，每日1.5~4.5克。外用适量。

现代运用 雷公藤有抗炎、镇痛、抗肿瘤、抗生育、抗凝血、抗菌、改善微循环、兴奋肠和子宫等作用。常用于类风湿关节炎、肾炎、红斑狼疮、银屑病等。

卫矛科植物雷公藤 *Tripterygium wilfordii* Hook. f.

栝楼

天花粉——清热药·清热泻火药；瓜蒌、瓜蒌仁、瓜蒌皮——化痰止咳平喘药·清热化痰药

药用部位：根、成熟果实、果仁、果皮。

【别名】瓜蒌、果赢、天瓜、黄瓜、地楼、泽姑，根名白药、天花粉、瑞雪。

【释名】时珍曰：许慎云，木上曰果，地下曰蓏。此物蔓生附木，故得兼名……栝楼即果赢二字音转也……后人又转为瓜蒌，愈转愈失其真矣。古者瓜姑同音，故有泽姑之名。齐人谓之天瓜，象形也。《雷公炮炙论》，以圆者为栝，长者为楼，亦出牵强，但分雌雄可也。其根作粉，洁白如雪，故谓之天花粉。

【修治】时珍曰：栝楼古方全用，后世乃分子瓤各用。

功效主治 天花粉（根），清热生津，清肺润燥，消肿排脓。主治热病烦渴、肺热燥咳、内热消渴、疮痈肿毒。

瓜蒌仁（果仁），润肺化痰，滑肠通便。主治燥咳痰黏、肠燥便秘。

瓜蒌皮（果皮），润肺化痰，利气宽胸。主治痰热咳嗽、咽痛、胸痛、吐血、衄血、消渴、便秘、痈疮肿毒。

用法用量 天花粉，煎服，10~15克。不宜与乌头类药物同用，孕妇忌服。

瓜蒌仁，煎服，9~15克。

瓜蒌皮，煎服，6~9g。

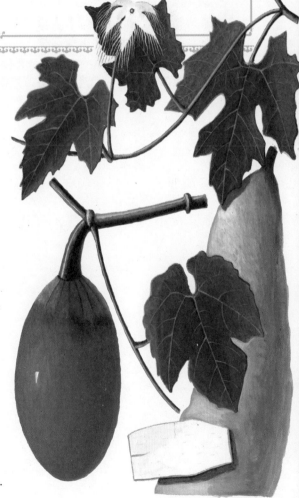

葫芦科植物栝楼 *Trichosanthes kirilowii* Maxim.

现代运用 天花粉有致流产、抗早孕、调节免疫功能、抗肿瘤、抗菌、抗病毒、降血糖、抗溃疡、促进肝素合成等作用。常用于中期妊娠引产、异位妊娠引产、糖尿病、胎盘残留等。

瓜蒌仁有扩张冠脉、改善微循环、抗溃疡、抗菌、泻下、抗肿瘤等作用。常用于大便燥结、咳嗽、心绞痛、乳腺炎、胸闷等。

瓜蒌皮有降血压、扩张冠状动脉、保护心肌缺血、抗心律失常、轻泻等作用。常用于大便燥结、咽喉疼痛、冠心病、肋间神经痛等。

识别特征

攀缘藤本。块根圆柱状，肥厚。茎粗，具纵棱及槽，被白色柔毛。叶互生，叶柄具纵条纹，被长柔毛；叶片近圆形，常3~5浅裂；裂片菱状倒卵形；基出掌状脉5条，细脉网状，两面沿脉长柔毛；卷须3~7分歧，被柔毛。雌雄异株；雄花总状花序单生，具纵棱及槽，被柔毛；雌花单生，被柔毛。果实椭圆形，成熟时黄褐色；种子卵状椭圆形。花期5~8月，果期8~10月。生于山边草丛、林边、阴湿山谷中。主产于河南、广西、山东、江苏、贵州、安徽等地。

《本草纲目》

【别名】鸡齐、黄斤、鹿霍。

【集解】时珍曰：其根外紫内白，长者七八尺。其叶有三尖；如枫叶而长，面青背淡。

【发明】徐用诚曰：葛根气味俱薄，轻而上行，浮而微降，阳中阴也。其用有四，止渴一也，解酒二也，发散表邪三也，发疮疹难出四也。

药用部位：根、未开
放的花蕾。

功效主治 葛根，解肌退热，透发麻疹，生津止渴，升阳止泻。主治表证发热、项背强痛、麻疹不透、热病口渴、阴虚消渴、热泻热痢、脾虚泄泻。

葛花，解酒毒，醒脾和胃。主治饮酒过度、头痛头昏、烦渴、呕吐、胸膈饱胀。

用法用量 葛根，煎服，10~15克。退热生津宜生用，升阳止泻宜煨用。生津以鲜葛根为优。

葛花，煎服，3~15克。

现代运用 葛根有抗心肌缺血、抗心律失常、扩张冠脉血管和脑血管、降血压、改善微循环、抑制血小板聚集、解痉、解热、降血糖等作用。常用于冠心病、心绞痛、感冒、发热、头痛、高血压等。

葛花有保肝、解酒等作用。常用于醉酒。

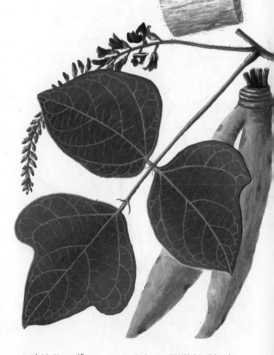

豆科植物野葛 *Pueraria lobata* (Willd.) Ohwi

识别特征

藤本植物。全株被黄色长硬毛。根肥大。3出复叶，具长柄；顶生小叶菱状卵形，先端渐尖，基部圆形，有时3浅裂，下面有粉霜，两面被糙毛；侧生小叶宽卵形，有时3浅裂；托叶盾形，小托叶针状。总状花序腋生，花密；萼钟形。荚果条状，被黄色长硬毛。花期4~8月，果期8~10月。生于山坡、路旁的灌丛中或疏林中。主产于河南、湖南、浙江、四川等地。

天冬

补虚药·补阴药

药用部位：块根。

【别名】天门冬、颠勒、颠棘、天棘、万岁藤。

【释名】时珍曰：草之茂盛者为蔜，俗作门。此草蔓茂，而功同麦门冬，故曰天门冬或曰天棘。

【发明】时珍曰：天门冬清金降火，益水之上源，故能下通肾气，入滋补方合群药用之有效。若脾胃虚寒人，单饵既久，必病肠滑，反成痼疾。此物性寒而润，能利大肠故也。

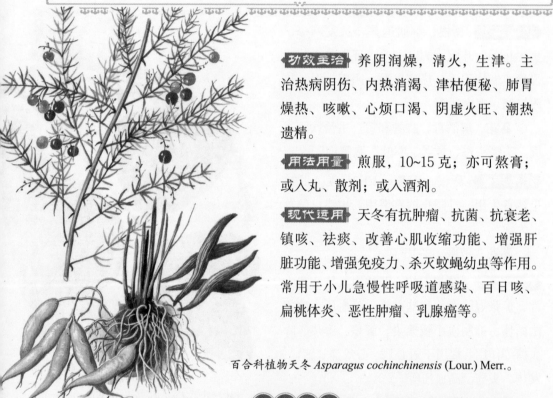

功效主治 养阴润燥，清火，生津。主治热病阴伤、内热消渴、津枯便秘、肺胃燥热、咳嗽、心烦口渴、阴虚火旺、潮热遗精。

用法用量 煎服，10~15克；亦可熬膏；或入丸、散剂；或入酒剂。

现代运用 天冬有抗肿瘤、抗菌、抗衰老、镇咳、祛痰、改善心肌收缩功能、增强肝脏功能、增强免疫力、杀灭蚊蝇幼虫等作用。常用于小儿急慢性呼吸道感染、百日咳、扁桃体炎、恶性肿瘤、乳腺癌等。

百合科植物天冬 *Asparagus cochinchinensis* (Lour.) Merr.。

识别特征

为多年生攀缘状草本植物。块根肉质、簇生，长椭圆形或纺锤形，灰黄色。茎细，有纵槽纹。叶状枝 2~4 枚束生叶腋，线形，扁平，稍弯曲，先端锐尖。叶退化为鳞片，主茎上的鳞状叶常为下弯的短刺。花 1~3 朵簇生叶腋，黄白色或白色，下垂；花被 6，排成 2 轮，长卵形或卵状椭圆形。浆果球形，熟时红色。花期为 5 月。生于山野，亦有栽培。主产于贵州、四川、广西等地。

【别名】婆妇草、野天门冬。

【释名】时珍曰：其根多者百十连属，如部伍然，故以名之。

【发明】时珍曰：百部亦天门冬之类，故皆治肺病杀虫。但百部气温而不寒，寒嗽宜之；天门冬性寒而不热，热嗽宜之，此为异耳。

百部

化痰止咳平喘
药·止咳平喘药

药用部位：块根。

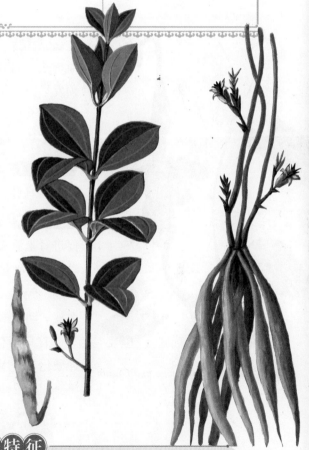

功效主治 润肺止咳，杀虫灭虱。主治新久咳嗽、肺痨咳嗽、头虱、体虱、阴虱、蛲虫病。

用法用量 煎服，5~15克。久咳虚嗽宜蜜炙用。外用适量，煎水洗或研末调敷。

现代运用 百部有镇咳、松弛支气管平滑肌、抗菌、抗病毒、抗寄生虫、杀虫、镇静、镇痛、抗炎等作用。常用于百日咳、肺结核、慢性支气管炎、蛲虫病、滴虫性肠炎、阴虱、足癣、银屑病、阴道炎等。

百部科植物直立百部 *Stemona sessilifolia* (Miq.) Miq.

识别特征

　　多年生半灌木，常不分枝。块根肉质，呈纺锤形，数个或数十个簇生。叶多3~4片轮生，卵形或近椭圆形，叶柄短或近无柄。花多生于茎下部鳞状叶腋间。蒴果扁卵形。生于山坡灌丛或竹林下。分布于安徽、江苏、江西、浙江、山东、河南等地。

何首乌

制首乌——补虚
药·补血药；首乌
藤——养心安神药

药用部位：块根、藤茎。

【别名】交藤、夜合、地精、陈知白、九真藤、红内消。

【集解】颂曰：何首乌，味甘性温无毒，茯苓为使。治五痔腰膝之病，冷气心痛，积年劳瘦痰癖，风虚败劣，长筋力，益精髓，壮气驻颜，黑发延年，妇人恶血痿黄，产后诸疾，赤白带下，毒气入腹，久痢不止，其功不可具述。

【发明】时珍曰：何首乌，足厥阴、少阴药也。白者入气分，赤者入血分。

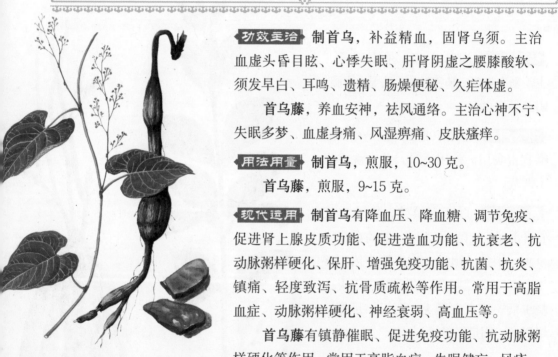

蓼科植物何首乌 *Polygonum multiflorum* Thunb.

功效主治 制首乌，补益精血，固肾乌须。主治血虚头昏目眩、心悸失眠、肝肾阴虚之腰膝酸软、须发早白、耳鸣、遗精、肠燥便秘、久疟体虚。

首乌藤，养血安神，祛风通络。主治心神不宁、失眠多梦、血虚身痛、风湿痹痛、皮肤瘙痒。

用法用量 制首乌，煎服，10~30克。

首乌藤，煎服，9~15克。

现代运用 制首乌有降血压、降血糖、调节免疫、促进肾上腺皮质功能、促进造血功能、抗衰老、抗动脉粥样硬化、保肝、增强免疫功能、抗菌、抗炎、镇痛、轻度致泻、抗骨质疏松等作用。常用于高脂血症、动脉粥样硬化、神经衰弱、高血压等。

首乌藤有镇静催眠、促进免疫功能、抗动脉粥样硬化等作用。常用于高脂血症、失眠健忘、风疹、疥癣、风湿性关节炎等。

识别特征

为多年生缠绕草本。根细长，末端成肥大的块根，外表红褐色至暗褐色。茎基部略呈木质，中空。叶互生，狭卵形或心形，托叶鞘膜质，褐色，抱茎。花小，密聚成大型圆锥花序，小花梗具节，基部具膜质苞片；花被绿白色。瘦果椭圆形，有3棱，黑色光亮，外包宿存花被，花被成明显的3翅，成熟时褐色。花期10月，果期11月。生于草坡、路边、山坡石隙及灌丛中。主产于河南、湖北、贵州、四川、江苏、广西等地。

【别名】赤节、百枝、竹木、白菝葜。

【集解】时珍曰：萆薢蔓生，叶似菝葜而大如碗，其根长硬，大者如商陆而坚。今人皆以土茯苓为萆薢，误矣。茎叶根苗皆不同。《吴普本草》又以萆薢为狗脊，亦误矣。

【发明】时珍曰：萆薢，足阳明、厥阴经药也。厥阴主筋属风，阳明主肉属湿。萆薢之功，长于去风湿，所以能治缓弱痹痹遗浊恶疮诸病之属风湿者。

萆薢

利水渗湿药·利尿通淋药

药用部位：根茎。

功效主治 利湿去浊，祛风除痹。主治膏淋、白浊、风湿痹痛。

用法用量 煎服，9~15克。

现代运用 萆薢有抗动脉粥样硬化、抗菌、促进单核巨噬细胞系统吞噬功能等作用。常用于腰膝疼痛、乳糜尿、急性泌尿系统感染等。

薯蓣科植物绵萆薢 *Dioscorea spongiosa* J. Q. Xi, M. Mizuno et W. L. zhao

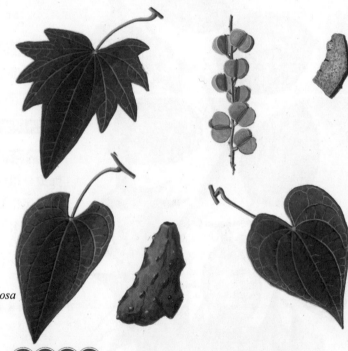

识别特征

多年生缠绕藤本。茎左旋，圆柱形。单叶互生；叶形变异较大，有时一株从基部至顶部全为三角状心形，全缘或微波状，上面被白色粗毛，有时基部为掌状心形，边缘5~9深裂，中裂或浅裂，至顶部为三角状心形，不裂，叶干后不变黑。雄花序为圆锥花序；雌花序为下垂圆锥花序。蒴果宽倒卵形，干后棕褐色。花期6~8月，果期7~10月。生于灌木丛中或山地疏林中。分布于广东、广西、湖南、湖北、浙江、江西、福建等地。

菝葜

祛风湿药·祛风
湿强筋骨药

药用部位：根茎。

【别名】金刚根、铁菱角、王瓜草。

【释名】时珍曰：此草茎蔓强坚短小，故名菝葜。而江浙人谓之菝葜根，亦曰金刚根，楚人谓之铁菱角，皆状其坚而有尖刺也。

【发明】时珍曰：菝葜，足厥阴、少阴药。气温味酸，性涩而收，与萆薢仿佛。孙真人元旦所饮辟邪屠苏酒中亦用之。

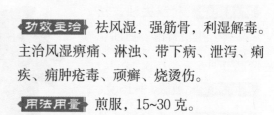

功效主治 祛风湿，强筋骨，利湿解毒。主治风湿痹痛、淋浊、带下病、泄泻、痢疾、痈肿疮毒、顽癣、烧烫伤。

用法用量 煎服，15~30克。

现代运用 菝葜有利尿、解毒、抗锥虫、抗菌、镇痛、抗炎、抗肿瘤等作用。常用于痢疾、关节痛、糖尿病、银屑病、痔疮、白带过多等。

百合科植物菝葜 *Smilax china* L.

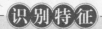
识别特征

　　攀缘灌木。根状茎粗厚，坚硬，不规则块状。茎长1~3米，疏生刺。叶薄革质或坚纸质，圆形或卵形，叶柄中部有两条卷须。伞形花序，腋生，具十几朵或更多的花，常呈球形；花绿黄色。浆果，熟时红色，有粉霜。花期2~5月，果期9~11月。生于林下、灌丛中、路旁、河谷或山坡上。分布于我国西南、中南及华东地区。

土茯苓

清热药·清热解毒药

药用部位：根茎。

【别名】土萆薢、草禹余粮、刺猪苓、山猪粪、仙遗粮、冷饭团、硬饭、山地栗。

【释名】时珍曰：按陶弘景注石部禹余粮云，南中平泽有一种藤，叶如菝葜，根作块有节，似菝葜而色赤，味如薯蓣，亦名禹余粮。言昔禹行山乏食，采此充粮而弃其余，故有此名。观陶氏此说，即今土茯苓也。

【发明】时珍曰：土茯苓气平味甘而淡，为阳明本药。能健脾胃，去风湿。脾胃健则营卫从，风湿去则筋骨利……此亦得古人未言之妙也。

功效主治 清热除湿，泄浊解毒，通利关节。主治梅毒、淋浊、泄泻、筋骨挛痛、脚气、痈肿、疮癣、瘰疬、瘿瘤、汞中毒。

用法用量 煎服，15~30克。外用适量。

现代运用 土茯苓有解汞毒、利尿、镇痛、抗心律失常、抗炎、抗菌、减轻动脉粥样硬化等作用。常用于寻常疣、钩端螺旋体病、梅毒、寻常性银屑病、偏头痛、盆腔炎等。

百合科植物光叶菝葜 *Smilax glabra* Roxb.

识别特征

多年生攀缘状灌木，茎无刺。根茎块根状，有明显结节，结节隆起，黄棕色或灰褐色，着生多数须根。单叶互生；叶片披针形至椭圆状披针形，全缘，下面常被白粉。花单性，雌雄异株；伞形花序腋生，花序梗极短，小花梗纤细，花小，白色。浆果球形，红色。花期7~8月，果期9~10月。生于旷野或林中。分布于广东、湖南、湖北、浙江、四川、安徽等地。

白蔹

清热药·清热解毒药

药用部位：干燥块根。

《本草纲目》

【别名】白敛、白草、白根、兔核、猫儿卵、昆仑。

【释名】宗奭曰：白敛，服饵方少用，惟敛疮方多用之，故名白敛。

【发明】弘景曰：生取根捣，敷痈肿，有效。颂曰：今医治风及金疮、面药方多用之。往往与白及相须而用。

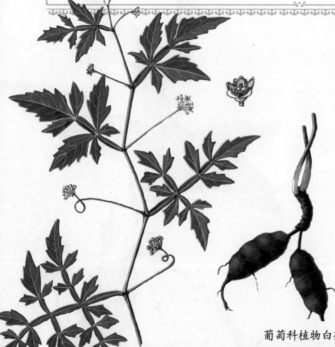

功效主治 清热解毒，消痈敛疮。主治疮痈肿痛、瘰疬、痔漏、湿热带下、跌打损伤、疮疡溃后不敛、烧烫伤。

用法用量 煎服，3~10克。外用适量。

现代运用 白蔹有抗菌、抗癌、增强免疫功能、抑制心脏、协同镇痛等作用。常用于急慢性细菌性痢疾、烧伤、手足皲裂、皮肤化脓性感染、扭挫伤等。

葡萄科植物白蔹 *Ampelopsis japonica* (Thunb.) Makino

识别特征

多年生攀缘藤本。块根纺锤形或块状，深棕红色，根皮木栓化，易剥落。茎基部木质化，多分枝，幼枝光滑，有细纹。叶互生，掌状复叶，具柄，卷须与叶对生；小叶片一般3~5枚，再次掌状或羽状分裂；小叶有短柄或几无柄；叶轴及小叶柄有翅，每叶轴与裂片交接处有关节。聚伞花序小，与叶对生，花序梗细长；花萼5浅裂；花瓣5，卵圆形；花盘杯状，明显。浆果球形，熟时蓝色或蓝紫色，有针孔状细点。花期6~7月，果期8~9月。常生荒山草丛及疏林下，颇耐瘠旱。产于辽宁、吉林、河北、山西、陕西、江苏等地。

【别名】解毒、黄结。

【释名】颂曰：其蔓如大豆，因以为名。

【集解】颂曰：山豆根，生剑南及宜州、果州山谷，今广西亦有，以忠州、万州者为佳。苗蔓如豆，叶青，经冬不凋，八月采根。广南者如小槐，高尺余，石鼠食其根。故岭南人捕鼠，取肠胃曝干，解毒攻热效。

山豆根

清热药·清热解
毒药

药用部位：根及根茎。

功效主治 清热解毒，利咽消肿。主治咽喉肿痛、牙龈肿痛、肺热咳嗽、湿热黄疸、痈肿疮毒。

用法用量 煎服，3~10克。外用适量。

现代运用 山豆根有抗血栓、抗心律失常、抗肿瘤、抗菌、抗病毒、抗炎、抗溃疡、保肝、增强心肌收缩力、增强机体免疫力、升高白细胞、兴奋呼吸系统等作用。常用于慢性咽喉炎、病毒性肝炎、膀胱癌、慢性支气管炎、钩端螺旋体病、鼻咽癌等。

豆科植物越南槐 *Sophora tonkinensis* Gagnep.

识别特征

小灌木。根圆柱状，少分枝，根皮黄褐色，味极苦。茎分枝少，密被短柔毛。奇数羽状复叶，互生；小叶片11~19，椭圆形或长圆状卵形，顶端小叶较大，先端急尖或短尖，基部圆形，上面疏被短柔毛，背面密被灰棕色短柔毛。总状花序顶生，密被短毛；花冠黄白色。荚果长，密被长柔毛，种子间呈念珠状。种子3~5，黑色，有光泽，椭圆形，种脐小。花期5~6月，果期7~8月。生于山坡石隙、林缘或灌丛中。主产于广西、广东、江西、贵州等地。

黄药子

化痰止咳平喘药·清
热化痰药

药用部位：块茎。

【别名】木药子、大苦、赤药、红药子。

【释名】时珍曰：蔓生，叶似薄荷而色青黄，茎赤有节，节有枝相当。此乃黄药也，其味极苦，故曰大苦。

【发明】颂曰：孙思邈《千金月令》方，疗忽生瘿疾一二年者。以万州黄药子半斤，须紧重者为上。如轻虚，即是他州者，力慢，须用加倍。

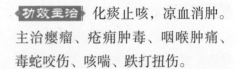

功效主治 化痰止咳，凉血消肿。主治瘿瘤、疮痈肿毒、咽喉肿痛、毒蛇咬伤、咳喘、跌打扭伤。

用法用量 煎服，9~15克。外用适量，研末调敷。

现代适用 黄药子有抗甲状腺肿、抗菌、抗病毒、抑制心肌、止血、兴奋未孕子宫、抗肿瘤等作用。常用于咳嗽、气喘、百日咳、甲状腺疾病、囊肿、慢性盆腔炎、子宫肌瘤等。

薯蓣科植物黄独 *Dioscorea bulbifera* L.

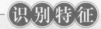

识别特征

多年生缠绕草质藤本。块茎卵圆形，通常单生，外皮棕黑色，表面密生须根。茎左旋，浅绿色稍带红紫色，光滑 无毛。叶腋内有紫棕色，球形或卵圆形珠芽，大小不一，表面有圆形斑点。单叶互生；叶片宽卵状心形，边缘全缘或微波状，无毛。穗状花序腋生，下垂；花单性，花被6，黄白色。蒴果三棱状长圆形，表面密被紫色小斑点。种子深褐色，扁卵形。花期7~10月，果期8~11月。生于河谷边、山谷阴沟或杂木林边缘。主产于湖北、湖南、江苏等地。

【别名】威灵仙根。

【释名】时珍曰：威，言其性猛也。灵仙，言其功神也。

【发明】时珍曰：威灵仙气温，味微辛咸。辛泄气，咸泄水。故风湿痰饮之病，气壮者服之有捷效。其性大抵疏利，久服恐损真气，气弱者亦不可服之。

威灵仙

祛风湿药·祛风寒湿药

药用部位：根及根茎。

功效主治 祛风湿，通经络，消痰水，消骨鲠。主治风寒湿痹手足麻木、跌打损伤、胸膈停痰宿饮咳喘、骨鲠咽喉、牙痛、痔疮肿毒、黄疸、丝虫病。

用法用量 煎服，5~15克；消骨鲠30~50克。

现代运用 威灵仙有抗炎、镇痛、镇静、抑制血小板聚集、降血压、抗肿瘤、抗光敏等作用。常用于骨鲠咽喉、消化道肿瘤、急性乳腺炎、胆结石、慢性胆囊炎、角膜溃疡等。

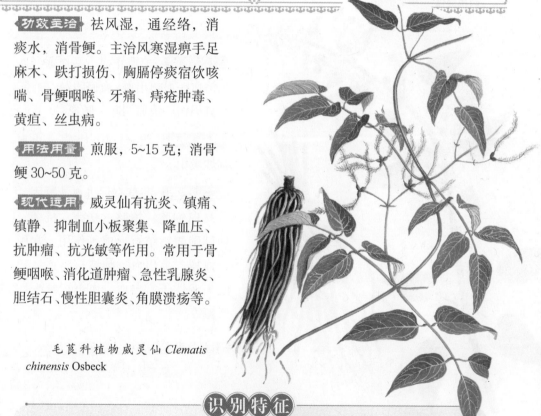

毛茛科植物威灵仙 Clematis chinensis Osbeck

识别特征

攀缘性灌木。根多数丛生，细长，外皮黑褐色。叶对生，羽状复叶；小叶卵形，全缘，上面沿叶脉有细毛，下面光滑。圆锥花序腋生及顶生，苞片叶状；花瓣状，白色；顶端常有小尖头突出，外侧被白色柔毛，内侧光滑无毛。瘦果扁平状卵形，略生细短毛。花期5~6月，果期6~7月。生于山地草坡、灌丛或林缘。分布于云南南部、贵州、四川、陕西南部、广西、广东、福建等地。

茜草

止血药·化瘀止血药

药用部位：根及根茎。

【别名】地血、染绯草、血见愁、风车草、过山龙、牛蔓。

【释名】时珍曰：陶隐居《本草经注》言东方有而少，不如西方多，则西草为茜，又以此也。

【发明】时珍曰：茜根赤色而气温，味微酸而带咸。色赤入营，气温行滞，味酸入肝而咸走血，手足厥阴血分之药也，专于行血活血。俗方用治女子经水不通，以一两煎酒服之，一日即通，甚效。

功效主治 凉血止血，活血通经。主治血瘀血热出血、血瘀闭经、痛经、跌打损伤、疮痈初起、肠炎。

用法用量 煎服，10~15克。止血宜炒炭用。

现代运用 茜草有促进血液凝固、升高白细胞、镇咳、祛痰、抗菌、抑制碳酸钙结石形成等作用。常用于血尿、鼻出血、肺结核咯血、功能失调性子宫出血、血小板减少性紫癜等。

茜草科植物茜草 *Rubia cordifolia* L.

识别特征

多年生攀缘草本。根数条至数十条丛生，外皮紫红色或橙红色。茎四棱形，棱上有倒生的小刺。叶4片轮生，具长柄；叶片形状变化较大，三角形至卵形，上面粗糙，下面沿中脉及叶柄均有倒刺，全缘；基出脉5。聚伞花序圆锥状，腋生或顶生；花小，黄白色。浆果球形，红色，熟后转为黑色。花期6~9月，果期8~10月。生于开阔坡地、草甸或路边草丛等处。主产于安徽、江苏、山东、河南、陕西等地。

【别名】解离、石解。

【释名】时珍曰：按东垣李杲云，防己如险健之人，幸灾乐祸，能首为乱阶；若善用之，亦可御敌。其名或取此义。

【发明】弘景曰：防己是疗风水要药。藏器曰：治风用木防己，治水用汉防己。

防己

祛风湿药·祛风湿热药

药用部位：根。

功效主治 利水消肿，祛风止痛。主治风湿热痹、关节红肿疼痛、水肿、小便不利、湿疹疮毒。

用法用量 煎服，5~10克；或入丸、散剂。

现代运用 防己有降血压、降血脂、抗血管重塑、抗心肌缺血再灌注损伤、抗脑缺血、解热、镇痛、抗心律失常、抗炎、抗过敏、抗矽肺、兴奋中枢神经系统等作用。常用于高血压、血栓性静脉炎、水肿等。

防己科的粉防己 *Stephania tetrandra* S. Moore

识别特征

多年生草质藤本，长达数米。根圆柱状，常弯曲，弯曲处有横沟或环沟，或有时呈块状。外皮淡棕色或棕褐色，茎柔韧，具细条纹。叶互生，叶柄盾状着生；叶片阔三角形至三角状近圆形，全缘，两面均被柔毛，上表面密被白粉。花黄白色，单性，雌雄异株，假总状花序腋生，分枝为小头状聚伞花序。核果球形，熟时红色。花期4~5月，果期5~6月。生于村边、路旁、旷野、林缘等处的灌丛中。主产于浙江、安徽、江西、湖北等地。因集散于汉口，故名汉防己。

木通

利水渗湿药·利
尿通淋药

药用部位：木质茎。

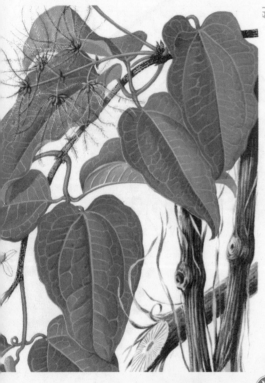

木通科植物三叶木通 *Akebia trifoliata* (Thunb.) Koidz.

【别名】通草、附支、丁翁、万年藤。

【释名】时珍曰：有细细孔，两头皆通，故名通草，即今所谓木通也。

【发明】时珍曰：木通手厥阴心包络、手足太阳小肠、膀胱之药也。故上能通心清肺，治头痛，利九窍；下能泄湿热，利小便，通大肠，治遍身拘痛。

功效主治 利尿通淋，清心除烦，通经下乳。主治热淋涩痛、水肿、口舌生疮、心烦尿赤、闭经乳少、湿热痹病。

用法用量 煎服，3~6克。

现代运用 木通有利尿、抗水肿、抗菌、强心、降血压、抗肿瘤、增强胃肠蠕动、祛痰、缩短凝血时间等作用。常用于关节疼痛、淋病、泌尿系统感染、水肿、肺癌、膀胱癌等。

识别特征

　　落叶木质藤本。茎、枝无毛，灰褐色。3出复叶，小叶卵圆形，革质，长宽变化很大，先端钝圆或具短尖，基部圆形，边缘浅裂或呈波状，叶柄细长，春夏季开紫红色花，雌雄同株，紫红色或淡紫色，总状花序腋生，总梗细长，雌花1~3朵，雄花较小，20朵左右。果实成熟于秋季，肉质，浆果状，紫红色，成熟后沿腹缝线开裂，故称"八月炸"或"八月瓜"。种子多数，呈椭圆形，棕色。生于山林灌丛。分布于河北、山西、山东、河南、甘肃和长江流域以南地区。

【别名】通脱木、离南。

【释名】果曰：阴窍涩而不利，水肿闭而不行，用之立通，因有通草之名。与木通同功。嘉谟曰：白瓢中藏，脱木得之，故名通脱。

【发明】时珍曰：通草色白而气寒，味淡而体轻，故入太阴肺经，引热下降而利小便；入阳明胃经，通气上达而下乳汁。其气寒，降也；其味淡，升也。

通草

利水渗湿药·利尿通淋药

药用部位：茎髓。

功效主治 清热利尿，通气下乳。主治水肿、小便不利、淋证、尿急尿痛、产后乳汁不下。

用法用量 煎服，5~10克。孕妇慎用。

现代运用 通草有利尿、促进乳汁分泌、调节免疫、抗氧化等作用。常用于肾盂积水、产后乳胀、泌尿系统结石、老年前列腺增生排尿障碍等。

五加科植物通脱木 *Tetrapanax papyrifer* (Hook.) K. Koch

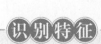

识别特征

　　灌木或小乔木。茎粗壮，不分枝，木质部松脆，中央有宽大白色茎髓。叶大型，互生，集生于茎顶，叶柄粗壮，托叶膜质，叶片5~11，掌状浅裂至半裂，全缘或有粗锯齿。大型复圆锥花序状伞形花序，顶生或近顶生，花4数，稀5数，外面被毛，白色或绿白色。核果状浆果，扁球形，成熟时紫黑色。生于山坡杂木林中或沟旁阴湿地。分布于广东、广西、云南、四川、福建、台湾、湖北、陕西等地。

钩藤

平肝息风药·息风止痉药

药用部位：带钩茎枝。

【别名】双钩、钓藤。

【释名】时珍曰：其刺曲如钓钩，故名。

【发明】时珍曰：钓藤，手足厥阴药也。足厥阴主风，手厥阴主火。惊痫眩运，皆肝风相火之病。钓藤通心包于肝木，风静火息，则诸证自除。或云，入数寸于小麦中蒸熟，喂马易肥。

功效主治 息风止痉，清热平肝。主治肝阳上亢眩晕、肝火头痛、小儿肝热夜啼、热病惊风、癫痫、小儿脾虚慢惊、妊娠子痫、疹发不透。

用法用量 煎服，10~15克。不宜久煎。

现代运用 钩藤有降血压、镇静、抗癫痫、抗惊厥、抗心律失常、抗血栓、抑制血小板聚集、降血脂等作用。常用于高血压、高脂血症、惊痫抽搐、脑卒中后遗症、头痛眩晕等。

茜草科植物钩藤 *Uncaria rhynchophylla* (Miq.) Miq. ex Havil.

识别特征

常绿攀缘灌木。小枝四棱形，叶腋处常着生钩状变态枝，钩对生或单生，淡褐色至褐色，光滑无毛。单叶对生，叶片卵状披针形，全缘，下面脉腋处有短毛；托叶1对，2深裂，裂片线形。头状花序；花萼管状；花冠黄色，漏斗状。蒴果倒卵状椭圆形，被疏柔毛，具突宿萼。花期5~7月，果期10~11月。生于山谷和溪边的疏林中或灌丛中。主产于广西、广东、湖北、湖南、浙江、江西等地。

白英

清热药·清热解毒药

【别名】白草、白幕、排风、穀菜。

【释名】时珍曰：白英谓其花色，穀菜象其叶文，排风言其功用，鬼目象其子形。

【集解】时珍曰：此俗名排风子是也。正月生苗，白色，可食。秋开小白花。子如龙葵子，熟时紫赤色。

药用部位：全草。

功效主治 清热解毒，利湿消肿。主治感冒发热、乳痈恶疮、湿热黄疸、腹水、带下病、痈疖肿毒。

用法用量 煎汤，15~30克；或浸酒。外用适量。

现代运用 白英有增强免疫功能、抗菌、抗肿瘤、抗癌等作用。常用于急性黄疸型肝炎、肝硬化初起、肾炎水肿、胃癌、乳腺炎等。

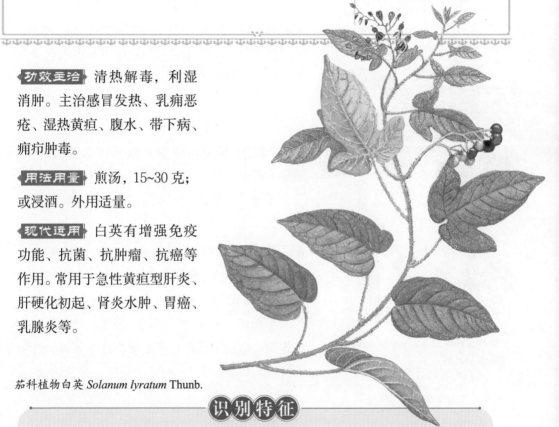

茄科植物白英 *Solanum lyratum* Thunb.

识别特征

　　草质藤本。茎及小枝均密被具节长柔毛。叶互生，多为琴形，基部常3~5深裂，裂片全缘，通常卵形，两面均被毛；少数在小枝上部的叶为心脏形，小；有叶柄，被毛。聚伞花序，顶生或腋外生，疏花，被长柔毛；花梗基部具关节；萼环状，萼齿5；花冠白色或蓝紫色，5深裂，裂片椭圆状披针形。浆果球状，熟时红黑色。种子近盘状，扁平。花期夏秋，果熟期秋末。生于山谷草地或路旁、田边。主产于甘肃、陕西、山西、河南等地。

萝藦

补虚药·补阳药

药用部位：全株、果实。

《本草纲目》

【别名】芄兰、白环藤、羊婆奶、斫合子、婆婆针线包。
【集解】弘景曰：萝藦作藤生，摘之有白乳汁，人家多种之，叶厚而大，可生啖，亦蒸煮食之。
【主治】蜘蛛伤，频治不愈者，捣封二三度，能烂丝毒，即化作脓也。

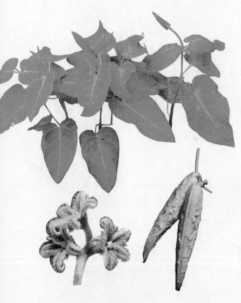

萝藦科植物萝藦 *Metaplexis japonica* (Thunb.) Makino。

功效主治 萝藦（全株），补精益气，通乳，解毒。主治虚损劳伤、阳痿、遗精、白带异常、乳汁不足、丹毒、瘰疬、疔疮、虫蛇咬伤。

萝藦子（果实），补益精气，生肌止血。主治虚劳、阳痿、遗精、金疮出血。

用法用量 萝藦，煎服，15~60克。外用鲜品适量，捣敷。

萝藦子，煎服，9~18克，或研末。外用适量，捣敷。

现代运用 萝藦，有抗肝癌、止咳、免疫调节、降血脂、降血糖等作用。常用于带状疱疹、遗精、阳痿、骨关节结核、腰腿疼痛、白带异常、咳嗽等。

萝藦子，有抗菌、利胆、轻泻、升高白细胞等作用。常用于感冒、高血压、身体虚弱、上吐下泻等。

识别特征

多年生草质藤本。全株具乳汁。茎下部木质化，上部较柔韧，有纵条纹，幼叶密被短柔毛，老时渐脱落。叶对生，膜质；叶柄先端具丛生腺体；叶片卵状心形，叶耳圆，上面绿色，下面粉绿色。总状聚伞花序腋生或腋外生；花萼裂片披针形，外被微毛；花白色，有淡紫红色斑纹；花冠近辐状，5裂。蓇葖果叉生，纺锤形。种子扁平，褐色，有膜质边。花期7~8月，果期9~12月。生于山脚、河边、路旁的灌木丛中及林边荒地。分布于东北、华北、华东和甘肃、陕西、贵州、河南、湖北等地。

【别名】勒草、葛勒蔓、来莓草。

【释名】时珍曰：此草茎有细刺，善勒人肤，故名勒草。讹为葎草，又讹为来莓，皆方音也。

【集解】时珍曰：二月生苗，茎有细刺。叶对节生，一叶五尖，微似蓖麻而有细齿。八九月开细紫花成簇。结子状如黄麻子。

葎草

清热药·清热解毒药

药用部位：全草。

功效主治 清热利湿，消肿解毒。主治中暑吐泻、痢疾、小便不利、淋证、小儿疳积、痔疮出血、瘰疬、痈疽、蛇蝎咬伤。

用法用量 煎服，9~18克。外用适量，煎水洗。

现代运用 葎草有抗菌、止泻、抗肿瘤、致热等作用。常用于肺结核、胃肠炎、小儿腹泻、疟疾、急性肾炎等。

桑科植物葎草 *Humulus scandens* (Lour.) Merr.

识别特征

一年生或多年生蔓生草本，长达数米，有倒钩刺。叶对生，掌状5深裂，稀有3~7裂，边缘有锯齿，上面生刚毛，下面有腺点，脉上有刚毛；叶柄长。花单性，雌雄异株；花序腋生；雄花成圆锥花序，有多数淡黄绿色小花；雌花10余朵集成短穗，腋生，每2朵雌花有一卵状披针形的苞片，无花被。果穗呈绿色；瘦果卵圆形，质坚硬。花期7~8月，果期8~9月。生于山谷、林下。全国均有分布。

络石藤

祛风湿药·祛风
湿热药

药用部位：茎、叶。

【别名】石鲮、石龙藤、悬石、耐冬、云花。

【释名】恭曰：俗名耐冬。以其包络石木而生，故名络石。山南人谓之石血，疗产后血结，大良也。

【发明】时珍曰：络石性质耐久，气味平和。神农列之上品，李当之称为药中之君。其功主筋骨关节风热痛肿，变白耐老。即医家鲜知用者，岂以其近贱而忽之耶？服之当浸酒耳。

功效主治 祛风通络，凉血消肿。主治风湿热痹、筋脉拘挛、咽喉肿痛、疮痈肿毒、跌打损伤、毒蛇咬伤。

用法用量 煎服，5~15克。

现代运用 络石藤有抗痛风、抗菌、扩张血管、降血压、抑制肠及子宫等作用。常用于风湿性关节炎、急性咽喉炎、尿血等。

夹竹桃科植物络石 *Trachelospermum jasminoides* (Lindl.) Lem.

识别特征

常绿攀缘木质藤本。茎圆柱形，赤褐色，节稍膨大，多分枝，有气根，表面有点状皮孔，幼枝带绿色，密被褐色短柔毛。叶对生；叶片老时革质，椭圆形，全缘，上面深绿，下面淡绿，被细柔毛。聚伞花序；花白色，花冠5裂，裂片右向旋转排列。蓇葖果2个，长圆柱形。种子多数，线形而扁，褐色，顶端有一束白色细簇毛。花期4~5月，果期10月。生于溪边、路旁或疏林内，常攀缘于树干、墙壁或石壁上。分布于山东、安徽、江苏、浙江、福建、台湾、江西等地。

《本草纲目拾遗》

【别名】老观草、老鸦咀、老鸦嘴。

主祛诸风皮肤瘙痒，通行十二经络……兼解诸痨热，其应如响。

老鹳草

祛风湿药·祛风湿热药

药用部位：地上部分。

功效主治 祛风湿，通经络，清热毒，止泻痢。主治风湿痹证、拘挛麻木、泄泻、痢疾、疮疡。

用法用量 煎服，9~15克；或熬膏、酒浸服。外用适量。

现代运用 老鹳草有抗炎、免疫抑制、镇痛、抗诱变、抗氧化、抗流感病毒、抗菌、镇咳、调节肠运动等作用。常用于病毒性肝炎、关节炎、痢疾腹泻、筋骨酸痛等。

牻牛儿苗科植物牻牛儿苗 *Erodium stephanianum* Willd.

识别特征

多年生草本。根直，较粗壮，少分枝。茎多数，仰卧或蔓生，具节，被柔毛。叶对生；叶片轮廓卵形，2回羽状深裂，小裂片卵状条形，全缘或具疏齿，表面被疏伏毛，背面被疏柔毛；托叶三角状披针形；基生叶和茎下部叶具长柄。伞形花序腋生；苞片狭披针形；萼片矩圆状卵形；花瓣紫红色，倒卵形。蒴果，密被短糙毛。种子褐色，具斑点。花期6~8月，果期8~9月。生于干山坡、农田边、沙质河滩地和草原凹地等地。分布于华北、东北、西北、四川西北部和西藏等地。

常春藤

祛风湿药·祛风
湿热药

药用部位：茎、叶。

【别名】土鼓藤、龙鳞薜荔。

【释名】藏器曰：小儿取其藤，于地打作鼓声，故名土鼓。李邕改为常春藤。

【集解】藏器曰：生林薄间，作蔓绕草木上。其叶头尖。结子正圆，熟时如珠，碧色。

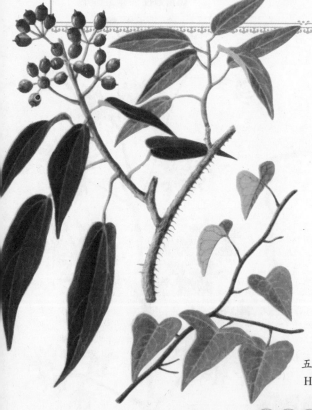

功效主治 祛风利湿，平肝潜阳，清热解毒。主治风湿痹痛、瘫痪、口眼㖞斜、衄血、月经不调、跌打损伤、咽喉肿痛、疔疖痈肿、蛇虫咬伤。

用法用量 煎服，6~15克；浸酒或捣汁。外用适量，捣烂敷或煎水洗。

现代运用 常春藤有镇痛、抗真菌等作用。常用于风湿性关节炎、肝炎、急性卡他性结膜炎、肾炎水肿、闭经、骨折等。

五加科植物常春藤 *Hedera sinensis* (Tobler) Hand. -Mazz.。

识别特征

多年生常绿攀缘藤本。茎圆柱形，黄褐色，具气根，幼枝有锈色鳞片。叶互生，革质，光滑，营养枝上的叶三角状卵形或戟形，全缘或3裂解；花枝上的叶椭圆状卵形，全缘；叶柄细长，有锈色鳞片。花萼几全缘，有棕色鳞片；花瓣5，黄绿色。果球形，黄色或红色。花期8~9月，果期9~10月。生于阴湿山坡、沟谷、石壁上或树干上。分布于华中、华南、西南各地及陕西、甘肃等地。

【别名】忍冬花、金钗股。

【释名】时珍曰：其花长瓣垂须，黄白相半，而藤左缠，故有金银、鸳鸯以下诸名。金钗股，贵其功也。土宿真君云，蜜桶藤，阴草也。取汁能伏硫制汞，故有通灵之称。

【发明】时珍曰：忍冬，茎叶及花，功用皆同。昔人称其治风除胀，解痢逐尸为要药，而后世不复知用；后世称其消肿散毒治疮为要药，而昔人并未言及。乃知古今之理，万变不同，未可一辙论也。

金银花

清热药·清热解毒药

药用部位：花蕾或带初开的花。

功效主治 清热解毒，疏散风热。主治痈疮、疔疮、热毒血痢、风热感冒、温病初起。

用法用量 煎服，10~15克。

现代运用 金银花有抗菌、抗病毒、抗炎、解热、抗过敏、降低胆固醇、抗肿瘤、抗溃疡、兴奋中枢神经、降血压等作用。常用于急性感染性疾病、病毒性肝炎、急性牙周炎、血痢、卡他性结膜炎等。

忍冬科植物忍冬 *Lonicera japonica* Thunb.

识别特征

多年生常绿缠绕木质藤本。茎中空，幼枝密生短柔毛和腺毛。叶纸质，对生，叶柄密被短柔毛；叶片长圆状卵形、卵状披针形或卵形，两面和边缘均被短柔毛。花成对腋生；花梗密被短柔毛和腺毛；花二唇形，上唇4浅裂，花冠筒细长，外面被短柔毛和腺毛，下唇带状而反曲；花初开时为白色，2~3日后变金黄色，黄白相映，故名"金银花"。浆果球形，黑色。花期4~7月，果期7~11月。生于山坡灌丛或疏林中、乱石堆、山路旁及村庄篱笆边，也常栽培。我国大部分地区均产。

青风藤

祛风湿药·祛风寒湿药

药用部位： 干燥根茎。

【别名】清风藤、青藤、寻风藤。

【集解】颂曰：生台州天台山中。其苗蔓延木上，四时常青。土人采茎用。

【主治】治风湿流注，历节鹤膝，麻痹瘙痒，损伤疮肿。入酒药中用。

来　源 防己科植物青藤 *Sinomenium acutum* (Thunb.) Rehd et Wils.。

功效主治 祛风湿，通经络，利小便。主治风湿痹证、水肿、脚气、胃痛、皮肤瘙痒。

用法用量 煎服，6~12克。外用适量。

现代运用 青风藤有抗炎、镇痛、镇静、镇咳、抑制免疫功能、抗心肌缺血、抗心律失常、降温、催吐等作用。常用于类风湿关节炎、肾小球病、骨质增生、颈椎炎、心律失常等。

千金藤

清热药·清热解毒药

药用部位： 藤。

【别名】青藤、天膏药、金线吊乌龟。

【集解】藏器曰：千金藤有数种，南北名模不同，大略主疗相似，或是皆近于藤也。生北地者，根大如指，色似漆；生南土者，黄赤如细辛……有一种藤似木蓼，又有乌虎藤，绕树生，冬青，亦名千金藤。江西林间有草生叶，头有瘿子，似鹤膝，叶如柳，亦名千金藤。又一种似荷叶，只大如钱许，亦呼为千金藤，又名古藤，主痫及小儿大腹。千金者，以贵为名。

来　源 防己科植物千金藤 *Stephania japonica* (Thunb.) Miers。

功效主治 清热解毒，祛风止痛，利水消肿。主治咽喉肿痛、痈肿疮疖、毒蛇咬伤、风湿痹痛、胃痛、脚气水肿。

用法用量 煎服，9~15克；或研末，每次1~1.5克，每日2~3次。外用适量。

现代运用 千金藤有松弛横纹肌、降血压、抗肿瘤等作用。常用于白细胞减少、痢疾、风湿性关节炎、偏瘫、咽喉肿痛等。

【别名】千里明、千里及、千里急。

【集解】颂曰：千里急，生天台山中。春生苗，秋有花。土人采花叶入眼药。又筠州有千里光，生浅山及路旁。叶似菊叶而长，背有毛。枝干圆而青。春生苗，秋有黄花，不结实。采茎叶入眼药，名黄花演。盖一物也。

【主治】天下疫气结黄，瘴疟蛊毒，煮汁服，取吐下……同甘草煮汁饮，退热明目，不入众药。

千里光

清热药·清热解毒药

药用部位：全草。

功效主治 清热解毒，凉血消肿，清肝明目。主治黄疸、疟疾、痈肿疮毒、毒蛇咬伤。

用法用量 煎服，15~30克。外用适量，捣烂敷。

现代运用 千里光有广谱抗菌、抗钩端螺旋体、镇咳、解痉、镇痛等作用。常用于膀胱癌、结膜炎、急性感染性疾病、败血症、包皮炎、手癣、阴囊湿痒、流行性感冒等。

菊科植物千里光 *Senecio scandens* Buch.-Ham.

识别特征

多年生草本。茎木质细长。叶互生；叶片形，先端渐尖，基部楔形至截形，边缘具不规 椭圆状三角则齿，或微波状，两面均有软毛。头状花序顶生，排列成伞形花序状；总苞圆筒形；周围舌状花黄色；中央管状花，黄色，两性。瘦果圆筒形，有细毛；冠毛白色。花期10月至次年3月，果期2~5月。生于路旁及旷野间。分布于陕西及华北、中南、西南等地。

藤黄

清热药·清热解毒药

药用部位：胶质树脂。

《本草纲目》

【别名】海藤。

【释名】时珍曰：今画家所用藤黄，皆经煎炼成者，舐之麻人。按周达观《真腊记》云，国有画黄，乃树脂。番人以刀斫树枝滴下，次年收之。似与郭氏说微不同，不知即一物否也？

【主治】蚛牙蛀齿，点之便落。

来源 藤黄科植物藤黄 *Garcinia hanburyi* Hook. f.。

功效主治 消肿攻毒，止血杀虫，祛腐敛疮。主治痈疽肿毒、溃疡、湿疮、顽癣、跌打肿痛、创伤出血及烫伤。

用法用量 外用适量，研末调敷或磨汁涂。本品有毒，一般炮制后使用。

现代运用 藤黄有抗菌、抗原虫、抗炎、抗肿瘤等作用。常用于各种癌症、绦虫病、水肿、龋齿等。

识别特征

常绿乔木。小枝四棱形。单叶对生；叶片薄革质，阔披针形，先端尖，基部楔形，全缘或微波状。花单性，腋生，黄色，无柄；萼与花瓣均4片，圆形，覆瓦状排列；雄花2~3，簇生，雄蕊多数，集合成1个亚球状肉质体；雌花单生，较大，具退化雄蕊约12枚，基部合生，柱头盾形，子房4室，平滑无毛。浆果亚球形。种子4枚。花期11月，果期次年2~3月。生于热带地区。原产于印度、泰国等地，我国广东、广西有引种栽培。

《本草纲目》

【别名】水泻、鹄泻、及泻、芒芋、禹孙。

【释名】时珍曰：去水曰泻，如泽水之泻也。禹能治水，故曰禹孙。

【发明】时珍曰：泽泻气平，味甘而淡。淡能渗泄，气味俱薄，所以利水而泄下。脾胃有湿热，则头重而目昏耳鸣。泽泻渗去其湿，则热亦随去，而土气得令，清气上行，天气明爽，故泽泻有养五脏、益气力、治头旋、聪明耳目之功。

泽泻

利水渗湿药·利水消肿药

药用部位：块茎。

功效主治 利水渗湿，泄热。主治水肿、小便不利、湿盛泄泻、眩晕、带下病、湿热淋证、黄疸。

用法用量 煎服，5~10克。

现代运用 泽泻有利尿、降血压、降血糖、抗脂肪肝、抗菌等作用，其亦有抗肾炎活性。常用于脂肪肝、高脂血症、高血压、糖尿病、梅尼埃病、遗精等。

泽泻科植物泽泻 *Alisma orientalis* (Sam.) Juzep.

识别特征

多年生沼泽植物。地下有块茎。叶柄基部扩延成叶鞘状，叶片宽椭圆形，全缘，两面光滑。花茎从叶丛中抽出，花序通常有3~5轮分枝，组成圆锥状复伞形花序，小苞片披针形至线形；花瓣3，倒卵形，膜质，较萼片小，白色。瘦果多数，扁平，倒卵形，背部有两浅沟，褐色，花柱宿存。花期6~8月，果期7~9月。生于沼泽地或水中，亦有栽培。主产于福建、四川、江西等地。

羊蹄

止血药·凉血止
血药

药用部位：根。

【别名】蓄、秃菜、败毒菜、牛舌菜、羊蹄大黄。

【释名】时珍曰：羊蹄以根名，牛舌以叶形，名秃菜以治秃疮名也。

【发明】震亨曰：羊蹄根属水，走血分。颂曰：新采者，磨醋涂癣速效。亦煎作丸服。采根不限多少，捣绞汁一大升，白蜜半升，同熬如稠饧，更用防风末六两，搜和令可丸，丸如梧子大。用栝楼、甘草煎酒下三二十九，日二三服。

功效主治 凉血止血，清热解毒，杀虫止痒，泻下通便。主治血热出血、疮痈、疥癣、秃疮、湿疹瘙痒、便秘。

用法用量 煎服，10~15克，鲜品加倍。外用适量。有小毒。

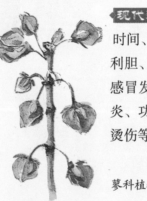

现代运用 羊蹄有缩短凝血时间、抗菌、抗真菌、降血压、利胆、抗氧化等作用。常用于感冒发热、小儿营养不良、肝炎、功能失调性子宫出血、烧烫伤等。

蓼科植物羊蹄 *Rumex japonicus* Houtt.

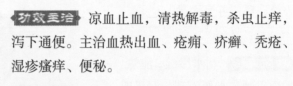

识别特征

多年生草本。茎直立，上部分枝，具沟槽。基生叶长圆形，边缘微波状；茎上部叶狭长圆形；托叶鞘膜质，易破裂。花序圆锥状，花两性，多花轮生；花梗细长；花被片6，淡绿色，卵状心形，边缘具不整齐的小齿，全部具长卵形小瘤。瘦果宽卵形，具3锐棱，暗褐色，有光泽。花期5~6月，果期6~7月。生于田边路旁、河滩、沟边湿地。分布于东北、华北、华东、华中、华南等地区和陕西、四川、贵州等地。

石菖蒲

开窍药

药用部位：根茎。

【别名】菖蒲、昌阳、尧韭、水剑草。

【集解】时珍曰：菖蒲凡五种。生于池泽，蒲叶肥……泥菖蒲，白菖也；生于溪涧……水菖蒲，溪荪也；生于水石之间，叶有剑脊，瘦根密节……石菖蒲也；人家以砂栽之……叶如韭，根如匙柄粗者，亦石菖蒲也……服食入药须用二种石菖蒲，余皆不堪。

【发明】时珍曰：国初周颠仙对太祖高皇帝常嚼菖蒲饮水。问其故。云服之无腹痛之疾。

功效主治 开窍宁神，化湿和胃。主治痰湿、痰热蒙闭清窍，神智昏迷、癫痫抽搐、健忘、神思不定、湿阻中焦、霍乱吐泻、噤口痢；外用治阴痒阴肿、跌打损伤、痈疽疥癣。

用法用量 煎服，5~10克。外用适量。

现代适用 石菖蒲有促进胃液分泌、缓解肠道平滑肌痉挛、镇静、催眠、抗惊厥、增强记忆力、抗心律失常、抗肿瘤、抗血栓、抗菌、驱蛔、平喘等作用。常用于癫痫、癌症、肺性脑病昏迷、脑炎、小儿久咳、支气管哮喘等。

天南星科植物石菖蒲 *Acorus tatarinowii* Schott

识别特征

多年生草本。根茎横生，具分枝，有香气。叶基生，剑状线形，基部具窄膜质边缘；叶脉平行，无中脉。花茎扁三棱形，肉穗花序自佛焰苞中部旁侧裸露而出，呈圆柱形，佛焰苞片叶状，较短；花黄绿色，花两性，淡黄绿色。浆果肉质，呈倒卵形。花期5~6月，果期7~8月。生于山谷湿地或溪边石上。主产于四川、浙江、江西、江苏、福建等地。

蒲黄

止血药·化瘀止血药

药用部位：花粉。

【别名】香蒲、甘蒲、醮石。

【释名】恭曰：香蒲即甘蒲，可作荐者。春初生，取白为菹，亦堪蒸食。山南人谓之香蒲，以菖蒲为臭蒲也。蒲黄即此蒲之花也。

【发明】时珍曰：蒲黄，手足厥阴血分药也，故能治血治痛。生则能行，熟则能止。与五灵脂同用，能治一切心腹诸痛。

功效主治 祛瘀，止血，利尿。主治各种内外出血证、瘀滞痛证、血淋。

用法用量 煎服，3~10克，布包煎。外用适量，研末撒或调敷。炒用止血，生用化瘀。

现代运用 蒲黄有促进凝血、降血压、增加冠脉血流量、改善微循环、耐缺氧、兴奋子宫、增强肠蠕动、降血脂、抗炎、利胆、利尿、镇痛、平喘、抗缺血再灌注损伤等作用。常用于高脂血症、支气管扩张咯血、内脏出血、湿疹、复发性阿弗他口炎、高血压等。

香蒲科植物水烛香蒲 *Typha angustifolia* L.

识别特征

多年生草本。叶扁平，线形，质稍厚而柔，下部鞘状。穗状花序圆柱形，雌雄花序间有间隔1~15厘米；雄花序在上，雄花有早落的佛焰状苞片，花被鳞片状或茸毛状。雌花5序，雌花小苞片较柱头短，匙形，花被茸毛状，与小苞片等长，柱头线头圆柱形。小坚果无沟。花期6~7月，果期7~8月。生于池沼或浅水中。分布于全国大部分地区。

酸模

止血药·凉血止血药

【别名】山羊蹄、山大黄、酸母、当药。

【集解】弘景曰：一种极似羊蹄而味酸，呼为酸模，根亦疗疥也。时珍曰：平地亦有。根叶花形并同羊蹄，但叶小味酸为异。其根赤黄色。连根叶取汁炼霜，可制雄、汞。

药用部位：根。

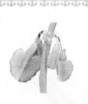
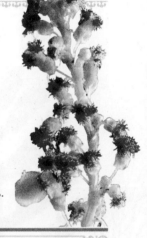

功效主治 凉血止血，泄热通便，利尿，杀虫。主治吐血、便血、月经过多、热痢、目赤、便秘、小便不通、淋浊、疥癣。

用法用量 煎服，9~15克；或捣汁。外用适量。

现代运用 酸模有抗菌、利尿、止血等作用。常用于内脏出血、痢疾、便秘、内痔出血、疔疮、神经性皮炎、湿疹等。

蓼科植物酸模 *Rumex acetosa* L.

浮萍

解表药·发散风热药

【别名】紫萍、水萍、水苏、水白、蘋。

【释名】时珍曰：其草四叶相合，中折十字，故俗呼为四叶菜、田字草、破铜钱，皆象形也。

【集解】时珍曰：蘋乃四叶菜也。叶浮水面，根连水底。其茎细于莼、蓉。其叶大如指顶，面青背紫，有细纹，颇似马蹄决明之叶，四叶合成，中折十字。夏秋开小白花，故称白蘋。

药用部位：全草。

功效主治 宣散风热，利水消肿。主治风热感冒、麻疹不透、风疹瘙痒、水肿。

用法用量 煎服，3~10克。外用适量，研末掺或捣烂敷。

现代运用 浮萍有利尿、强心、提升血压、解热、抗菌等作用。常用于小儿肾炎、水肿尿少、荨麻疹、急性湿疹、皮肤瘙痒、手癣等。

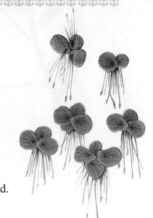

浮萍科植物紫萍 *Spirodela polyrrhiza* (L.) Schleid.

235

海藻

化痰止咳平喘
药·清热化痰药

药用部位：藻体。

【别名】落首、海萝。

【集解】藏器曰：此有二种：马尾藻生浅水中，如短马尾细，黑色，用之当浸去咸味；大叶藻生深海中及新罗，叶如水藻而大。海人以绳系腰，没水取之。五月以后，有大鱼伤人，不可取也。

【发明】诜曰：海藻起男子阴，消男子癀疾，宜常食之。南方人多食，北方人效之，倍生诸疾，更不宜矣。

功效主治 消痰软坚，利水消肿。主治瘿瘤、瘰疬、睾丸肿痛、痰饮水肿、脚气浮肿。

用法用量 煎服，10~15克。不宜与甘草同用。

现代适用 海藻有抑制甲状腺功能亢进、降血脂、减轻动脉粥样硬化、降血压、抗凝血、抗血栓、改善微循环、抗菌、抗病毒等作用。常用于地方性甲状腺肿大、高脂血症、高血压、睾丸肿胀疼痛、子宫肌瘤等。

马尾藻科植物海蒿子 *Sargassum pallidum* (Turn.) C. Ag.

识别特征

多年生海藻，呈树枝状，干后暗褐色。轴由基部分枝，小枝上有叶状突起，呈披针形或倒卵形，有中肋。生殖枝具细条状突起，气囊和生殖托长在小枝叶腋间，气囊球形或长椭圆形，生殖托圆柱形，托上有细小孢子囊。生于低潮线下海水激荡的岩石上。分布于辽宁、山东、福建、浙江等地沿海。

【别名】纶布。

【集解】时珍曰：昆布生登、莱者，搓如绳索之状。出闽、浙者，大叶似菜。盖海中诸菜性味相近，主疗一致。虽稍有不同，亦无大异也。

【发明】诜曰：昆布下气，久服瘦人，无此疾者不可食。海岛之人爱食之，为无好菜，只食此物，服久相习，病亦不生，遂传说其功于北人。北人食之皆生病，是水土不宜耳。凡是海中菜，皆损人，不可多食。

昆布

化痰止咳平喘
药·清热化痰药

药用部位：叶状体。

功效主治 消痰软坚，利水消肿。主治地方性甲状腺肿大、瘰疬痰核、睾丸肿痛、水肿、脚气浮肿、胸痹。

用法用量 煎服，10~15克。不宜与甘草同用。

现代运用 昆布有防缺碘性甲状腺肿、降血压、降血脂、抗肿瘤、降血糖、增强免疫功能等作用。常用于甲状腺肿、白内障、高血压、慢性气管炎、心绞痛、乳腺增生等。

翅藻科植物昆布 *Ecklonia kurome* Okam.

识别特征

多年生大型褐藻。革质，藻体可区分为根状固着器、柄部和片部三部分，成熟时呈橄榄褐色。片部卵形或扁圆形，两侧羽状深裂，裂片呈长舌状，边缘有疏齿或全缘。孢子囊群在片部形成，呈近圆形疤斑。生于低潮线下 2~3 米深度的岩石上，或人工栽培。分布于福建、山东、浙江等地的沿海。

石斛

补虚药·补阴药

药用部位：茎。

《本草纲目》

【别名】金钗、禁生、林兰、杜兰。

【释名】时珍曰：石斛名义未详。其茎状如金钗之股，故古有金钗石斛之称。

【发明】时珍曰：石斛气平，味甘、淡、微咸，阴中之阳，降也。乃足太阴脾、足少阴右肾之药。深师云，囊湿精少，小便余沥者，宜加之。一法，每以二钱入生姜一片，水煎代茶饮，甚清肺补脾也。

来　源 兰科植物金钗石斛 *Dendrobium nobile* Lindl.。

功效主治 养阴清热，益胃生津。主治高热烦渴、消渴、目暗不明、筋骨痿软。

用法用量 煎服，10~15克，鲜品15~30克。

现代运用 石斛有解热、抗衰老、增强身体免疫功能、抗肿瘤、降血糖、抗血栓等作用。常用于慢性胃炎、糖尿病、高血压、咽炎、白内障、夜盲等。

骨碎补

活血化瘀药·活血疗伤药

药用部位：根茎。

《本草纲目》

【别名】猴姜、胡孙姜、石毛姜、石庵簡。

【释名】藏器曰：骨碎补本名猴姜。开元皇帝以其主伤折，补骨碎，故命此名。

【发明】时珍曰：骨碎补，足少阴药也。故能入骨，治牙，及久泄痢。昔有魏刺史子久泄，诸医不效，垂殆。予用此药末入猪肾中煨熟与食，顿住。盖肾主大小便，久泄属肾虚，不可专从脾胃也。《雷公炮炙论》用此方治耳鸣，耳亦肾之窍也。

来　源 水龙骨科植物槲蕨 *Drynaria fortunei* (Kunze) J. Sm.。

功效主治 活血续伤止痛，补肾壮骨。主治跌打损伤、腰痛、耳鸣耳聋、牙痛。

用法用量 煎服，10~15克。外用适量。

现代运用 骨碎补有抗动脉粥样硬化、降血脂、促进骨折愈合、改善软骨细胞等作用。常用于类风湿关节炎、骨质疏松、骨折、肩周炎、牙痛等。

【别名】石皮、石兰。

【释名】弘景曰：蔓延石上，生叶如皮，故名石韦。

【集解】时珍曰：多生阴崖险罅处。其叶长者近尺，阔寸余，柔韧如皮，背有黄毛。亦有金星者，名金星草。叶凌冬不凋。又一种如杏叶者，亦生石上，其性相同。

石韦

利水渗湿药·利尿通淋药

药用部位：全草。

功效主治 利尿通淋，清肺止咳，凉血止血。主治淋证、肺热咳嗽痰多、血热出血。

用法用量 煎服，5~10克。

现代运用 石韦有祛痰、镇咳、抗气管痉挛、抗菌、抗流感病毒、增强免疫力、升高白细胞、利尿等作用。常用于慢性气管炎、泌尿系统结石、高血压、白细胞减少、前列腺炎、湿疹、功能失调性子宫出血、吐血等。

水龙骨科植物石韦 *Pyrrosia lingua* (Thunb.) Farwell

识别特征

多年生草本。根茎细长如铁丝横走，密被披针形鳞片，边缘有睫毛。叶近二型，疏生，叶片披针形至卵圆状椭圆形，全缘，上面绿色有细点，疏被星状毛或无毛，下面密被淡褐色或灰色星芒状毛；孢子叶较营养叶为长，通常内卷呈筒状。孢子囊群椭圆形，着生于孢子叶背面，无囊群盖。附生于树干上和岩石上。我国各地均有分布。

景天

止血药·凉血止血药

药用部位：全草。

【别名】慎火、戒火、据火、护火、辟火、火母。

【释名】弘景曰：众药之名，景天为丽。人皆盆盛，养于屋上，云可辟火，故曰慎火。方用亦希。

【集解】时珍曰：景天，人多栽于石山上。二月生苗，脆茎，微带赤黄色，高一二尺，折之有汁。叶淡绿色，光泽柔厚，状似长匙头及胡豆叶而不尖。

来源 景天科植物八宝 *Hylotelephium erythrostictum* (Miq.) H. Ohba。

功效主治 清热解毒，凉血止血。主治丹毒、疔疮痈疖、火眼目翳、烦热惊狂、风疹、漆疮、烧烫伤、蛇虫咬伤、吐血、咯血、月经量多、外伤出血。

用法用量 煎服，15~30克，鲜品50~100克；或捣汁。外用适量，捣敷。

现代运用 景天常用于小儿高热惊厥、肺炎、各种出血疾病、疔疮等。

马勃

清热药·清热解毒药

药用部位：干燥子实体。

【别名】马疕、灰菰、牛屎菰。

【集解】别录曰：马勃生园中久腐处。弘景曰：紫色虚软，状如狗肺，弹之粉出。

【发明】时珍曰：马勃轻虚，上焦肺经药也。故能清肺热、咳嗽、喉痹、衄血、失音诸病。李东垣治大头病，咽喉不利，普济消毒饮亦用之。

来源 灰包科植物紫色马勃 *Calvatia lilacina* (Mont. et Berk.) Lloyd。

功效主治 清热解毒，利咽，止血。主治咽喉肿痛、咳嗽失音、吐血、衄血、外伤出血。

用法用量 煎服，1.5~6克，布包煎；或入丸、散剂。外用适量，研末敷；或调敷；或作吹药。

现代运用 马勃有止血、抗菌、抗真菌、抗肿瘤等作用。常用于口腔出血、鼻出血、外伤性创面、疖肿、冻疮、荨麻疹等。

垂盆草

利水渗湿药·利
湿退黄药

药用部位：全草。

【别名】佛甲草。

【集解】颂曰：佛甲草……多附石向阳而生，似马齿苋而细小且长，有花黄色，不结实，四季皆有。时珍曰：二月生苗成丛，高四五寸，脆茎细叶，柔泽如马齿苋，尖长而小。夏开黄花，经霜则枯。人多栽于石山瓦墙上，呼为佛指甲。《救荒本草》言高一二尺，叶甚大者，乃景天，非此也。

功效主治 利湿退黄，清热解毒。主治湿热黄疸、痈疮疔疥、毒蛇咬伤、烧烫伤、咽喉肿痛。

用法用量 煎服，15~30克，鲜品加倍。外用适量。

现代运用 垂盆草有保肝、抗菌、免疫抑制等作用。常用于黄疸、急慢性肝炎、角膜溃疡、小便不利等。

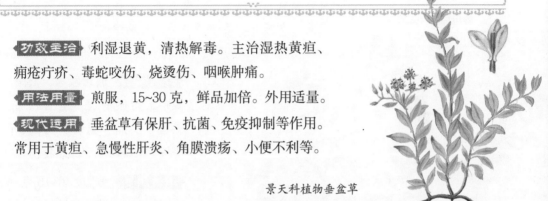

景天科植物垂盆草
Sedum sarmentosum Bunge

虎耳草

清热药·清热凉
血药

药用部位：全草。

【别名】石荷叶。

【集解】时珍曰：虎耳生阴湿处，人亦栽于石山上。茎高五六寸，有细毛，一茎一叶，如荷盖状。人呼为石荷叶。叶大如钱，状似初生小葵叶，及虎之耳形。夏开小花，淡红色。

功效主治 清热凉血，消肿解毒。主治风热咳嗽、崩漏、痔疮、痈疽疔疥、风火牙痛、风疹瘙痒、痔疮肿痛。

用法用量 煎服，9~15克。外用鲜品捣烂敷。

现代运用 虎耳草有利尿、强心、抗菌、抗炎、镇咳等作用。常用于肺炎、冻疮、痔疮下血等。

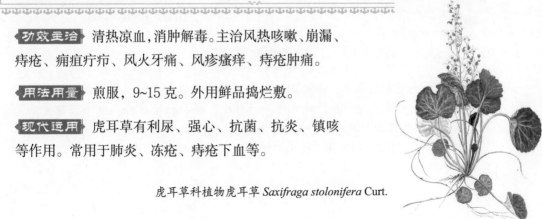

虎耳草科植物虎耳草 *Saxifraga stolonifera* Curt.

鹅不食草

解表药·发散风寒药

药用部位：全草。

【别名】石胡荽、天胡荽、野园荽、鸡肠草。

【集解】时珍曰：石胡荽，生石缝及阴湿处小草也。高二三寸，冬月生苗，细茎小叶，形状宛如嫩胡荽。其气辛熏不堪食，鹅亦不食之。

【发明】时珍曰：鹅不食草，气温而升，味辛而散，阳也，能通于天。头与肺皆天也，故能上达头脑，而治顶痛目病，通鼻气而落瘜肉；内达肺经，而治齁齘痰疟，散疮肿。其除翳之功，尤显神妙。

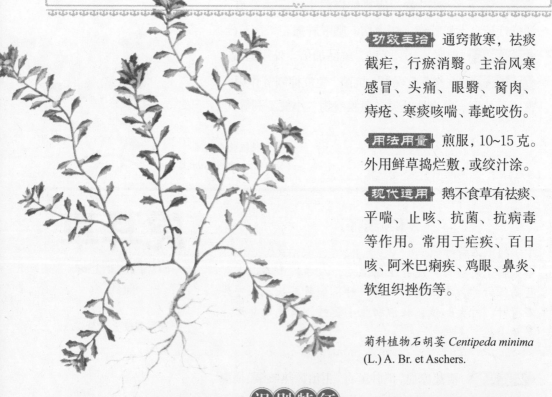

功效主治 通窍散寒，祛痰截疟，行瘀消翳。主治风寒感冒、头痛、眼翳、胬肉、痔疮、寒痰咳喘、毒蛇咬伤。

用法用量 煎服，10~15克。外用鲜草捣烂敷，或绞汁涂。

现代运用 鹅不食草有祛痰、平喘、止咳、抗菌、抗病毒等作用。常用于疟疾、百日咳、阿米巴痢疾、鸡眼、鼻炎、软组织挫伤等。

菊科植物石胡荽 Centipeda minima (L.) A. Br. et Aschers.

识别特征

　　一年生匍匐状草本。全株微臭，揉碎有辛辣味。茎细，基部分枝多，枝匍匐，着地生根，几无毛。叶互生；叶片小，倒卵状披针形，边缘有疏齿，无柄。头状花序小，扁球形，无柄，腋生；花黄色。瘦果四棱形，棱上有毛。花期4~9月，果期5~10月。生于稻田或阴湿处、路旁。分布于湖北、江苏、广东等地。

《本草纲目》

【别名】酸浆、三叶酸、三角酸、酸母、醋母。

【释名】时珍曰：此小草即是三叶酸也，其味如醋。与灯笼草之酸浆，名同异物。

【集解】时珍曰：苗高一二寸，丛生布地，极易繁衍。一枝三叶，一叶两片，至晚自合帖，整整如一。四月开小黄花，结小角，长一二分，内有细子。冬亦不凋。方士采制砂、汞、硇、矾、砒石。

酢浆草

清热药·清热解毒药

药用部位：全草。

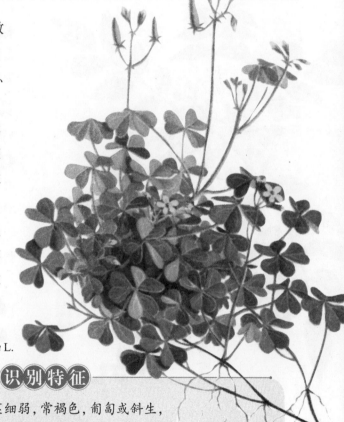

功效主治 清热利湿，凉血散瘀，消肿解毒。主治痢疾泄泻、黄疸、淋证、赤白带下、疔疮痈肿、疥癣、跌打损伤、烧烫伤。

用法用量 煎服，9~15克，鲜品30~60克；或研末；或鲜品绞汁饮。外用适量，煎水洗或捣烂敷。

现代运用 酢浆草有抗菌、强心、缓解支气管痉挛、抗炎等作用。常用于急性乳腺炎、病毒性肝炎、失眠、尿道结石、肠炎等。

酢浆草科植物酢浆草 *Oxalis corniculata* L.

识别特征

多年生草本。根茎细长，茎细弱，常褐色，匍匐或斜生，多分枝，被柔毛。总叶柄长；托叶明显；小叶3片，倒心形，上面无毛，叶背疏被柔毛。花单生或数朵组成腋生伞形花序；花梗与叶柄近等长；萼片5，长卵状披针形，宿存；花黄色，花瓣5，倒卵形。蒴果长圆柱形，具5棱。种子长卵形，褐色或红棕色，具横向肋状网纹。花期5~8月，果期6~9月。生于山坡草池、河谷沿岸、路边、田边等。分布于全国大部分地区。

鸦胆子

清热药·清热解毒药

药用部位：成熟果实。

《本草纲目拾遗》

【别名】鸦蛋子、鸭胆子。

治冷痢久泻……外无烦热躁扰，内无肚腹急痛，有赤白相兼，无里急后重，大便流利，小便清长。

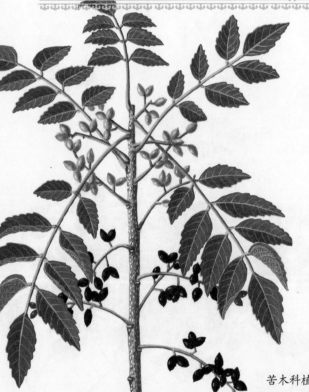

功效主治 清热解毒，止痢截疟，腐蚀赘疣。主治热毒血痢、阿米巴痢疾、疟疾、疣、鸡眼。

用法用量 内服，0.5~2克，用龙眼肉包裹或装胶囊服用。外用适量。

现代运用 鸦胆子有抗阿米巴原虫等病原体、抗肿瘤、抗疟、抗病毒、增强免疫功能、抗消化性溃疡等作用。常用于阿米巴痢疾、溃疡性结肠炎、鸡眼赘疣等。

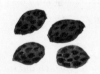

苦木科植物鸦胆子 *Brucea javanica* (L.) Merr.

识别特征

常绿大灌木或小乔木，全株均被黄色柔毛。奇数羽状复叶，互生，有长柄；小叶5~11枚，对生，长卵状披针形，边缘有三角形粗齿，上面绿色，下面淡绿色。圆锥聚伞花序腋生，雌雄异株；花极小，红黄色。核果长卵形，先端略向外弯，成熟时黑色，具突起的网纹。花期3~8月，果期4~9月。生于草地、灌木丛中及路旁向阳处。主产于我国的广东、广西、福建、台湾等地。

【别名】血见愁、地朕、草血竭、血风草、马蚁草。

【释名】时珍曰：赤茎布地，故曰地锦。专治血病，故俗称为血竭、血见愁。马蚁、雀儿喜聚之，故有马蚁、雀单之名。

【集解】时珍曰：田野寺院及阶砌间皆有之小草也。就地而生，赤茎黄花黑实，状如蒺藜之朵，断茎有汁。方士秋月采，煮雌雄、丹砂、硫黄。

地锦草

清热药·清热解毒药

药用部位：全草。

功效主治 清热解毒，凉血止血，下乳。主治热毒泻痢、毒蛇咬伤、疮痈肿毒、出血证、小儿疳积、乳汁不足、湿热黄疸。

用法用量 煎服，15~30 克。外用适量。

现代运用 地锦草有抗寄生虫、抗菌、中和毒素、止血、抗炎、止泻、解痉、镇静等作用。常用于细菌性痢疾、维生素 B_1 缺乏病、急性肠炎、各种出血性疾病等。

大戟科植物地锦 *Euphorbia humifusa* Willd.

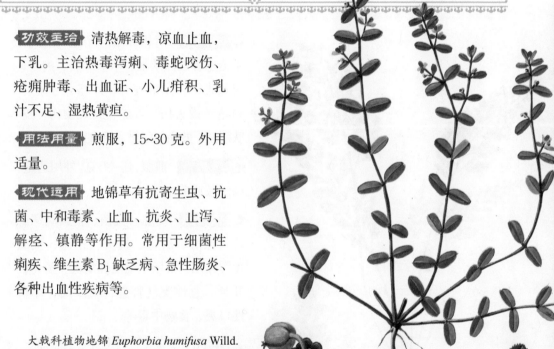

识别特征

一年生草本。根纤细，常不分枝。茎匍匐，基部以上多分枝，基部红色或淡红色，被柔毛。叶对生，矩圆形，边缘具细锯齿；叶面绿色，叶背淡绿色或淡红色，均被疏柔毛；叶柄极短。杯状聚伞花序单生于叶腋，边缘4裂，裂片三角形；腺体4，边缘具白色或淡红色附属物。蒴果三棱状卵球形，花柱宿存。种子灰色，无种阜。花果期5~10月。生于原野荒地、路旁、田间、沙丘、海滩、山坡等地。分布于我国大部分地区。

乌韭

清热药·清热解
毒药

药用部位： 全草。

【别名】石发、石衣、石苔、石花、石马鬃。

【释名】时珍曰：别录主疗之证，与垣衣相同，则其为一类，通名乌韭，亦无害也。但石发与陟厘同名，则有水陆之性，稍有不同耳。

【主治】皮肤往来寒热，利小肠膀胱气。疗黄疸，金疮内塞，补中益气。

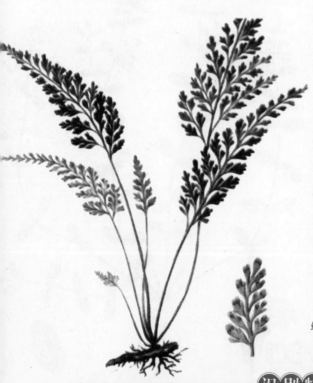

功效主治 清热解毒，利湿，止血。主治感冒发热咳嗽、咽喉肿痛、痢疾、湿热带下、痈疮肿毒、疟腮、牙疳、口疮、烫火伤、毒蛇、狂犬咬伤、皮肤湿疹、吐血、尿血、便血、外伤出血。

用法用量 煎服，15~30克。外用适量，捣烂敷或煎水洗。

现代运用 乌韭有抗菌、抗钩端螺旋体、保肝、解毒、抗炎、止血、抗氧化等作用。常用于细菌性痢疾、肠炎、肝炎、急性支气管炎、结膜炎、坏疽性口炎、食物中毒等。

鳞始蕨科植物乌蕨 *Stenoloma chusanum* Ching

识别特征

多年生草本。根状茎短而横走，粗壮，密被赤褐色的钻状鳞片。叶近生，叶柄长达25厘米，禾秆色至褐禾秆色，有光泽，通体光滑；叶片披针形，4回羽状；羽片15~20对，互生，有短柄，斜展，卵状披针形，下部3回羽状。孢子囊群边缘着生，每裂片上1枚或2枚，顶生1~2条细脉上；囊群盖灰棕色，草质，半杯形，宽，与叶缘等长，宿存。生于林下或灌丛中阴湿地。主产于长江流域及其以南地区，北达陕西南部等地区。

【别名】万岁、长生不死草、豹足、求股、交时。

【释名】时珍曰：卷柏，豹足，象形也。万岁、长生，言其耐久也。

【集解】颂曰：宿根紫色多须。春生苗，似柏叶而细，拳挛如鸡足，高三五寸。无花、子，多生石上。

卷柏

活血化瘀药·活血调经药

药用部位：全草。

功效主治 活血通经，止血。主治咯血、吐血、鼻出血、便血、脱肛、月经过多、风湿痛、跌打损伤、外伤出血。

用法用量 煎服，9~15克。外用适量，研末调敷。

现代运用 卷柏有抗肿瘤、抗炎、抗菌、降血糖、止血、降血压、抗诱变等作用。常用于婴儿断脐止血、哮喘、癫痫、月经过多、产后出血等。

卷柏科植物卷柏 *Selaginella tamariscina* (Beauv.) Spring

识别特征

矮小草本。土生或石生，复苏植物，呈垫状。根多分叉，密被毛，和茎及分枝密集形成树状主干。主茎自中部开始羽状分枝或不等2叉分枝，禾秆色，不分枝的主茎卵圆柱状，光滑；侧枝2~5对，2~3回羽状分枝。叶交互排列，二型，叶质厚，表面光滑，边缘具白边，覆瓦状排列，绿色或棕色。孢子叶穗紧密，四棱柱形；孢子叶一型，卵状三角形，有细齿，具白边。大孢子浅黄色；小孢子橘黄色。生于石壁积土上。分布于全国各地。

伸筋草

祛风湿药·祛风
寒湿药

药用部位： 全草。

【别名】石松。

【集解】藏器曰：生天台山石上。似松，高一二尺。山人取根茎用。时珍曰：此即玉柏之长者也。名山皆有之。

【主治】久患风痹，脚膝疼冷，皮肤不仁，气力衰弱。久服去风血风瘙，好颜色，变白不老。浸酒饮，良。

功效主治 祛风除湿，舒筋活络。主治风湿痹证、小腿转筋、跌打损伤、蛇串疮。

用法用量 煎服，10~30克。外用适量。

现代运用 伸筋草有抗炎、镇痛、解热、镇静、调节免疫功能、抗实验性矽肺、兴奋小肠及子宫平滑肌等作用。常用于跟腱滑囊炎、小儿肌性斜颈、软组织损伤、带状疱疹等。

石松科植物石松 *Lycopodium japonicum* Thunb.

识别特征

多年生草本。匍匐茎蔓生，分枝有叶疏生；营养枝多回分叉，密生叶；孢子枝从第二、第三年营养枝上长出，远高出营养枝。叶疏生；叶片针形，先端有易脱落的芒状长尾。孢子叶卵状三角形，先端急尖而具尖尾，边缘有不规则的锯齿，有柄；孢子囊肾形，淡黄褐色，孢子同形，通常2~6个生于孢子枝的上部。7~8月间孢子成熟。生于林下阴坡酸性土壤中。分布于长江以南、河北、东北等地。

《本草纲目》

【别名】脂麻、胡麻、巨胜、方茎、狗虱、油麻。

【释名】时珍曰：按沈存中《笔谈》云，胡麻即今油麻，更无他说……汉使张骞始自大宛得油麻种来，故名胡麻，以别中国大麻也。

【集解】时珍曰：胡麻即脂麻也。有迟、早二种，黑、白、赤三色，其茎皆方。秋开白花，亦有带紫艳者。节节结角，长者寸许。有四棱、六棱者，房小而子少；七棱、八棱者，房大而子多，皆随土地肥瘠而然。

黑芝麻

补虚药 · 补阴药

药用部位：成熟种子。

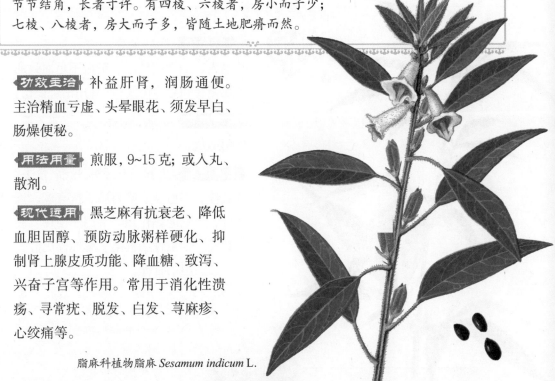

脂麻科植物脂麻 *Sesamum indicum* L.

功效主治 补益肝肾，润肠通便。主治精血亏虚、头晕眼花、须发早白、肠燥便秘。

用法用量 煎服，9~15克；或入丸、散剂。

现代运用 黑芝麻有抗衰老、降低血胆固醇、预防动脉粥样硬化、抑制肾上腺皮质功能、降血糖、致泻、兴奋子宫等作用。常用于消化性溃疡、寻常疣、脱发、白发、荨麻疹、心绞痛等。

识别特征

　　一年生直立草本。茎直立，方柱形，中空或具有白色髓部，微有毛。叶矩圆形，下部叶常掌状3裂，中部叶有齿缺，上部叶近全缘。花单生或2~3朵生于叶腋内；花萼裂片披针形，被柔毛。花冠筒状，白色，常有紫红色或黄色的彩晕。蒴果矩圆形，有纵棱，被毛。种子有黑白之分。花期夏末秋初。全国各地均有栽培。

火麻仁

泻下药·润下药

药用部位： 成熟种子。

【别名】火麻、黄麻、汉麻、大麻。

【集解】时珍曰：大麻即今火麻，亦曰黄麻。处处种之，剥麻收子。有雌有雄：雄者为枲，雌者为苴。大科如油麻。叶狭而长，状如益母草叶，一枝七叶或九叶。

【发明】好古曰：麻仁，手阳明、足太阴药也。阳明病汗多、胃热、便难，三者皆燥也。故用之以通润也。成无己曰：脾欲缓，急食甘以缓之。麻仁之甘，以缓脾润燥。

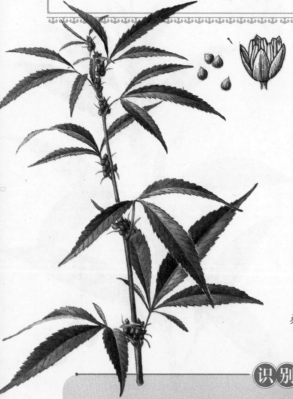

功效主治 润肠通便，滋养补虚。主治老人、妇女因体虚、精血不足而致的肠燥便秘和习惯性便秘；外用治烧烫伤。

用法用量 煎服，10~15克；打碎入煎。外用适量。

现代运用 火麻仁有缓泻、镇痛、抗炎、抗血栓、降血压、降血脂、抗衰老、抗生育、抗衰老等作用。常用于便秘、慢性咽炎、蛔虫性肠梗阻、单纯性肥胖、肺气肿、胆结石等。

桑科植物大麻 *Cannabis sativa* L.

识别特征

　　一年生草本。茎直立，表面有纵沟，密被短柔毛。掌状复叶互生，茎下部的叶对生；裂片3~11，披针形至线状披针形，边缘有粗锯齿，上面深绿色，粗糙，下面密被灰白色毡毛；叶柄被短绵毛；托叶小，披针形。花单性，雌雄异株；雄花呈疏生的圆锥花序，顶生或腋生，黄绿色；雌花丛生于叶腋。瘦果扁卵形，质硬，灰褐色。花果期因产地而不同，花期多在5~6月，果期多在7~8月。全国各地均有栽培，多产于黑龙江、辽宁、吉林、四川、重庆、甘肃、云南、江苏、浙江等地。

【别名】浮麦。

【气味】时珍曰：新麦性热，陈麦平和……浮麦即水淘浮起者，焙用。

【发明】震亨曰：饥年用小麦代谷，须晒燥，以少水润，舂去皮，煮为饭食，可免面热之患。

浮小麦

收涩药·固表止汗药

药用部位：未成熟的颖果。

功效主治 止汗，益气，除热。主治自汗、盗汗、阴虚发热、骨蒸潮热。

用法用量 煎服，浮小麦 15~30 克；研末服，3~5 克。

现代适用 浮小麦有降血脂、保护肝脏等作用。常用于汗多、尿血、糖尿病、慢性腹泻等。

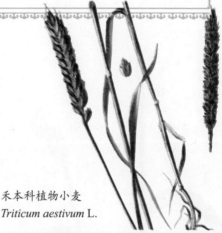

禾本科植物小麦
Triticum aestivum L.

【别名】菝麦、乌麦、花荞。

【释名】时珍曰：荞麦之茎弱而翘然，易长易收，磨面如麦，故曰荞曰菝，而与麦同名也。

【发明】时珍曰：荞麦最降气宽肠，故能炼肠胃滓滞，而治浊带泄痢腹痛上气之疾，气盛有湿热者宜之。

荞麦

消食药

药用部位：成熟种子。

来　源 蓼科植物荞麦 *Fagopyrum esculentum* Moench。

功效主治 健脾消积，下气宽肠，解毒敛疮。主治肠胃积滞、泄泻、痢疾、带下、自汗、盗汗、丹毒、痈疽发背、瘰疬、烧烫伤。

用法用量 入丸、散剂，或制面食服。外用适量，研末掺或调敷。

现代适用 荞麦有降血压、降血脂、抗氧化、抑制胰蛋白酶活性、促进消化、抗菌等作用。常用于高血压、高脂血症、肠胃积滞、慢性腹泻、烧烫伤等。

麦芽

消食药

药用部位：成熟果实经发芽干燥而成。

《本草纲目》

【别名】牟麦、大麦芽

【释名】时珍曰：麦之苗粒皆大于来（小麦），故得大名。牟亦大也。

【发明】宗奭曰：大麦性平凉滑腻。有人患缠喉风，食不能下。用此面作稀糊，令咽以助胃气而平。震亨曰：大麦初熟，人多炒食。此物有火，能生热病，人不知也。时珍曰：大麦作饭食，香而有益。煮粥甚清。磨面作酱甚甘美。

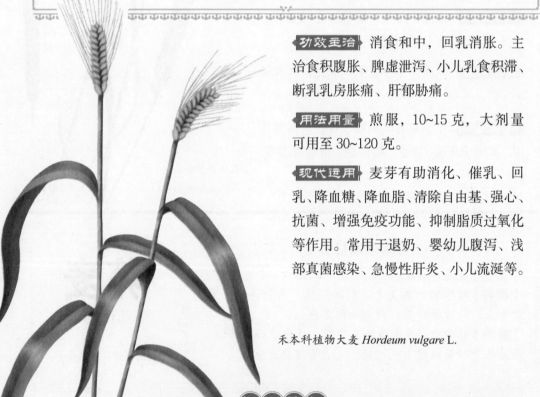

功效主治 消食和中，回乳消胀。主治食积腹胀、脾虚泄泻、小儿乳食积滞、断乳乳房胀痛、肝郁胁痛。

用法用量 煎服，10~15克，大剂量可用至30~120克。

现代运用 麦芽有助消化、催乳、回乳、降血糖、降血脂、清除自由基、强心、抗菌、增强免疫功能、抑制脂质过氧化等作用。常用于退奶、婴幼儿腹泻、浅部真菌感染、急慢性肝炎、小儿流涎等。

禾本科植物大麦 *Hordeum vulgare* L.

识别特征

一年生草本。秆粗壮，光滑无毛，直立。叶鞘松弛抱茎，多无毛或基部具柔毛；两侧有两披针形叶耳；叶舌膜质；叶片扁平。穗状花序，小穗稠密，每节着生3枚发育的小穗，小穗均无柄；颖线状披针形，外被短柔毛；外稃具5脉，先端延伸成芒，边棱具细刺。颖果熟时黏着于稃内，不脱出。花期3~4月，果期4~5月。我国南北各地均有栽培。

金荞麦

清热药·清热解
毒药

药用部位：根茎。

【别名】天荞麦根、野荞麦。

【集解】时珍曰：苦荞出南方，春社前后种之。茎青
多枝，叶似荞麦而尖，开花带绿色，结实亦似荞麦，
稍尖而棱角不峭。其味苦恶，农家磨捣为粉，蒸使气馏，
滴去黄汁，乃可作为糕饵食之，色如猪肝。

功效主治 清热解毒，散瘀排脓，健脾消胃。主
治肺痈、咽喉肿痛、湿热赤白痢疾、疔疮、毒蛇咬
伤、风湿痹证。

用法用量 煎服，15~30克。外用适量。

现代运用 金荞麦有祛痰、解热、抗炎、抗肿瘤、
抗感染、抗内毒素等作用。常用于消化不良、胃痛、
细菌性痢疾、肺脓肿等。

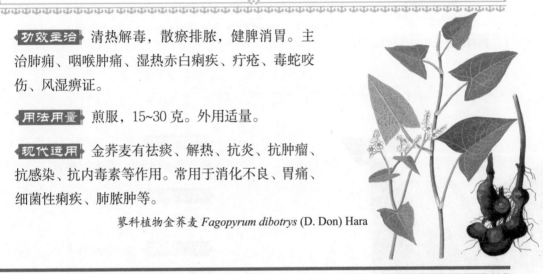

蓼科植物金荞麦 *Fagopyrum dibotrys* (D. Don) Hara

稻芽

消食药

药用部位：成熟果实经
发酵晒干而成。

【别名】稌、糯。

【释名】时珍曰：稻稌者，粳、糯之通称……本草则
专指糯以之稻。稻从舀，象人在白上治稻之义。其性
粘软，故谓之糯。

【集解】时珍曰：糯稻，南方水田多种之。其性黏，
可以酿酒，可以为粢，可以蒸糕，可以熬饧，可以炒食。

来　源 禾本科植物稻 *Oryza sativa* L.。

功效主治 消食和中，健脾开胃。主治饮食积滞、脾虚食少、病后不思饮食。

用法用量 煎服，10~15克。生用养胃，炒用消食。

现代运用 稻芽有助消化、抗过敏等作用。常用于米、面、薯、芋食滞所导致
的消化不良等。

玉米须

利水渗湿药·利水消肿药

药用部位: 花柱及柱头。

《本草纲目》

【别名】 玉高粱须、玉蜀黍须。

【集解】 时珍曰:玉蜀黍种出西土,种者亦罕。其苗叶俱似蜀黍而肥矮,亦似薏苡。苗高三四尺。六七月开花成穗如秕麦状。苗心别出一苞,如棕鱼形,苞上出白须垂垂。久则苞拆子出,颗颗攒簇。子亦大如棕子,黄白色。可炸炒食之。炒拆白花,如炒拆糯谷之状。

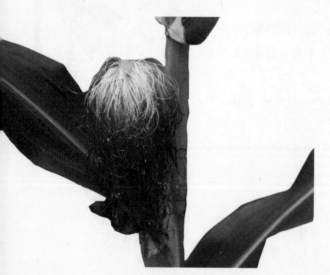

禾本科植物玉蜀黍 *Zea mays* L.

功效主治 利尿消肿,利湿退黄。主治水肿、黄疸、淋证。

用法用量 煎服,30~60克,鲜者加倍。

现代运用 玉米须有利尿、抑制蛋白质排泄、促进胆汁分泌、止血、降血压、降血糖等作用。常用于水肿、慢性肾炎、肝胆疾病等。

识别特征

一年生高大栽培植物。秆粗壮,直立,通常不分枝,基部节处常有气生根。叶片宽大,线状披针形,边缘波状皱褶,具强壮中脉。顶生大型雄性圆锥花序;雄花序的分枝3棱状;叶腋抽出圆柱状雌花序,外包多数鞘状苞片,外稃膜质透明。花果期7~9月。全国各地均有栽培。

薏苡仁

利水渗湿药·利水消肿药

药用部位：成熟种仁。

【别名】解蠡、芑实、回回米、薏珠子。

【释名】时珍曰：薏苡名义未详。其叶似蠡实叶而解散，又似芑黍之苗，故有上名。

【发明】时珍曰：薏苡仁属土，阳明药也，故能健脾益胃。虚则补其母，故肺痿、肺痈用之。筋骨之病，以治阳明为本，故拘挛筋急风痹者用之。土能胜水除湿，故泄痢水肿用之。

功效主治 利水渗湿，健脾止泻，清热排脓，除痹。主治水肿、小便不利、脾虚湿盛泄泻、风湿痹证、肺痈、肠痈。

用法用量 煎服，10~30克。清热利湿宜生用，健脾止泻宜炒用。本品力缓，用量宜大。除入汤剂、丸散剂外，亦可作粥食用，为食疗佳品。

现代运用 薏苡仁有抗癌、抑制肠运动、降血糖、解热、镇静、镇痛、降血钙等作用。常用于霉菌性肠炎、高脂血症、传染性软疣、坐骨神经痛、带状疱疹、扁平疣等。

禾本科植物薏苡 *Coix lacryma-jobi* L. var. *mayuen* (Roman.) Stapf

识别特征

一年或多年生草本。丛生，多分枝。叶互生；叶片线状披针形，两面光滑，边缘粗糙。总状花序腋生成束；雄小穗覆瓦状排列于穗轴之每节上；雌小穗包于卵形硬质的总苞中，总苞灰白色或蓝紫色，坚硬而光滑，有光泽。颖果圆珠状。花果期7~10月。生于河边、溪涧边或阴湿山谷，亦有栽培。我国大部分地区均产，主产于福建、河北、辽宁等地。

罂粟壳

收涩药 · 敛肺涩肠药

药用部位: 成熟果壳。

【别名】罂子粟、米囊子、御米、象谷。

【释名】时珍曰:其实状如罂子,其米如粟,乃象乎谷,而可以供御,故有诸名。

【发明】震亨曰:今人虚劳咳嗽,多用粟壳止劫;及湿热泄痢者,用之止涩。其治病之功虽急,杀人如剑,宜深戒之。又曰:治嗽多用粟壳,不必疑,但要先去病根,此乃收后药也。治痢亦同。

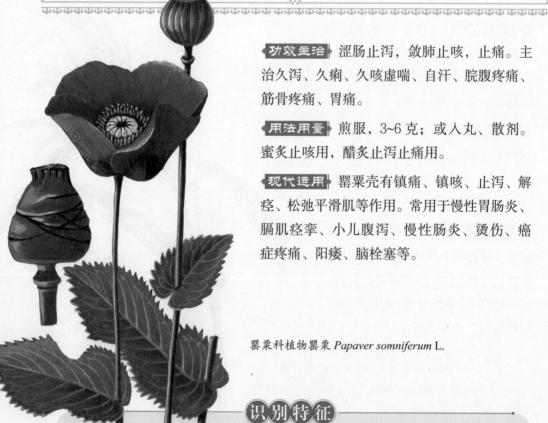

罂粟科植物罂粟 *Papaver somniferum* L.

功效主治 涩肠止泻,敛肺止咳,止痛。主治久泻、久痢、久咳虚喘、自汗、脘腹疼痛、筋骨疼痛、胃痛。

用法用量 煎服,3~6克;或入丸、散剂。蜜炙止咳用,醋炙止泻止痛用。

现代运用 罂粟壳有镇痛、镇咳、止泻、解痉、松弛平滑肌等作用。常用于慢性胃肠炎、膈肌痉挛、小儿腹泻、慢性肠炎、烫伤、癌症疼痛、阳痿、脑栓塞等。

识别特征

一年生或两年生草本。茎直立,分枝少,全株光滑无毛,表面稍被白粉。叶互生;叶片长卵形,基部抱茎,边缘具有不规则粗齿,两面均被白粉成灰绿色。花顶生,具长梗;花蕾下垂;萼片2,早落;花瓣4,或重瓣,圆形或广卵形,白色、粉红色或紫红色。蒴果卵状球形,熟时黄褐色,孔裂。种子多数,细小,略呈肾形,表面网纹明显,棕褐色。花期4~6月,果期6~8月。原产于国外,我国有少量栽培供药用。

《本草纲目》

【别名】豆蘖。

【释名】弘景曰：黑大豆为蘖牙，生五寸长，便干之，名为黄卷，用之熬过，服食所须。时珍曰：一法壬癸日以井华水浸大豆，候生芽，取皮，阴干用。

【附方】大豆蘖散治周痹在血脉之中，随脉上下。本痹不痛，今能上下周身，故名。

大豆黄卷

解表药·发散风热药

药用部位： 种子发芽后晒干而成。

功效主治 解表祛暑，清热利湿。主治暑湿、湿温初起、湿热内蕴所致的发热汗少。

用法用量 煎服，10~15克。

现代运用 大豆黄卷有抗菌、抗组胺等作用。常用于夏季中暑、流行性感冒、小便不利等。

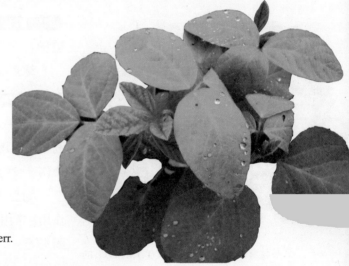

豆科植物大豆 *Glycine max* (Linn.) Merr.

识别特征

一年生草本。茎直立或上部蔓性，密生黄色长硬毛。3出复叶；叶柄长，密生黄色长硬毛；托叶小，披针形；小叶3片，卵形，两侧的小叶为斜卵形，中脉常伸出成棘尖，两面均被黄色长硬毛。总状花序短阔，腋生，花白色或紫色，花冠蝶形。荚果长方披针形，褐色，密被黄色长硬毛。种子卵圆形或近球形，种皮黄色、绿色或黑色。花期8月，果期10月。全国各地均有栽培。

绿豆

绿豆、绿豆衣——清热药·清热解毒药

药用部位： 种子、种皮。

功效主治 绿豆（种子），清热解毒，消暑，利水。主治痈肿疮毒、暑热烦渴、药食中毒、水肿、小便不利。

绿豆衣（种皮），功同绿豆，但清热解毒之功胜于绿豆，解暑之力不及绿豆，亦可明目退翳。主治斑痘目翳、药食中毒。

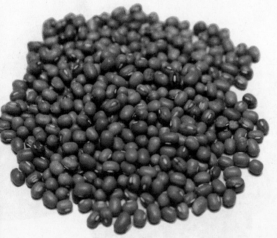

豆科植物绿豆 *Vigna radiata* (L.) Wilczek 的种子

用法用量 绿豆，煎服，15~30克。外用适量。

绿豆衣，煎服，6~12克。

现代运用 绿豆有降血脂、抗动脉粥样硬化、抗肿瘤、抗菌、解毒、保护胃黏膜、利尿等作用。常用于湿疹痱子、蕈中毒幻视、烫伤、食物中毒、水肿等。

绿豆衣有降血脂、预防肿瘤、抗菌等作用。常用于麻疹、白内障、青光眼、水肿、肠炎等。

识别特征

一年生直立草本。茎被短褐色硬毛。羽状复叶具3小叶；托叶盾状着生，卵形，具缘毛；小托叶披针形；小叶卵形，全缘，基部三脉明显。总状花序腋生，有花4至数朵；小苞片线状披针形，近宿存；花黄绿色；萼斜钟状，萼齿4；翼瓣卵形，黄色；龙骨瓣镰刀状，绿色而染粉红，右侧有显著的囊。荚果圆柱形，熟时黑色。种子绿色或暗绿色，短圆柱形。花期6~7月，果期8月。全国各地多有栽培。

【别名】胡豆。

【释名】时珍曰：豆荚状如老蚕，故名……《太平御览》云，张骞使外国，得胡豆种归。指此也。今蜀人呼此为胡豆，而豌豆不复名胡豆荚。

【发明】时珍曰：蚕豆本草失载。万表积善堂方言，一女子误吞针入腹。诸医不能治。一人教令煮蚕豆同韭菜食之，针自大便同出。此亦可验其性之利脏腑也。

蚕豆
化湿药

药用部位： 成熟种子。

功效主治 健脾利水，解毒消肿。主治膈食、水肿、疮毒。

用法用量 煎服，30~60克；或作食品。外用适量。不可生吃。

现代适用 蚕豆有抗动脉硬化、降低胆固醇、抗癌、促进骨骼生长等作用。常用于高血压、预防心血管疾病、癌症、白带异常等。

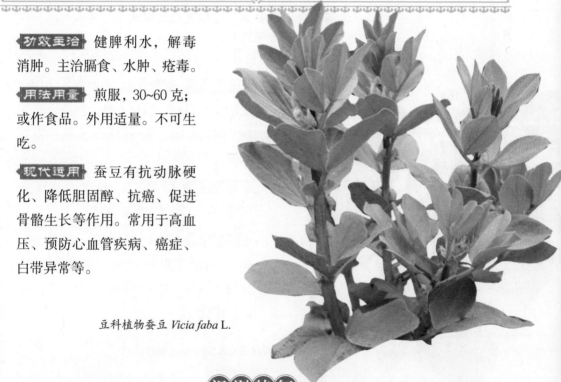

豆科植物蚕豆 *Vicia faba* L.

识别特征

一年生草本。主根短粗，多须根，根瘤粉红色。茎粗壮，直立，具四棱，中空。偶数羽状复叶；托叶戟头形或近三角状卵形，略有锯齿，具深紫色密腺点；小叶通常1~3对，互生，上部小叶可达4~5对，基部较少，小叶椭圆形、长圆形或倒卵形，全缘，两面无毛。总状花序腋生；花萼钟形；花2~6朵呈丛状着生于叶腋，花冠白色，具紫色脉纹及黑色斑晕。荚果肥厚，表皮绿色被绒毛，成熟后表皮变为黑色。种子长圆形，青绿色。花期4~5月，果期5~6月。全国各地均有栽培，以长江以南所产者为佳。

白扁豆

补虚药·补气药

药用部位： 成熟种子。

【别名】沿篱豆、蛾眉豆、蘺豆。

【集解】颂曰：蔓延而上，大叶细花，花有紫、白二色，荚生花下。其实有黑、白二种，白者温而黑者小冷，入药用白者。黑者名鹊豆，盖以其黑间有白道，如鹊羽也。

【发明】时珍曰：硬壳白扁豆，其子充实，白而微黄，其气腥香，其性温平，得乎中和，脾之谷也。入太阴气分，通利三焦，能化清降浊，故专治中宫之病，消暑除湿而解毒也。其软壳及黑鹊色者，其性微凉，但可供食，亦调脾胃。

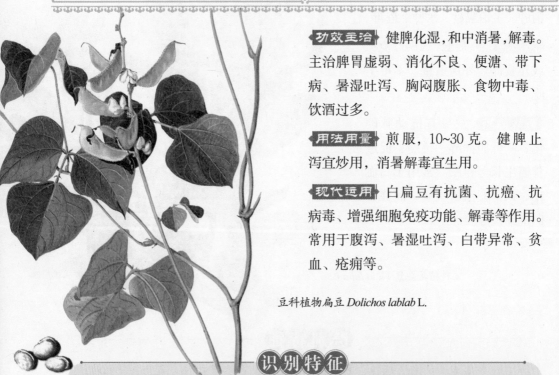

功效主治 健脾化湿，和中消暑，解毒。主治脾胃虚弱、消化不良、便溏、带下病、暑湿吐泻、胸闷腹胀、食物中毒、饮酒过多。

用法用量 煎服，10~30克。健脾止泻宜炒用，消暑解毒宜生用。

现代运用 白扁豆有抗菌、抗癌、抗病毒、增强细胞免疫功能、解毒等作用。常用于腹泻、暑湿吐泻、白带异常、贫血、疮痈等。

豆科植物扁豆 *Dolichos lablab* L.

识别特征

一年生缠绕草本。茎近光滑。3出复叶互生，具长柄，小叶片广阔卵形，全缘，两面被疏短柔毛。总状花序腋生，通常2~4朵聚生于花序轴的节上；花萼钟状，边缘密被白色柔毛；花冠蝶形，白色或淡紫色。荚果长椭圆形，扁平，微弯曲，先端具弯曲的喙。花期7~8月，果期9月。均为栽培品。全国大部分地区有产，主产于湖南、安徽、河南等地。

【别名】挟剑豆。

【释名】时珍曰：以荚形命名也……乐浪有挟剑豆，荚生横斜，如人挟剑。即此豆也。

【发明】时珍曰：刀豆本草失载，惟近时小书载其暖而补元阳也。又有人病后呃逆不止，声闻邻家。或令取刀豆子烧存性，白汤调服二钱即止。此亦取其下气归元，而逆自止也。

刀豆

补虚药·补气药

药用部位：成熟种子。

功效主治 温中下气，益肾补元。主治虚寒呃逆、肾虚腰痛。

用法用量 煎服，9~15 克。

现代运用 刀豆有保护心血管系统、抑制溶血、抗肿瘤、促进胰岛素分泌等作用。常用于流行性乙型脑炎、落枕、肾虚遗尿、尿频等。

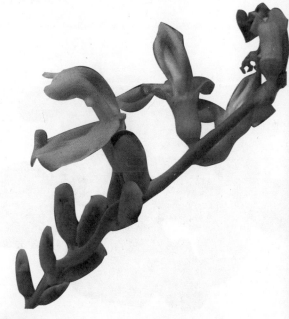

豆科植物刀豆 *Canavalia ensiformis* (L.) DC.

识别特征

　　一年生缠绕草本。羽状复叶，具3小叶，小叶卵形，两面薄被微柔毛或近无毛，侧生小叶偏斜；叶柄常较小叶片为短，小叶柄被毛。总状花序具长总花梗，有花数朵生于总轴中部以上；小苞片卵形，早落；花萼钟状，萼管二唇形，上萼2裂片大而长，下唇3裂片小而不明显；花冠蝶形，白色或粉红，旗瓣宽椭圆形，翼瓣和龙骨瓣均弯曲。荚果带状，略弯曲；种子椭圆形或长椭圆形，种皮红色或褐色。花期7~9月，果期10月。我国长江以南各地均有栽培。

淡豆豉

解表药·发散风
热药

药用部位：成熟种子的发
酵加工品。

《本草纲目》

【别名】黑豆豉、大豆豉。

【集解】时珍曰：豉，诸大豆皆可为之，以黑豆者入药。
有淡豉、咸豉，治病多用淡豉汁及咸者，当随方法。

【发明】时珍曰：《博物志》云原出外国，中国谓之
康伯，乃传此法之姓名耳。其豉调中下气最妙。黑豆
性平，作豉则温。既经蒸罯，故能升能散。得葱则发汗，
得盐则能吐，得酒则治风，得薤则治痢，得蒜则止血，
炒熟则又能止汗，亦麻黄根节之义也。

功效主治 解表除烦，宣发郁热。
主治四时感冒、头痛发热、胸中烦闷、
虚烦不眠。

用法用量 煎服，10~15克。

现代运用 淡豆豉有发汗、健胃、
助消化、降血糖、抗凝血、抗肿瘤
等作用。常用于感冒、失眠、痤疮、
断乳后乳房胀痛等。

豆科植物大豆 *Glycine max* (Linn.) Merr.

识别特征

　　一年生草本。茎直立或上部蔓性，密生黄色长硬毛。3出复叶；叶柄长，
密生黄色长硬毛；托叶小，披针形；小叶3片，卵形，两侧的小叶为斜卵形，
中脉常伸出成棘尖，两面均被黄色长硬毛。总状花序短阔，腋生；花白色或紫色，
花冠蝶形。荚果长方披针形，褐色，密被黄色长硬毛。种子卵圆形或近球形，
种皮黄色、绿色或黑色。花期8月，果期10月。全国各地均有栽培。

【别名】芤、菜伯、和事草、鹿胎。

【发明】元素曰：葱茎白，味辛而甘平，气厚味薄，升也，阳也。入手太阴、足阳明经，专主发散，以通上下阳气。故活人书治伤寒头痛如破，用连须葱白汤主之。时珍曰：葱乃释家五荤之一。生辛散，熟甘温，外实中空，肺之菜也，肺病宜食之。

葱白

解表药·发散风寒药

药用部位：近根部的鳞茎。

功效主治 发汗解表，通阳利窍，温中行气，解毒消肿。主治风寒感冒、阴盛格阳（内真寒外假热，格阳于外）、二便不通、腹水、疮痈肿毒、痄腮（腮腺炎）、臁疮溃烂、疥癣、蛔虫腹痛。

用法用量 煎服，6~30克；或取汁服。外用适量，捣敷。

现代运用 葱白有抗菌、抗皮肤真菌、发汗、解热、利尿、健胃、祛痰、杀阴道滴虫等作用。常用于感冒、荨麻疹、尿潴留、小儿鼻塞、急性关节扭伤、鸡眼、蛔虫性肠梗阻等。

百合科植物葱 *Allium fistulosum* Linn.

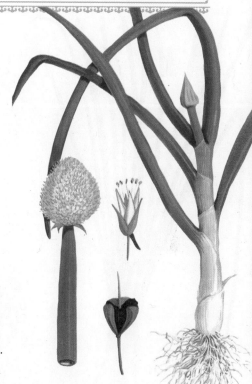

识别特征

　　多年生草本。通常簇生，折断后有辛味黏液。须根丛生，白色。鳞茎圆柱形，先端稍肥大，鳞叶成层，白色，上具白色纵纹。叶基生，圆柱形，中空，绿色。花茎自叶丛抽出，通常单一，中央部膨大，中空，绿色，有纵纹；伞形花序圆球状；总苞膜质，卵形；花被6，披针形，白色。蒴果三棱形。种子黑色，三角状半圆形。花期7~9月，果期8~10月。全国各地均有栽植。

263

薤白

理气药

药用部位: 地下鳞茎。

【别名】火葱、蒿子、菜芝、莜子、鸿荟。

【释名】时珍曰：今人因其根白，呼为蒿子，江南人讹为莜子。其叶类葱而根如蒜，收种宜火熏，故俗人称为火葱。

【发明】时珍曰：薤味辛气温。诸家言其温补，而苏颂图经独谓其冷补。按杜甫《薤诗》云，束比青刍色，圆齐玉箸头。衰年关膈冷，味暖并无忧。亦言其温补，与经文相合。则冷补之说，盖不然也。

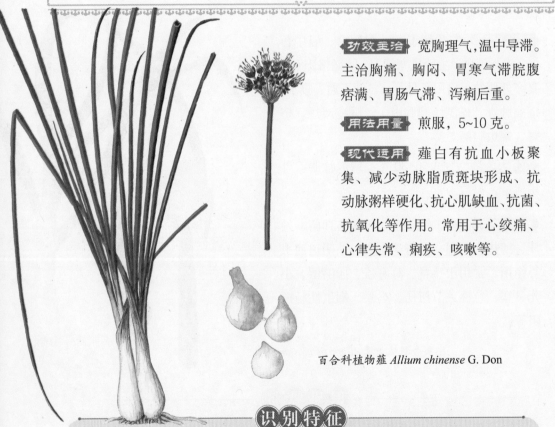

功效主治 宽胸理气，温中导滞。主治胸痛、胸闷、胃寒气滞脘腹痞满、胃肠气滞、泻痢后重。

用法用量 煎服，5~10克。

现代运用 薤白有抗血小板聚集、减少动脉脂质斑块形成、抗动脉粥样硬化、抗心肌缺血、抗菌、抗氧化等作用。常用于心绞痛、心律失常、痢疾、咳嗽等。

百合科植物薤 *Allium chinense* G. Don

识别特征

多年生草本。鳞茎卵圆形，侧旁有1~2个凸起，外皮白色膜质，后变黑色。叶基生，窄条形，席卷状圆形稍扁。花茎单一，伞形花序半球形或球形，密聚珠芽，间有数朵花或都是花，花被宽钟状，红色至粉红色，花柱伸出花被。蒴果倒卵形，先端四入。生于田间、草地或山坡草丛中。分布于全国各地。

大蒜
攻毒杀虫止痒药

【别名】葫、荤菜。

【释名】弘景曰：今人谓葫为大蒜，蒜为小蒜，以其气类相似也。时珍曰：按孙恬《唐韵》云，张骞使西域，始得大蒜、胡荽。则小蒜乃中土旧有，而大蒜出胡地，故有胡名。二蒜皆属五荤，故通可称荤。

【发明】时珍曰：葫蒜入太阴、阳明，其气薰烈，能通五脏，达诸窍，去寒湿，辟邪恶，消痈肿，化癥积肉食，此其功也。

药用部位：鳞茎。

功效主治 解毒杀虫，消肿，止痢。常用于痈肿疔毒、疥癣、痢疾、泄泻、肺痨、钩虫病等。

用法用量 内服，5~10克，或生食，或制成糖浆服。外用适量。

现代适用 大蒜有抗菌、降血脂、抗动脉粥样硬化、抑制血小板聚集、抗肿瘤、抗突变、抗炎、增强免疫、抗氧化、抗衰老、降血压、护肝、降血糖、杀精、兴奋子宫等作用。常用于结核病、百日咳、肺炎、痢疾腹泻、蛲虫病、钩虫病、寻常疣、口腔溃疡、高血压、咽喉肿痛、烫伤等。

百合科植物蒜 *Allium sativum* L.

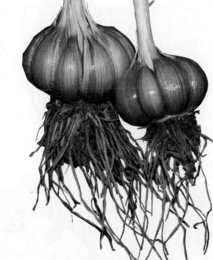

识别特征

多年生草本，具强烈蒜臭气。鳞茎球状至扁球状，通常由多数肉质、瓣状的小鳞茎紧密地排列而成，外面被数层白色至带紫色的膜质鳞茎外皮。叶宽条形至条状披针形，扁平。花葶实心，圆柱状，中部以下被叶鞘；总苞具长喙，早落；伞形花序密具珠芽，间有数花，小花梗纤细；小苞片大，卵形，膜质，具短尖；花常为淡红色，花被片披针形至卵状披针形。花期7月。全国各地均有栽培。

白芥子

化痰止咳平喘
药·温化寒痰药

药用部位: 种子。

【别名】胡芥、蜀芥。

【释名】时珍曰:其种来自胡戎而盛于蜀,故名。

【集解】恭曰:白芥子粗大白色,如白粱米,甚辛美,从戎中来。

【发明】时珍曰:白芥子辛能入肺,温能发散,故有利气豁痰、温中开胃、散痛消肿辟恶之功。

功效主治 温肺化痰,利气散结,通络止痛。主治寒痰咳喘、胸胁胀痛,痰滞经络关节麻木、阴疽流注、关节肿痛、跌打肿痛。

用法用量 煎服,3~6克,不宜久煎。外用适量。

现代运用 白芥子有抗癌、祛痰、抗菌、催吐等作用。常用于过敏性鼻炎、支气管哮喘、风湿性关节炎、痛经、骨髓炎、脉管炎、高血压、面瘫、腰椎间盘突出症等。

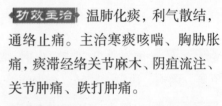

十字花科植物白芥 *Sinapis alba* L.

识别特征

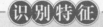

一年生或二年生粗壮草本。茎直立,具纵棱,上部多分枝,被散生白色硬毛。叶互生,质薄,具柄;茎基部叶片大头羽状裂或近全裂,宽椭圆形或卵圆形,顶裂片大,有侧裂片1~3对,边缘具疏齿;茎生叶较小,具短柄,向上裂片数渐少。总状花序顶生或腋生;萼片小4,绿色,直立,披针形或长圆形,基部具爪。长角果圆柱形,密被白色硬刺毛,果瓣在种子间缢缩成念珠状。种子近球形,淡黄色。花期4~6月,果期5~7月。栽培于全国大部分地区。

莱菔子

消食药

药用部位： 成熟种子。

【**别名**】芦萉、萝卜、紫花菘、温菘、土酥。

【**释名**】时珍曰：莱菔乃根名，上古谓之芦萉，中古转为莱菔，后世讹为萝卜。

【**发明**】时珍曰：按张果《医说》云，饶民李七病鼻衄甚危，医以萝卜自然汁和无灰酒饮之即止。盖血随气运，气滞故血妄行，萝卜下气而酒导之故也。又云，有人好食豆腐中毒，医治不效。忽见卖豆腐人言其妻误以萝卜汤入锅中，遂致不成。其人心悟，乃以萝卜汤饮之而瘳。物理之妙如此。又《延寿书》载，李师逃难入石窟中，贼以烟熏之垂死，摸得萝卜菜一束，嚼汁咽下即苏。此法备急，不可不知。

功效主治 消食除胀，降气化痰。主治食积腹胀、便秘、痢疾后重、咳逆痰嗽、胸闷食少。

用法用量 煎服，3~10克。生用祛痰，炒用消食除胀。

现代运用 莱菔子有降血压、抗菌、祛痰、镇咳、平喘、降血脂、改善排尿功能、预防动脉粥样硬化等作用。常用于老年便秘、肠梗阻、咳喘痰多、高血压等。

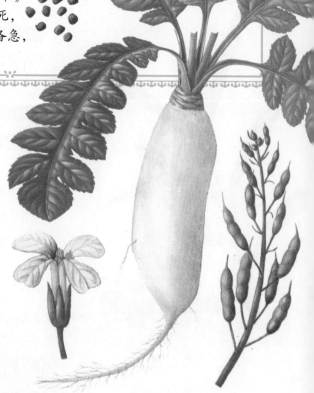

十字花科植物萝卜 *Raphanus sativus* L.

识别特征

一年生或二年生草本。块根肥大，肉质。花葶高，稍具白粉，分枝多。基生叶和下部叶大头羽状分裂，顶生裂片卵形，上部叶矩圆形。花序总状，顶生，花白色至紫堇色。长角果肉质，圆柱形，种子1~6粒，顶端具喙。全国各地均有广泛栽培。

干姜

温里药

药用部位：根茎。

【别名】白姜。

【集解】时珍曰：干姜以母姜造之……以白净结实者为良，故人呼为白姜，又曰均姜。凡入药并宜炮用。

【发明】时珍曰：干姜能引血药入血分，气药入气分，又能去恶养新，有阳生阴长之意，故血虚者用之；而人吐血、衄血、下血，有阴无阳者，亦宜用之。乃热因热用，从治之法也。

功效主治 温中散寒，回阳通脉，温肺化饮。主治脾胃寒证脘腹冷痛、呕吐、泻痢，亡阳证汗出、四肢发冷，寒饮喘咳。

用法用量 煎服，3~10 克。

现代运用 干姜有镇静、镇痛、抗炎、止呕、抗血栓、抗凝血及短暂升高血压等作用，有显著灭螺和抗血吸虫作用，能明显促进胆汁分泌。常用于妊娠呕吐、疟疾、久泻久痢、十二指肠溃疡、急性胃肠炎、小儿腹泻等。

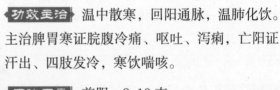

姜科植物姜 Zingiber officinale Rosc.

识别特征

多年生宿根草本。根状茎肉质，肥厚扁平，横走并分歧，表面淡黄色，里面黄色，有芳香和辛辣味。叶2列生，无柄，有抱茎叶鞘；叶片条状披针形，先端渐尖，基部渐窄，平滑无毛；叶舌膜质。花葶直立，从根状茎上生出，被以覆瓦状疏离的鳞片；花冠裂片3，黄绿色，唇瓣较短，3裂，有淡紫色带黄白色斑点。蒴果3瓣裂。种子黑色。花期夏末至秋季，本种在栽培时很少开花。生于阳光充足、排水良好的沙质地。全国各地均产。

【别名】香荽、胡菜、蒝荽。

【释名】时珍曰：荽……姜属，可以香口也。其茎柔叶细而根多须，绥绥然也。张骞使西域始得种归，故名胡荽。

【发明】时珍曰：胡荽辛温香窜，内通心脾，外达四肢，能辟一切不正之气。故痘疮出不爽快者，能发之。诸疮皆属心火，营血内摄于脾，心脾之气，得芳香则运行，得臭恶则壅滞故尔。

胡荽
解表药·发散风寒药

药用部位：全草。

功效主治 发表透疹，开胃消食。主治风寒束表麻疹不透、饮食不消、纳食不佳。

用法用量 煎服，3~6克。外用适量。

现代运用 胡荽有促进外周血液循环、增进胃肠腺体分泌、促进胆汁分泌、抗真菌等作用。常用于胆道蛔虫病、新生儿硬肿病、麻疹、化脓性感染等。

伞形科植物芫荽 *Coriandrum sativum* Linn.

识别特征

　　一年生或二年生草本。全株无毛，有强烈香气。根细长，有多数须根。茎直立，多分枝。基生叶1~2回羽状全列裂，具叶柄；羽片广卵形或扇形半裂，边缘有钝锯齿或深裂；上部茎生叶3回至多回羽状分裂。伞形花序顶生或与叶对生；伞幅3~8；小总苞片2~5，线形，全缘；小伞形花序有花3~10，花白色或带淡紫色；花瓣倒卵形。果实近球形。花果期4~11月。生于菜地。全国各地常有栽培。

紫堇

清热药·清热解毒药

药用部位：全草。

《本草纲目》

【别名】赤芹、蜀芹、楚葵、苔菜。

【集解】颂曰：紫堇生江南吴兴郡。淮南名楚葵，宜春郡名蜀芹，豫章郡名苔菜，晋陵郡名水卜菜也。时珍曰：赤芹即紫芹也，生水滨。叶形如赤芍药，青色，长三寸许，叶上黄斑，味苦涩。其汁可以煮雌、制汞、伏朱砂、擒三黄。

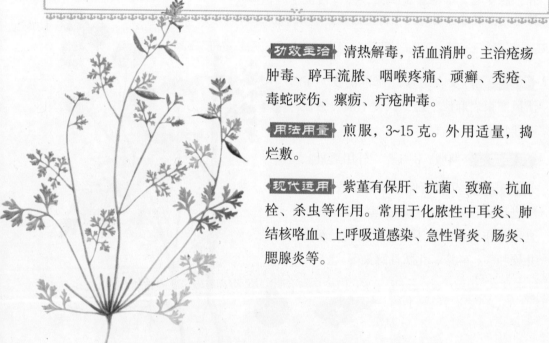

罂粟科植物紫堇 *Corydalis edulis* Maxim.

功效主治 清热解毒，活血消肿。主治疮疡肿毒、聤耳流脓、咽喉疼痛、顽癣、秃疮、毒蛇咬伤、瘰疬、疔疮肿毒。

用法用量 煎服，3~15克。外用适量，捣烂敷。

现代运用 紫堇有保肝、抗菌、致癌、抗血栓、杀虫等作用。常用于化脓性中耳炎、肺结核咯血、上呼吸道感染、急性肾炎、肠炎、腮腺炎等。

识别特征

一年生草本。主根细长。茎直立，单一，有分枝。基生叶，有长柄；叶片轮廓卵形至三角形，2~3回羽状全裂；1回裂片5~7枚，有短柄；2或3回裂片轮廓倒卵形，近无柄；末回裂片狭卵形，先端钝，下面灰绿色。总状花序，顶生或与叶对生；苞片狭卵形，全缘或疏生小齿；萼片小，膜质；花冠淡粉紫红色。蒴果条形，具轻微肿节。种子扁球形，黑色，有光泽，密生小凹点。花期3~4月，果期4~5月。生于丘陵林缘，宅畔墙基。分布于华东地区及河北、山西、陕西、甘肃等地。

八角茴香

温里药

药用部位： 成熟果实。

【别名】舶茴香、茴香、八角珠。

【集解】时珍曰：茴香宿根，深冬生苗作丛，肥茎丝叶。五六月开花，如蛇床花而色黄。结子大如麦粒，轻而有细棱，俗呼为大茴香，今惟以宁夏出者第一。其他处小者，谓之小茴香。自番舶来者，实大如柏实，裂成八瓣，一瓣一核，大如豆，黄褐色，有仁，味更甜，俗呼舶茴香，又曰八角茴香（广西左右江峒中亦有之），形色与中国茴香迥别，但气味同尔。北人得之，咀嚼荐酒。

【发明】时珍曰：小茴香性平，理气开胃，夏月祛蝇辟臭，食料宜之。大茴香性热，多食伤目发疮，食料不宜过用。

功效主治 散寒止痛，理气和胃。主治霍乱、蛇伤、寒疝腹痛、腰膝冷痛、脘腹疼痛、寒湿脚气。

用法用量 煎服，3~6克；亦可用作食物调味品。

现代运用 八角茴香有抗菌、镇痛、抗病毒、雌激素样作用、升高白细胞、解痉、镇痛等作用。常用于呕吐、胃炎、腹痛等。

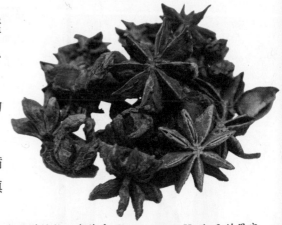

木兰科植物八角茴香 *Illicium verum* Hook. f. 的果实

识别特征

常绿乔木。树皮灰色至红褐色，有裂纹。枝密集。单叶互生或簇生枝顶；叶柄粗壮；叶片革质，长椭圆形，全缘，上面深绿色，有光泽和油点，下面浅绿色，疏生柔毛。花两性，单生叶腋，花被片7~12，数轮覆瓦状排列，内轮粉红色。聚合果，多由8个蓇葖果放射状排列成八角形，红褐色，木质，熟时开裂。种子1，扁卵形，亮棕色。花期春秋两季，早期秋季至次年春季。生于潮湿、土壤疏松的山地，野生或栽培。主产于福建、台湾、广西、广东、云南等地。

小茴香

温里药

药用部位： 成熟果实。

【别名】莳萝、慈谋勒。

【释名】时珍曰：莳萝、慈谋勒，皆番言也。

【集解】时珍曰：其子簇生，状如蛇床子而短，微黑，气辛臭，不及茴香。

功效主治 散寒止痛，理气和中。主治寒疝腹痛、睾丸坠痛、痛经、寒气滞痛、胁肋胀痛、脘腹冷痛、泛吐清水。

用法用量 煎服，3~9 克。外用适量。

现代运用 小茴香有抗溃疡、抗胃肠痉挛、镇痛、调节血压、抑制血小板聚集、抗血栓、兴奋子宫、保护心肌缺血等作用。常用于痛经、胃痛、早中期血吸虫病、卵巢囊肿、腹股沟疝、十二指肠球部溃疡、小儿重症肺炎并发症等。

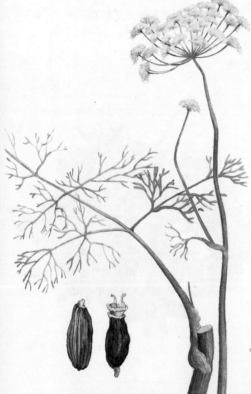

伞形科植物茴香 *Foeniculum vulgare* Mill.

识别特征

多年生草本，具强烈香气。茎直立，圆柱形，上部分枝，灰绿色。茎生叶互生；具叶柄，近基部呈鞘状，宽大抱茎；叶片 3~4 回羽状分裂，最终裂片线状形至丝形。复伞形花序顶生或侧生，每 1 个小伞形花序有花 5~30，不具总苞和小总苞；花小，无花萼；花瓣 5，金黄色，广卵形。双悬果，卵状长圆形。花期 6~9 月，果期 10 月。生于疏松、湿润、含腐殖质较多的沙质土壤中。全国各地均有栽培。

【别名】兰香、香菜、翳子草。

【释名】禹锡（刘禹锡）曰：北人避石勒讳，呼罗勒为兰香。时珍曰：按《邺中记》云，石虎讳言勒，改罗勒为香菜。今俗人呼为翳子草，以其子治翳也。

【发明】时珍曰：按罗天益云，兰香味辛气温，能和血润燥，而掌禹锡言，多食涩营卫，血脉不行，何耶？又东垣李氏治牙疼口臭，神功丸中用兰香，云无则以藿香代之，此但取其去恶气而已。故《饮膳正要》云，与诸菜同食，味辛香能辟腥气，皆此意也。

罗勒

解表药·发散风热药

药用部位：全草。

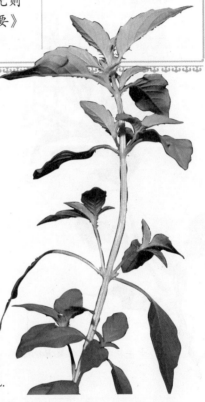

功效主治 疏风解表，化湿和中，行气活血，解毒消肿。主治感冒头痛、发热咳嗽、中暑、食积不化、脘腹胀满疼痛、风湿痹痛、月经不调、皮肤湿疮、蛇虫咬伤。

用法用量 煎服，9~15克。外用适量，鲜品捣烂敷或煎水洗患处。

现代运用 罗勒有雌激素样作用、松弛平滑肌、抑制血小板聚集、抗血栓、降血脂等作用。常用于疼痛、发热、呕吐、月经不调、关节炎、支气管炎等。

唇形科植物罗勒 *Ocimum basilicum* L.

识别特征

一年生草本，全株芳香。茎直立，四棱形。叶对生；叶柄被柔毛；叶片卵形或卵状披针形，全缘或具疏锯齿，叶背具腺点。轮伞花序有6，组苞片细小，倒披针形，边缘有缘毛，早落；花萼钟形，萼齿5，萼齿边缘具缘毛，果时花萼增大，宿存；花冠淡紫色或白色，4裂，裂片近圆形。小坚果长圆状卵形，褐色。花期6~9月，果期7~10月。全国各地多有栽培，长江以南地区逸为野生。

蔊菜

利水渗湿药·利
湿退黄药

药用部位： 全草。

【别名】辣米菜。

【释名】时珍曰：蔊味辛辣，如火焊人，故名。

【集解】时珍曰：蔊菜生南地，田园间小草也。冬月布地丛生，长二三寸，柔梗细叶。三月开细花，黄色。结细角长一二分，角内有细子。野人连根、叶拔而食之，味极辛辣，呼为辣米菜。

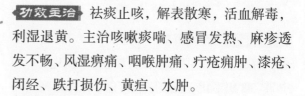

功效主治 祛痰止咳，解表散寒，活血解毒，利湿退黄。主治咳嗽痰喘、感冒发热、麻疹透发不畅、风湿痹痛、咽喉肿痛、疔疮痈肿、漆疮、闭经、跌打损伤、黄疸、水肿。

用法用量 煎服，10~30克，鲜品加倍。外用适量。

现代运用 蔊菜有祛痰、平喘、抗菌、镇咳等作用。常用于急性黄疸型肝炎、慢性气管炎、肾炎水肿、感冒咳嗽等。

十字花科植物蔊菜 *Rorippa indica* (L.) Hiern

识别特征

　　一年生或二年生草本。茎单一或分枝，表面具纵沟。叶互生，基生叶及茎下部叶具长柄，通常大头羽状分裂，顶端裂片大，卵状披针形，边缘具锯齿，侧裂片1~5对；茎上部叶片宽披针形或匙形，边缘具疏齿，具短柄或基部耳状抱茎。总状花序顶生或侧生，花小，多数，具细花梗；萼片4，卵状长圆形；花瓣4，黄色，匙形。长角果线状圆柱形，成熟时果瓣隆起。种子每室2行，多数，细小，扁卵圆形。花期4~6月，果期6~8月。生于山坡路旁、山谷、河边潮湿地及园圃等处。主产于陕西、甘肃、江苏、浙江、福建等地。

《本草纲目》

菠菜
补虚药·补血药

药用部位：全草。

【别名】波斯菜、赤根菜、菠薐。

【释名】时珍曰：按《唐会要》云，太宗时尼波罗国献菠薐菜，类红蓝，实如蒺藜，火熟之能益食味。即此也。方士隐名为波斯草云。

【发明】诜曰：北人食肉、面，食之即平；南人食鱼、鳖、水米，食之即冷，故多食冷大小肠也。时珍曰：按张从正《儒门事亲》云，凡人久病，大便涩滞不通，及痔漏之人，宜常食菠薐、葵菜之类，滑以养窍，自然通利。

功效主治 养血止血，平肝润燥。主治衄血、便血、头痛目眩、目赤夜盲、消渴、便秘、痔疮。

用法用量 适量煮食；或捣汁服。不宜过食。

现代运用 菠菜有促进胰腺分泌、促进胃肠蠕动、促进细胞增殖、抗衰老、补血等作用。常用于缺铁性贫血、痔疮、慢性胰腺炎、便秘、肛裂、夜盲等。

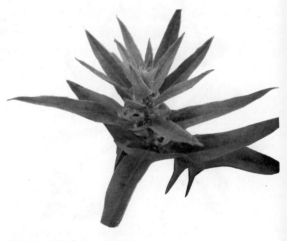

藜科植物菠菜 *Spinacia oleracea* L.

识别特征

　　一年生草本，高可达1米。根圆锥状，带红色，较少为白色。茎直立，中空，脆弱多汁，不分枝或有少数分枝。叶戟形至卵形，鲜绿色，柔嫩多汁；稍有光泽，全缘或有少数牙齿状裂片。雄花集成球形团伞花序，再于枝和茎的上部排列成有间断的穗状圆锥花序；花被片通常4；雌花团集于叶腋，小苞片两侧稍扁。胞果卵形或近圆形，通常有2个角刺。全国各地均有栽培，为常见蔬菜之一。

荠菜

利水渗湿药·利
水消肿药

药用部位： 全草。

【别名】荠、护生草。

【释名】时珍曰：荠生济济，故谓之荠。释家取其茎作挑灯杖，可辟蚊、蛾，谓之护生草，云能护众生也。

【集解】时珍曰：荠有大、小数种。小荠叶花茎扁，味美。其最细小者，名沙荠也。大荠科、叶皆大，而味不及。其茎硬有毛者，名菥蓂，味不甚佳。

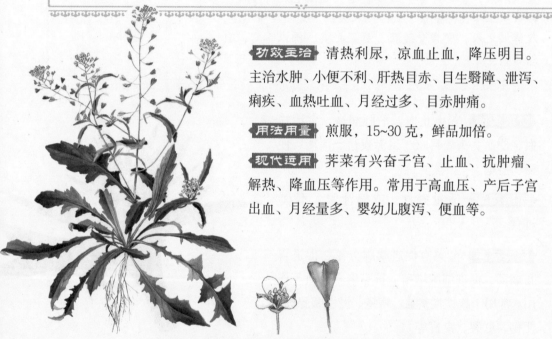

功效主治 清热利尿，凉血止血，降压明目。主治水肿、小便不利、肝热目赤、目生翳障、泄泻、痢疾、血热吐血、月经过多、目赤肿痛。

用法用量 煎服，15~30克，鲜品加倍。

现代运用 荠菜有兴奋子宫、止血、抗肿瘤、解热、降血压等作用。常用于高血压、产后子宫出血、月经量多、婴幼儿腹泻、便血等。

十字花科植物荠 *Capsella bursa-pastoris* (Linn.) Medic.

识别特征

　　一年或二年生草本，全株无毛。主根瘦长，白色。茎直立，单一或从下部分枝。基生叶丛生，呈莲座状，大头羽状分裂，稀全缘；茎生叶，窄披针形或披针形，抱茎，边缘有锯齿。总状花序顶生及腋生；萼4片，长圆形；花瓣4，白色。短角果倒三角形，扁平，无毛，顶端微凹。种子2行，长椭圆形，浅褐色。花果期4~6月。生于山坡、田边及路旁。分布于全国各地。

【别名】冬风。

【释名】志曰：此菜先春而生，故有东风之号。一作冬风，言得冬气也。

【集解】时珍曰：按裴渊《广州记》云，东风菜，花、叶似落妊娠，茎紫。宜肥肉作羹食，香气似马兰，味如酪。

东风菜

清热药·清热解毒药

药用部位：全草。

来源 菊科植物东风菜 *Doellingeria scaber* (Thunb.) Nees。

功效主治 清热解毒，明目，利咽。主治风热感冒、头痛目眩、目赤肿痛、咽喉肿痛、肺病吐血、跌打损伤、痈肿疔疮、蛇咬伤。

用法用量 煎服，15~30 克。外用适量，鲜全草捣敷。

现代运用 东风菜有抗肿瘤、增强身体免疫力、抗内毒素、保护脑缺血损伤、降血脂、抗病毒等作用。常用于蛇伤、风湿性关节炎、咽喉红肿、急性肾炎、高脂血症等。

【别名】鹅肠菜、滋草。

【释名】时珍曰：此草茎蔓甚繁，中有一缕，故名。俗呼鹅儿肠菜，象形也。易于滋长，故曰滋草。

【发明】诜曰：治恶疮有神效之功，捣汁涂之。作菜食，益人。须五月五日者乃验。又曰能去恶血。不可久食，恐血尽。

繁缕

清热药·清热解毒药

药用部位：全草。

来源 石竹科植物繁缕 *Stellaria media* (L.) Cyr.。

功效主治 清热解毒，凉血消痈，活血止痛，下乳。主治痢疾、肠痈、肺痈、乳痈、疔疮肿毒、痔疮肿痛、出血、跌打伤痛、产后瘀滞腹痛、乳汁不下。

用法用量 煎服，15~30 克，鲜品 30~60 克；或捣汁。外用适量，捣敷。

现代运用 繁缕常用于肠炎、痢疾、肝炎、阑尾炎、产后瘀血腹痛、子宫收缩痛、牙痛、头发早白、乳腺炎等。

马齿苋

清热药·清热解毒药

药用部位：全草。

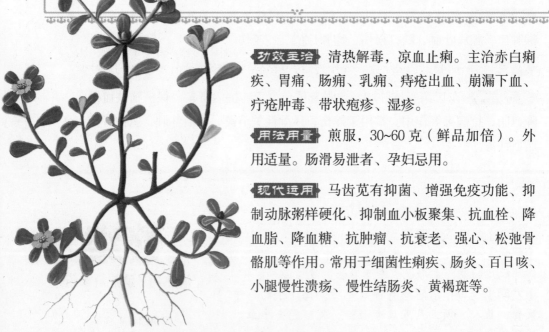

马齿苋科植物马齿苋 *Portulaca oleracea* L.

【别名】马苋、五行草、五方草、长命菜、九头狮子草。

【释名】时珍曰：其叶比并如马齿，而性滑利似苋，故名。

【发明】颂曰：多年恶疮，百方不瘥，或痛痒不已者。并捣烂马齿敷上，不过三两遍。此方出于武元衡《相国》。武在西川，自苦胫疮痒痒不可堪，百医无效。及到京，有厅吏上此方，用之便瘥也。

功效主治 清热解毒，凉血止痢。主治赤白痢疾、胃痛、肠痛、乳痛、痔疮出血、崩漏下血、疔疮肿毒、带状疱疹、湿疹。

用法用量 煎服，30~60克（鲜品加倍）。外用适量。肠滑易泄者、孕妇忌用。

现代运用 马齿苋有抑菌、增强免疫功能、抑制动脉粥样硬化、抑制血小板聚集、抗血栓、降血脂、降血糖、抗肿瘤、抗衰老、强心、松弛骨骼肌等作用。常用于细菌性痢疾、肠炎、百日咳、小腿慢性溃疡、慢性结肠炎、黄褐斑等。

识别特征

一年生草本。茎匍匐，伏地铺散，多分枝，圆柱形，淡绿色或带暗红色。叶互生，有时近对生；叶片扁平，肥厚，倒卵形，似马齿状，全缘，上面暗绿色，下面淡绿色或带暗红色；叶柄粗短。花无梗，常3~5朵簇生枝端；苞片2~6，叶状，膜质，近轮生；萼片2，对生，绿色，盔形；花瓣5，稀4，黄色，倒卵形。蒴果卵球形，盖裂。种子细小，多数，黑褐色，具小疣状凸起。花期5~8月，果期6~9月。生于田园、路边。分布于全国各地。

翻白草

清热药·清热解毒药

药用部位：全草。

【别名】鸡腿根、天藕。

【释名】时珍曰：翻白以叶之形名，鸡腿、天藕以根之味名也。

【集解】时珍曰：鸡腿儿生近泽田地，高不盈尺。春生弱茎，一茎三叶，尖长而厚，有皱纹锯齿，面青背白。四月开小黄花。结子如胡荽子，中有细子。其根状如小白术头，剥去赤皮，其内白色如鸡肉，食之有粉。小儿生食之，荒年人掘以和饭食。

功效主治 清热解毒，凉血止血。主治肺热咳喘、泻痢、疟疾、咯血、便血、崩漏、痈肿疮毒、瘰疬结核。

用法用量 煎服，10~15克，鲜品加倍。外用适量，捣烂敷或煎水洗。

现代运用 翻白草有抗菌、抗阿米巴原虫和滴虫、抑制肠蠕动、松弛支气管平滑肌、兴奋子宫等作用。常用于急性细菌性痢疾、急性肠炎、颈淋巴结结核、滴虫病、阿米巴痢疾等。

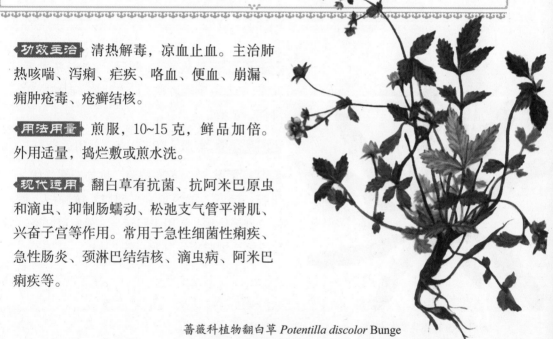

蔷薇科植物翻白草 *Potentilla discolor* Bunge

识别特征

多年生草本。茎多分枝，表面具白色绒毛。叶2型，基生叶丛生，奇数羽状复叶，小叶5~9；茎生叶小，3出复叶，小叶长椭圆形或狭长椭圆形，边缘具锯齿，上面稍有柔毛，下面密被白色绵毛。花黄色，聚伞排列；萼绿色，5裂；副萼线形，外面均被白色绵毛；花瓣5，倒心形。瘦果卵形，淡黄色，光滑。花期5~9月，果期8~10月。生于山坡、林边、路旁等地。分布于全国各地。

蒲公英

清热药·清热解毒药

药用部位：全草。

【别名】金簪草、黄花地丁。

【主治】妇人乳痈肿，水煮汁饮及封之，立消……白汁，涂恶刺、狐尿刺疮，即愈。

【发明】颂曰：治恶刺方，出孙思邈《千金方》。其序云：邈以贞观五年七月十五日夜，以左手中指背触着庭木，至晓遂患痛不可忍。经十日，痛日深，疮日高大，色如熟小豆色。常闻长者论有此方，遂用治之。手下则愈，痛亦除，疮亦即瘥，未十日而平复如故。杨炎南行方亦著其效云。

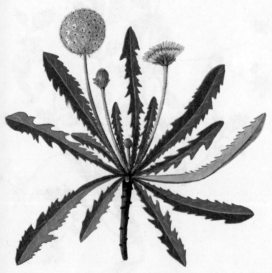

菊科植物蒲公英 *Taraxacum mongolicum* Hand.-Mazz.

功效主治 清热解毒，利湿。主治疔疮肿毒、乳痈、疖腮、咽喉肿痛、目赤肿痛、毒蛇咬伤、淋证、黄疸。

用法用量 煎服，10~30克。外用适量。

现代运用 蒲公英有抗菌、抗钩端螺旋体、利胆、保肝、抗内毒素、利尿、抗肿瘤、增强免疫等作用。常用于胆囊炎、黄疸型肝炎、胃溃疡、腮腺炎、乳腺炎等。

识别特征

多年生草本。含白色乳汁，全体被白色疏软毛。根深长，单一或分枝。叶基生；叶片矩圆状披针形或倒卵形，叶缘浅裂或不规则羽裂，裂片绿色或在边缘带淡紫色斑痕，被白色丝毛。头状花序单一，顶生，全为舌状花，两性；总苞片多层；花托平坦；花冠黄色，5 齿裂。瘦果倒披针形，熟时淡黄褐色。花期4~5月，果期6~7月。生于田野、路旁等地。全国大部分地区均产，主产于山西、河北、山东及东北各地。

【别名】天葵、藤葵、藤菜、燕脂菜。

【释名】志曰：落葵一名藤葵，俗呼为胡燕脂。时珍曰：落葵叶冷滑如葵，故得葵名。释家呼为御菜，亦曰藤儿菜。

【集解】时珍曰：落葵三月种之，嫩苗可食。五月蔓延，其叶似杏叶而肥厚软滑，作蔬、和肉皆宜。

落葵
泻下药·攻下药

药用部位： 全草。

功效主治 滑肠通便，清热利湿，凉血解毒，活血。主治大便秘结、小便短涩、痢疾、热毒疮疡、跌打损伤。

用法用量 煎服，10~15克，鲜品30~60克。外用适量。孕妇忌服。

现代运用 落葵有抗炎、解热、抗病毒等作用。常用于阑尾炎、手足关节疼痛、便秘、外伤出血等。

落葵科植物落葵 *Basella alba* L.

识别特征

　　一年生缠绕草本。茎长可达数米，无毛，肉质，绿色或略带紫红色。叶片卵形或近圆形，顶端渐尖，基部微心形或圆形，下延成柄，全缘，背面叶脉微凸起；叶柄上有凹槽。穗状花序腋生；苞片极小，早落；小苞片2，萼状，长圆形，宿存；花被片淡红色或淡紫色，卵状长圆形，全缘，顶端钝圆，内摺，下部白色，连合成筒。果实球形，红色至深红色或黑色，多汁液，外包宿存小苞片及花被。花期5~9月，果期7~10月。我国南北各地多有种植。

鱼腥草

清热药·清热解毒药

药用部位：地上部分。

【别名】蕺、折耳、蒩菜。

【释名】时珍曰：其叶腥气，故俗呼为鱼腥草。

【集解】时珍曰：按赵叔文《医方》云，鱼腥草即紫蕺。叶似荞，其状三角，一边红，一边青。可以养猪。又有五蕺（即五毒草），花、叶相似，但根似狗脊。

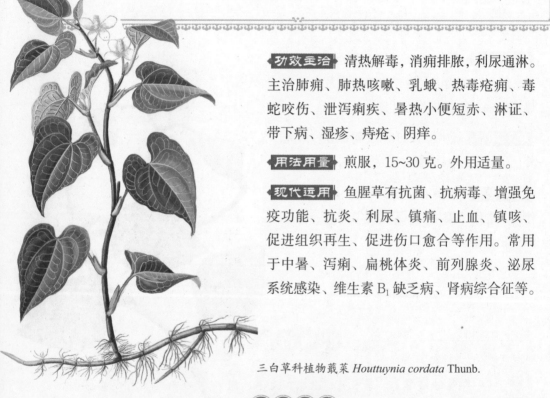

功效主治 清热解毒，消痈排脓，利尿通淋。主治肺痈、肺热咳嗽、乳蛾、热毒疮痈、毒蛇咬伤、泄泻痢疾、暑热小便短赤、淋证、带下病、湿疹、痔疮、阴痒。

用法用量 煎服，15~30 克。外用适量。

现代运用 鱼腥草有抗菌、抗病毒、增强免疫功能、抗炎、利尿、镇痛、止血、镇咳、促进组织再生、促进伤口愈合等作用。常用于中暑、泻痢、扁桃体炎、前列腺炎、泌尿系统感染、维生素 B_1 缺乏病、肾病综合征等。

三白草科植物蕺菜 *Houttuynia cordata* Thunb.

识别特征

多年生草本，有特殊腥臭味。根茎多节，色白，节上生须根。叶互生；叶片心形，薄纸质，有细腺点，全缘，下面常紫色；叶柄被疏毛；托叶膜质，条形，基部抱茎，下部与叶柄合生，边缘被细毛。穗状花序生于茎顶，与叶对生；总苞片 4 枚，长圆形，白色；花小而密，无花被。蒴果卵圆形，顶端开裂。种子多数，卵形。花期 5~6 月，果期 10~11 月。生于沟边、溪旁或林下湿地。分布于长江以南及西藏等地。

【别名】鳖。

【释名】时珍曰：《尔雅》云，蕨，鳖也。菜名。陆佃《埤雅》云，蕨初生无叶，状如雀足之拳，又如人足之蹶，故谓之蕨。

【发明】藏器曰：多食消阳气，故令人睡、弱人脚。四皓食芝而寿，夷齐食蕨而夭，固非良物。干宝《搜神记》云，郗鉴镇丹徒，二月出猎。有甲士折蕨一枝，食之，觉心中淡淡成疾。后吐一小蛇，悬屋前，渐干成蕨。遂明此物不可生食也。

蕨

清热药·清热泻火药

药用部位：嫩叶。

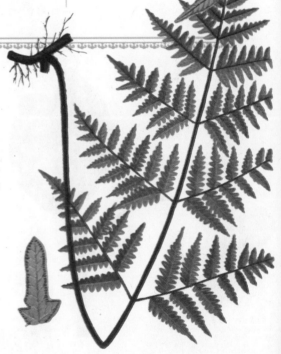

蕨科植物蕨 *Pteridium aquilinum* (L.) Kuhn var. *latiusculum* (Desv.) Underw. ex Heller

功效主治 清热利湿，止血，降气化痰。主治感冒发热、黄疸、痢疾、带下病、噎膈、肠风便血、风湿痹痛。

用法用量 煎服，9~15克。外用适量。

现代运用 蕨有抗菌、降血压、促进胃肠蠕动、抗癌等作用。常用于风湿性关节炎、痢疾、咯血、肠炎、中暑等。

识别特征

多年生草本。根茎长，粗壮，匍匐地下，被茸毛。叶柄疏生，粗壮直立，光滑，棕褐色，叶呈三角形或阔披针形，革质，3回羽状复叶；叶轴裸净；叶脉多数，密集，通常叉状分枝，中脉被毛。孢子囊群沿叶缘着生，呈连续长线形，囊群盖线形，有变质的叶缘反折而成的假盖。生于山地阳坡及森林边缘阳光充足的地方。主产于长江流域及以北地区，亚热带地区亦产。

芋子

补虚药·补气药

药用部位：块茎。

【别名】芋头、土芝。

【集解】时珍曰：芋属虽多，有水、旱二种。旱芋山地可种，水芋水田莳之。叶皆相似，但水芋味胜。茎亦可食。芋不开花，时或七八月间有开者，抽茎生花黄色，旁有一长萼护之，如半边莲花之状也。

【发明】慎微（唐慎微）曰：《沈括笔谈》云，处士刘易隐居王屋山，见一蜘蛛为蜂所螫，坠地，腹鼓欲裂，徐行入草，啮破芋梗，以疮就啮处磨之，良久腹消如故。自后用治蜂螫有验，由此。

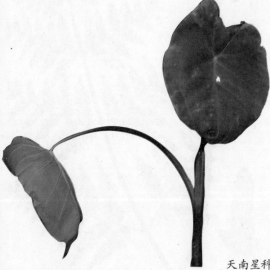

功效主治 健脾补虚，散结解毒。主治脾胃虚弱、纳少乏力、消渴、瘰疬、肿毒、烧烫伤。

用法用量 煎服，60~120 克；或入丸、散剂；或作食物食。外用适量。

现代运用 芋子有增强免疫功能、抗肿瘤、抗菌、保护牙齿等作用。常用于荨麻疹、湿疹、过敏性鼻炎、小儿食滞、银屑病等。

天南星科植物芋 *Colocasia esculenta* (L.) Schott

识别特征

　　湿生草本。块茎通常卵形，常生多数小球茎。叶 2~3 枚或更多；叶柄长于叶片，绿色；叶片卵状，侧脉 4 对，斜伸达叶缘，后裂片浑圆。花序柄常单生，短于叶柄；佛焰苞长短不一，一般为 20 厘米左右；管部绿色，长卵形；檐部披针形或椭圆形，展开成舟状，边缘内卷，淡黄色至绿白色；肉穗花序短于佛焰苞，雌花序长圆锥状，中性花序细圆柱状，雄花序圆柱形。花期 2~4 月（云南）至 8~9 月（秦岭）。我国南方及华北各地均有栽培。

山药

补虚药·补气药

药用部位： 根茎。

【别名】薯蓣、土薯、山薯、山芋。

【释名】宗奭曰：薯蓣因唐代宗名预，避讳改为薯药；又因宋英宗讳署，改为山药。尽失当日本名。恐岁久以山药为别物，故详著之。

【发明】诜曰：利丈夫，助阴力。熟煮和蜜，或为汤煎，或为粉，并佳。干之入药更妙。惟和面作博饦则动气，为不能制面毒也。

功效主治 益气养阴，补脾肺肾，固精止带。主治脾虚食少、泄泻、肺虚久咳、阴虚内热、肾虚遗精、遗尿、早泄、脾肾两虚带下、消渴、气阴两虚证。

用法用量 煎服，10~30克；或研末吞服，6~10克。补阴生津宜生用，健脾止泻宜炒用。

现代运用 山药有降血糖、抗衰老、抗氧化、调节免疫功能、降血脂、促消化、抗肿瘤等作用。常用于糖尿病、小儿腹泻、痰气喘急、白带异常、慢性阻塞性肺气肿、慢性肾炎、遗精等。

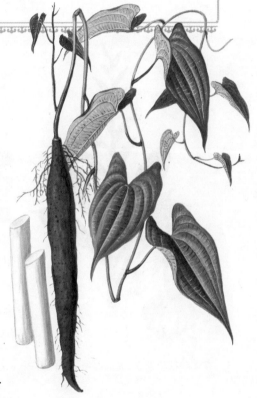

薯蓣科植物薯蓣 *Dioscorea opposita* Thunb.

识别特征

多年生缠绕草本。茎细长，通常带紫色，有棱线，光滑无毛。叶对生或3片轮生，叶腋常生珠芽，名"零余子"，俗称"山药豆"；叶片形状多变化，三角状卵形至三角状宽卵形，通常3裂；叶脉7~9条，自叶基发出。花雌雄异株，极小，黄绿色，均成穗状花序。蒴果有3棱，呈翅状。种子扁球形，有宽翅。花期7~8月，果期9~10月。生于山野向阳处，各地皆有栽培。主产于河南、江苏、广西、湖南等地。

百合

补虚药·补阴药

药用部位： 肉质鳞叶。

【别名】强瞿、蒜脑薯。

【释名】时珍曰：百合之根，以众瓣合成也。或云专治百合病，故名。

【发明】颂曰：张仲景治百合病，有百合知母汤、百合滑石代赭汤、百合鸡子汤、百合地黄汤，凡四方。病名百合而用百合治之，不识其义。颖曰：百合新者，可蒸可煮，和肉更佳；干者作粉食，最益人。

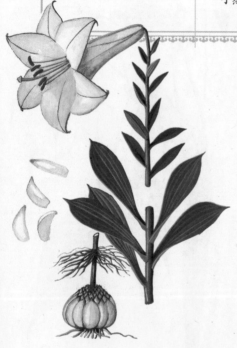

功效主治 养阴润肺止咳，清心安神。主治阴虚久咳、咯血、虚烦惊悸、失眠多梦、神情恍惚；鲜品外用治面部疔疖、无名肿毒。

用法用量 煎服，10~30克。清心宜生用，润肺蜜炙用。

现代运用 百合有镇咳、祛痰、平喘、抗组胺、镇静、保护肾上腺皮质功能、抗过敏、抗疲劳、耐缺氧、抗氧化、降血糖、抗菌、抗癌等作用。常用于肺结核咳嗽、痰中带血、气胸、更年期综合征（围绝经期综合征）、痛风、老年便秘、带状疱疹、支气管扩张症咯血，以及外用止血等。

百合科植物百合 *Lilium brownii* F. E. Brown var. *viridulum* Baker

识别特征

多年生草本。肉质鳞茎球状，白色，先端常开放如荷花状，下面着生多数须根。茎直立，圆柱形，常有褐紫色斑点。叶4~5列互生；叶片线状披针形至长椭圆状披针形，叶脉5条，平行。花大，单生于茎顶，少有1朵以上者；花梗长；花被6片，乳白色或带淡棕色，倒卵形。蒴果长卵圆形，室间开裂，绿色；种子多数。花期6~8月，果期9月。生于土壤深肥的林边或草丛中。分布于全国各地，有栽培。

【别名】红百合、连珠、红花菜、川强瞿。

【集解】诜曰：百合红花者名山丹。其根食之不甚良，不及白花者。时珍曰：山丹根似百合，小而瓣少，茎亦短小。其叶狭长而尖，颇似柳叶，与百合迥别。四月开红花，六瓣不四垂，亦结小子……干而货之，名红花菜。卷丹茎叶虽同而稍长大。其花六瓣四垂，大于山丹。四月结子在枝叶间，入秋开花在颠顶，诚一异也。其根有瓣似百合，不堪食，别一种也。

山丹

化痰止咳平喘
药·止咳平喘药

药用部位： 鳞茎。

功效主治 润肺止咳，清心安神。主治肺痨咳嗽、咳痰、热病后余热未清、虚烦惊悸、神志恍惚。

用法用量 煎服，6~12克；或入丸、散剂；亦可蒸食或煮粥。外用适量。

现代运用 山丹有止咳、祛痰、抗菌、抗疲劳、保肾等作用。常用于白带异常、月经不调、疮痈疔肿、肺结核、失眠健忘等。

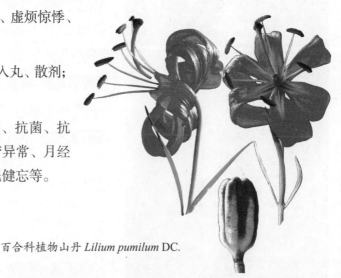

百合科植物山丹 *Lilium pumilum* DC.

识别特征

多年生草本。鳞茎卵形或圆锥形；鳞片矩圆形或长卵形，白色。茎高15~60厘米，有小乳头状突起，有的带紫色条纹。叶散生于茎中部，条形，中脉下面突出，边缘有乳头状突起。花单生或数朵排成总状花序，鲜红色，通常无斑点，有时有少数斑点，下垂；花被片反卷，蜜腺两边有乳头状突起。蒴果矩圆形。花期7~8月，果期9~10月。生山坡草地或林缘。主产于河北、河南、山西、陕西、宁夏、山东、青海、甘肃、内蒙古、黑龙江等地。

草石蚕

利水渗湿药·利湿退黄药

药用部位：块茎。

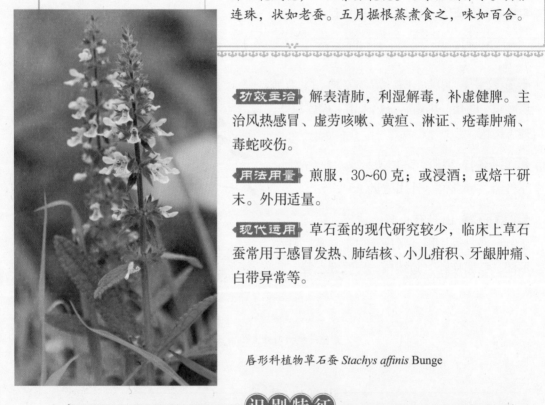

《本草纲目》

【别名】地蚕、土蛹、甘露子、地瓜儿、滴露。

【释名】时珍曰：蚕蛹皆以根形而名，甘露以根味而名。或言叶上滴露则生，珍常莳之，无此说也。其根长大者，救荒本草谓之地瓜儿。

【集解】时珍曰：草石蚕即今甘露子也。二月生苗……方茎对节，狭叶有齿……叶皱有毛耳。四月开小花成穗，一如紫苏花穗。结子如荆芥子。其根连珠，状如老蚕。五月掘根蒸煮食之，味如百合。

功效主治 解表清肺，利湿解毒，补虚健脾。主治风热感冒、虚劳咳嗽、黄疸、淋证、疮毒肿痛、毒蛇咬伤。

用法用量 煎服，30~60克；或浸酒；或焙干研末。外用适量。

现代运用 草石蚕的现代研究较少，临床上草石蚕常用于感冒发热、肺结核、小儿疳积、牙龈肿痛、白带异常等。

唇形科植物草石蚕 *Stachys affinis* Bunge

识别特征

多年生草本。根状茎匍匐，其上密被须根。茎上棱及节上有硬毛。叶对生；具叶柄；叶片卵形或长椭圆状卵形，边缘有规则的圆齿状锯齿，两面被贴生短硬毛。轮伞花序通常6花，多数远离排列成顶生假穗状花序；小苞片条形，具微柔毛；花萼狭钟状，外被具腺柔毛；花冠粉红色至紫红色。小坚果卵球形，黑褐色，具小瘤；花期7~8月，果期9月。生于水边或湿地。分布于河北、山西、江苏、安徽、浙江、四川等地。

《本草纲目》

【别名】落苏、昆仑瓜、草鳖甲。

【释名】时珍曰：陈藏器《本草》云，茄一名落苏。名义未详。按《五代贻子录》作酪酥，盖以其味如酥酪也，于义似通。杜宝《拾遗录》云，隋炀帝改茄曰昆仑紫瓜。又王隐君养生主论治疟方用干茄，讳名草鳖甲。盖以鳖甲能治寒热，茄亦能治寒热故尔。

【发明】时珍曰：段成式酉阳杂俎言茄厚肠胃，动气发疾。盖不知茄之性滑，不厚肠胃也。

茄子

清热药·清热解毒药

药用部位：成熟果实。

功效主治 清热，活血，消肿。主治肠风下血、热毒疮痈、皮肤溃疡。

用法用量 煎服，15~30克。外用适量，捣敷。

现代运用 茄子有利尿、抗癌、抗衰老、降血脂、降低毛细血管通透性、促进伤口愈合、促进胃液分泌等作用。常用于高血压防治、冠心病、动脉粥样硬化、出血性紫癜、胃癌等。

茄科植物茄 *Solanum melongena* L.

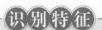

识别特征

　　直立分枝草本至亚灌木，枝平贴或具短柄的星状绒毛，小枝多为紫色。叶大，卵形至长圆状卵形，先端钝，基部不相等，边缘浅波状或深波状圆裂，被星状绒毛。能孕花单生，花后常下垂，不孕花蝎尾状与能孕花并出；萼近钟形，外面密被星状绒毛及小皮刺，萼裂片披针形，先端锐尖，内面疏被星状绒毛；花冠辐状；子房圆形，顶端密被星状毛。果的形状大小变异极大，有长形及圆形。花期6~8月，花后结实。全国各地均有栽培。

冬瓜

利水渗湿药·利水消肿药

药用部位： 外层果皮、种子。

【别名】白瓜皮、水芝皮、地芝皮。

【释名】时珍曰：冬瓜，以其冬熟也。又贾思勰云，冬瓜正二三月种之。若十月种者，结瓜肥好，乃胜春种。则冬瓜之名或又以此也。

【发明】诜曰：热者食之佳，冷者食之瘦人。煮食练五脏，为其下气故也。欲得体瘦轻健者，则可长食之；若要肥，则勿食也。

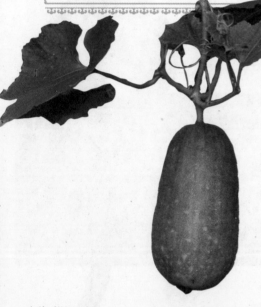

葫芦科植物冬瓜 *Benincasa hispida* (Thunb.) Cogn.

功效主治 冬瓜皮，利水消肿，清热解暑。主治水肿、暑热证。

冬瓜子，清肺化痰、利湿排脓。主治肺热咳嗽、肺痈、肠痈、带下病、白浊。

用法用量 冬瓜皮，煎服，15~30克。

冬瓜子，煎服，10~15克。

现代运用 冬瓜皮有利尿作用。常用于水肿、夏日暑热口渴、体虚浮肿、中暑、暑湿高热昏迷等。

冬瓜子有促进免疫、抑制胰蛋白酶等作用。常用于痰热咳嗽、急性胃肠炎、白带过多、肠炎腹泻等。

识别特征

一年生蔓生草本。茎密被黄褐色毛。卷须常分2~3叉；叶柄粗壮；叶片肾状近圆形，基部弯缺深，5~7浅裂或有时中裂，边缘有小锯齿，两面生有硬毛。雌雄同株；花单生，花梗被硬毛；花萼裂片有锯齿，反折；花冠黄色，辐状，裂片宽倒卵形。果实长圆柱状或近球状，大型，有毛和白粉；种子卵形，白色或淡黄色，压扁状。全国各地均有栽培。

南瓜子
驱虫药

药用部位： 种子。

【集解】 时珍曰：南瓜种出南番……其肉厚色黄，不可生食，惟去皮瓤瀹食，味如山药。同猪肉煮食更良，亦可蜜煎。

【气味】 时珍曰：多食发脚气、黄疸。不可同羊肉食，令人气壅。

来源 葫芦科植物南瓜 *Cucurbita moschata* (Duch. ex Lam.) Duch. ex Poiret。

功效主治 杀虫。主治绦虫病、血吸虫病。

用法用量 研粉，60~120克。冷开水调服。

现代适用 南瓜子有驱绦虫、抗血吸虫、降胆固醇、抗炎、抗氧化等作用。常用于绦虫病、血吸虫病、丝虫病、产后缺乳、慢性前列腺炎等。

丝瓜络
祛风湿药·祛风湿热药

药用部位： 成熟果实的维管束。

【别名】 天丝瓜、天罗、布瓜、蛮瓜、鱼鲢。

【释名】 时珍曰：此瓜老则筋丝罗织，故有丝罗之名……始自南方来，故曰蛮瓜。

【发明】 时珍曰：丝瓜老者，筋络贯串，房隔联属。故能通人脉络脏腑，而去风解毒，消肿化痰，祛痛杀虫，及治诸血病也。

来源 葫芦科植物丝瓜 *Luffa cylindrica* (L.) Roem.。

功效主治 祛风湿，通络，活血。主治风湿痹证、胸胁胀痛、乳汁不通、乳痈、胸痹、跌打损伤。

用法用量 煎服，4.5~9克。外用适量。

现代适用 丝瓜络有镇痛、镇静、抗炎、降血脂、降血糖、预防心肌缺血等作用。常用于痛风、产后风湿病、高血压、牙痛、慢性咽喉炎、急性乳腺炎等。

苦瓜

清热药·清热泻火药

药用部位： 果实。

【别名】锦荔枝、癞葡萄。

【释名】时珍曰：苦以味名。瓜及荔枝、葡萄，皆以实及茎、叶相似得名。

【集解】时珍曰：苦瓜原出南番，今闽、广皆种之。五月下子，生苗引蔓，茎叶卷须，并如葡萄而小……结瓜……皮上瘰癗如癞及荔枝壳状，熟则黄色自裂，内有红瓤裹子。瓤味甘可食……南人以青皮煮肉及盐酱充蔬，苦涩有青气。

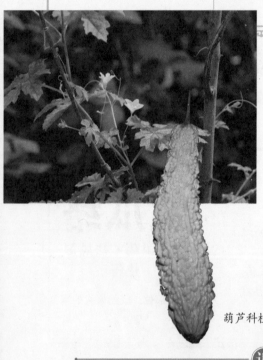

功效主治 清热泻火，明目。主治暑热烦渴、消渴、目赤肿痛、痢疾、疮痈肿毒。

用法用量 煎服，6~15克，鲜品30~60克；或煅烧存性研末。外用适量。

现代运用 苦瓜有降血糖、抗生育、抗肿瘤、增强免疫功能、抗菌、抗病毒、降血脂、抗动脉粥样硬化等作用。常用于肿瘤、糖尿病、中暑发热、湿疹、便秘、急性卡他性结膜炎等。

葫芦科植物苦瓜 *Momordica charantia* L.

识别特征

　　一年生攀缘状柔弱草本。多分枝；茎、枝被柔毛。卷须纤细，不分歧。叶柄细，初时被白色柔毛，后变近无毛；叶片轮廓卵状肾形或近圆形，膜质，上面绿色，背面淡绿色，5~7深裂，裂片卵状长圆形；叶脉掌状。雌雄同株；雄花：单生叶腋；苞片绿色，肾形或圆形，全缘；花萼裂片卵状披针形；花冠黄色，裂片倒卵形，被柔毛。雌花：单生，花梗被微柔毛，基部常具1苞片。果实纺锤形或圆柱形，多瘤皱，成熟后橙黄色。种子多数，长圆形，具红色假种皮。花果期5~10月。我国南北均普遍栽培。

【别名】芝、茵。

【集解】《别录》曰：青芝生泰山，赤芝生霍山，黄芝生嵩山，白芝生华山，紫芝生高夏山谷。时珍曰：芝类甚多，亦有花实者。本草惟以六芝标名，然其种属不可不识……葛洪《抱朴子》云，芝有石芝、木芝、草芝、肉芝、菌芝，凡数百种也。

灵芝

养心安神药

药用部位：子实体。

功效主治 安神补虚，祛痰止咳。主治心神不宁、失眠健忘、惊悸多梦、咳喘痰多、虚劳证。

用法用量 煎服，3~15克；或研末服，每次1.5~3克，每日2~3次。

现代运用 灵芝有调节免疫功能、降血糖、降血脂、抗氧化、抗衰老、抗肿瘤、保肝、镇静、抗惊厥、强心、抗心律失常、镇咳、平喘、抗凝血、抑制血小板聚集、抗过敏等作用。常用于心律失常、支气管哮喘、冠心病、高血压、高胆固醇血症等。

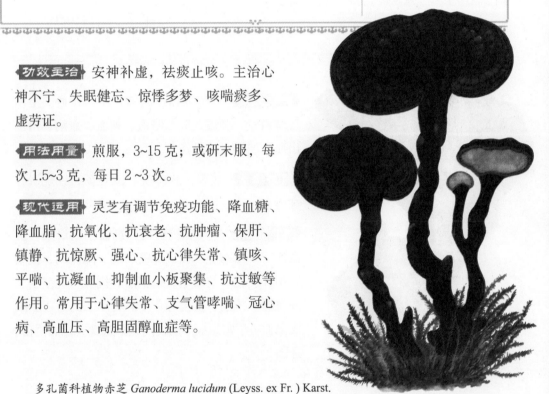

多孔菌科植物赤芝 *Ganoderma lucidum* (Leyss. ex Fr.) Karst.

识别特征

　　菌盖木栓质，有柄，半圆形至肾形，高及宽各达20厘米；柄侧生，形长；菌盖皮壳黄色至红褐色；菌柄紫褐色；菌肉近白色至淡褐色；菌管管口初期白色，后期褐色。生于栎及其他阔叶树的木桩旁。分布于华北、华东、华南、西南等地。

木耳

补虚药·补血药

药用部位： 子实体。

【别名】木菌、树鸡、木蛾、木枞。

【释名】时珍曰：木耳生于朽木之上，无枝叶，乃湿热余气所生。曰耳曰蛾，象形也……曰鸡曰枞，因味似也。

【发明】颖曰：一人患痔，诸药不效，用木耳煮羹食之而愈，极验。时珍曰：按《生生编》云，柳蛾补胃，木耳衰精。言老柳之蛾能补胃理气。木耳乃朽木所生，得一阴之气，故有衰精冷肾之害也。

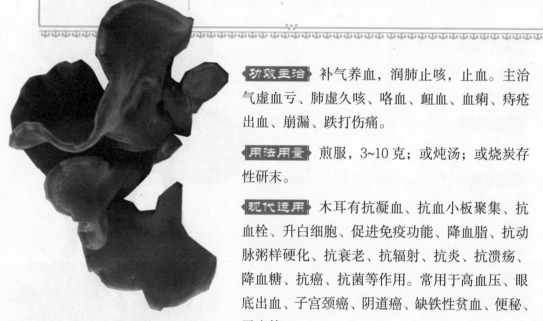

功效主治 补气养血，润肺止咳，止血。主治气虚血亏、肺虚久咳、咯血、衄血、血痢、痔疮出血、崩漏、跌打伤痛。

用法用量 煎服，3~10克；或炖汤；或烧炭存性研末。

现代运用 木耳有抗凝血、抗血小板聚集、抗血栓、升白细胞、促进免疫功能、降血脂、抗动脉粥样硬化、抗衰老、抗辐射、抗炎、抗溃疡、降血糖、抗癌、抗菌等作用。常用于高血压、眼底出血、子宫颈癌、阴道癌、缺铁性贫血、便秘、牙痛等。

木耳科真菌木耳 *Auricularia auriculajudae* (Bull.) Quél.

识别特征

　　子实体丛生，常覆瓦状叠生。耳状、叶状或近林状，边缘波状，薄，以侧生的短柄或狭细的基部固着于基质上。初期为柔软的胶质，黏而富弹性，以后稍带软骨质，干后强烈收缩，变为黑色硬而脆的角质至近革质。孢子肾形；分生孢子近球形至卵形，常生于子实层表面。生于栎、榆、杨、槐等阔叶树腐木上。分布于全国各地。

《本草纲目》

【别名】杏仁、杏核仁。

【释名】时珍曰：杏字篆文象子在木枝之形。或云从口及从可者，并非也。

【发明】时珍曰：杏仁能散能降，故解肌散风、降气润燥、消积治伤损药中用之。治疮杀虫，用其毒也。按《医余》云，凡索面、豆粉近杏仁则烂。顷一兵官食粉成积，医师以积气丸、杏仁相半研为丸，熟水下，数服愈。

苦杏仁

化痰止咳平喘药·止咳平喘药

药用部位： 成熟种子。

功效主治 止咳平喘，润肠通便。主治各种咳嗽气喘、肠燥便秘、黄水疮；外用治蛲虫病、外阴瘙痒。

用法用量 煎服，3~10克，宜打碎用；或入丸、散剂。

现代运用 苦杏仁有镇咳、平喘、抑制胃蛋白活性、抗癌、抗菌、润滑通便、抗突变、抗炎、镇痛等作用。常用于上呼吸道感染、急性支气管炎、便秘、扁平疣等。

蔷薇科植物山杏 *Prunus armeniaca* L. var. *ansu* Maxim.

识别特征

落叶乔木。树皮黑褐色，小枝红褐色。叶互生，宽卵形或近圆形，基部楔形或宽楔形，边有细锯齿。花单生或常2朵生于枝上端，先叶开放，花无柄；萼筒5裂；花瓣5，白或淡粉红色。核果近球形，有毛。种子1粒，扁心形，红棕色，具皱纹。生于山野。产于我国北部地区，以河北、山西等地为多。

乌梅

收涩药·敛肺涩肠药

药用部位： 成熟果实。

【别名】酸乌梅。

【释名】时珍曰：梅古文作杲，象子在木上之形。梅乃杏类，故反杏为杲。书家讹为甘木。后作梅，从每，谐声也。

【发明】时珍曰：《医说》载，曾鲁公痢血百余日，国医不能疗。陈应之用盐水梅肉一枚研烂，合腊茶，入醋服之，一啜而安。大丞梁庄肃公亦痢血，应之用乌梅、胡黄连、灶下土等分为末，茶调服，亦效。盖血得酸则敛，得寒则止，得苦则涩故也。

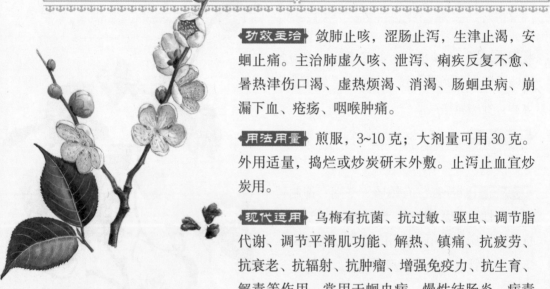

蔷薇科植物梅 *Prunus mume* (Sieb.) Sieb. et Zucc.

功效主治 敛肺止咳，涩肠止泻，生津止渴，安蛔止痛。主治肺虚久咳、泄泻、痢疾反复不愈、暑热津伤口渴、虚热烦渴、消渴、肠蛔虫病、崩漏下血、疮疡、咽喉肿痛。

用法用量 煎服，3~10克；大剂量可用30克。外用适量，捣烂或炒炭研末外敷。止泻止血宜炒炭用。

现代运用 乌梅有抗菌、抗过敏、驱虫、调节脂代谢、调节平滑肌功能、解热、镇痛、抗疲劳、抗衰老、抗辐射、抗肿瘤、增强免疫力、抗生育、解毒等作用。常用于蛔虫病、慢性结肠炎、病毒性肝炎、声带结节、呼吸衰竭、瘙痒、白癜风、银屑病、寻常疣等。

识别特征

　　落叶乔木。树皮淡灰色或淡绿色，多分枝。单叶互生；有叶柄，通常有腺体；托叶2片，线形，边缘具细锐齿；叶片卵形至长圆状卵形，边缘具细锐齿，沿脉背呈褐黄色。花单生或2朵簇生，白色或粉红色；芳香；通常先于叶开放。核果球形，一侧有浅槽，被毛，绿色，熟时黄色，核硬，有槽纹。花期1~2月，果期5月。我国各地均有栽培。

【别名】桃核仁。

【释名】时珍曰：桃性早花，易植而子繁，故字从木、兆。十亿曰兆，言其多也。

【发明】成无己曰：肝者血之源，血聚则肝气燥。肝苦急，急食甘以缓之。桃仁之甘以缓肝散血，故张仲景抵当汤用之，以治伤寒八九日，内有畜血，发热如狂，小腹满痛，小便自利者。又有当汗失汗，热毒深入，吐血及血结胸，烦躁谵语者，亦以此汤主之。与虻虫、水蛭、大黄同用。

桃仁

活血化瘀药·活血调经药

药用部位： 成熟种子。

功效主治 活血祛瘀，润肠通便，止咳平喘。主治血瘀闭经、痛经、癥瘕积聚、产后腹痛、恶露不下、痹痛、肺痈、肠痈、疮痈、肠燥便秘。

用法用量 煎服，5~10克。用时捣碎。

现代运用 桃仁有改善血流动力学状况、促进胆汁分泌、延长出血和凝血时间、抗血栓、润滑肠道、收缩子宫、镇痛、抗炎、抗菌、抗过敏、镇咳、平喘、抗肝纤维化等作用。常用于冠心病、高血压、脑血管意外、产后腹痛、痛经、水肿等。

蔷薇科植物桃 *Prunus persica* (L.) Batsch

识别特征

落叶乔木。树皮暗褐色，粗糙。具线状托叶1对，宿存；叶互生；叶柄具腺体；叶片椭圆状披针形，先端渐尖，边缘具细锯齿。花单生，先叶开放；花梗极短；萼片5，外面密被白色短柔毛；花瓣5，基部具短爪，粉红色或白色。核果近球形或卵形，密被短毛。花期4月，果期7~9月。生于山坡、山谷沟底、荒野疏林及灌丛内。全国各地普遍栽培。

大枣

补虚药·补气药

药用部位： 成熟果实。

《本草纲目》

【别名】枣。

【释名】瑞曰：此即晒干大枣也。味最良美，故宜入药。今人亦有用胶枣之肥大者。

【发明】时珍曰：素问言枣为脾之果，脾病宜食之。谓治病和药，枣为脾经血分药也。若无故频食，则生虫损齿，贻害多矣……按许叔微《本事方》云，一妇病脏燥悲泣不止，祈祷备至。予忆古方治此证用大枣汤遂治，与服尽剂而愈。古人识病治方，妙绝如此。

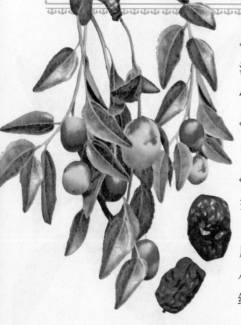

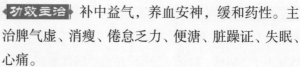
功效主治 补中益气，养血安神，缓和药性。主治脾气虚、消瘦、倦怠乏力、便溏、脏躁证、失眠、心痛。

用法用量 煎服，10~30克；亦可去皮核捣烂为丸服。

现代运用 大枣有抗变态反应、镇静、降压、抗突变、保肝、增强免疫力、抗疲劳、抗氧化、抗衰老、补血等作用。常用于白细胞减少、急慢性肝炎、非血小板减少性紫癜、脱肛、过敏性紫癜、小儿睾丸鞘膜积液、老年习惯性便秘、围绝经期综合征等。

鼠李科植物枣 *Ziziphus jujuba* Mill.

识别特征

落叶灌木或小乔木。枝平滑无毛，具成对的针刺，直伸或钩曲，幼枝纤弱而簇生，似羽状复叶，呈"之"字形曲折。单叶互生；卵圆形至卵状披针形，基部歪斜，边缘具细锯齿。花小形，成短聚伞花序，丛生于叶腋，黄绿色。核果卵形至椭圆形，熟时深红色，果肉味甜，核两端锐尖。花期4~5月，果期7~9月。一般多为栽培。主产于河北、河南、山东、四川等地。

果部二

《本草纲目》

【别名】快果、果宗、玉乳、蜜父。

【集解】颂曰：梨处处皆有，而种类殊别。医方相承，用乳梨、鹅梨。乳梨出宣城，皮厚而肉实，其味极长。鹅梨河之南北州郡皆有之，皮薄而浆多，味差短。

【发明】时珍曰：《别录》著梨，止言其害，不著其功。陶隐居言梨不入药。盖古人论病多主风寒，用药皆是桂、附，故不知梨有治风热、润肺凉心、消痰降火、解毒之功也。

梨
化痰止咳平喘
药·清热化痰药

药用部位：果实。

来源 蔷薇科植物白梨 *Pyrus bretschneideri* Rehd.。

功效主治 清肺化痰，生津止渴。主治肺燥咳嗽、热病烦躁、津少口干、消渴。

用法用量 煎服，15~30克；或生食，1~2枚；或捣汁；或蒸服；或熬膏。

现代运用 梨有降血压、保肝、促进消化、祛痰等作用。常用于肺热干咳、支气管炎、咽喉燥痛、饮酒过多、肺结核、便秘等。

《本草纲目》

【别名】楙。

【释名】时珍曰：按《尔雅》云，楙，木瓜。郭璞注云，木实如小瓜，酢而可食。则木瓜之名，取此义也。或云木瓜味酸，得木之正气故名。

【发明】时珍曰：木瓜所主霍乱吐利转筋脚气，皆脾胃病也，非肝病也。肝虽主筋，而转筋则由湿热、寒湿之邪袭伤脾胃所致，故筋转必起于足腓。腓及宗筋皆属阳明。木瓜治转筋，非益筋也，理脾而伐肝也。

木瓜
祛风湿药·祛风
寒湿药

药用部位：成熟果实。

来源 蔷薇科植物贴梗海棠 *Chaenomeles speciosa* (Sweet) Nakai。

功效主治 舒筋活络，除湿和胃。主治风湿痹证筋脉拘挛、脚气风湿流注、暑湿霍乱、吐泻转筋、消化不良。

用法用量 煎服，10~15克。

现代运用 木瓜有抗炎、抗肿瘤、抗过敏、抗氧化、降血压、调节免疫、保肝、解痉、改善微循环等作用。常用于脚癣、风湿性关节炎、疟疾、骨质增生等。

山楂

消食药

药用部位： 成熟果实。

【别名】赤瓜子、鼠楂、猴楂、茅楂、山里果。

【释名】时珍曰：山楂味似楂子，故亦名楂。世俗皆作查字，误矣。

【发明】时珍曰：凡脾弱食物不克化，胸腹酸刺胀闷者，于每食后嚼二三枚，绝佳。但不可多用，恐反克伐也。按《物类相感志》言，煮老鸡、硬肉，入山楂数颗即易烂。则其消肉积之功，益可推矣。

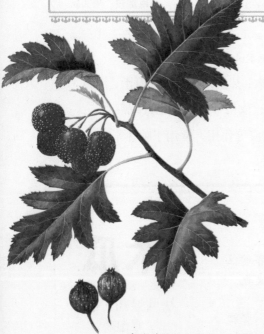

蔷薇科植物山里红 *Crataegus pinnatifida* Bge. var. *major* N. E. Br.

功效主治 消食化积，行气散瘀。主治食积、疳积、痢疾、产后腹痛、痛经、瘀阻胸腹痛、疝气痛。

用法用量 煎服，10~15克；大剂量可用至30克。生用消食散瘀，焦用止泻止痢。

现代运用 山楂有强心、增加冠脉流量、抗氧化、抗菌、降血压、降血脂、抗动脉粥样硬化、促消化、增强免疫功能等作用。常用于慢性萎缩性胃炎、冠心病、高脂血症、消化不良、急性肠炎等。

识别特征

落叶乔木或大灌木。树皮暗棕色，枝条无刺或有稀刺。单叶互生；有卵圆形至卵状披针形的托叶；叶片阔卵形、三角卵形至菱状卵形，边缘有5~9羽状裂片，两面脉上均被短柔毛。花10~12朵，成伞房花序；萼筒钟状；花冠白色。果球形或卵圆形，深红色，具多数黄白色斑点，顶端有宿存花。花期5~6月，果期8~10月。生于河岸或干燥多沙石的山坡上，现多为栽培。主产于河南、山东、河北等地。

【别名】柿蒂。

【释名】时珍曰：柿从市，谐声也。俗作柿非矣。柿，削木片也。胡名镇头迦。

【集解】颂曰：柿南北皆有之，其种亦多……世传柿有七绝，一多寿，二多阴，三无鸟巢，四无虫蠹，五霜叶可玩，六嘉宾，七落叶肥滑，可以临书也。

【发明】时珍曰：古方单用柿蒂煮汁饮之，取其苦温能降逆气也。济生柿蒂散，加以丁香、生姜之辛热，以开痰散郁，盖从治之法，而昔人亦常用之收效矣。至易水张氏又益以人参，治病后虚人咳逆，亦有功绩。

柿蒂

理气药

药用部位： 宿存花萼。

功效主治 降气止呃。主治呃逆、噎膈反胃、血淋、百日咳。

用法用量 煎服，6~10克。

现代运用 柿蒂有抗心律失常、镇静、抗生育、抗痉挛等作用。常用于膈肌痉挛、百日咳、婴儿腹泻、冠心病等。

柿树科植物柿 *Diospyros kaki* Thunb.

识别特征

落叶乔木。树皮鳞片状开裂，灰黑色；枝深棕色，具棕色皮孔。叶互生，叶柄具柔毛；叶片椭圆形至倒卵形，全缘，革质，上面深绿色，主脉疏生柔毛，下面淡绿色，有短柔毛。花杂性，雄花成聚伞花序，雌花单生叶腋；花萼下部短筒状，4裂，内面有毛；花冠钟形，黄白色。浆果卵圆球形，橙黄色或鲜黄色，有宿存萼片。花期5月，果期8~10月。多为栽培。主产于四川、重庆、广东、广西、福建等地。

石榴皮

收涩药·敛肺涩肠药

药用部位：果皮。

【别名】酸榴皮、安石榴。

【释名】时珍曰：榴者瘤也，丹实垂垂如赘瘤也。《博物志》云，汉张骞出使西域，得涂林安石国榴种以归，故名安石榴。

【发明】时珍曰：榴受少阳之气，而荣于四月，盛于五月，实于盛夏，熟于深秋。丹花赤实，其味甘酸，其气温涩，具木火之象。故多食损肺、齿而生痰涎。酸者则兼收敛之气，故入断下、崩中之药。或云白榴皮治白痢，红榴皮治红痢，亦通。

功效主治 涩肠止泻，杀虫止痒，收敛止血。主治久泻久痢、肠滑脱肛、蛔虫病或绦虫病腹痛、崩漏、便血、外伤出血、带下病。

用法用量 煎服，3~10克。入汤剂生用，入丸、散剂炒用，止血宜炒炭用。

现代运用 石榴皮有抗菌、抗病毒、驱虫、抑制幽门螺旋杆菌、抗生育、抗氧化、降血脂、促进凝血等作用。常用于细菌性痢疾、肠炎、阿米巴痢疾、多种感染性炎症、烧伤、痔疮、银屑病等。

石榴科植物石榴 *Punica granatum* L.

识别特征

　　落叶灌木或乔木。树皮青灰色。幼枝近圆形或微呈四棱形，枝端通常呈刺状，无毛。叶对生或簇生；叶片倒卵形至长椭圆形，全缘，上面有光泽，无毛。花1至数朵，生小枝顶端或腋生；萼筒钟状，肉质而厚，红色，裂片6，三角状卵形；花瓣6，红色。浆果近球形，果皮肥厚革质，熟时黄色，或带红色，内具薄隔膜，顶端有宿存花萼；种子多数，倒卵形，带棱角。花期5~6月，果期7~8月。全国各地均有栽培。

陈皮
理气药

药用部位：成熟果皮。

【别名】黄橘皮、红皮、陈皮。

【释名】弘景曰：橘皮疗气大胜。以东橘为好，西江者不如。须陈久者为良。好古曰：橘皮以色红日久者为佳，故曰红皮、陈皮。去白者曰橘红也。

【发明】时珍曰：橘皮，苦能泄能燥，辛能散，温能和。其治百病，总是取其理气燥湿之功。同补药则补，同泻药则泻，同升药则升，同降药则降。

功效主治 理气健脾，燥湿化痰。主治脾胃不和、胸腹胀满、嗳气呕吐、食欲不振、咳嗽痰多。

用法用量 煎服，3~10克。

现代运用 广陈皮有祛痰平喘、促消化、抗溃疡、降血压、降血脂、保肝利胆、抗炎、抗菌、抗病毒、抗过敏及降低毛细血管通透性等作用。常用于咳嗽气喘、慢性浅表性胃炎、溃疡性结肠炎、胆结石等。

芸香科植物茶枝柑 *Citrus reticulata* 'Chachi'

识别特征

常绿小乔木。树枝扩展或下垂，有刺。单身复叶互生，顶端钝凹，中脉至叶片顶部凹缺处常叉状分枝，侧脉清晰；羽叶与叶相联处有关节。春、夏间开花；花白色，两性，腋生；花瓣长圆形。柑果扁球形，顶部略凹，花柱痕迹明显，有时有小脐，蒂部偶见放射状排列的沟槽，成熟时深橙黄色，略显粗糙，甚脆，易折断。种子卵圆形，淡黄色。花期4~5月，果期8~11月。广泛栽培，很少半野生。主产于广东、福建、四川、浙江等地，以广东新会市所产最为道地。

青皮

理气药

药用部位：幼果或未成熟果实的干燥果皮。

【别名】青橘皮。

【修治】时珍曰：青橘皮乃橘之未黄而青色者，薄而光，其气芳烈。今人多以小柑、小柚、小橙伪为之，不可不慎辨之。入药以汤浸去瓤，切片醋拌，瓦炒过用。

【发明】时珍曰：青橘皮古无用者，至宋时医家始用之。其色青气烈，味苦而辛，治之以醋，所谓肝欲散，急食辛以散之，以酸泄之，以苦降之也。

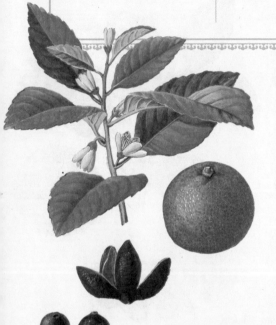

功效主治 疏肝破气，消积化滞。主治肝郁气滞证、气滞脘腹疼痛、食积腹痛、癥瘕积聚、久疟痞块。

用法用量 煎服，3~9克。醋炙疏肝止痛力强。

现代运用 青皮有促进消化液分泌、排除肠内积气、解痉、利胆、祛痰、扩张支气管、平喘、升高血压等作用。常用于肠痉挛、胆绞痛、休克、慢性胃炎、乳腺增生等。

芸香科植物橘 *Citrus reticulata* Blanco

识别特征

常绿小乔木。枝细，分枝，有刺。叶互生，叶片披针形或椭圆形，全缘或波状，具不明显的钝锯齿，有半透明油点。花单生或数朵丛生于枝端或叶腋；花萼杯状，5裂；花瓣5，白色或带淡红色，开时向上反卷。柑果，近圆形或扁圆形，果皮薄而宽，易剥离，囊瓣7~12。种子卵圆形，白色，一端尖。花期3~4月，果期10~12月。栽培于丘陵、低山地带、江河湖泊沿岸或平原。主产于广东、福建、江西、四川等地。

《本草纲目》

【别名】来禽、文林郎果。

【释名】藏器曰：文林郎生渤海间。云其树从河中浮来，有文林郎拾得种之，因以为名。

【集解】时珍曰：林檎即柰之小而圆者。其味酢者，即楸子也。其类有金林檎、红林檎、水林檎、蜜林檎、黑林檎，皆以色味立名。

林檎
理气药

药用部位：果实。

来　　源 蔷薇科植物花红 *Malus asiatica* Nakai。

功效主治 下气宽胸，生津止渴，和中止痛。主治痰饮积食、胸膈痞塞、消渴、霍乱、吐泻腹痛、痢疾。

用法用量 煎服，30~90克；或捣汁；或生食。外用适量。

现代运用 林檎有抗菌、抗氧化等作用。常用于糖尿病、宿食积滞、霍乱吐泻等。

《本草纲目》

【别名】金球、鹄壳。

【释名】时珍曰：案陆佃《埤雅》云，橙，柚属也。可登而成之，故字从登。又谐声也。

【集解】宗奭曰：橙皮今止以为果，或合汤待宾，未见入药。宿酒未解者，食之速醒。

橙
理气药

药用部位：成熟果实。

来　　源 芸香科植物香橙 *Citrus junos* Siebold ex Tanaka。

功效主治 降逆和胃，理气宽胸，醒酒，解鱼蟹毒。主治恶心呕吐、胸闷腹胀、瘿瘤、醉酒。

用法用量 适量，生食；或煎汤；或盐腌、蜜制；或制饼。

现代运用 橙有增强免疫功能、降血压、降血脂、促进胃肠蠕动、抗动脉粥样硬化等作用。常用于感冒咳嗽、食欲不振、胸腹胀痛、高血压、高脂血症、慢性支气管炎等。

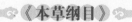

柚子

消食药

药用部位： 成熟果实。

【别名】壶柑、臭橙、朱栾。

【释名】时珍曰：柚色油然，其状如卣，故名。壶亦象形。今人呼其黄而小者为蜜筒，正此意也。其大者谓之朱栾，亦取团栾之象。最大者谓之香栾……《桂海志》谓之臭柚，皆一物。但以大小古今方言称呼不同耳。

【集解】时珍曰：柚，树、叶皆似橙。其实有大、小二种。小者如柑如橙，大者如瓜如升，有围及尺余者亦橙之类也。

功效主治 消食，化痰，醒酒。主治饮食积滞、食欲不振、醉酒。

用法用量 适量生食。

现代运用 柚子有抗炎、抑制血小板聚集、抗病毒、降血糖、降血脂、解痉、抗透明质酸酶等作用。常用于痰多咳嗽气喘、消化不良、胃痛、晕车、痤疮等。

芸香科植物柚 *Citrus grandis* (L.) Osbeck

识别特征

常绿乔木。嫩枝、叶背、花梗、花萼均被柔毛；嫩叶通常暗紫红色，嫩枝扁且有棱。叶质颇厚，色浓绿，阔卵形或椭圆形。总状花序，有时兼有腋生单花；花蕾淡紫红色，稀乳白色；花萼不规则5~3浅裂。果圆球形，扁圆形，梨形或阔圆锥状，淡黄或黄绿色，果皮甚厚或薄，海绵质，油胞大，凸起，瓢囊10~15瓣；种子形状不规则，通常近似长方形。花期4~5月，果期9~12月。栽培于丘陵或低山地带。分布于长江以南各地。

【别名】壶柑皮、臭橙皮、朱栾皮。

【正误】时珍曰：案《沈括笔谈》云，本草言橘皮苦，柚皮甘，误矣。柚皮极苦，不可入口，甘者乃橙也。此说似与今柚不同，乃沈氏自误也，不可为据。

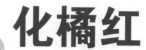

化橘红
理气药

药用部位：果皮。

功效主治 宽中理气，消食化痰，止咳平喘。主治气郁胸闷、脘腹冷痛、食积、泻痢、咳喘、疝气。

用法用量 煎服，6~9克；或入散剂。孕妇及气虚者忌用。

现代运用 化橘红常用于胃腹冷痛、老年咳嗽气喘、疝气、囊肿、宿食停滞、痢疾等。

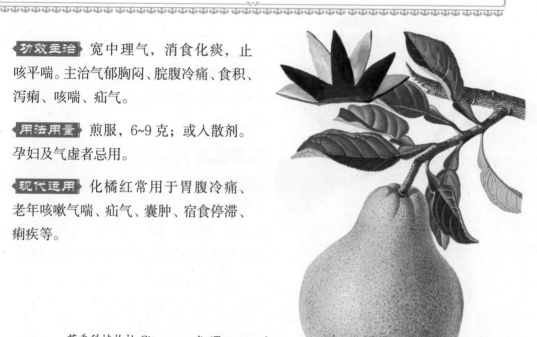

芸香科植物柚 *Citrus grandis* 'Tomentosa'

识别特征

常绿乔木。嫩枝、叶背、花梗、花萼均被柔毛；嫩叶通常暗紫红色，嫩枝扁且有棱。叶质颇厚，色浓绿，阔卵形或椭圆形。总状花序，有时兼有腋生单花；花蕾淡紫红色，稀乳白色；花萼不规则5~3浅裂。果圆球形，扁圆形，梨形或阔圆锥状，淡黄或黄绿色，果皮甚厚或薄，海绵质，油胞大，凸起，瓤囊10~15瓣；种子形状不规则，通常近似长方形。花期4~5月，果期9~12月。栽培于丘陵或低山地带。分布于长江以南各地。

佛手

理气药

药用部位：果实。

《本草纲目》

【别名】佛手柑、枸橼、香橼。

【释名】时珍曰：佛手，取象也。

【集解】时珍曰：枸橼产闽广间。木似朱栾而叶尖长，枝间有刺。植之近水乃生。其实状如人手，有指，俗呼为佛手柑。

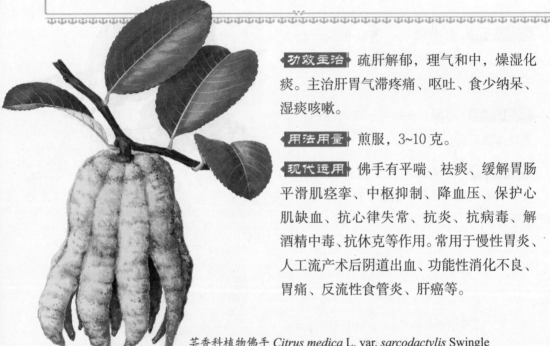

芸香科植物佛手 *Citrus medica* L. var. *sarcodactylis* Swingle

功效主治 疏肝解郁，理气和中，燥湿化痰。主治肝胃气滞疼痛、呕吐、食少纳呆、湿痰咳嗽。

用法用量 煎服，3~10克。

现代运用 佛手有平喘、祛痰、缓解胃肠平滑肌痉挛、中枢抑制、降血压、保护心肌缺血、抗心律失常、抗炎、抗病毒、解酒精中毒、抗休克等作用。常用于慢性胃炎、人工流产术后阴道出血、功能性消化不良、胃痛、反流性食管炎、肝癌等。

识别特征

常绿小乔木或灌木。枝上有短而硬的刺，老枝灰绿色，嫩枝幼时紫红色。单叶互生；叶片长椭圆形或矩圆形，先端圆钝，基部阔楔形，边缘有锯齿，叶柄短，无翼。花单生，簇生或为总状花序；花瓣5，内面白色，外面淡紫色。柑果圆形或矩圆形，顶端分裂如拳，或张开如指，外皮鲜黄色，有乳状突起，无肉瓤与种子。花期4~5月，果熟期10~12月。栽培于庭园或果园。产于长江以南各地。

【别名】琵琶、卢桔、卢橘。

【释名】宗奭曰：因其叶形似琵琶，故名。

【气味】诜曰：多食发痰热，伤脾。同炙肉及热面食，令人患热毒黄疾。

【发明】时珍曰：枇杷叶气薄味厚，阳中之阴。治肺胃之病，大都取其下气之功耳。气下则火降痰顺，而逆者不逆，呕者不呕，渴者不渴，咳者不咳矣。

枇杷

化痰止咳平喘
药·止咳平喘药

药用部位：成熟果实、叶。

功效主治 枇杷，润肺下气，止渴。主治肺热咳喘、吐逆、烦渴。

枇杷叶，清肺止咳，降逆止呕。主治肺热咳嗽、气逆喘急、胃热呕吐、呃逆、热病烦渴、消渴；外用治脓疮、痔疮。

用法用量 枇杷，生食或水煎服，30~60克。

枇杷叶，煎服，10~15克。止咳宜炙用，止呕宜生用。

现代运用 枇杷有镇咳、平喘、祛痰、调节免疫、抗菌、抗炎、抗肿瘤等作用。常用于慢性支气管炎、百日咳、痤疮。

枇杷叶有镇咳、平喘、祛痰、降血糖、抗菌、抗炎、抗肿瘤等作用。常用于慢性支气管炎、百日咳、呕吐、咽异物症、痤疮、痛风、过敏性紫癜、小儿急性肾小球肾炎、急性乳腺炎等。

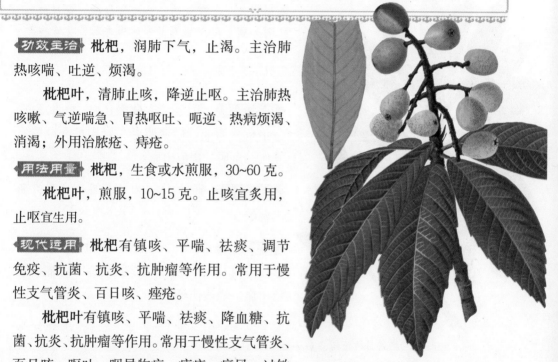

蔷薇科植物枇杷 *Eriobotrya japonica* (Thunb.) Lindl.

识别特征

常绿乔木。小枝密生锈色绒毛。叶互生，革质；叶片长倒卵圆至长椭圆形，边缘有疏锯齿，表面多皱。圆锥花序顶生，具淡黄色绒毛，花芳香；萼片5；花瓣5，白色。梨果卵形，果皮橙黄色，果肉甜。种子棕褐色，有光泽。花期9~10月，果期次年4~5月。常栽种于村边、平地或坡地。主产于广东、江苏、浙江、福建、湖北等地。

杨梅根

活血化瘀药·活血止痛药

药用部位：根。

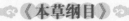

【别名】杭子根。

【释名】时珍曰：其形如水杨子而味似梅，故名。

【集解】时珍曰：杨梅树叶如龙眼及紫瑞香，冬月不凋。二月开花结实，形如楮实子，五月熟，有红、白、紫三种，红胜于白，紫胜于红，颗大而核细，盐藏、蜜渍、糖收皆佳。东方朔《林邑记》云，邑有杨梅，其大如杯碗，青时极酸，熟则如蜜。用以酿酒，号为梅香酎，甚珍重之。

功效主治 理气止痛，化瘀止血，解毒疗疮。主治痢疾腹痛、噎膈呕吐、肾阳虚头眩晕、吐血、血崩、痔疮出血。

用法用量 煎服，15~30克。外用适量，研末调敷。

现代适用 杨梅根有抗菌、止血、抗溃疡等作用。常用于胃及十二指肠溃疡、胃痛、痔疮出血、烧烫伤等。

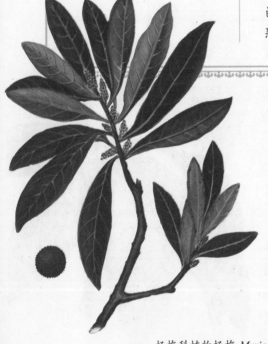

杨梅科植物杨梅 *Myrica rubra* (Lour.) S. et Zucc.

识别特征

　　常绿乔木。树冠球形，树皮灰色。小枝较粗壮。单叶互生，楔状倒卵形，革质，全缘，下面有黄金色腺体。花雌雄异株；穗状花序，雄花单生或数条丛生于叶腋，雌花序常单生于叶腋，均有密被覆瓦状苞片，每苞1花。核果球形，外果皮瘤突状，由多数囊状体密生而成，未成熟前绿色，成熟后深红色、紫红色或白色；内果皮坚硬。花期4月，果期初夏。生于海拔125~1500米的山坡或山谷林中，多栽培。主产于我国东南地区。

【别名】银杏、鸭脚子。

【释名】时珍曰：原生江南，叶似鸭掌，因名鸭脚。宋初始入贡，改呼银杏，因其形似小杏而核色白也。今名白果。

【发明】时珍曰：银杏宋初始著名，而修本草者不收。近时方药亦时用之。其气薄味厚，性涩而收，色白属金。故能入肺经，益肺气，定喘嗽，缩小便……其花夜开，人不得见，盖阴毒之物，故又能杀虫消毒。然食多则收令太过，令人气壅胪胀昏顿。故物类相感志言银杏能醉人，而《三元延寿书》言，白果食满千个者死。又云，昔有饥者，同以白果代饭食饱，次日皆死也。

白果

化痰止咳平喘
药·止咳平喘药

药用部位：成熟种子、叶。

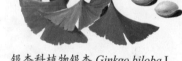

银杏科植物银杏 *Ginkgo biloba* L.

功效主治 白果，敛肺定喘，止带，缩尿。主治哮喘、咳嗽咳痰、妇女带下白浊、小便频数、遗尿、无名肿毒。

银杏叶，活血养心，敛肺涩肠。主治胸痹心痛、喘咳痰嗽、泄泻、痢疾、白带异常。

用法用量 白果，煎服，5~10克；用时捣碎，入药时须去其外层种皮及内层的薄皮和心芽。

银杏叶，煎服，3~9克；或用提取物作片剂；或入丸、散剂。外用适量。

现代运用 白果有抗炎、抗菌、抗血栓、抗衰老、抗过敏、平喘、抗肿瘤、降血压、解痉等作用。常用于梅尼埃病、痤疮、哮喘、支气管炎等。

银杏叶有抗胃溃疡、解痉、扩张血管、降低血脂、止咳、平喘、祛痰、抗癌、改善记忆功能、抗菌、抗病毒、抗焦虑、镇痛等作用。常用于婴儿秋季腹泻、迟发性运动障碍、阿尔茨海默病（老年痴呆）、脑卒中、心绞痛、高脂血症等。

识别特征

落叶高大乔木。枝分长枝与短枝。叶簇生于短枝或螺旋状散生于长枝上；叶片扇形，上缘浅波状，有时中央浅裂或深裂，脉叉状分枝；叶柄长。花单生，异株，球花生于短枝叶腋或苞腋，与叶同时开放；雄球花成葇荑花序状；雌球花有长梗。种子核果状，有白粉，熟时橙黄色。花期5月，果期10月。生于肥沃、深厚、疏松和排水良好的夹沙土中。全国各地均有栽培。

核桃仁

补虚药·补阳药

药用部位： 成熟果实的核仁。

《本草纲目》

【别名】羌桃仁、胡桃仁。

【释名】时珍曰：此果外有青皮肉包之，其形如桃，胡桃乃其核也。羌音呼核如胡，名或以此或作核桃。

【发明】时珍曰：胡桃仁味甘气热，皮涩肉润……但胡桃性热，能入肾肺，惟虚寒者宜之。而痰火积热者，不宜多食耳。

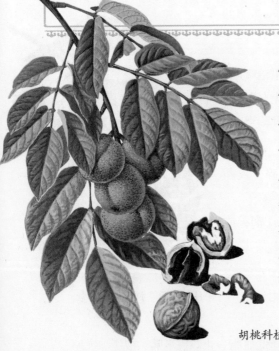

功效主治 补肾固精，温肺定喘，润肠通便。主治肾虚腰痛、遗精遗尿、虚喘久咳、肠燥便秘、水火烫伤。

用法用量 煎服，10~30克。

现代运用 核桃仁有抗氧化、抗衰老、改善学习记忆功能、镇咳、解痉、溶石、保肝、增强免疫力等作用。常用于泌尿系统结石、腹泻、消化性溃疡、脱发、白发、皮炎、湿疹、不育症、乳腺增生等。

胡桃科植物胡桃 *Juglans regia* L.

识别特征

　　落叶乔木。奇数羽状复叶互生；小叶5~9枚，椭圆状卵形，全缘。花单性，雌雄同株，花密生；雄性花葇荑花序下垂；雌性花呈穗状花序。核果近于球状，无毛；果核稍具皱曲，有2条纵棱，顶端具短尖头；隔膜较薄，内里无空隙；内果皮壁内具不规则的空隙或无空隙而仅具皱曲。花期5月，果期10月。生于湿润肥沃土壤中，或栽培。分布于华北、西北、西南、华中、华南和华东等地区。

《本草纲目》

【别名】离枝核、丹荔核。

【集解】时珍曰：荔枝炎方之果，性最畏寒，易种而根浮。其木甚耐久，有经数百年犹结实者。其实生时肉白，干时肉红。日晒火烘，卤浸蜜煎，皆可致远。

荔枝核

理气药

药用部位：成熟种子。

【功效主治】 行气散结，祛寒止痛。主治寒疝腹痛、睾丸肿痛、胃脘冷痛、痛经、产后腹痛、脾虚久泻。

【用法用量】 煎服，10~15克，宜打碎煎；或研末入丸剂。外用适量。

【现代运用】 荔枝核有降血糖、调血脂、抗氧化、抗病毒等作用。常用于糖尿病、腋臭等。

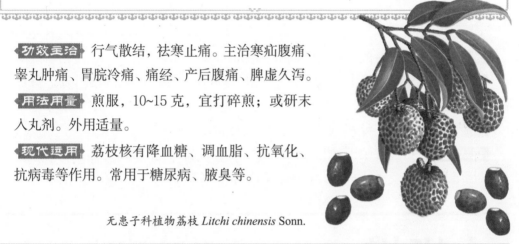

无患子科植物荔枝 *Litchi chinensis* Sonn.

《本草纲目》

【别名】桂圆、龙目、圆眼、益智、亚荔枝、荔枝奴。

【释名】时珍曰：龙眼、龙目、象形也。颂曰：荔枝才过，龙眼即熟，故南人目为荔枝奴。又名木弹。晒干寄远，北人以为佳果，目为亚荔枝。

【发明】时珍曰：食品以荔枝为贵，而资益则龙眼为良。盖荔枝性热，而龙眼性平和也。

龙眼肉

补虚药·补血药

药用部位：假种皮。

【功效主治】 补益心脾，养血安神。主治心脾两虚、病后体虚、头疮、牙疳、丝虫病、头晕、失眠、健忘。

【用法用量】 煎汤，10~15克（大量30~60克）。

【现代运用】 龙眼肉有抗衰老、抗菌、抗焦虑、降血脂等作用。常用于腹泻、产后水肿、失眠、贫血等。

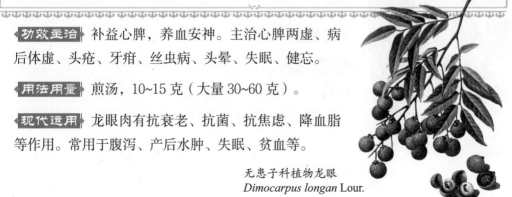

无患子科植物龙眼
Dimocarpus longan Lour.

橄榄

清热药·清热解毒药

药用部位：成熟果实。

来　　源 橄榄科植物橄榄 *Canarium album* Raeusch.。

功效主治 清热解毒，利咽生津。主治咽喉肿痛、咳嗽烦渴、鱼蟹中毒，并可解酒毒。

用法用量 煎服，4.5~9克；鲜品尤佳，可用至30~50克。

现代运用 橄榄有保肝、调节血脂、抗炎、抗菌、抗病毒、增强免疫功能等作用。常用于急性咽炎、小儿多涎、急性细菌性痢疾、醉酒等。

木蝴蝶

清热药·清热解毒药

药用部位：成熟种子。

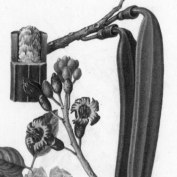

功效主治 清热利咽，疏肝和胃。主治喉痹喑哑、肺热咳嗽、小儿百日咳、肝气郁滞、肝胃气痛，脘腹、胁肋胀痛。

用法用量 煎服，1.5~3克。

现代运用 木蝴蝶有抗肺炎双球菌、抗真菌、抗病毒、抗白内障、抗炎、抗诱变、抗变态反应、利尿、利胆、降胆固醇等作用。常用于咽喉炎、咽炎性咳嗽、声带息肉、扁平疣、喑哑等。

紫葳科植物木蝴蝶 *Oroxylum indicum* (L.) Vent.

【别名】赤果、玉榧、玉山果。

【释名】时珍曰：榧亦作棑，其木名文木，斐然章采，故谓之榧。

【气味】按《物类相感志》云，榧煮素羹，味甜更美。猪脂炒榧，黑皮自脱。榧子同甘蔗食，其渣自软。又云，榧子皮反绿豆，能杀人也。

【发明】时珍曰：榧实、彼子治疗相同，当为一物无疑。但《本经》彼子有毒，似有不同，亦因其能杀虫蛊尔。汪颖以粗榧为彼子，终是一类，不甚相远也。

榧子

驱虫药

药用部位：成熟种子。

功效主治 杀虫消积，润肠通便，润肺止咳。主治虫积腹痛、肠燥便秘、肺燥咳嗽、丝虫病。

用法用量 煎服，15~30克。或炒香嚼服，每次15克。

现代运用 榧子有驱虫、收缩子宫等作用。常用于钩虫病、丝虫病、绦虫病、蛲虫病等。

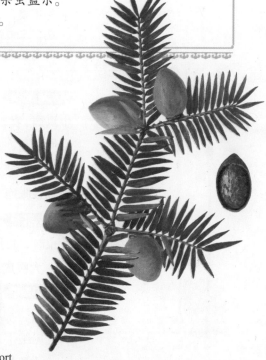

红豆杉科植物榧 *Torreya grandis* Fort.

识别特征

　　常绿乔木。树皮灰褐色，不规则纵裂。一年生枝绿色，无毛，二、三年生枝黄绿色。叶条形，列成两列，先端急尖如针，通常直，上面光绿色，下面淡绿色。花雌雄异株，雄球花圆柱状，单生于叶腋；雌球花成对生于叶腋。种子椭圆形、卵圆形或长椭圆形；熟时假种皮淡紫褐色，有白粉，顶端微凸。花期4月，种子次年10月成熟。生于温暖多雨的黄壤、红壤、黄褐土地区。分布于江苏南部、浙江、福建北部、江西北部、安徽南部及贵州松桃等地。

槟榔

槟榔——驱虫药；
大腹皮——理气药

药用部位： 成熟种子、
果皮。

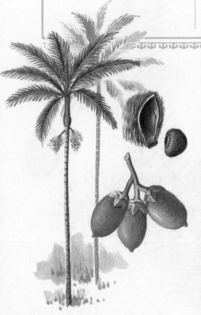

棕榈科植物槟榔 *Areca catechu* L.

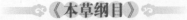

《本草纲目》

【别名】宾门、仁频、洗瘴丹、橄榄子。

【释名】时珍曰：宾与郎皆贵客之称。稽含《南方草本状》言，交广人凡贵胜族客，必先呈此果。诜曰：闽中呼为橄榄子。

【发明】时珍曰：按罗大经《鹤林玉露》云，岭南人以槟榔代茶御瘴，其功有四。一曰醒能使之醉，盖食之久，则熏然颊赤，若饮酒然，苏东坡所谓"红潮登颊醉槟榔"也。二曰醉能使之醒，盖酒后嚼之，则宽气下痰，余醒顿解，朱晦庵所谓"槟榔收得为祛痰"也。三曰饥能使之饱。四曰饱能使之饥。盖空腹食之，则充然气盛如饱；饱后食之，则饮食快然易消。

功效主治 槟榔，驱虫消积，行气利水。主治肠道寄生虫病、食积腹胀、便秘腹痛、湿热泻痢里急后重、水肿、小便不利、脚气肿痛、疟疾寒热、小儿头疮、癫疮。

大腹皮，行气导滞，利水消肿。主治食积腹胀、湿阻脘腹胀痛、便秘、水肿、小便不利。

用法用量 槟榔，煎服，6~15 克。单用驱杀绦虫、姜片虫时，可用至 60~120 克。

大腹皮，煎服，5~10 克；或入丸、散剂。外用适量。

现代运用 槟榔有杀虫、抗菌、增强肠蠕动、降血压等作用。常用于绦虫病、钩虫病、蛔虫病、姜片虫病、脚气（维生素 B_1 缺乏病）、疟疾等。

大腹皮有增强免疫功能、抗凝血、兴奋胃肠道等作用。常用于脚气、胃腹胀满、全身水肿、产后大小便不通等。

识别特征

高大乔木。不分枝，叶脱落后形成明显的环纹。叶在顶端丛生；羽状复叶，光滑，叶轴三棱形；小叶片披针状线形。花序着生于最下一叶的基部，有佛焰苞状大苞片，花序多分枝；花单性，雌雄同株。坚果卵圆形，熟时红色。每年开花 2 次，花期 3~8 月，冬花不结果；果期 12 月至次年 2 月。栽培植物。主产于海南、福建、云南、广西、台湾等地。

【别名】曩伽结。

【释名】时珍曰：波罗蜜，梵语也。因此果味甘，故借名之。

【集解】时珍曰：波罗蜜……树类冬青而黑润倍之。叶极光净，冬夏不凋……不花而实，出于枝间，多者十数枚，少者五六枚，大如冬瓜，外有厚皮裹之，若栗球……五六月熟时……剥去外皮壳，内肉层叠如橘囊，食之味至甜美如蜜，香气满室。

波罗蜜
补虚药·补阴药

药用部位：果瓤。

功效主治 止渴解烦，通乳，补中益气。主治皮肤潮红、脘腹痛、口渴烦闷、麻疹。

用法用量 适量，作水果食。

现代运用 波罗蜜有抑菌、抗炎、辅助抗肿瘤、抑制黑色素生成、降血糖等作用。常用于支气管哮喘、急性肺炎、咽喉炎、视网膜炎、乳腺炎等。

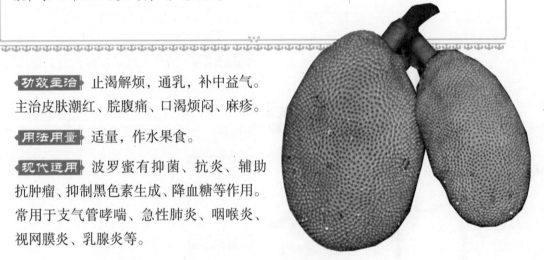

桑科植物波罗蜜 *Artocarpus heterophyllus* Lam.

识别特征

常绿乔木。树皮厚，黑褐色；小枝粗，无毛。叶革质，螺旋状排列，椭圆形或倒卵形，成熟叶全缘，表面墨绿色，干后浅绿或淡褐色，无毛，有光泽，背面浅绿色，略粗糙；侧脉羽状，中脉在背面显著凸起；具叶柄。花雌雄同株；花序生老茎或短枝上，雄花序有时着生于枝端叶腋或短枝叶腋，圆柱形或棒状椭圆形，花多数；雄花花被管状，上部2裂，被微柔毛。聚花果椭圆形至球形，成熟时黄褐色，表面有坚硬六角形瘤状凸体。花期2~3月。广东、海南、广西、福建、云南常有栽培。

无花果

清热药·清热泻火药

药用部位： 成熟果实。

【别名】映日果、优昙钵、阿驵。

【释名】时珍曰：无花果凡数种，此乃映日果也。即广中所谓优昙钵，及波斯所谓阿驵也。

【集解】时珍曰：无花果出扬州及云南……亦或折枝插成。枝柯如枇杷树，三月发叶如花构叶。五月内不花而实，实出枝间，状如木馒头，其内虚软。采以盐渍，压实令扁，日干充果食。

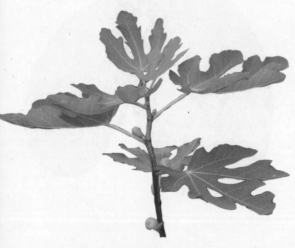

桑科植物无花果 *Ficus carica* Linn.

功效主治 清热生津，健脾开胃，解毒消肿。主治咽喉肿痛、燥咳声嘶、乳汁稀少、肠热便秘、消化不良、泄泻痢疾、痈肿。

用法用量 煎服，9~15克，大剂量可用至30~60克；或生食鲜果1~2枚。外用适量。

现代运用 无花果有抗菌、抗肿瘤、抗衰老、增强免疫功能、降血糖等作用。常用于咳喘、支气管炎、肠炎、腹泻、痔疮等。

识别特征

落叶灌木，全株具乳汁。多分枝，小枝直立，粗壮。叶互生，厚纸质，广卵圆形，长宽近相等，通常3~5裂，边缘具不规则钝齿，粗糙，背面密生细小钟乳体及短柔毛；叶柄粗壮；托叶卵状披针形，红色。雌雄异株，隐头花序，花序托单生于叶腋；雄花和瘿花生于同一花序托内；雄花花被片3~4；雌花生在另一花序托内，花被片3~4。榕果单生叶腋，大而梨形，顶部下陷，成熟时紫红色。花果期5~7月。我国各地均有栽培。

【别名】木珊瑚、鸡距子、鸡爪子。

【释名】时珍曰：枳椇……又作枳枸，皆屈曲不伸之意。此树多枝而曲，其子亦卷曲，故以名之。

【发明】时珍曰：枳椇，本草止言木能败酒，而丹溪朱氏治酒病往往用其实，其功当亦同也。按《苏东坡集》云，眉山揭颖臣病消渴，日饮水数斗，饭亦倍常，小便频数。服消渴药逾年，疾日甚，自度必死。予令延蜀医张肱诊之。笑曰，君几误死。乃取麝香当门子以酒濡湿，作十许丸，用棘枸子煎汤吞之，遂愈。

枳椇子

利水渗湿药·利水消肿药

药用部位：带有肉质果柄的果实或种子。

功效主治 利水消肿，解酒毒。主治水肿、醉酒。

用法用量 煎服，10~15克。

现代运用 枳椇子有利尿、降血压、抗脂质过氧化、增强耐热和耐寒功能等作用。常用于饮酒过度肝损伤、胃溃疡、小便不利等。

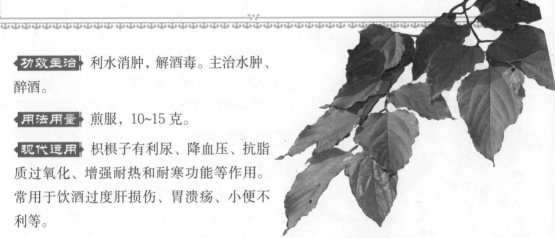

鼠李科植物枳椇 *Hovenia acerba* Lindl.

识别特征

　　高大乔木。小枝褐色，有明显白色的皮孔。叶互生，厚纸质，宽卵形，边缘常具整齐浅而钝的细锯齿，上部或近顶端的叶有不明显的齿，稀全缘，叶背沿脉或脉腋常被短柔毛。2歧式聚伞圆锥花序，顶生和腋生，被棕色短柔毛；花两性；萼片具网状脉；花瓣椭圆状匙形，具短爪。浆果状核果近球形，熟时黄褐色，果序轴明显膨大；种子暗褐色。花期5~7月，果期8~10月。生于山坡林缘或疏林中；庭院宅旁常有栽培。主产于陕西、广东、湖北、福建、浙江等地。

花椒

温里药

药用部位：成熟果实。

《本草纲目》

【别名】川椒、蜀椒、秦椒。

【集解】时珍曰：秦椒，花椒也。始产于秦，今处处可种，最易繁衍。其叶对生，尖而有刺。四月生细花。五月结实，生青熟红，大于蜀椒，其目亦不及蜀椒目光黑也。《范子计然》云，蜀椒出武都，赤色者善；秦椒出陇西天水，粒细者善。苏颂谓其秋初生花，盖不然也。

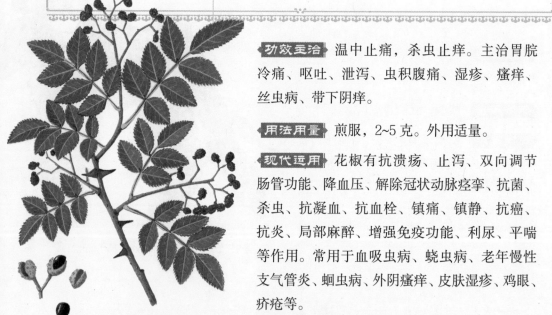

功效主治 温中止痛，杀虫止痒。主治胃脘冷痛、呕吐、泄泻、虫积腹痛、湿疹、瘙痒、丝虫病、带下阴痒。

用法用量 煎服，2~5克。外用适量。

现代运用 花椒有抗溃疡、止泻、双向调节肠管功能、降血压、解除冠状动脉痉挛、抗菌、杀虫、抗凝血、抗血栓、镇痛、镇静、抗癌、抗炎、局部麻醉、增强免疫功能、利尿、平喘等作用。常用于血吸虫病、蛲虫病、老年慢性支气管炎、蛔虫病、外阴瘙痒、皮肤湿疹、鸡眼、疥疮等。

芸香科植物花椒 *Zanthoxylum bungeanum* Maxim.

识别特征

灌木或小乔木。茎枝疏生略向上斜的皮刺，基部侧扁，嫩枝被短柔毛。叶互生，奇数羽状复叶，叶轴具狭窄的翼；小叶5~9片，对生，几无柄，卵形、椭圆形至广卵形，边缘钝锯齿状。伞房状圆锥花序，顶生或顶生于侧枝上；花单性，雌雄异株。果实球形，红色至紫红色，密生疣状突起腺点，果皮麻舌。种子1，黑色，有光泽。花期3~5月，果期7~10月。生于路旁、山坡的灌木丛中，或栽培。分布于我国大部。

胡椒

温里药

【别名】白胡椒、昧履支。

【释名】时珍曰：胡椒，因其辛辣似椒，故得椒名，实非椒也。

【发明】时珍曰：胡椒大辛热，纯阳之物，肠胃寒湿者宜之。热病人食之，动火伤气，阴受其害。时珍自少嗜之，岁岁病目，而不疑及也。后渐知其弊，遂痛绝之，目病亦止。才食一二粒，即便昏涩。此乃昔人所未试者。盖辛走气，热助火，此物气味俱厚故也。病咽喉口齿者，亦宜忌之。近医每以绿豆同用，治病有效。

药用部位：近成熟果实或成熟果实。

来源 胡椒科植物胡椒 *Piper nigrum* L.。

功效主治 温中散寒，下气消痰。主治胃寒腹痛、呕吐泄泻、癫痫。

用法用量 煎服，2~4克；或研末服，每次0.6~1.5克。外用适量。

现代运用 胡椒有镇静、镇痛、抗惊厥、抗炎、促进胆汁分泌、降血脂、抗氧化、抗肿瘤等作用。常用于疟疾、胃痛、冻疮、小儿腹泻、牙痛等。

荜澄茄

温里药

【别名】毗陵茄子、毕澄茄。

【集解】珣曰：胡椒生南海诸国。向阴者为澄茄，向阳者为胡椒。按顾微《广州志》云，澄茄生诸海国，乃嫩胡椒也。青时就树采摘，柄粗而蒂圆。时珍曰：海南诸香皆有之。蔓生，春开白花，夏结黑实，与胡椒一类二种，正如大腹之与槟榔相近耳。

药用部位：成熟果实。

功效主治 温中散寒，行气止痛。主治胃寒腹痛、呕吐、呃逆、寒疝腹痛、小便不利。

用法用量 煎服，1.5~3克。

现代运用 荜澄茄有抗溃疡、抗腹泻、抗心律失常、改善心肌缺血、平喘、解热、抗菌等作用。常用于呕吐、腹胀、腹痛、血吸虫病、阿米巴痢疾、支气管哮喘、心律失常等。

樟科植物山鸡椒 *Litsea cubeba* (Lour.) Pers.

吴茱萸

温里药

药用部位： 近成熟果实。

【别名】茱萸。

【释名】藏器曰：茱萸南北总有，入药以吴地者为好，所以有吴之名也。

【发明】时珍曰：案朱氏《集验方》云，中丞常子正苦痰饮，每食饱或阴晴节变率同，十日一发，头疼背寒，呕吐酸汁，即数日伏枕不食，服药罔效。宣和初为顺昌司禄，于太守蔡达道席上，得吴仙丹方服之，遂不再作。每遇饮食过多腹满，服五七十丸便已。少顷小便作茱萸气，酒饮皆随小水而去。前后痰药甚众，无及此者。

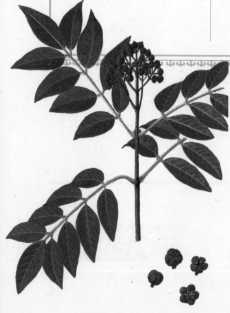

芸香科植物吴茱萸 *Euodia rutaecarpa* (Juss.) Benth.

功效主治 散寒止痛，疏肝降逆，助阳止泻。主治脘腹冷痛、寒疝腹痛、厥阴头痛、呕吐吞酸、寒湿泄泻、五更泻、湿疹瘙痒、口舌生疮、咽喉肿痛。

用法用量 煎服，1.5~6克。外用适量。

现代运用 吴茱萸有止呕、抑制胃肠运动、抗胃痉挛、抗溃疡、调节小肠功能、止泻、强心、抗心肌缺血、降血压、降低红细胞聚集、抗血栓、镇痛、抗炎、抗肿瘤、兴奋子宫等作用。常用于婴儿腹泻、脂肪肝、胃肠炎、高血压、呕吐、消化不良、阳痿、口腔溃疡等。

识别特征

常绿灌木或小乔木。幼枝、叶轴、小叶柄均密被黄褐色长柔毛。奇数羽状复叶对生；小叶2~4对，叶片椭圆形至卵形，全缘，两面密被淡黄色长柔毛，有油点。聚伞花序顶生，花单性，雌雄异株；花小，黄白色。蒴果扁球形，成熟时紫红色，每心皮有种子1枚。种子卵圆形，黑色，有光泽。花期6~8月，果期9~10月。生于向阳的疏林下或林缘旷地。主产于贵州、广西、湖南、云南、陕西、浙江、四川等地。

【别名】盐麸子、盐梅子、木盐、天盐、叛奴盐、酸桶。

【释名】藏器曰：蜀人谓之酸桶，亦曰酢桶。吴人谓之盐麸。戎人谓之木盐。时珍曰：其味酸、咸，故有诸名。

【发明】时珍曰：盐麸子气寒味酸而咸，阴中之阴也。咸能软而润，故降火化痰消毒；酸能收而涩，故生津润肺止痢。肾主五液：入肺为痰，入脾为涎，入心为汗，入肝为泪，自入为唾，其本皆水也。盐麸、五倍先走肾、肝，有救水之功。所以痰涎、盗汗、风湿、下泪、涕唾之证，皆宜用之。

盐肤子

化 痰 止 咳 平 喘
药·清热化痰药

药用部位：成熟果实。

功效主治 生津润肺，降火化痰，敛汗止痢。主治痰嗽、喉痹、黄疸、盗汗、痢疾、顽癣、痛肿疮毒。

用法用量 煎服，9~15克；或研末。外用适量，煎水洗、捣敷或研末调敷。

现代运用 盐肤子的现代研究比较少，临床上其常用于肺痨咳嗽、痔疮、咯血、痢疾、年久顽癣、扁桃体炎、胃痛等。

漆树科植物盐肤木 *Rhus chinensis* Mill.

识别特征

落叶小乔木或灌木。树皮灰褐色，小枝密被毛。羽状复叶互生，小叶7~13，无柄；小叶广卵形至卵状椭圆形，除基部外，边缘有锯齿；叶轴及叶柄常有翅，被毛。圆锥花序顶生，花小，杂性，绿白色。果序直立，核果扁圆形。花期6~9月，果期9~10月。生于向阳山坡。分布于全国大部分地区。

瓜蒂

涌吐药

药用部位：果蒂。

《本草纲目》

【别名】瓜丁、苦丁香。

【释名】时珍曰：瓜字篆文，象瓜在须蔓间之形。甜瓜之味甜于诸瓜，故独得甘、甜之称。

【发明】时珍曰：瓜蒂乃阳明经除湿热之药，故能引去胸脘痰涎，头目湿气，皮肤水气，黄疸湿热诸证。凡胃弱人及病后、产后用吐药，皆宜加慎，何独瓜蒂为然。

来源 葫芦科植物甜瓜 *Cucumis melo* L.。

功效主治 涌吐痰食，祛湿退黄。主治风痰、宿食停滞、食物中毒、湿热黄疸。

用法用量 煎服，2.5~5克；或入丸、散剂，每次 0.3~1克。外用适量，研末吹鼻，待鼻中流出黄水即可停药。

现代运用 瓜蒂有催吐、保肝、增强免疫功能、抗肿瘤、降血压、抑制心肌收缩、减慢心率等作用。常用于肝炎、戒酒、头痛、原发性肝癌、糖尿病等。

西瓜皮

清热药·清热泻火药

药用部位：中果皮。

《本草纲目》

【别名】寒瓜皮。

【发明】时珍曰：西瓜、甜瓜皆属生冷。世俗以为醍醐灌顶，甘露洒心，取其一时之快，不知其伤脾助湿之害也。真西山卫生歌云，"瓜桃生冷宜少食，免致秋来成疟痢"是矣。又李鹏飞《延寿书》云，防州太守陈逢原，避暑食瓜过多，至秋忽腰腿痛，不能举动。遇商助教疗之，乃愈。此皆食瓜之患也，故集书于此，以为鉴戒云。又洪忠宣《松漠纪闻》言，有人苦目病。或令以西瓜切片暴干，日日服之，遂愈。由其性冷降火故也。

来源 葫芦科植物西瓜 *Citrullus lanatus* (Thunb.) Matsum. et Nakai。

功效主治 清热除烦，解暑生津，利尿。主治暑热烦渴、热盛津伤、小便不利、喉痹、口疮。

用法用量 作水果食；或取汁饮，适量。

现代运用 西瓜皮有利尿、降血压、驱虫等作用。常用于高血压、水肿、扁桃体炎等。

【别名】草龙珠、蒲桃。

【释名】时珍曰：葡萄汉书作蒲桃，可以造酒，人醄饮之，则醄然而醉，故有是名。其圆者名草龙珠，长者名马乳葡萄，白者名水晶葡萄，黑者名紫葡萄。汉书言张骞使西域还，始得此种，而神农本草已有葡萄，则汉前陇西旧有，但未入关耳。

【发明】震亨曰：葡萄属土，有水与木火。东南人食之多病热，西北人食之无恙。盖能下走渗道，西北人禀气厚故耳。

葡萄

补虚药·补血药

药用部位： 果实。

功效主治 补气血，强筋骨，利小便。主治气血虚弱、肺虚咳嗽、心悸盗汗、风湿痹病、淋病、浮肿。

用法用量 煎服，15~30克；或捣汁；或浸酒；或作水果食。外用适量。

现代运用 葡萄有抑制肠道细菌、促进消化、兴奋大脑神经、补血等作用。常用于神经衰弱、过度疲劳、儿童贫血、胃肠病、烫伤、寻常疣等。

葡萄科植物葡萄 *Vitis vinifera* L.

识别特征

　　木质藤本。小枝圆柱形，有纵棱纹，几无毛。卷须2叉分枝，每隔2节间断与叶对生。叶卵圆形，显著3~5浅裂或中裂，边缘有22~27个锯齿，齿深而粗大，不整齐，上面绿色，下面浅绿色；叶柄长，几无毛。圆锥花序密集或疏散，多花，与叶对生，基部分枝发达；花蕾倒卵圆形；萼浅碟形，边缘呈波状；花瓣5，呈帽状粘合脱落。果实球形或椭圆形；种子倒卵椭圆形，基部有短喙。花期4~5月，果期8~9月。全国各地均有栽培。

蘡薁

清热药·清热泻火药

药用部位： 果实。

【别名】燕薁、婴舌、山葡萄、野葡萄。

【集解】恭曰：蘡薁蔓生。苗、叶与葡萄相似而小，亦有茎大如碗者。冬月惟叶凋而藤不死。藤汁味甘。时珍曰：蘡薁野生林墅间，亦可插植。蔓、叶、花、实，与葡萄无异。其实小而圆，色不甚紫也。诗云"六月食薁"即此。其茎吹之，气出有汁，如通草也。

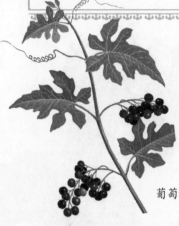

功效主治 生津止渴。主治暑月伤津口干。

用法用量 适量，嚼食。

现代运用 蘡薁有抗菌作用。常用于痢疾、中暑口渴等。

葡萄科植物蘡薁 *Vitis bryoniifolia* Bunge

甘蔗

化痰止咳平喘药·止咳平喘药

药用部位： 茎秆。

【别名】竿蔗、薯。

【气味】诜曰：共酒食，发痰。瑞曰：多食，发虚热，动衄血。相感志云，同榧子食，则渣软。

【发明】时珍曰：按《晁氏客话》云，甘草遇火则热，麻油遇火则冷，甘蔗煎饧则热，水成汤则冷。此物性之异，医者可不知乎？又野史云，卢绛中病痁疾疲瘵，忽梦白衣妇人云，食蔗可愈。及旦买蔗数挺食之，翌日疾愈。此亦助脾和中之验欤？

来源 禾本科植物甘蔗 *Saccharum officinarum* L.。

功效主治 清热生津，润燥和中，解毒。主治烦热、消渴、呕哕反胃、虚热咳嗽、大便燥结、痈疽疮肿。

用法用量 内服，甘蔗汁 30~90 克；或作水果食。外用适量，捣敷。

现代运用 甘蔗有降血糖、降血脂、抗肿瘤、抗病毒等作用。常用于妊娠水肿、妊娠呕吐、中暑、发热口干、醉酒等。

《本草纲目》

【别名】猕猴梨、藤梨、阳桃、木子。

【释名】时珍曰：其形如梨，其色如桃，而猕猴喜食，故有诸名。闽人呼为阳桃。

【集解】志曰：生山谷中。藤着树生，叶圆有毛。其实形似鸡卵大，其皮褐色，经霜始甘美可食。皮堪作纸。

猕猴桃

化痰止咳平喘
药·止咳平喘药

药用部位：果实。

功效主治 解热止渴，健胃，通淋。主治烦热、消渴、肺热干咳、消化不良、湿热黄疸、石淋、痔疮。

用法用量 煎服，30~60克；或生食；或榨汁饮。

现代运用 猕猴桃有抗病毒、抗癌、增强免疫功能、保肝、抗炎、降血脂、降血压等作用。常用于反胃呕吐、肺热咳嗽、食欲不振、高血压等。

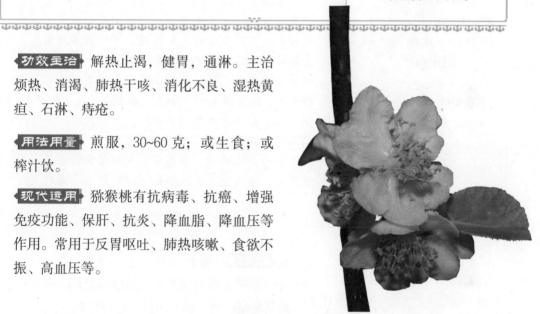

猕猴桃科植物中华猕猴桃 *Actinidia chinensis* Planch.

识别特征

　　大型落叶藤本。幼枝赤色，同叶柄密生灰棕色柔毛，老枝无毛；髓大，白色，片状。单叶互生；叶柄长；叶片纸质，圆形或倒卵形，边缘有刺毛状齿，上面暗绿色，下面灰白色，密生灰棕色星状绒毛。花单生或数朵聚生于叶腋；花单性，雌雄异株或单性花与两性花共存；萼片5，稀4，与花梗被淡棕色绒毛；花瓣5，稀4，或多至6~7片，刚开放时呈乳白色，后变黄色。浆果卵圆形，密生棕色长毛。花期6~7月，果熟期8~9月。生于山地林间或灌木丛中。分布于中南及陕西、四川、江苏、安徽等地。

327

莲

莲子、莲须——收涩药·固精缩尿止带药；莲房——止血药·化瘀止血药；荷叶——清热药·清热泻火药；藕节——止血药·收敛止血药

药用部位：成熟种子、雄蕊、花托、叶、根茎节部。

【别名】藕实、石莲子、水芝、泽芝。

【集解】时珍曰：莲藕，以莲子种者生迟，藕芽种者最易发……其叶清明后生。六七月开花……花心有黄须，蕊长寸余，须内即莲也。六七月采嫩者，生食脆美。至秋房枯子黑，其坚如石，谓之石莲子。八九月收之，斫去黑壳，货之四方，谓之莲肉。冬月至春掘藕食之，藕白有孔有丝，大者如肱臂。大抵野生及红花者，莲多藕劣；种植及白花者，莲少藕佳也。其花白者香，红者艳，千叶者不结实。

【发明】藏器曰：经秋正黑，名石莲子，入水必沉，惟煎盐卤能浮之。此物居山海间，经百年不坏，人得食之，令发黑不老。莲须本草不收，而三因诸方、固真丸、巨胜子丸各补益方中，往往用之。一男子病血淋，痛胀祈死，予以藕汁调发灰，每服二钱，服三日而血止痛除。又戴原礼《证治要诀》云，荷叶服之，令人瘦劣，故单服可以消阳水浮肿之气。

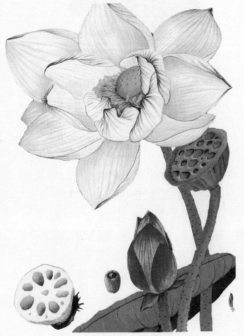

功效主治 莲子(成熟种子)，补脾止泻，止带，益肾固精，养心安神。主治脾虚泄泻、食少、遗精滑精、带下病、白浊、心悸失眠。

莲须（雄蕊），清心益肾，涩精止血。主治遗精、尿频、遗尿、带下病、吐血、崩漏。

莲房（花托），化瘀止血。用于崩漏、尿血、痔疮出血、产后瘀阻、恶露不净。

荷叶（叶），清暑利湿，升阳止血。主治暑热病证、脾虚泄泻、多种出血证。

藕节（根茎节部），收敛止血，散瘀。主治各种出血证，对吐血、咯血等上部出血尤为适宜。

睡莲科植物莲 *Nelumbo nucifera* Gaertn.

用法用量 莲子，煎服，6~15 克。去心打碎用。

莲须，煎服，3~9 克，或入丸、散剂。

莲房，煎服，4.5~9 克。外用适量。

荷叶，煎服，3~10 克。

藕节，煎服，10~30 克；生用捣汁，可用至 60 克。

现代运用 莲子有抗癌、延长寿命、抗衰老、增强免疫功能、抗心律失常等作用。常用于久泻、心悸失眠、神经衰弱、遗精、乳糜尿、小儿遗尿、肾炎等。

莲须有抗炎、镇痛、抗腹泻、抗血栓、抗溃疡等作用。常用于秋季腹泻、婴幼儿腹泻、遗精、小便不利等。

莲房有止血、抗菌、降血脂等作用。常用于月经不调、尿血、痔疮出血、子宫复旧不全等。

荷叶有降血脂、降血压、减肥、抗菌、止血、抗氧化等作用。常用于高血压、中暑、脂肪肝、高脂血症等。

藕节有止血、降血糖等作用。常用于各种出血性疾病、乳腺增生等。

识别特征

多年生水生草本。根茎肥厚横走，外皮黄白色，节部缢缩，生有鳞叶与不定根，节间膨大，内白色，中空而有许多条纵行的管。叶片圆盾形，高出水面，全缘，稍呈波状，上面暗绿色，光滑，具白粉，下面淡绿色；叶柄圆柱形，盾状着生，中空，表面散生刺毛。花梗与叶柄等高或略高；花大，单一，顶生；果期时花托逐渐增大，内呈海绵状（俗称"莲蓬"）。坚果椭圆形或卵形；内有种子 1 枚。花期 7~8 月，果期 9~10 月。生于池塘内。产于南北各地。

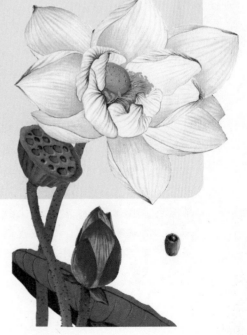

芡实

收涩药·固精缩尿止带药

药用部位：成熟种仁。

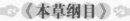

【别名】鸡头、雁喙、雁头。

【集解】宗奭曰：天下皆有之。临水居人，采子去皮，捣仁为粉，蒸炸作饼，可以代粮。

【发明】时珍曰：案《孙升谈圃》云，芡本不益人，而俗谓之水流黄何也？盖人之食芡，必咀嚼之，终日嗫嗫。而芡味甘平，腴而不腻。食之者能使华液流通，转相灌溉，其功胜于乳石也。

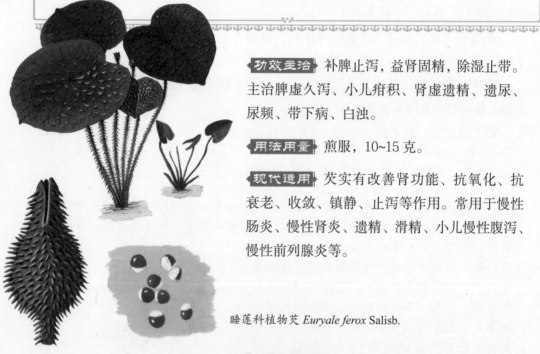

功效主治 补脾止泻，益肾固精，除湿止带。主治脾虚久泻、小儿疳积、肾虚遗精、遗尿、尿频、带下病、白浊。

用法用量 煎服，10~15克。

现代运用 芡实有改善肾功能、抗氧化、抗衰老、收敛、镇静、止泻等作用。常用于慢性肠炎、慢性肾炎、遗精、滑精、小儿慢性腹泻、慢性前列腺炎等。

睡莲科植物芡 *Euryale ferox* Salisb.

识别特征

　　一年生水生草本植物，全株有多尖刺。根状茎粗壮而短，具白色须根及不明显的茎。初生叶沉水中，箭形；后生叶浮于水面，叶柄长，叶片稍带心形或圆状盾形，表面深绿色，有蜡被，具多数隆起，叶脉分歧有尖刺，背面深紫色，叶脉凸起，边缘向上折，有绒毛。花紫色，单生于花梗顶端。浆果球形，海绵质，紫色，外被皮刺，上有宿存萼片。种子球形，黑色，坚硬，具假种皮。花期6~9月，果期7~10月。生于沼泽湖泊中。主产于湖南、广东、江西、安徽、山东等地。

木部一

《本草纲目》

【别名】柏、椈。

【发明】时珍曰：柏子仁性平而不寒不燥，味甘而补，辛而能润，其气清香，能透心肾，益脾胃，盖仙家上品药也，宜乎滋养之剂用之……毛女者，秦王宫人。关东贼至，惊走入山，饥无所食。有一老公教吃松柏叶，初时苦涩，久乃相宜，遂不复饥，冬不寒，夏不热。至汉成帝时，猎者于终南山见一人，无衣服，身生黑毛，跳坑越涧如飞，乃密围获之，去秦时二百余载矣。事出葛洪抱朴子书中。

侧柏

柏子仁——养心安神药；侧柏叶——止血药·凉血止血药

药用部位：成熟种仁、嫩枝叶。

功效主治 柏子仁，养心安神，润肠通便。主治心悸失眠、心阴虚盗汗、虚烦、肠燥便秘、血虚经闭。

侧柏叶，凉血止血，祛痰止咳，生发乌发。主治血热出血、肺热咳嗽咳痰、疔疮肿痛、鹅掌风、癣疮、跌打损伤、烫伤、血热脱发、须发早白。

用法用量 柏子仁，煎服，10~20克。

侧柏叶，煎服，10~15克。外用适量。炒炭用止血，生用祛痰止咳。

现代运用 柏子仁有延长睡眠时间、帮助恢复体力、缓泻、增强记忆力等作用。常用于老年人虚秘、精神恍惚、多梦、小儿惊厥等。

侧柏叶有止血、祛痰、镇静、抗菌、降血压等作用。常用于吐血、小儿湿疹、月经不调等。

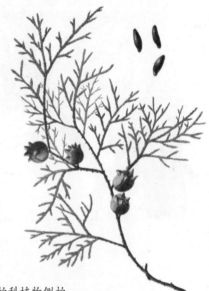

柏科植物侧柏
Platycladus orientalis (L.) Franco

识别特征

常绿乔木。小枝扁平，直展，排成一平面。鳞形叶交互对生，先端微钝。雌雄同株；雄球花黄色，卵圆形，具短柄；雌球花球形，无柄，淡褐色。球果卵圆形，熟前肉质，蓝绿色，被白粉；熟后木质，张开，红褐色。花期3~4月，球果9~10月成熟。喜生于湿润肥沃的山坡。分布于全国大部分地区。

松节

祛风湿药·祛风寒
湿药

药用部位：枝干的结节。

【别名】松、油松节。

【释名】时珍曰：按王安石《字说》云，松柏为百木之长。松犹公也，柏犹伯也。故松从公，柏从白。

【主治】百节久风，风虚脚痹疼痛。酿酒主脚弱，骨节风。炒焦，治筋骨间病，能燥血中之湿。治风蛀牙痛，煎水含漱，或烧灰白搽，有效。

【发明】时珍曰：松节，松之骨也。质坚气劲，久亦不朽，故筋骨间风湿诸病宜之。

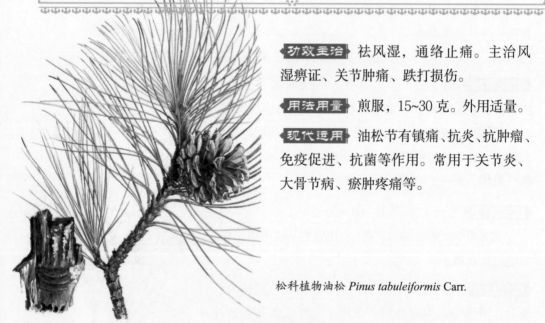

功效主治 祛风湿，通络止痛。主治风湿痹证、关节肿痛、跌打损伤。

用法用量 煎服，15~30克。外用适量。

现代运用 油松节有镇痛、抗炎、抗肿瘤、免疫促进、抗菌等作用。常用于关节炎、大骨节病、瘀肿疼痛等。

松科植物油松 *Pinus tabuleiformis* Carr.

识别特征

常绿乔木。树皮灰褐色，裂成不规则鳞状块片，裂缝及上部树皮红褐色。枝轮生，小枝较粗，褐黄色；冬芽矩圆形，微具树脂，芽鳞红褐色。针叶，2针一束，深绿色，粗硬，边缘有细锯齿；叶鞘宿存。雄球花圆柱形，在新枝下部聚生成穗状。球果卵形，成熟前绿色，熟时淡黄色或淡褐黄色，常宿存。种子卵圆形，淡褐色有斑纹，具油质胚乳。花期4~5月，球果第二年10月成熟。生于山坡。分布于华北、西北、东北和四川、山东、河南等地。

肉桂

肉桂——温里药；
桂枝——解表
药·发散风寒药

药用部位：干皮或枝皮、嫩枝。

【别名】桂皮、官桂、梫、牡桂。

【释名】时珍曰：按范成大《桂海志》云：凡木叶心皆一纵理，独桂有两道如圭形，故字从圭。雷公炮炙论云，桂钉木根，其木即死。

【集解】保昇曰：牡桂，叶似枇杷叶，狭长于菌桂叶一二倍。其嫩枝皮半卷多紫，而肉中皱起，肌理虚软，谓之桂枝，又名肉桂。削去上皮，名曰桂心。其厚者名曰木桂。药中以此为善。

功效主治 肉桂，补火助阳，散寒止痛，温经通脉。主治命门火衰之阳痿、不孕、虚喘心悸，心肾不交之失眠多梦、遗精梦交，虚阳上浮之面赤脉虚、口舌糜烂，腰痛足冷，疝气痛，痹痛，胸痹，宫冷闭经，痛经，跌打损伤，阴疽流注，冻疮。

桂枝，发汗解表，温通经脉，助阳化气。主治风寒感冒、胸痹心痛、脘腹冷痛、闭经腹痛、风湿肩臂冷痛、痰饮眩晕、小便不利、阴虚火旺。

用法用量 肉桂，煎服，2~5克，入汤剂应后下；研末冲服，每次1~2克。

桂枝，煎服，3~10克。外用适量。

现代运用 肉桂有镇静、镇痛、解热、抗惊厥、抗肿瘤、抗溃疡、抗心肌缺血、抗血小板聚集、抗过敏、强心、降血压等作用。常用于小儿腹泻、支气管炎、痛经、风湿病、阳痿、糖尿病、高脂血症等。

桂枝有降温、解热、抗菌、健胃、缓解胃肠道痉挛、利尿、强心、镇痛、镇静、抗惊厥、止咳、祛痰等作用。常用于感冒咳嗽、心悸、胃痛、低血压、闭经、痛经等。

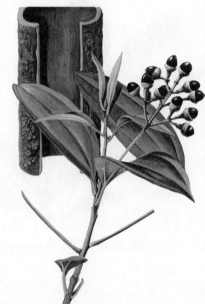

樟科植物肉桂 *Cinnamomum cassia* Presl

识别特征

常绿乔木。全株有芳香气。叶互生或近对生，革质；叶片长椭圆形，全缘；3出脉于下面隆起。圆锥花序被短柔毛；花小，黄绿色；花托肉质。浆果椭圆形。花期6~7月，果期次年2~3月。栽培为主。主产于广东、广西、云南等地。

天竺桂

温里药

药用部位：树皮。

《本草纲目》

【别名】月桂、山桂。

【集解】珣曰：天竺桂生南海山谷，功用似桂。其皮薄，不甚辛烈。宗奭曰：皮与牡桂相同，但薄耳。时珍曰：此即今闽、粤、浙中山桂也，而台州天竺最多，故名。大树繁花，结实如莲子状。天竺僧人称为月桂是矣。

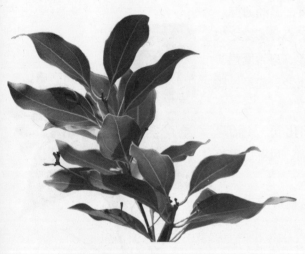

樟科植物天竺桂 *Cinnamomum japonicum* Sieb.

功效主治 温中散寒，理气止痛。主治胃痛、腹痛、风湿关节痛、跌打损伤。

用法用量 煎服，15~20克。外用适量。

现代运用 天竺桂有镇痛、镇静、祛痰、镇咳、抗氧化、降血糖等作用。常用于胃痛、腹痛、风湿性关节痛、跌打损伤等。

识别特征

常绿乔木。枝条细弱，圆柱形，红色或红褐色，具香气。叶近对生或在枝条上部者互生，卵圆状长圆形至长圆状披针形，革质，上面绿色，光亮，下面灰绿色，晦暗；叶柄粗壮，腹凹背凸，红褐色。圆锥花序腋生，末端为3~5花的聚伞花序；花被筒倒锥形，短小；花被裂片6，卵圆形。果长圆形；果托浅杯状，顶部极开张。花期4~5月，果期7~9月。生于低山或近海的常绿阔叶林中。主产于江苏、浙江、安徽、江西、福建及台湾。

【别名】乌芋、凫茈、凫茨、地栗。

【正误】时珍曰：乌芋、慈姑原是二物。慈姑有叶，其根散生。乌芋有茎无叶，其根下生。气味不同，主治亦异。

【发明】机曰：乌芋善毁铜。合铜钱嚼之，则钱化，可见其为消坚削积之物。故能化五种膈疾，而消宿食，治误吞铜也。时珍曰：《董炳集验方》云，地栗晒干为末，白汤每服二钱，能辟蛊毒。传闻下蛊之家，知有此物，便不敢下。此亦前人所未知者。

荸荠

清热药·清热泻火药

药用部位： 球茎。

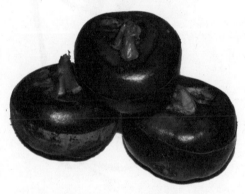

莎草科植物荸荠 *Heleocharis dulcis* (Burm. f.) Trin.

功效主治 清热生津，化痰消积。主治温病口渴、咽喉肿痛、痰热咳嗽、目赤、消渴、痢疾、黄疸、热淋、食积、赘疣。

用法用量 煎服，60~120克；或嚼食；或捣汁服；或浸酒。外用适量，煅存性研末撒；或澄粉点目；或生用涂擦。

现代运用 荸荠有抗菌、降血压、抗癌、防铅中毒等作用。常用于寻常疣、黄疸湿热、糖尿病、咽喉痛、高血压等。

识别特征

多年生水生草本。匍匐根茎细长，顶端膨大成球茎。秆丛生，直立，圆柱状，光滑，有多数横隔膜。无叶片，秆基部有叶鞘2~3个。小穗圆柱状，顶生，有多数花；鳞片螺旋状排列，中脉1，有淡棕色细点；下位刚毛7条，较小坚果长1.5倍，有倒刺。小坚果宽倒卵形，双凸状，先端不缢缩，有颈并成领状的环，棕色，光滑。花果期5~9月。栽植于水田中。我国大部分地区有分布。

辛夷

解表药·发散风寒药

药用部位：花蕾。

【别名】迎春、侯桃、房木、木笔。

【释名】时珍曰：夷者荑也。其苞初生如荑而味辛也。

【发明】时珍曰：鼻气通于天。天者头也，肺也。肺开窍于鼻，而阳明胃脉环鼻而上行。脑为元神之府，而鼻为命门之窍。人之中气不足，清阳不升，则头为之倾，九窍为之不利。辛夷之辛温走气而入肺，其体轻浮，能助胃中清阳上行通于天。所以能温中，治头面目鼻九窍之病。

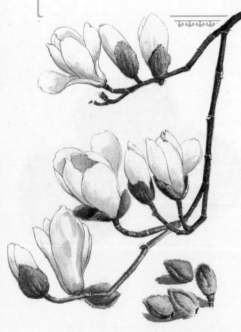

木兰科植物玉兰 *Magnolia denudata* Desr.

功效主治 发散风寒，宣通鼻窍。主治外感风寒感冒、鼻塞流涕、鼻渊头痛、各种鼻病。

用法用量 煎服，3~10克；本品有毛，刺激咽喉，内服时宜布包煎。水煎熏鼻，10~30克，鼻腔黏膜给药。

现代运用 辛夷有收缩鼻黏膜血管、保护鼻黏膜、局部麻醉、降血压、抗病原微生物、镇痛、抗炎、抗组胺、抗乙酰胆碱、抗过敏、兴奋子宫平滑肌、亢奋胃肠运动等作用。常用于过敏性鼻炎、鼻窦炎、萎缩性鼻炎、哮喘、瘙痒等。

识别特征

落叶乔木。树冠卵形，分枝少，幼枝有毛。叶互生；叶柄被柔毛；叶片倒卵形，全缘，上面绿色，脉上被疏毛，下面淡绿色，被灰白色柔毛；冬芽密生绒毛。花大，单生，先于叶开放，杯状，白色，或外面紫色而内面白色；花梗粗短，密生黄褐色柔毛。果实圆筒形。花期2月，果期6~7月。生于阔叶林中。分布于华东、华南、西南等地。

【别名】沉水香、蜜香。

【集解】时珍曰：香之等凡三。曰沉，曰栈，曰黄熟是也。沉香入水即沉，其品凡四。曰熟结，乃膏脉凝结自朽出者；曰生结，乃刀斧伐仆，膏脉结聚者；曰脱落，乃因水朽而结者；曰虫漏，乃因蠹隙而结者。生结为上，熟脱次之。坚黑为上，黄色次之。角沉黑润，黄沉黄润，蜡沉柔韧，革沉纹横，皆上品也。

沉香
理气药

药用部位：含有树脂的心材。

功效主治 行气止痛，降逆止呕，温肾纳气。主治胸腹疼痛、寒疝腹痛、胃寒呕吐、呃逆、咳逆气喘、大肠气滞、肠燥便秘。

用法用量 煎服，1~1.5克。宜后下。

现代运用 沉香有止喘、抑制小肠运动、促进消化液分泌、促进胆汁分泌、麻醉、止痛、松弛骨骼肌、抗菌、降血压等作用。常用于术后膈肌痉挛、功能性消化不良、胃痛、肠易激综合征、胆汁反流性胃炎、胆囊炎、风湿性心脏病、尿道综合征等。

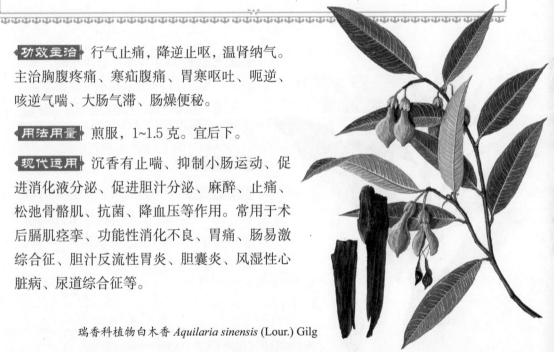

瑞香科植物白木香 *Aquilaria sinensis* (Lour.) Gilg

识别特征

　　常绿乔木。树皮灰褐色，小枝、叶柄和花序被柔毛。叶互生，革质；叶片长卵形、倒卵形或椭圆形，全缘。伞形花序顶生和腋生，总花梗被灰白色绒毛；花黄绿色，被绒毛；花被钟形。蒴果倒卵形，木质，压扁状，密被灰色绒毛，基部具稍带木质的宿存花被。种子棕黑色，卵形，先端渐尖，基部延长为角状附属物，红棕色。花期3~5月，果期5~6月。生于山地或丘陵树林中，亦有栽培。产于广东、海南、广西、福建。

丁香

温里药

药用部位： 花蕾。

【别名】丁子香、鸡舌香。

【释名】藏器曰：鸡舌香与丁香同种，花实丛生，其中心最大者为鸡舌（击破有顺理而解为两向，如鸡舌，故名），乃是母丁香也。

【发明】时珍曰：葛洪《抱朴子》云，凡百病在目者，以鸡舌香、黄连、乳汁煎注之，皆愈。此得辛散苦降养阴之妙。

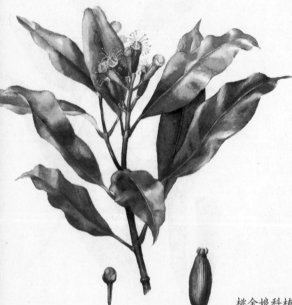

功效主治 温中降逆，散寒止痛，温肾助阳。主治胃寒呕吐、呃逆，脘腹冷痛、疝气痛、伤食噫气吞酸、阳痿、宫冷；外用治疗癣疾。

用法用量 煎服，3~6克。外用适量。

现代运用 丁香有抗病原微生物、抗溃疡、止泻、驱虫、止痛、抗氧化、抗炎、解热等作用。常用于膈肌痉挛、甲癣、腹泻、皮肤病等。

桃金娘科植物丁香 *Eugenia caryophyllata* Thunb.

识别特征

常绿乔木，高达10米。叶对生；叶柄明显；叶片长方卵形，基部狭窄，常下展成柄，全缘。花芳香，成顶生聚伞圆锥花序；花萼肥厚，绿色后转紫色，长管状，4裂；花冠白色，稍带淡紫，短管状，4裂；花柱粗厚。浆果红棕色，长方椭圆形，先端宿存萼片。种子长方形。广东、海南、广西、云南等地有栽培。

【别名】旃檀、真檀。

【释名】时珍曰：檀，善木也，故字从亶。亶，善也。释氏呼为旃檀，以为汤沐，犹言离垢也。番人讹为真檀。云南人呼紫檀为胜沉香，即赤檀也。

【发明】时珍曰：杜宝《大业录》云，隋有寿禅师妙医术，作五香饮济人。沉香饮、檀香饮、丁香饮、泽兰饮、甘松饮，皆以香为主，更加别药，有味而止渴，兼补益人也。道书檀香谓之浴香，不可烧供上真。

檀香
理气药

药用部位：树干的心材。

功效主治 理气调中，散寒止痛。主治胃脘冷痛、寒湿吐泻、呕吐、胸痹闷痛。

用法用量 煎服，1~3克；或入丸、散剂。

现代运用 檀香有镇静、负性肌力、抗心律失常、利尿、抗菌等作用。常用于冠心病、胃痛、风湿性关节炎、心律失常、高脂血症等。

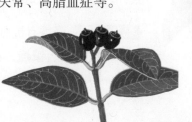

檀香科植物檀香 *Santalum album* L.。

识别特征

常绿小乔木。具寄生根。树皮褐色，粗糙或有纵裂；多分枝，幼枝光滑无毛。叶对生；叶片椭圆状卵形或卵状披针形，上面绿色，下面苍白色，无毛。花腋生和顶生，为3歧式的聚伞状圆锥花序；花多数，小形，最初为淡黄色，后变为深锈紫色；花被钟形。核果球形，成熟时黑色，肉质多汁，内果皮坚硬，具3~4短棱。种子圆形。花期5~6月，果期7~9月。原产于印度、印度尼西亚，现海南、广东、云南、台湾等地有栽培。

降香

止血药·化瘀止血药

药用部位： 树干和根的心材。

【别名】降真香、紫藤香、鸡骨香。

【释名】珣曰：《仙传》拌和诸香，烧烟直上，感引鹤降。醮星辰，烧此香为第一，度箓功力极验。降真之名以此。

【发明】时珍曰：按《名医录》云，周密被海寇刃伤，血出不止，筋如断，骨如折，用花蕊石散不效。军士李高用紫金散掩之，血止痛定。明日结痂如铁，遂愈，且无瘢痕。叩其方，则用紫藤香瓷瓦刮下研末尔。云即降之最佳者，曾救万人。罗天益卫生宝鉴亦取此方，云甚效也。

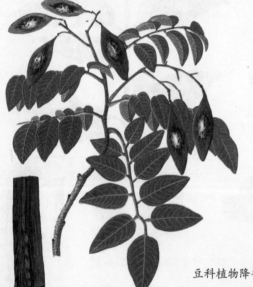

豆科植物降香檀 *Dalbergia odorifera* T. Chen

功效主治 化瘀止血，理气止痛。主治跌打损伤、内外出血、脘腹疼痛、肝郁胁痛、胸痹刺痛。

用法用量 煎服，3~6克，宜后下；研末吞服，1~2克。外用适量，研末敷。

现代运用 降香有抗血栓、抗凝血、抗心律失常、抗惊厥、镇痛、镇静抗炎、抗肿瘤等作用。常用于心血管疾病、荨麻疹、外伤出血、腰腿痛等。

识别特征

乔木。树皮褐色，小枝有密集白色小皮孔。叶互生，奇数羽状复叶；小叶9~13，稀为7，近革质，全缘，卵形或椭圆形，顶端急尖。圆锥花序腋生，由多数聚伞花序组成；花萼钟状；花冠淡黄色或乳白色。荚果舌状长椭圆形，薄而扁平，果瓣革质，具网脉；通常有种子1颗，稀2颗，于果皮外隆起。花期4~6月，果期6~8月。生于中海拔地区的疏林中、林缘或村边旷地。主产于广东、海南、福建、广西、云南等地。

《本草纲目》

【别名】旁其、矮樟、鳑魮。

【释名】时珍曰：乌以色名。其叶状似鳑魮鲫鱼，故俗呼为鳑魮树。拾遗作旁其，方音讹也。南人亦呼为矮樟，其气似樟也。

【发明】时珍曰：乌药辛温香窜，能散诸气。故惠民和剂局方治中风中气诸证，用乌药顺气散者，先疏其气，气顺则风散也。

乌药
理气药

药用部位：根。

功效主治 行气止痛，温肾散寒。主治胸胁腹痛、呕吐泄泻、气逆喘急、疝气痛、膀胱虚冷遗尿、尿频、痛经。

用法用量 煎服，3~10克。

现代运用 乌药有抗病原体、抗炎、抗组胺、抗凝、调节胃肠运动、增强免疫力、平喘、强心、镇痛、止血、降血脂、保肝等作用。常用于腹痛、胃及十二指肠溃疡、脾曲综合征、腰痛、外伤等。

樟科植物乌药 *Lindera aggregata* (Sims) Kosterm.

识别特征

常绿灌木或小乔木。根木质，膨大粗壮，略成连珠状。树皮灰绿。小枝有毛，老时平滑无毛；茎枝坚韧，不易断。叶互生，革质；叶片椭圆形至卵形，先端渐尖或短尾状，基部圆形或广楔形，全缘，下面叶脉3条，基出，很明显。花雌雄异株，伞形花序腋生，总花梗极短，花被淡绿色。核果近球形，初绿色，成熟后变黑色。花期3~4月，果期9~11月。生于向阳山坡。主产于浙江、安徽、江西、陕西等地。

枫香

枫香脂——活血化瘀药·活血止痛药；路路通——祛风湿药·祛风寒湿药

药用部位： 树脂、果实。

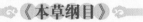

【**别名**】白胶香。

【**释名**】时珍曰：枫树枝弱善摇，故字从风，俗呼枫香。

【**发明**】宗奭曰：枫香、松脂皆可乱乳香。但枫香微白黄色，烧之可见真伪。时珍曰：枫香、松脂皆可乱乳香，其功虽次于乳香，而亦仿佛不远。

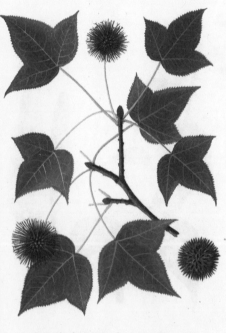

金缕梅科植物枫香树 *Liquidambar formosana* Hance

功效主治 枫香脂（树脂），活血止痛，止血，解毒，生肌。主治风湿痹痛、跌打损伤、血热吐衄、瘰疬、痈疽肿痛。

路路通（果实），祛风活络，利水，通经下乳。主治肢体痹痛、手足拘挛、闭经、乳汁不通、痈疽、水肿胀满、湿疹、痔漏、疥癣。

用法用量 枫香脂，入丸、散剂，1.5~3克。外用适量。

路路通，煎服，5~10克。外用适量。

现代运用 枫香脂有抗血栓的作用。常用于吐血不止、胃痛、外伤出血等。

路路通有抗炎、抗肝细胞毒活性、镇痛等作用。常用于类风湿关节炎、老年性腰腿痛、阴部瘙痒、输卵管阻塞等。

识别特征

落叶乔木。树皮幼时灰白平滑，老时褐色粗糙。叶互生；叶片心形，常3裂，裂片卵状三角形或卵形，嫩时绿色，老时变红或黄。花单性，雌雄同株，无花被；雄花淡黄绿色，成总状花序，有锈色细长毛；雌蕊多数，密生成球形。复果圆球形，下垂，表面有刺；蒴果多数，密集复果之内，长椭圆形，成熟时顶孔开裂。种子多数，细小，扁平。花期3~4月，果期9~10月。生于低山次生林中及山谷疏林下。产于我国秦岭及淮河以南各省。

乳香

活血化瘀药·活血止痛药

药用部位： 皮部渗出的树脂。

《本草纲目》

【别名】薰陆香、马尾香、天泽香、摩勒香。

【释名】宗奭曰：薰陆即乳香，为其垂滴如乳头也。

【发明】时珍曰：乳香香窜，能入心经，活血定痛，故为痈疽疮疡、心腹痛要药。《素问》云"诸痛痒疮疡皆属心火"是矣。产科诸方多用之，亦取其活血之功尔。陈自明《妇人良方》云，知蕲州施少卿，得神寝丸方于蕲州徐太丞，云妇人临产月服之，令胎滑易生，极有效验。用通明乳香半两，枳壳一两，为末，炼蜜丸梧子大，每空心酒服三十九。

来源 橄榄科植物乳香树 *Boswellia carterii* Birdw.。

功效主治 活血行气止痛，消肿生肌。主治跌打损伤、疮疡痈肿、风寒湿痹。

用法用量 煎服，3~10克，宜炒去油用。外用适量，生用或炒用，研末外敷。

现代运用 乳香有镇痛、抗炎、升高白细胞、促进伤口愈合、祛痰、抗溃疡等作用。常用于头痛、痛经、闭经、皮肤溃烂、类风湿关节炎等。

没药

活血化瘀药·活血止痛药

药用部位： 皮部渗出的油胶树脂。

《本草纲目》

【别名】末药。

【集解】时珍曰：按《一统志》云。没药树高大如松，皮厚一二寸。采时掘树下为坎，用斧伐其皮，脂流于坎，旬余方取之。

【发明】时珍曰：乳香活血，没药散血，皆能止痛消肿生肌。故二药每每相兼而用。

来源 橄榄科植物没药树 *Commiphora myrrha* Engl.。

功效主治 活血止痛，消肿生肌。主治跌打损伤、瘀滞肿痛、疮疡久溃不敛。

用法用量 煎服，3~10克。外用适量。

现代运用 没药有调节子宫、降血脂、预防动脉粥样硬化、抗菌、促进胃肠蠕动等作用。常用于急性腰腿痛、扭伤、冻疮、高脂血症等。

苏合香

开窍药

药用部位：树干渗出的香树脂。

《本草纲目》

【释名】时珍曰：按郭义恭《广志》云，此香出苏合国，因以名之。梵书谓之咄鲁瑟剑。

【发明】时珍曰：苏合香气窜，能通诸窍脏腑，故其功能辟一切不正之气。按沈括《笔谈》云，太尉王文正公气羸多病。宋真宗面赐药酒一瓶，令空腹饮之，可以和气血，辟外邪。公饮之，大觉安健。次日称谢。

来源 金缕梅科植物苏合香树 *Liquidambar orientalis* Mill.。

功效主治 开窍醒神，辟秽，止痛。常用于寒闭神昏、胸腹冷痛、满闷。

用法用量 入丸、散剂，0.3~1 克。外用适量。不宜入煎剂。

现代适用 苏合香有祛痰、抗菌、缓解局部炎症、促进伤口愈合、增强耐缺氧能力、抑制血小板聚集等作用。常用于心绞痛、胆道蛔虫病、冻疮、胃痛等。

阿魏

消食药

药用部位：树脂。

《本草纲目》

【别名】阿虞。

【释名】时珍曰：夷人自称曰阿，此物极臭，阿之所畏也。波斯国呼为阿虞。

【发明】时珍曰：阿魏消肉积，杀小虫，故能解毒辟邪，治疟、痢、疳、劳、尸注、冷痛诸证。按王璆《百一选方》云。夔州谭逵病疟半年。故人窦藏叟授方，用真阿魏、好丹砂各一两，研匀，米糊和，丸皂子大。每空心人参汤化服一丸，即愈。

来源 伞形科植物新疆阿魏 *Ferula sinkiangensis* K. M. Shen。

功效主治 化癥消积，杀虫，截疟。主治癥瘕痞块、虫积、食积、胸腹胀满、脘腹冷痛、疟疾、痢疾。

用法用量 入丸、散剂，1~1.5 克。外用适量，熬制药膏或研末入膏药内敷贴。

现代适用 阿魏有抗过敏、抗早孕、抗菌、杀虫、增强胃蠕动等作用。常用于小儿营养不良、疝气腹痛、疟疾、消化不良等。

樟脑

攻毒杀虫止痒药

【别名】韶脑。

【集解】时珍曰：樟脑出韶州、漳州。状似龙脑，白色如雪，樟树脂膏也。胡演升《炼方》云。煎樟脑法，用樟木新者切片，以井水浸三日三夜，入锅煎之，柳木频搅。待汁减半，柳上有白霜，即滤去滓，倾汁入瓦盆内。经宿，自然结成块也。

【发明】时珍曰：樟脑纯阳，与焰消同性，水中生火，其焰益炽。今丹炉及烟火家多用之。辛热香窜，禀龙火之气，去湿杀虫，此其所长。故烧烟熏衣筐席簟，能辟壁虱、虫蛀。

药用部位：枝、干、叶及根部，经提炼制得的颗粒状结晶。

功效主治 除湿杀虫，温经止痛，开窍避秽。主治疥癣瘙痒、湿疮溃烂、跌打伤痛、牙痛、吐泻神昏、痧胀腹痛。

用法用量 入散剂或用酒溶化服，0.1~0.2克。外用适量，研末撒布或调敷。

现代运用 樟脑有局部麻醉、止痒、镇痛、祛痰、兴奋中枢神经、强心、升高血压、兴奋呼吸等作用。常用于冻疮、面瘫、夏季皮炎、阴虱病、龋齿牙痛、口腔溃疡等。

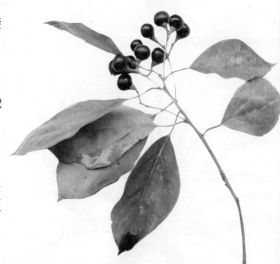

樟科植物樟 *Cinnamomum camphora* (L.) Presl.

识别特征

常绿乔木。树皮灰褐色，纵裂；小枝淡褐色，光滑；枝和叶均有樟脑味。叶互生，革质，卵状椭圆形，全缘或呈波状，上面深绿色有光泽，下面粉白色，有叶柄。圆锥花序，腋生；花小，绿白色或淡黄色；花被6裂，椭圆形，内面密生细柔毛。核果球形，熟时紫黑色，基部为宿存、扩大的花被管所包围。花期4~6月，果期8~11月。栽培或野生于河旁。主产于台湾及长江以南地区。

芦荟

泻下药·攻下药

药用部位： 叶的汁液浓缩干燥物。

【别名】奴会、讷会、象胆。

【释名】藏器曰：俗呼为象胆，以其味苦如胆也。

【发明】时珍曰：卢会，乃厥阴经药也。其功专于杀虫清热。已上诸病，皆热与虫所生故也。颂曰：唐刘禹锡《传信方》云，予少年曾患癣，初在颈项间，后延上左耳，遂成湿疮浸淫。用斑蝥、狗胆、桃根诸药，徒令蜇蕙，其疮转盛。偶于楚州，卖药人教用卢会一两，炙甘草半两，研末，先以温浆水洗癣，拭净敷之，立干便瘥。真神奇也。

功效主治 泻下，清肝，杀虫。主治热结便秘、肝经实热、小儿疳积、蛔虫腹痛、湿癣、疮痈肿痛、烧烫伤。

用法用量 入丸、散剂，每次 1~2 克。外用适量。

现代运用 芦荟有抗菌、抗病毒、提高免疫力、抗炎、促伤口愈合、泻下、抗癌、降血糖、降血脂、镇痛、抗溃疡、保肝等作用。常用于各种出血、黄褐斑、直肠溃疡、血友病、软组织损伤等。

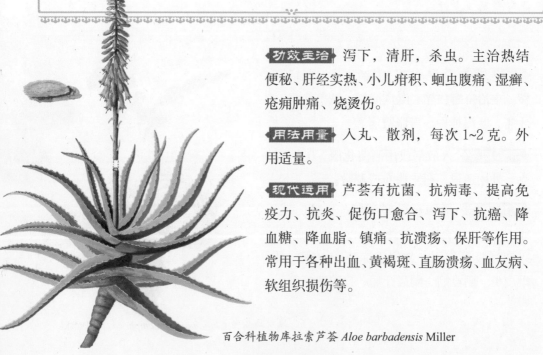

百合科植物库拉索芦荟 *Aloe barbadensis* Miller

识别特征

多年生草本。茎极短。叶簇生于茎顶，肥厚多汁，汁液绿色；叶片呈狭披针形，粉绿色，边缘有刺状小齿。花茎单生或稍分枝，高 60~90 厘米；总状花序疏散，顶生；花下垂，红黄色带斑点；花被管状，6 裂。蒴果，三角形，室背开裂。花期 2~3 月。多栽培于庭院。原产非洲，现我国广东、广西、福建等地多有栽培。

木部二

《本草纲目》

【别名】黄檗。

【释名】时珍曰：檗木名义未详。本经言檗木及根，不言檗皮，岂古时木与皮通用乎？俗作黄柏者，省写之谬也。时珍曰：古书言知母佐黄檗，滋阴降火，有金水相生之义。黄檗无知母，犹水母之无虾也。盖黄檗能制膀胱、命门阴中之火，知母能清肺金，滋肾水之化源。故洁古、东垣、丹溪皆以为滋阴降火要药，上古所未言也。

黄柏
清热药·清热燥湿药

药用部位：树皮。

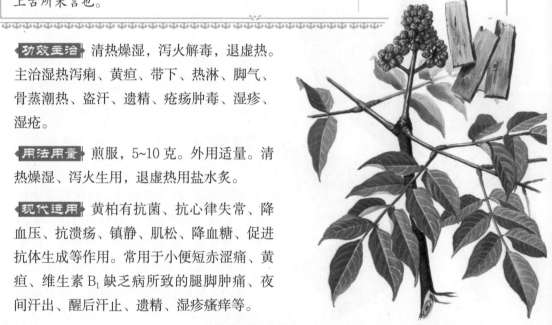

功效主治 清热燥湿，泻火解毒，退虚热。主治湿热泻痢、黄疸、带下、热淋、脚气、骨蒸潮热、盗汗、遗精、疮疡肿毒、湿疹、湿疮。

用法用量 煎服，5~10克。外用适量。清热燥湿、泻火生用，退虚热用盐水炙。

现代运用 黄柏有抗菌、抗心律失常、降血压、抗溃疡、镇静、肌松、降血糖、促进抗体生成等作用。常用于小便短赤涩痛、黄疸、维生素 B_1 缺乏病所致的腿脚肿痛、夜间汗出、醒后汗止、遗精、湿疹瘙痒等。

芸香科植物黄皮树 *Phellodendron chinense* Schneid.

识别特征

　　落叶乔木。树皮棕褐色，光泽样，有唇形皮孔。奇数羽状复叶对生；小叶长圆状披针形，上面中脉上有锈色短毛，下面密被锈色长柔毛。花单性，雌雄异株，顶生圆锥花序；花紫色，萼片5。果轴及果枝粗大，密被短毛；浆果状核果近球形，密集成团，熟后黑色，内有种子5~6枚。花期5~6月，果期10~11月。生于山地或山谷溪边疏林中。主产于四川、重庆、贵州、湖北、云南、湖南、甘肃、广西等地。

厚朴

化湿药

药用部位： 干皮、根皮及枝皮。

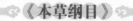

【别名】烈朴、赤朴、厚皮。

【释名】时珍曰：其木质朴而皮厚，味辛烈而色紫赤，故有厚朴、烈、赤诸名。

【发明】宗奭曰：厚朴，平胃散中用，最调中。至今此药盛行，既能温脾胃，又能走冷气，为世所须也。元素曰：厚朴之用有三。平胃，一也；去腹胀，二也；孕妇忌之，三也。虽除腹胀，若虚弱人，宜斟酌用之，误服脱人元气。

功效主治 燥湿，行气，消积，平喘。主治气滞证、寒湿中阻证、肠胃积滞便秘、食积、痰壅气逆咳喘、梅核气。

用法用量 煎服，3~10克；或入丸、散剂。

现代运用 厚朴有抗菌、抗皮肤真菌、明显松弛中枢性肌肉、松弛横纹肌、抗溃疡、降血压、兴奋平滑肌、抗肿瘤、抗炎等作用。常用于阿米巴痢疾、术后腹胀、肠梗阻、肝癌腹胀、咽异感症、胃轻瘫综合征等。

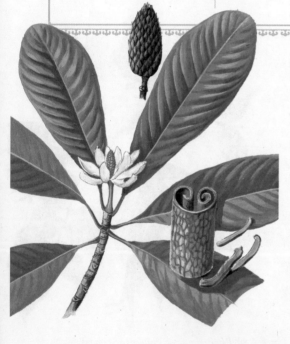

木兰科植物厚朴 *Magnolia officinalis* Rehd. et Wils.

识别特征

落叶乔木。树皮紫褐色，具辛辣味；幼枝淡黄色，带绢毛。单叶互生，倒卵形或倒卵状椭圆形，全缘或微波状，上面绿色，无毛，下面有白色粉状物。花白色，有香气，花与叶同时开放。聚合果长椭圆形，蓇葖木质。生于湿润、温暖、肥沃的山地。分布于贵州、四川、湖南、湖北、河南、陕西、甘肃等地。

【别名】思仲、思仙、木绵。

【释名】时珍曰：昔有杜仲服此得道，因以名之。思仲、思仙，皆由此义。其皮中有银丝如绵，故曰木绵。

【发明】时珍曰：按庞元英《谈薮》，一少年新娶，后得脚软病，且疼甚。医作脚气治不效。路铃孙琳诊之。用杜仲一味，寸断片折。每以一两，用半酒、半水一大盏煎服。三日能行，又三日全愈。琳曰，此乃肾虚，非脚气也。杜仲能治腰膝痛，以酒行之，则为效容易矣。

杜仲

补虚药·补阳药

药用部位： 树皮。

功效主治 补肝肾，强筋骨，安胎。主治肾虚腰痛、风湿久痹、阳痿遗精、早泄、习惯性流产、胎漏腰酸。

用法用量 煎服，10~15克。炒用疗效较佳。

现代运用 杜仲有降血压、抗炎、抗病毒、抑制中枢神经系统、兴奋肾上腺皮质功能、增强免疫功能、抗衰老、抗肿瘤、调节血脂、防霉、利尿、促进凝血等作用。常用于高血压、腰痛、先兆流产、小儿麻痹、腰椎间盘突出等。

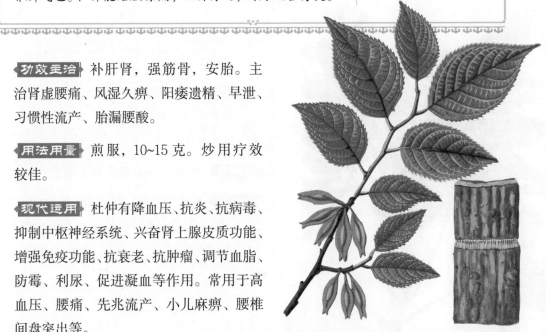

杜仲科植物杜仲 *Eucommia ulmoides* Oliv.

识别特征

　　落叶高大乔木。小枝光滑，黄褐色或较淡，具片状髓。皮、枝及叶均含胶质。单叶互生，椭圆形或卵形，边缘有锯齿，幼叶上面疏被柔毛，下面毛较密，老叶上面光滑，下面叶脉处疏被毛；具柄。花单性，雌雄异株，与叶同时开放，或先叶开放，生于一年生枝基部苞片的腋内，有花柄。翅果卵状长椭圆形而扁，先端下凹；内有种子1粒。花期4~5月，果期9月。生于山地林中或栽培。主产于四川、云南、贵州、湖北等地。

椿皮

收涩药·固精缩尿止带药

药用部位: 根皮或树皮。

【别名】樗、椿樗。

【释名】时珍曰:椿樗易长而多寿考,故有椿、栲之称。《庄子》言"大椿以八千岁为春秋"是矣。椿香而樗臭,故椿字又作橁,其气薰也。

【发明】时珍曰:椿皮色赤而香,樗皮色白而臭,多服微利人。盖椿皮入血分而性涩,樗皮入气分而性利,不可不辨。其主治之功虽同,而涩利之效则异,正如茯苓、芍药,赤、白颇殊也。

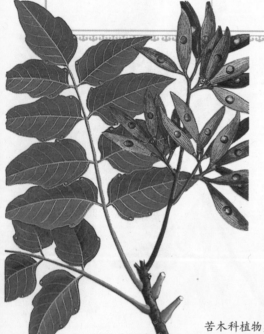

功效主治 燥湿清热,收敛止血。主治泻痢、痢疾、带下赤白、便血、尿血、崩漏、疥癣瘙痒。

用法用量 煎服,3~10克。外用适量。

现代适用 椿皮有抗菌、抗原虫、抗肿瘤、收敛、止血等作用。常用于急性细菌性痢疾、溃疡病、阿米巴痢疾、子宫颈癌、滴虫阴道炎、银屑病等。

苦木科植物臭椿 *Ailanthus altissima* (Mill.) Swingle

识别特征

　　落叶乔木。根皮灰黄色,皮孔明显,纵向排列;树皮平滑有直纹。嫩枝有髓,幼时被黄褐色柔毛。奇数羽状复叶互生,有叶柄,小叶13~27,纸质,卵状披针形,具粗锯齿,齿背有腺体1个,破后奇臭。圆锥花序顶生,花杂性,淡绿色,有花梗;萼片5;花瓣5。翅果长椭圆形。种子位于翅的中间,扁圆形。花期4~5月,果期8~10月。生于村边或山间路旁,亦有栽培。分布于全国大部分地区。

【别名】櫬。

【释名】时珍曰：梧桐名义未详。《尔雅》谓之櫬，因其可为棺，《左传》所谓"桐棺三寸"是矣。

【集解】时珍曰：罗愿《尔雅翼》云，梧桐多阴，青皮白骨，似青桐而多子。其木易生，鸟衔子堕辄生。但晚春生叶，早秋即凋。古称凤凰非梧桐不栖，岂亦食其实乎？诗云，梧桐生矣，于彼朝阳。《齐民要术》云，梧桐生山石间者，为乐器更鸣响也。

梧桐

祛风湿药·祛风湿热药

药用部位：叶。

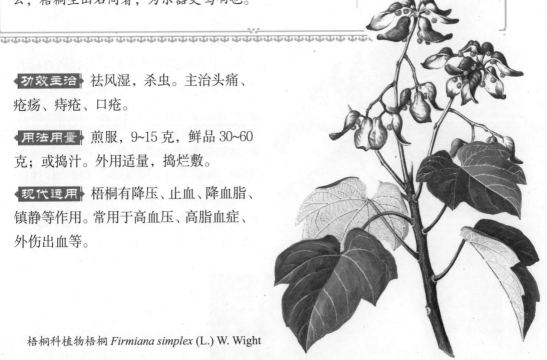

功效主治 祛风湿，杀虫。主治头痛、疮疡、痔疮、口疮。

用法用量 煎服，9~15克，鲜品30~60克；或捣汁。外用适量，捣烂敷。

现代运用 梧桐有降压、止血、降血脂、镇静等作用。常用于高血压、高脂血症、外伤出血等。

梧桐科植物梧桐 *Firmiana simplex* (L.) W. Wight

识别特征

　　落叶乔木。树皮灰绿色，平滑。叶互生，具长柄，叶心状圆形，3~5掌状分裂，裂片三角形，全缘。圆锥花序顶生，花单性，淡绿色；花萼3裂片，条状披针形，外面密生淡黄色绒毛，无花瓣。蓇葖果膜质，有柄，成熟后裂开，果瓣叶状，向外卷曲。种子4~5枚，着生于果瓣边缘。花期6月。多栽培于庭园。主产于我国南北各地。

海桐皮

祛风湿药·祛风湿
热药

药用部位： 干皮或根皮。

【别名】刺桐皮。

【释名】珣曰：生南海山谷中，树似桐而皮黄白色，有刺，故以名之。

【发明】颂曰：古方多用浸酒治风蹶。时珍曰：海桐皮能行经络，达病所。又入血分，及去风杀虫。

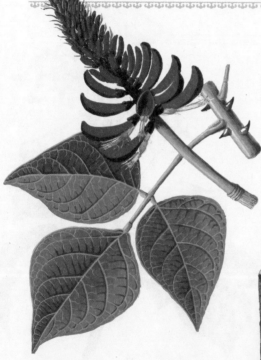

豆科植物刺桐 *Erythrina variegata* L.

功效主治 祛风除湿，通络止痛，杀虫止痒。主治风湿腿脚麻木、腰腿筋骨疼痛、跌打损伤、顽癣、湿疹、疥疮。

用法用量 煎服，5~15克。外用适量。

现代运用 海桐皮有抗炎、镇痛、镇静、增强心肌收缩力、降血压、抗菌等作用。常用于足跟痛、膝关节骨性关节炎、骨萎缩疼痛、骨质增生、损伤后身体功能障碍等。

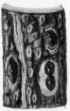

识别特征

　　高大乔木。树皮灰棕色，枝淡黄色至土黄色，密被绒毛，具黑色圆锥状刺。3出复叶互生，或簇生于枝顶；小叶片阔卵形，全缘，上面深绿色，下面粉绿色。总状花序，萼佛焰状；花冠蝶形，大红色。荚果串珠状，微弯曲。种子1~8颗，球形，暗红色。花期3月。常见于树旁或近海溪边，或栽于公园。分布于广东、广西、福建和云南等地。

苦楝

苦楝子——理气药；苦楝皮——驱虫药

药用部位：成熟果实、根皮或干皮。

【别名】楝、金铃子。

【释名】时珍曰：按罗愿《尔雅翼》云，楝叶可以练物，故谓之楝。其子如小铃，熟则黄色。名金铃，象形也。

【发明】时珍曰：楝实导小肠、膀胱之热，因引心包相火下行，故心腹痛及疝气为要药。甄权乃言不入汤使，则本经何以有治热狂、利小便之文耶？近方治疝，有四治、五治、七治诸法，盖亦配合之巧耳。

功效主治 苦楝子（成熟果实），行气止痛，疏肝泄热，杀虫疗癣。主治胃痛、胁痛、疝气痛、痛经、虫积腹痛、秃疮。

苦楝皮（根皮或干皮），杀虫，疗癣。主治蛔虫病、蛲虫病、钩虫病、疥癣、湿疮、疥疮、湿疹瘙痒。

用法用量 苦楝子，煎服，5~10克。外用适量，研末调涂。炒用可降低寒性。

苦楝皮，煎服，3~6克。外用适量，煎水洗或研末用猪脂调涂患处。

现代运用 苦楝子有驱虫、兴奋平滑肌、抗菌、抗炎、抗癌、利胆、抑制呼吸中枢等作用。常用于蛔虫病、钩虫病、胆道蛔虫病、急性乳腺炎、甲癣、头癣、胆绞痛、急性胆囊炎、胆石症等。

苦楝皮有抗蛔虫、抗蛲虫、抗血吸虫、抑制呼吸、兴奋肠平滑肌等作用。常用于蛔虫病、蛲虫病、血吸虫病、疥癣、头癣、痛经等。

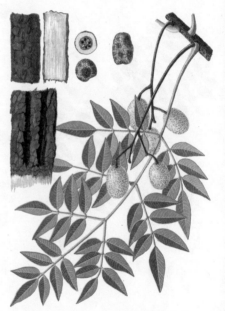

楝科植物川楝 *Melia toosendan* Sieb. et Zucc.

识别特征

乔木。树皮灰褐色，小枝灰黄。2~3回奇数羽状复叶，羽片4~5对。圆锥状聚伞花序，腋生，密生短毛及星状毛；萼片灰绿色；花瓣淡紫色。核果椭圆形或近球形，黄色或粟棕色；内果皮为坚硬木质。种子扁平长椭圆形，黑色。花期3~4月，果期9~11月。生于土壤湿润、肥沃的疏林中，亦常栽培。主产于四川、湖北、湖南、河南、贵州等地。

槐

槐花、槐角——止血药·凉血止血药

药用部位： 成熟果实、花蕾及花。

《本草纲目》

【别名】 槐实、槐米、槐花。

【发明】 时珍曰：按《太清草木方》云，槐者虚星之精。十月上巳日采子服之，去百病，长生通神。《梁书》言庾肩吾常服槐实，年七十余，发鬓皆黑，目看细字，亦其验也。槐花味苦、色黄、气凉，阳明、厥阴血分药也。故所主之病，多属二经。

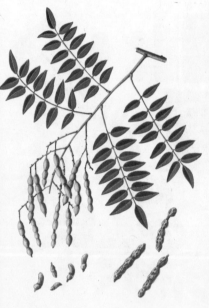

豆科植物槐 *Sophora japonica* L.

功效主治 槐角（成熟果实），与槐花相似，但止血作用较槐花为弱，而清降泄热作用较强，兼能润肠。主治痔疮肿痛出血、便血。

槐花（花蕾及花），凉血止血，清肝明目。主治肝火上炎头痛目赤、痔漏下血、便血、吐血、衄血、头晕。

用法用量 槐角，煎服，6~12克；或入丸、散剂。

槐花，煎服，10~15克。生用清热降火，炒用或炒炭用止血。孕妇慎服。

现代运用 槐角有降血压、改善冠状动脉循环、降低胆固醇、抗动脉粥样硬化、升血糖、抗氧化、抗菌等作用。常用于高血压、肛裂、泌尿系统感染、痔疮、便血等。

槐花有止血、保护心功能、抗菌、抗炎、镇痛、解痉、降血压、抗肿瘤等作用。常用于出血性疾病、高血压、痔疮、便血、溃疡性结肠炎等。

识别特征

落叶乔木。树皮灰棕色，具不规则纵裂，内皮鲜黄色，具臭味；嫩枝暗绿褐色，近光滑或有短细毛，皮孔明显。奇数羽状复叶，互生；小叶片卵状长圆形。圆锥花序顶生；萼钟状，5浅裂；花冠蝶形，乳白色。荚果肉质，串珠状，黄绿色，无毛，不开裂，种子间极细缩。种子1~6颗，肾形，深棕色。花期7~8月，果期10~11月。生于山坡、平原或植于庭园。全国大部分地区有栽培。

秦皮

清热药·清热燥湿药

药用部位：树皮。

【别名】梣皮、石檀、盆桂、苦树、苦枥。

【释名】时珍曰：秦皮，本作梣皮。其木小而岑高，故以为名。人讹为桪木，又讹为秦。或云本出秦地，故得秦名也。高诱注淮南子云，梣，苦枥木也。

【发明】时珍曰：梣皮，色青气寒，味苦性涩，乃是厥阴肝、少阳胆经药也。故治目病、惊痫，取其平木也。治下痢、崩带，取其收涩也。又能治男子少精，益精有子，皆取其涩而补也。

功效主治 清热解毒，燥湿止痢，清肝明目。主治湿热泻痢、带下阴痒、肝热目赤肿痛、目生翳障。

用法用量 煎服，3~10克。外用适量。

现代运用 秦皮有广谱抗菌、抗炎、镇静、镇咳、祛痰、平喘、利尿、促进风湿病患者尿酸排泄等作用。常用于百日咳、慢性支气管炎、细菌性痢疾、睑腺炎、银屑病等。

木犀科植物苦枥白蜡树 *Fraxinus rhynchophylla* Hance

识别特征

落叶乔木。树皮灰褐色，较平滑，老时浅裂；小枝平滑，皮孔稀疏，阔椭圆形。奇数羽状复叶，对生；小叶通常5片，叶片卵形，顶端1片最大，基部1对最小，边缘有浅粗锯齿，上面光滑，下面沿中脉下部之两侧有棕色柔毛。圆锥花序生于当年小枝顶端及叶腋，花小；花萼杯状，4裂；无花冠。翅果倒长披针形，窄或稍宽。花期5~6月，果期8~9月。生于向阳山坡或阔叶林山坡。主产于陕西、河北、河南、山西、辽宁、吉林等地。

合欢皮

养心安神药

药用部位：树皮。

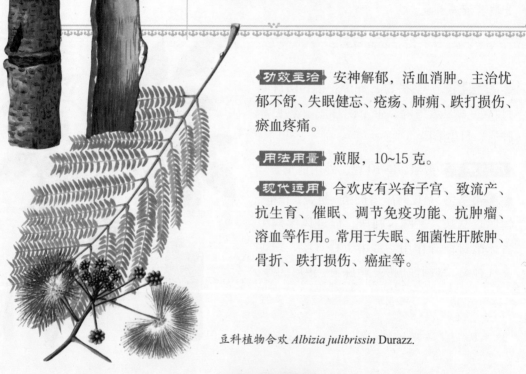

功效主治 安神解郁，活血消肿。主治忧郁不舒、失眠健忘、疮疡、肺痈、跌打损伤、瘀血疼痛。

用法用量 煎服，10~15 克。

现代运用 合欢皮有兴奋子宫、致流产、抗生育、催眠、调节免疫功能、抗肿瘤、溶血等作用。常用于失眠、细菌性肝脓肿、骨折、跌打损伤、癌症等。

豆科植物合欢 *Albizia julibrissin* Durazz.

识别特征

落叶大乔木。树干灰黑色，皮孔明显，小枝带棱角。叶互生，2 回偶数羽状复叶，互生；具羽片 4~12 对；小叶 10~30 对；小叶矩圆形至条形，两侧极偏斜，先端极尖，基部圆楔形；总叶柄基部有一腺体；托叶早落。头状花序集生成伞房状，腋生或顶生；花淡红色，花萼小，筒状；花冠漏斗状，均 5 裂，疏生短柔毛。荚果扁平，条形，黄褐色。种子多数。花期 6~7 期，果期 9~10 月。生于山坡或栽培。分布于我国大部分地区，主产于长江流域。

皂荚

皂荚、皂角刺——
化痰止咳平喘
药·温化寒痰药

药用部位：果实、棘刺。

功效主治 皂荚（果实），祛顽痰，开窍通闭，祛风杀虫。主治咳喘痰多、喉痹痰壅，风痰窍闭头风、头痛，风癣疥疮、疮疡初起、便秘。

皂角刺（棘刺），祛顽痰，通窍开闭，祛风杀虫。主治顽痰阻肺、咳喘痰多、喉痹痰盛、痈疽疮毒初起、脓成不溃、皮癣、麻风。

用法用量 皂荚，煎服，1.5~5克；焙焦研末服，1~1.5克。外用适量。

皂角刺，煎服，3~10克。外用适量，醋煎涂患处。

现代运用 皂荚有祛痰、抗菌、溶血、抗癌、增强免疫力、抑制呼吸中枢、兴奋子宫等作用。常用于胸闷咳喘、过敏性鼻炎、面部痤疮、面瘫、肺结核、顽痰阻塞、小儿厌食等。

皂角刺有抗肿瘤、抗凝血、抗肝纤维化、抗过敏、抗菌、抗炎、抗人类免疫缺陷病毒（HIV病毒）等作用。常用于咳嗽痰多、坐骨神经痛、输卵管妊娠、面瘫、痤疮、骨质增生等。

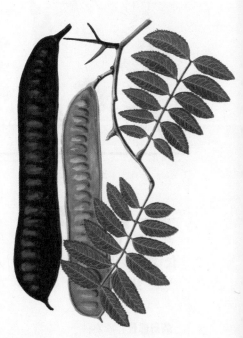

豆科植物皂荚 *Gleditsia sinensis* L.

识别特征

　　落叶乔木。树干有棘刺，棘刺圆柱形，粗壮，红褐色，常分枝。羽状复叶簇生；小叶6~16，卵形至长卵形，先端尖，基部楔形，边缘有细齿。总状花序腋生或顶生，花杂性；花萼4裂；花瓣4，淡黄色。荚果扁长条状，紫棕色，有时被白色蜡粉。花期5月，果期10月。生于村边、路旁向阳温暖的地方。主产于河北、山西、河南、山东等地。

土荆皮

攻毒杀虫止痒药

药用部位：树皮或根皮。

【别名】土槿皮、金松皮。

其皮治一切血，杀虫癣癣，合芦荟香油调搽。

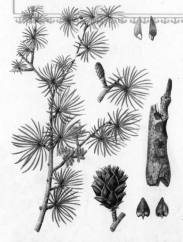

> **功效主治** 祛风除湿，杀虫止痒。主治疥癣、湿疹。

> **用法用量** 外用适量，浸酒涂擦，或研末醋调敷患处，或制成酊剂涂擦患处。

> **现代运用** 土荆皮有抗真菌、止血、抗生育、抗癌、致胆囊硬化等作用。常用于手足癣、局部神经性皮炎、银屑病、念珠菌阴道炎、手癣、湿疹等。

松科植物金钱松 *Pseudolarix amabilis* (Nelson) Rehd.

无患子

化痰止咳平喘药·清热化痰药

药用部位：成熟种子。

【别名】恒、木患子、油珠子、菩提子。

【释名】藏器曰：崔豹古今注云，昔有神巫曰……能符劾百鬼，得鬼则以此木为棒，棒杀之。世人相传以此木为器用，以厌鬼魅，故号曰无患。人又讹为木患也。

【集解】时珍曰：生高山中。树甚高大，枝叶皆如椿，特其叶对生。五六月开白花。结实大如弹丸，状如银杏及苦楝子，生青熟黄，老则文皱。

> **来源** 无患子科植物无患子 *Sapindus saponaria* L.。

> **功效主治** 清热祛痰，消积杀虫。主治喉痹肿痛、肺热咳喘、喑哑、食滞、疳积、蛔虫腹痛、癣、肿毒。

> **用法用量** 煎服，3~6克；或研末。外用适量。

> **现代运用** 无患子有降血压、溶血、抗动脉粥样硬化等作用。常用于百日咳、白浊、白带异常、小儿营养不良、滴虫阴道炎、胆囊炎、胆石症等。

诃子

收涩药·敛肺涩肠药

【别名】诃黎勒。

【修治】斅曰：凡用诃黎勒，酒浸后蒸一伏时，刀削去路，取肉锉焙用。用核则去肉。

【发明】时珍曰：诃子同乌梅、五倍子用则收敛，同橘皮、厚朴则下气，同人参用则能补肺治咳嗽。

药用部位：成熟果实。

功效主治 涩肠止泻，敛肺止咳，利咽开音。主治久泻久痢、脱肛、带下病、肺虚久咳、声音嘶哑、咽喉干燥、喉痹、口疮日久不愈、胃脘痛。

用法用量 煎服，3~10克。敛肺清火开音宜生用，涩肠止泻宜煨用。

现代运用 诃子有收敛、止泻、致泻、强心、抗菌、抗病毒、缓解平滑肌痉挛、抗动脉粥样硬化等作用。常用于痢疾、慢性腹泻、内痔出血、胃痉挛、咯血、口腔溃疡日久不愈、慢性咽炎、胃十二指肠溃疡等。

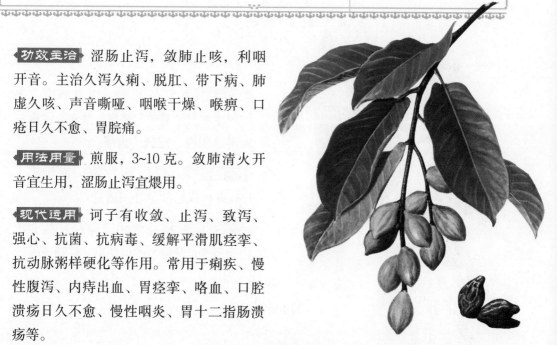

使君子科植物诃子 *Terminalia chebula* Retz.

识别特征

落叶乔木。叶互生或近对生，卵形或椭圆形，先端短尖，基部钝或圆，全缘，两面均秃净，幼时叶背薄被微毛；叶柄粗壮，有时于顶端有2个腺体。穗状花序生于枝顶或叶腋，花两性，黄色；萼杯状；花瓣缺。核果倒卵形或椭圆形，幼时绿色，熟时黄褐色，表面光滑，干时有5纵棱。种子1颗。花期6~8月，果期8~10月。生于疏林中或成片生长。主产于云南、广东、广西等地。

柳花

利水渗湿药·利湿退
黄药

药用部位： 花序。

【别名】柳华、柳絮。

【释名】弘景曰：柳即今水杨柳也。

【发明】时珍曰：《本经》主治风水黄疸者，柳花也。《别录》主治恶疮金疮、溃痈逐脓血，《药性论》止血疗痹者，柳絮及实也。花乃嫩蕊，可捣汁服。子与絮连，难以分别，惟可贴疮止血裹痹之用。所谓子汁疗渴者，则连絮浸渍，研汁服之尔。又崔寔四民月令言三月三日及上除日，采絮愈疾，则入药多用絮也。

功效主治 祛风利湿，止血散瘀。主治风水水肿、黄疸、咯血、吐血、便血、血淋、闭经、疮疥、齿痛。

用法用量 煎服，6~12克；或研末，3~6克；或捣汁。外用适量。

现代运用 柳花常用于停经发热、黄疸型肝炎、牙痛、尿道感染、膀胱炎等。

杨柳科植物垂柳 *Salix babylonica* L.

识别特征

乔木。树皮灰黑色，不规则开裂；枝细，下垂，淡褐黄色、淡褐色或带紫色。芽线形，先端急尖。叶狭披针形或线状披针形，上面绿色，下面色较淡，锯齿缘；叶柄有短柔毛。花序先叶开放，或与叶同时开放；雄花序有短梗，轴有毛，苞片披针形，腺体2；雌花序有梗，基部有3~4小叶，轴有毛，苞片披针形，腺体1。蒴果带绿黄褐色。花期3~4月，果期4~5月。生于道旁、水边。产于长江流域与黄河流域，其他各地均有栽培。

【别名】赤柽、赤怪、河柳、雨师、垂丝柳。

【释名】时珍曰：按罗愿《尔雅翼》云，天之将雨，柽先知之；又遇霜雪而不凋，乃木之圣也。故字从圣，又名雨师。

【集解】时珍曰：柽柳小干弱枝，插之易生。赤皮，细叶如丝，婀娜可爱。一年三次作花，花穗长三四寸，水红色如蓼花色。

柽柳

解表药·发散风寒药

药用部位： 嫩枝叶。

功效主治 发表透疹，祛风除湿。主治风寒感冒、麻疹不透、风疹瘙痒、风湿痹痛。

用法用量 煎服，3~10克。外用适量。

现代运用 柽柳有止咳、抗菌、解热、解毒、抗炎、保肝等作用。常用于小儿瘰疹不出、喘咳、烦闷、慢性气管炎、风湿骨节疼痛等。

柽柳科植物柽柳 *Tamarix chinensis* L.

识别特征

灌木或小乔木。幼枝柔弱，开展而下垂，红紫色或暗紫色。叶鳞片状，钻形或卵状披针形，半贴生，背面有龙骨状柱。春季在去年生小枝节上侧生总状花序，花稍大而稀疏；夏、秋季在当年生幼枝顶端生大型圆锥花序，常下弯，花略小而密生，每朵花具1小苞片；萼片卵形；花粉红色，花瓣椭圆状倒卵形。蒴果近球形。花期4~9月，果期6~10月。生于山野或栽培于庭园。分布于河南、河北、山东、安徽等地。

芜荑

驱虫药

药用部位: 果实的加工品。

【别名】蕰荑、无姑。

【释名】时珍曰:其木名橁,乃山枌榆也,有刺,果实名芜荑……性杀虫,置物中亦辟蛀。

【集解】时珍曰:芜荑有大小两种,小者即榆荚也,揉取仁,酝为酱,味尤辛。人多以外物相和,不可不择去之。入药皆用大芜荑,别有种。

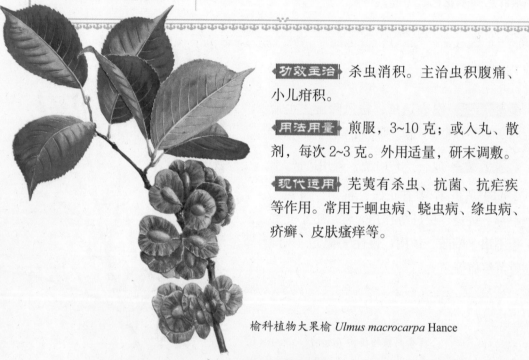

榆科植物大果榆 *Ulmus macrocarpa* Hance

功效主治 杀虫消积。主治虫积腹痛、小儿疳积。

用法用量 煎服,3~10克;或入丸、散剂,每次2~3克。外用适量,研末调敷。

现代运用 芜荑有杀虫、抗菌、抗疟疾等作用。常用于蛔虫病、蛲虫病、绦虫病、疥癣、皮肤瘙痒等。

识别特征

落叶小乔木或灌木。枝常有木栓质翅,当年生枝绿褐色,有粗毛;老枝褐色,无毛。叶互生;叶柄被短柔毛;叶片宽倒卵形,两边不对称,粗糙,被粗毛,边缘具钝单锯齿或重锯齿。花自花芽或混合芽抽出,排成簇状聚伞花序生于去年枝的叶腋或散生于新枝的基部;花大,两性;花被4~5裂,绿色。翅果特大,被毛,花被宿存。花期4~5月,果熟期5~6月。生于向阳山坡、丘陵及固定沙丘上,在林区多生于林缘及河岸。主产于黑龙江、吉林、辽宁、河北、山西等地。

苏木

活血化瘀药·活血疗伤药

药用部位： 心材。

【别名】苏方木。

【释名】时珍曰：海岛有苏方国，其地产此木，故名。今人省呼为苏木尔。

【发明】元素曰：苏木性凉，味微辛。发散表里风气，宜与防风同用。又能破死血，产后血肿胀满欲死者宜之。

时珍曰：苏方木乃三阴经血分药。少用则和血，多用则破血。

功效主治 活血疗伤，祛瘀通经，消肿止痛。主治跌打损伤、骨折瘀肿、外伤出血、疮痈肿毒、心腹诸痛、血滞闭经、痛经、产后腹痛、中风失语。

用法用量 煎服，3~10克。外用适量，研末撒敷。

现代运用 苏木有抗炎、抗菌、抗癌、抗血小板聚集、镇静、催眠、抗惊厥、增加冠状动脉流量等作用。常用于足癣、外伤出血、经产期疾病、骨折、瘀血肿痛、冠心病心绞痛、破伤风等。

豆科植物苏木 *Caesalpinia sappan* L.

识别特征

落叶小乔木或灌木。内部心材红棕色，枝幼时被细柔毛，有稀疏短刺，皮孔凸出、圆形。叶互生，2回偶数羽状复叶；小叶片长圆形，尖端圆或微凹，基部偏斜，全缘，两面近无毛，有腺点；无柄。圆锥花序顶生或腋生，宽大，花黄色，花瓣5，4片圆形等大，最下一片较小。荚果扁斜状倒卵形，顶端有喙，红棕色；含种子4~5。花期5~6月，果期9~10月。云南、贵州、四川、广东、广西、台湾等地有栽培。

棕榈

止血药·收敛止血药

药用部位: 叶鞘纤维。

【别名】枺榈。

【集解】时珍曰：南方此木有两种。一种有皮丝，可作绳；一种小而无丝，惟叶可作帚。

【发明】宗奭曰：棕皮烧黑，治妇人血露及吐血，须佐以他药。时珍曰：棕灰性涩，若失血去多，瘀滞已尽者，用之切当，所谓涩可去脱也。与乱发同用更良。年久败棕入药尤妙。

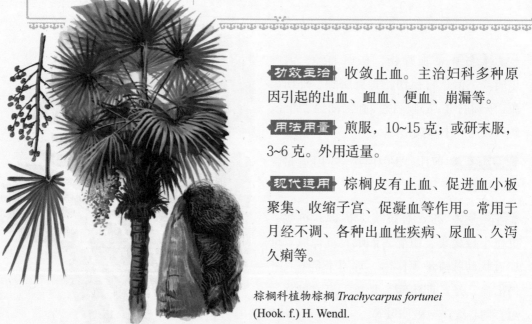

功效主治 收敛止血。主治妇科多种原因引起的出血、衄血、便血、崩漏等。

用法用量 煎服，10~15克；或研末服，3~6克。外用适量。

现代运用 棕榈皮有止血、促进血小板聚集、收缩子宫、促凝血等作用。常用于月经不调、各种出血性疾病、尿血、久泻久痢等。

棕榈科植物棕榈 *Trachycarpus fortunei* (Hook. f.) H. Wendl.

识别特征

常绿乔木。茎秆直立，残留的褐色纤维状老叶鞘层层包被于茎秆上。叶簇生于茎顶；叶柄坚硬，边缘有小齿；叶片革质，近圆扇状，具多数褶皱，掌状分裂至中部，下面具蜡粉。肉穗花序，自茎顶叶腋抽出；基部具多数大型鞘状苞片，淡黄色，具柔毛；雌雄异株；雄花小，多数，淡黄色，花被6，2轮，宽卵形。核果球形或近肾形，熟时外果皮灰蓝色，被蜡粉。花期4~5月，果期10~12月。栽培于村边、溪边、田边、丘陵地或山地。长江以南各地多有分布。

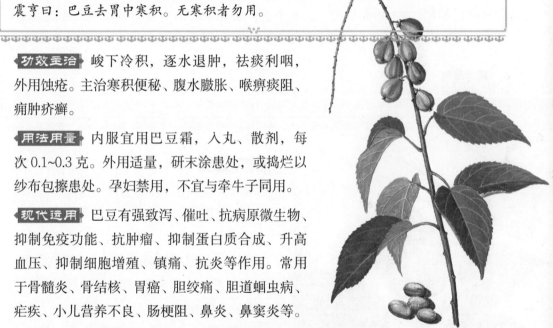

【别名】巴菽、刚子、老阳子。

【释名】时珍曰：此物出巴蜀，而形如菽豆，故以名之。宋本草一名巴椒，乃菽字传讹也。雷敩《炮炙论》又分紧小色黄者为巴，有三棱色黑者为豆，小而两头尖者为刚子。云巴与豆可用，刚子不可用（杀人）。其说殊乖。盖紧小者是雌，有棱及两头尖者是雄。雄者峻利，雌者稍缓也。用之得宜，皆有功力；用之失宜，参、术亦能为害，况巴豆乎？

【发明】元素曰：巴豆乃斩关夺门之将，不可轻用。震亨曰：巴豆去胃中寒积。无寒积者勿用。

巴豆

泻下药·峻下逐水药

药用部位：成熟果实。

功效主治 峻下冷积，逐水退肿，祛痰利咽，外用蚀疮。主治寒积便秘、腹水臌胀、喉痹痰阻、痈肿疥癣。

用法用量 内服宜用巴豆霜，入丸、散剂，每次 0.1~0.3 克。外用适量，研末涂患处，或捣烂以纱布包擦患处。孕妇禁用，不宜与牵牛子同用。

现代运用 巴豆有强致泻、催吐、抗病原微生物、抑制免疫功能、抗肿瘤、抑制蛋白质合成、升高血压、抑制细胞增殖、镇痛、抗炎等作用。常用于骨髓炎、骨结核、胃癌、胆绞痛、胆道蛔虫病、疟疾、小儿营养不良、肠梗阻、鼻炎、鼻窦炎等。

大戟科植物巴豆 *Croton tiglium* L.

识别特征

常绿灌木或小乔木。幼枝绿色，二年生枝灰绿色。叶互生；叶片卵形或长圆状卵形，近叶柄处有 2 个腺体，叶缘有疏锯齿，两面均有稀疏星状毛；托叶早落。总状花序顶生，花小，单性；雌雄同株，雄花在上，绿色；雌花无花瓣。蒴果矩球形，有 3 个钝角。种子长卵形，3 枚，淡黄褐色。花期 3~5 月，果期 6~7 月。生于丘陵坡地或疏林中。分布于四川、湖南、湖北、云南、贵州、广西、广东、福建等地。

桑

桑叶——解表药·发散风热药；桑枝——祛风湿药·祛风湿热药；桑白皮——化痰止咳平喘药·止咳平喘药；桑椹——补虚药·补阴药

药用部位：叶、嫩枝、根皮、果穗。

《本草纲目》

【别名】蚕叶，子名桑椹。

【释名】时珍曰：徐锴《说文解字》云，叒（音若），东方自然神木之名，其字象形。桑乃蚕所食，异于东方自然之神木，故加木于叒下而别之。

【发明】时珍曰：桑叶乃手、足阳明之药，汁煎代茗，能止消渴。煎药用桑者，取其能利关节，除风寒湿痹诸痛也。桑白皮长于利小水，乃实则泻其子也，故肺中有水气及肺火有余者宜之。椹有乌、白二种。《杨氏产乳》云，孩子不得与桑椹，令儿心寒。

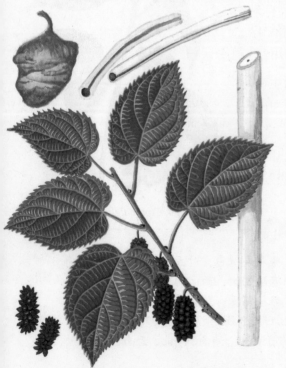

功效主治 桑叶（叶），发散风热，润肺止咳，平肝明目。主治风热感冒、肝阳上亢头目眩晕、秋燥咳嗽、肺热咯血。

桑枝（嫩枝），祛风清热，通络除湿，止痒。主治风湿痹痛、中风（现代医学称"脑卒中"）口眼㖞斜、湿热下注脚气浮肿、水肿、全身瘙痒。

桑白皮（根皮），泻肺平喘，利水消肿。主治肺热咳嗽、水肿。

桑椹（果穗），滋阴补血，祛风明目。主治头晕耳鸣、腰酸膝软、失眠健忘、头癣、秃疮。

桑科植物桑 *Morus alba* L.

用法用量 桑叶，煎服，9~10克；或入丸、散剂。可外用煎水洗眼。蜜炙桑叶能增强润肺止咳作用。

桑枝，煎服，15~30克。

桑白皮，煎服，5~15克。泄肺利水、平肝清火宜生用；肺虚咳嗽宜蜜炙用。

桑椹，煎服，9~15克；或鲜品食用。

现代运用 桑叶有抗菌、降血糖、降血脂、促进蛋白质合成、延缓衰老、抗肿瘤、解痉、抗溃疡等作用。常用于感冒发热头痛、咳嗽、小儿紫癜、高血压、糖尿病、银屑病等。

桑枝有抗炎、增强免疫功能、提高人体淋巴细胞转化率、降血糖、降血脂等作用。常用于关节炎、白癜风、皮肤瘙痒、肩周炎、糖尿病等。

桑白皮有止咳、利尿、降血压、镇静、安定、抗惊厥、镇痛、降温、兴奋肠和子宫、抗菌、抗癌、抗人类免疫缺陷病毒等作用。常用于高血压、小便不利、全身水肿、肺热咳喘等。

桑椹有抗衰老、增强免疫功能、促进红细胞生长、抗诱变、降血脂、抗病毒、增强胃肠蠕动等作用。常用于老年便秘、糖尿病、神经衰弱、睡眠障碍、咽炎、高血压等。

识别特征

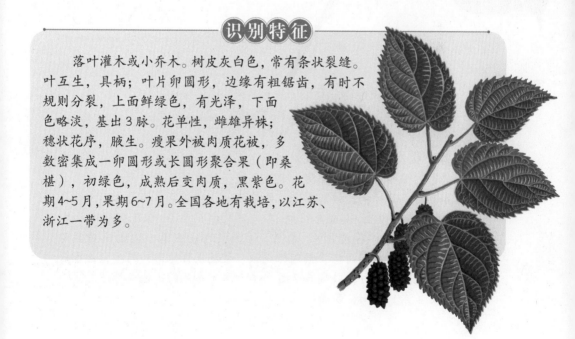

落叶灌木或小乔木。树皮灰白色，常有条状裂缝。叶互生，具柄；叶片卵圆形，边缘有粗锯齿，有时不规则分裂，上面鲜绿色，有光泽，下面色略淡，基出3脉。花单性，雌雄异株；穗状花序，腋生。瘦果外被肉质花被，多数密集成一卵圆形或长圆形聚合果（即桑椹），初绿色，成熟后变肉质，黑紫色。花期4~5月，果期6~7月。全国各地有栽培，以江苏、浙江一带为多。

柘子

清热药·清热凉血药

药用部位：果实。

【别名】佳子。

【集解】宗奭曰：柘木里有纹，亦可旋为器。其叶可饲蚕，曰柘蚕，然叶硬，不及桑叶。入药以无刺者良。

【发明】时珍曰：柘能通肾气，故《圣惠方》治耳鸣耳聋一二十年者，有柘根酒。用柘根二十斤，菖蒲五斗，各以水一石，煮取汁五斗。

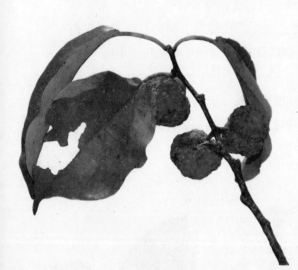

功效主治 清热凉血，舒筋活络。主治跌打损伤。

用法用量 煎服，15~30克，或研末。

现代运用 柘子有镇痛、抗炎等作用。常用于月经不调、跌仆损伤、疟疾等。

桑科植物柘树 *Maclura tricuspidata* Carrière

识别特征

　　落叶灌木或小乔木。树皮灰褐色，小枝无毛，略具棱，有棘刺；冬芽赤褐色。叶卵形或菱状卵形，偶为3裂，表面深绿色，背面绿白色，侧脉4~6对；具叶柄，被微柔毛。雌雄异株，雌雄花序均为球形头状花序，单生或成对腋生，具短总花梗；雄花序较雌花序小，雄花有苞片2枚，附着于花被片上；花被片4，肉质，先端肥厚，内卷，内面有黄色腺体2个；雌花被先端盾形，余同雄花被。聚花果近球形，肉质，成熟时橘红色。花期5~6月，果期6~7月。生于阳光充足的山地或林缘。主产于华北、华东、中南、西南各地。

【别名】榖实、楮桃。

【集解】弘景曰：此即今构树也。南人呼榖纸亦为楮纸。武陵人作榖皮衣，甚坚好。

【主治】阴痿水肿，益气充肌明目。久服，不饥不老，轻身。壮筋骨，助阳气，补虚劳，健腰膝，益颜色。

楮实子
补虚药·补血药

药用部位： 成熟果实。

功效主治 滋肾，清肝明目，利尿。主治腰膝酸软、虚劳骨蒸、头昏目暗、水肿胀满、痈疽疔金疮。

用法用量 煎服，6~9克；或入丸、散剂。外用适量，捣敷。

现代运用 楮实子有抗氧化、增强免疫、降血脂、抗肿瘤、有抗菌、利尿、抗衰老等作用。常用于白内障、慢性咽炎、水肿、耳鸣等。

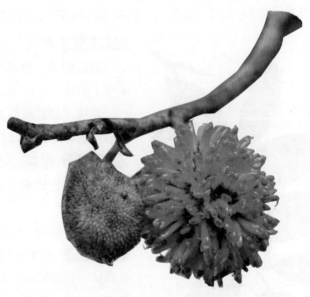

桑科植物构树 *Broussonetia papyrifera* (L.) Vent.

识别特征

　　落叶乔木，有乳汁。小枝粗壮，密生绒毛。单叶互生；叶柄密被柔毛；叶片膜质或纸质，阔卵形至长圆状卵形，不分裂或3~5裂，尤以幼枝或小树叶较明显，边缘具细锯齿，上面深绿色，被粗伏毛，下面灰绿色，密被柔毛。花单性，雌雄异株；雄花序为葇荑花序，雄花具短柄，有2~3小苞片，花被4裂；雌花苞片棒状，被毛，花被管状。聚花果肉质，呈球形，熟时橙红色。花期4~7月，果期7~9月。生于山坡林缘或村寨道旁。主产于河南、湖北、湖南、山西、甘肃等地。

枳

枳实、枳壳——理气药

药用部位：幼果、接近成熟的果壳。

【别名】枳实、枳壳。

【释名】时珍曰：枳乃木名，从只，谐声也。实乃其子，故曰枳实。后人因小者性速，又呼老者为枳壳。生则皮厚而实，熟则壳薄而虚，正如青橘皮、陈橘皮之义。

【发明】好古曰：益气则佐之以人参、白术、干姜，破气则佐之以大黄、牵牛、芒消，此本经所以言益气而复言消痞也。非白术不能去湿，非枳实不能除痞。

时珍曰：枳实、枳壳气味功用俱同，上世亦无分别。魏、晋以来，始分实、壳之用。

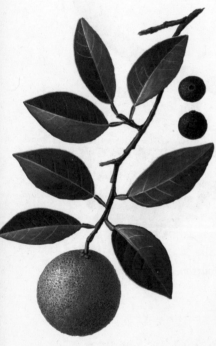

芸香科植物酸橙 *Citrus aurantium* L.

功效主治 枳实（幼果），疏肝和胃，理气止痛。主治胃脘痞满、热结便秘、泻痢后重、胸痹、结胸、中气下陷证。

枳壳（接近成熟的果壳），行气开胸，宽中除胀。主治胃肠积滞、湿热泻痢、胸痹、结胸、产后腹痛、脱肛。

用法用量 枳实，煎服，3~10克；大剂量可用至30克；或煅存性研末。外用适量，煎水洗或熬膏涂。孕妇慎服。

枳壳，煎服，3~9克。孕妇慎服。

现代运用 枳实有缓解小肠痉挛、调节胃肠道平滑肌节律、收缩胆囊、抗溃疡、强心、升高血压、兴奋子宫等作用。常用于胃痛、产后腹痛、胃下垂等。

枳壳有抗溃疡、调节胃肠蠕动、利胆排石、降血脂、抗肿瘤、兴奋子宫、强心等作用。常用于消化不良、胃下垂、子宫脱垂、胃及十二指肠溃疡、胆囊结石、输尿管结石、产后腹痛等。

识别特征

常绿小乔木。茎枝三棱形，有长刺。单身复叶互生，革质，叶片长椭圆形，全缘或有不明显的波状锯齿。花排列成总状花序，也有单生或簇生于叶腋及当年生枝条的顶端；花萼杯状；花瓣白色。柑果成熟时橙黄色。花期4~5月，果期6~11月。野生或栽培。主产于四川、江西、福建、江苏等地。

【别名】卮子、木丹、越桃、鲜支。

【释名】时珍曰：卮，酒器也。卮子象之，故名。俗作栀。

【发明】元素曰：卮子轻飘而象肺，色赤而象火，故能泻肺中之火。其用有四。心经客热一也，除烦躁二也，去上焦虚热三也，治风四也。颂曰：张仲景及古今名医治发黄，皆用卮子、茵陈、甘草、香豉四物作汤饮。

栀子

清热药·清热泻火药

药用部位：成熟果实。

功效主治 泻火除烦，清热利湿，凉血解毒。主治热病心烦、黄疸尿赤、血淋涩痛、血热吐衄、目赤肿痛、火毒疮疡、扭挫伤痛。

用法用量 煎服，3~10克。生用走气分而泻火，炒黑入血分而止血。

现代运用 栀子有保肝利胆、降低胰淀粉酶活性、降血压、防治动脉粥样硬化、镇静、抗菌等作用。常用于口腔溃疡、胃痛、黄疸、肝炎、高血压等。

茜草科植物栀子 *Gardenia jasminoides* Ellis

识别特征

常绿灌木。叶对生或三叶轮生，革质；叶片长椭圆形，全缘；托叶鞘状，膜质。花单生于枝顶，芳香；萼管倒圆锥形，有棱，裂片线形；花瓣成旋卷形排列，花开时成高脚杯状或碟状，5~6裂，初为白色，后变为乳黄色。蒴果肉质，卵形，黄色，有翅状纵棱5~8条；种子多数。花期5~7月，果期8~11月。常生于低山温暖的疏林中或荒坡、沟旁、路边。主产于湖南、江西、湖北、浙江、福建等地。

酸枣仁

养心安神药

药用部位： 成熟种子。

《本草纲目》

【别名】山枣仁、酸枣。

【发明】恭曰：《本经》用实疗不得眠，不言用仁。今方皆用仁。补中益肝，坚筋骨，助阴气，皆酸枣仁之功也。时珍曰：酸枣实味酸性收，故主肝病，寒热结气，酸痹久泄，脐下满痛之证。其仁甘而润，故熟用疗胆虚不得眠、烦渴虚汗之证，生用疗胆热好眠，皆足厥阴、少阳药也。今人专以为心家药，殊昧此理。

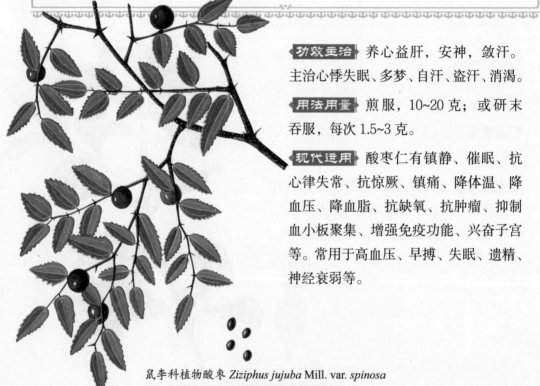

功效主治 养心益肝，安神，敛汗。主治心悸失眠、多梦、自汗、盗汗、消渴。

用法用量 煎服，10~20克；或研末吞服，每次1.5~3克。

现代运用 酸枣仁有镇静、催眠、抗心律失常、抗惊厥、镇痛、降体温、降血压、降血脂、抗缺氧、抗肿瘤、抑制血小板聚集、增强免疫功能、兴奋子宫等。常用于高血压、早搏、失眠、遗精、神经衰弱等。

鼠李科植物酸枣 *Ziziphus jujuba* Mill. var. *spinosa* (Bunge) Hu ex H. F. Chou

识别特征

落叶灌木或小乔木。枝上有两种刺，一为针状直形，一为向下反曲。单叶互生，叶片椭圆形，边缘有细锯齿，主脉3条。托叶细长，针状。花黄绿色，2~3朵簇生叶腋；花梗极短；萼片5，卵状三角形，花瓣5。核果近球形，先端钝，熟时暗红色，有酸味。种子扁平，暗红色。花期4~5月，果期9~10月。生于阳坡或干燥瘠土处，常形成灌木丛。主产于河北、陕西、山西、山东等地。

【别名】蜀酸枣、肉枣、鸡足、鼠矢。

【释名】宗奭曰：山茱萸与吴茱萸甚不相类，治疗大不同，未审何缘命此名也？时珍曰：《本经》一名蜀酸枣，今人呼为肉枣，皆象形也。

【发明】好古曰：滑则气脱，涩剂所以收之。山茱萸止小便利，秘精气，取其味酸涩以收滑也。仲景八味丸用之为君，其性味可知矣。

山茱萸

收涩药·固精缩尿
止带药

药用部位：成熟果肉。

功效主治 补益肝肾，收敛固涩，涩精止遗。主治肝肾不足、腰膝酸痛、遗精、遗尿、崩漏、消渴、大汗虚脱。

用法用量 煎服，5~10克，急救固脱 20~30克。

现代运用 山茱萸有降血糖、降血脂、增强免疫功能、抗心律失常、抗衰老、抗氧化、抗炎、解痉、抑菌等作用。常用于肾虚腰痛、阳痿遗精、糖尿病、尿崩症、支气管哮喘、食管上皮细胞重度不典型增生、白细胞减少、遗尿、自主神经功能紊乱出汗多等。

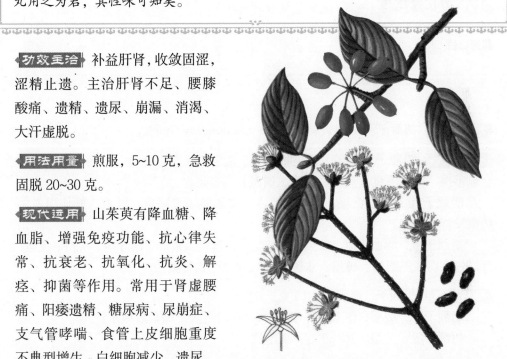

山茱萸科植物山茱萸 *Cornus officinalis* Sieb. et Zucc.

识别特征

　　落叶灌木或小乔木。树皮淡褐色，成薄片剥裂。单叶对生，叶片椭圆形或长椭圆形，上面疏生平贴毛，下面粉绿色，毛较密，侧脉6~8对，脉腋有黄褐色毛丛。伞形花序，簇生于小枝顶端，其下具数片芽鳞状苞片；花小，花瓣4，黄色。核果长椭圆形，成熟后红色。种子长椭圆形，两端钝圆。花期5~6月，果期8~9月。生于海拔400~1500米的林缘或森林中，亦有栽培。产于浙江、安徽、河南、陕西、山西等地。

胡颓子

胡颓子、胡颓子叶——化痰止咳平喘药·止咳平喘药；胡颓子根——祛风湿药·祛风湿热药

药用部位： 果实、叶、根。

【别名】蒲颓子、卢都子、雀儿酥、半含春、黄婆奶。

【集解】时珍曰：胡颓结实小长，俨如山茱萸，上亦有细星斑点，生青熟红，立夏前采食，酸涩。核亦如山茱萸，但有八核，软而不坚。

【发明】时珍曰：《中藏经》云，有人患喘三十年，服之顿愈。甚者服药后，胸上生小瘾疹作痒，则瘥也。虚甚，加人参等分，名清肺散。大抵皆取其酸涩，收敛肺气耗散之功耳。

来源 胡颓子科植物胡颓子 *Elaeagnus pungens* Thunb.。

功效主治 胡颓子（果实），止咳平喘，消食，止泻，止血。主治咳嗽气喘、食欲不振、消化不良、泄泻、痢疾、崩漏、痔疮出血。

胡颓子叶，平喘止咳，止血，解毒。主治咳喘、咯血、吐血、外伤出血、痈疽发背、痔疮。

胡颓子根，活血止血，祛风利湿，止咳，解毒敛疮。主治吐血、咯血、便血、月经过多、风湿痹痛、黄疸、水肿、咽喉肿痛、跌打损伤。

用法用量 胡颓子，煎服，9~15克。

胡颓子叶，煎服，9~15克；或研末。外用适量，捣敷或煎水洗。

胡颓子根，煎服，10~30克；或泡酒。

现代应用 胡颓子有较高的食用价值，果实香甜可口，富含8种人体必需氨基酸和类氨基酸。其有降血糖、降血脂、抗炎、镇痛、平喘、抗癌等作用。临床上常用于慢性气管炎、肠炎、痢疾、骨髓炎、食欲不振、痔疮等。

胡颓子叶有扩张支气管、平喘、抗菌、抗病毒等作用。常用于慢性气管炎、支气管哮喘、痔疮肿痛等。

胡颓子根常用于病毒性肝炎、小儿营养不良、风湿性关节炎、咯血、吐血、便血、月经不调、白带异常、跌打损伤等。

【别名】刺梨子、山石榴、山鸡头子。

【释名】时珍曰：金樱当作金罂，谓其子形如黄罂也。石榴、鸡头皆象形。

【发明】慎微曰：沈存中《笔谈》云，金樱子止遗泄，取其温且涩也。世人待红熟时取汁熬膏，味甘，全断涩味，都全失本性，大误也。惟当取半黄者，干捣末用之。

金樱子

收涩药·固精缩尿
止带药

药用部位：成熟果实。

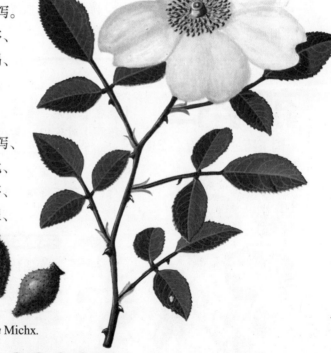

功效主治 固精缩尿，涩肠止泻。主治肾虚遗精、遗尿、白带过多、脾虚泻痢滑脱不禁、崩漏、消渴、脱肛、子宫下垂。

用法用量 煎服，6~15克。

现代运用 金樱子有收敛、止泻、抗菌、抗病毒、抗动脉粥样硬化、抗氧化等作用。常用于白带过多、遗精早泄、盆腔炎、腹泻、遗尿、风湿骨痛、烧烫伤等。

蔷薇科植物金樱子 *Rosa laevigata* Michx.

识别特征

　　常绿攀缘灌木。茎红褐色，有倒钩状皮刺和刺毛。奇数羽状复叶互生，小叶多为3；叶柄有棕色腺点及细刺；叶片椭圆状卵形，革质，边缘有锐尖锯齿，无毛；叶轴具小皮刺和刺毛。花单生侧枝顶端；花梗粗壮，与萼筒均密被刺毛；萼片先端有时扩大呈叶状，被腺毛；花冠白色，花瓣5。蔷薇果长倒卵形，黄红色，被刺毛，具宿萼。花期5月，果期9~10月。生于向阳山坡及溪边灌丛中。主产于广东、四川、重庆、云南、湖北、贵州等地。

山矾

清热药·清热解毒药

药用部位： 叶。

【别名】芸香、柘花、春桂、七里香。

【释名】时珍曰：芸，盛多也。老子曰"夫物芸芸"是也。此物山野丛生甚多，而花繁香馥，故名。

【主治】久痢，止渴，杀蚤、蠹。用三十片，同老姜三片，浸水蒸热，洗烂弦风眼。

来　源 山矾科植物山矾 *Symplocos sumuntia* Buch. -Ham. ex D. Don。

功效主治 清热解毒，收敛止血。主治久痢、风火赤眼、咯血、便血、鹅口疮。

用法用量 煎服，15~30克。外用适量。

现代运用 山矾有解热、抗炎、降血压、止血等作用。常用于扁桃体炎、中耳炎、上呼吸道感染、口腔炎、高血压等。

郁李仁

泻下药·润下药

药用部位： 成熟种子。

【别名】郁李、奠李、车下李、爵李、雀梅。

【集解】时珍曰：其花粉红色，实如小李。

【发明】时珍曰：郁李仁甘苦而润，其性降，故能下气利水。按《宋史·钱乙传》云，一乳妇因悸而病，既愈，目张不得瞑。乙曰：煮郁李酒饮之使醉，即愈。

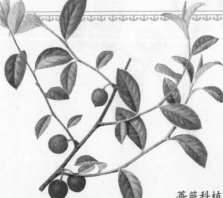

功效主治 润肠通便，利水消肿。主治肠燥便秘、水肿、小便不利。

用法用量 煎服，6~12克；打碎入煎。

现代运用 郁李仁有缓泻、降血压、抗炎、镇痛、祛痰、平喘等作用。常用于水肿、偏头痛、急性阑尾炎等。

蔷薇科植物欧李 *Prunus humilis* Bge.

识别特征

落叶灌木。多分枝，小枝灰褐色或棕褐色，被柔毛。叶互生；叶片长圆形或椭圆披针形，边缘有浅细锯齿；托叶线形。花与叶同时开放，单生或2朵并生；花白色或稍粉红色。核果球形，成熟时鲜红色。花期4~5月，果期6~10月。生于向阳山坡上。我国南北各地多有分布，主产于辽宁、河北、内蒙古等地。

女贞子

补虚药·补阴药

药用部位：成熟果实。

【别名】贞木、冬青、蜡树。

【释名】时珍曰：此木凌冬青翠，有贞守之操，故以贞女状之。琴操载鲁有处女见女贞木而作歌者，即此也。

【发明】时珍曰：女贞实乃上品无毒妙药，而古方罕知用者，何哉？典术云，女贞木乃少阴之精，故冬不落叶。观此，则其益肾之功，尤可推矣。

功效主治 补益肝肾，乌须明目。主治眩晕耳鸣、腰膝酸软、须发早白、视物昏花、阴虚燥热、小便赤涩。

用法用量 煎服，10~15克，鲜品加倍；多入丸剂。外用适量。生用清热，酒炙补益。

现代运用 女贞子有调节免疫功能、抗炎、强心、利尿、抗衰老、降血糖、降血脂、保肝、抗血小板凝聚、抗菌、升高白细胞等作用。常用于白细胞减少、心绞痛、慢性咽炎、口腔溃疡、骨质疏松、便秘、高脂血症、心律失常等。

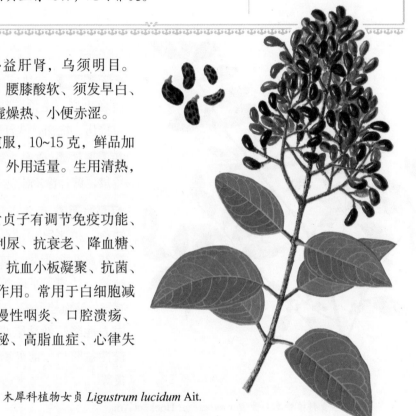

木犀科植物女贞 *Ligustrum lucidum* Ait.

识别特征

常绿大灌木或小乔木。树皮灰色，枝条光滑，具皮孔。叶对生，叶柄上面有槽；叶片革质，卵形至卵状披针形，全缘，上面深绿色，有光泽，下面淡绿色，密布细小的透明腺点。圆锥花序顶生；小苞卵状三角形；花萼钟状；花冠管白色。浆果状核果，长椭圆形，幼时绿色，熟时蓝黑色。种子1~2枚，长椭圆形。花期6~7月，果期8~12月。生于山野，多栽植于庭园。主产于浙江、江苏、湖南、福建、广西、江西、四川、重庆等地。

毛冬青

止血药·凉血止血药

药用部位：根。

《本草纲目》

【别名】冬青、冻青。

【释名】藏器曰：冬月青翠，故名冬青。江东人呼为冻青。

【集解】时珍曰：冻青亦女贞别种也，山中时有之。但以叶微团而子赤者为冻青，叶长而子黑者为女贞。

功效主治 清热凉血，消肿解毒，通络止痛。主治肺热咳嗽、痢疾、刀枪伤、烧伤、跌打肿痛。

用法用量 煎服，30~60克。外用适量，煎汁涂或浸泡。

现代运用 毛冬青有抗菌、抗心肌缺血、扩张冠状动脉、降低血压、抑制血小板聚集、抗炎、降血脂、镇咳、祛痰、平喘等作用。常用于感冒、脑血栓形成、缺血性脑卒中、中心性浆液性脉络膜视网膜病变、慢性盆腔炎、前列腺炎、萎缩性鼻炎等。

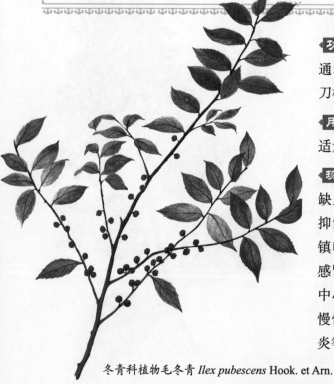

冬青科植物毛冬青 *Ilex pubescens* Hook. et Arn.

识别特征

常绿灌木。小枝具棱，被粗毛，干后黑褐色。单叶互生，纸质或膜质；叶片椭圆形或倒卵状椭圆形，先端尖，通常有小凸尖，基部阔楔形或略钝，下面被疏粗毛，边缘具稀疏的小尖齿或近全缘，中脉上面凹陷，被疏毛，侧脉每边4~5条。花淡紫色或白色，雌雄异株；花序簇生，或雌花序为假圆锥形花序状。浆果状核果，球形，熟时红色，分核常6颗。花期4~5月，果期6~8月。生于林中或灌丛中。主产于广东、广西、安徽、福建等地。

《本草纲目》

【别名】猫儿刺。

【释名】藏器曰：此木肌白，如狗之骨。时珍曰：叶有五刺，如猫之形，故名。

【集解】时珍曰：狗骨树如女贞，肌理甚白。叶长二三寸，青翠而厚硬，有五刺角，四时不凋。五月开细白花。结实如女贞及菝葜子，九月熟时，绯红色，皮薄味甘。

枸骨叶

祛风湿药·祛风湿强筋骨药

药用部位：叶。

功效主治 补肝肾，养气血，祛风湿。主治肺痨咳嗽、劳伤失血、腰膝痿弱、风湿痹痛、跌打损伤。

用法用量 煎服，9~15克；或浸酒；或熬膏。外用适量。

现代运用 枸骨有兴奋子宫、抗生育、强心、增加冠状动脉血流量等作用。常用于肺结核、高血压、腰痛、关节痛等。

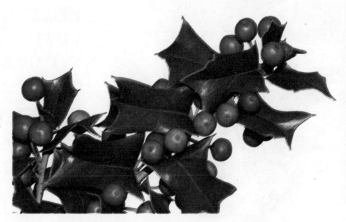

冬青科植物枸骨 *Ilex cornuta* Lindl. et Paxt.。

识别特征

　　常绿小乔木或灌木。树皮灰白色，平滑。单叶互生，硬革质，长椭圆状直方形，先端具3个硬刺，中央的刺尖向下反曲，基部各边具有1刺，有时中间左右各生1刺，老树上叶基部呈圆形，无刺，叶上面绿色，有光泽，下面黄绿色；具叶柄。花白色，腋生，多数，排列成伞形；雄花与两性花同株；花萼杯状，4裂，裂片三角形，外被短柔毛；花瓣4，倒卵形。核果椭圆形，鲜红色。种子4枚。花期4~5月，果期9~10月。生于山坡、丘陵等的灌丛中、疏林中以及路边、溪旁和村舍附近。主产于河南、湖北、安徽、江苏等地。

卫矛

活血化瘀药·活血调经药

药用部位： 根。

【别名】鬼箭、神箭。

【释名】时珍曰：此物干有直羽，如箭羽、矛刃自卫之状，故名。

【发明】时珍曰：凡妇人产后血运血结，血聚于胸中，或偏于少腹，或连于胁肋者。四物汤四两，倍当归，加鬼箭、红花、玄胡索各一两，为末，煎服。

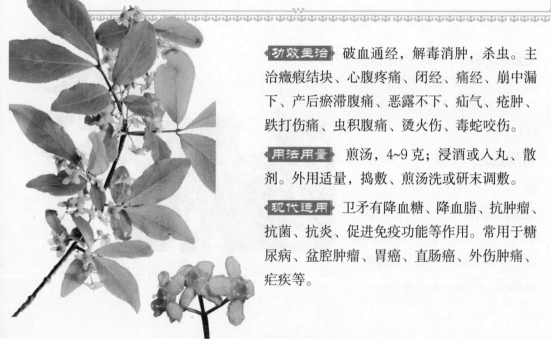

功效主治 破血通经，解毒消肿，杀虫。主治癥瘕结块、心腹疼痛、闭经、痛经、崩中漏下、产后瘀滞腹痛、恶露不下、疝气、疮肿、跌打伤痛、虫积腹痛、烫火伤、毒蛇咬伤。

用法用量 煎汤，4~9克；浸酒或入丸、散剂。外用适量，捣敷、煎汤洗或研末调敷。

现代运用 卫矛有降血糖、降血脂、抗肿瘤、抗菌、抗炎、促进免疫功能等作用。常用于糖尿病、盆腔肿瘤、胃癌、直肠癌、外伤肿痛、疟疾等。

卫矛科植物卫矛 *Euonymus alatus* (Thunb.) Sieb.

识别特征

灌木。小枝常具2~4列宽阔木栓翅；冬芽圆形，芽鳞边缘具不整齐细坚齿。叶卵状椭圆形、窄长椭圆形，偶为倒卵形，边缘具细锯齿，两面光滑无毛。聚伞花序1~3花；花白绿色，4数；萼片半圆形；花瓣近圆形。蒴果1~4深裂，裂瓣椭圆状。种子椭圆状或阔椭圆状，种皮褐色或浅棕色，假种皮橙红色，全包种子。花期5~6月，果期7~10月。生长于山坡、沟地边沿。除新疆、青海、西藏、广东、海南及东北地区以外，全国各地均有分布。

五加皮

祛风湿药·祛风湿
强筋骨药

药用部位：根皮。

【别名】五佳、五花、文章草、白刺、追风使、木骨、金盐、豺漆、豺节。

【释名】时珍曰：此药以五叶交加者良，故名五加，又名五花。杨慎《丹铅录》作五佳，云一枝五叶者佳故也。蜀人呼为白刺。

【发明】时珍曰：五加治风湿痿痹，壮筋骨，其功良深……造酒之方，用五加根皮洗净，去骨、茎、叶，亦可以水煎汁，和麹酿米酒成，时时饮之。亦可煮酒饮。加远志为使更良。

功效主治 祛风湿，强筋骨，利尿。主治痹病、腰腿酸痛、湿热痿病，小儿筋骨痿软、行迟，跌打损伤、水肿、小便不利、外阴瘙痒。

用法用量 煎服，5~15克。

现代运用 五加皮有提高身体应激能力、增强免疫力、抗炎、抗菌、抗溃疡、抗衰老、抗疲劳、抗心律失常、抗癌、降血压、解热等作用。常用于贫血、神经衰弱、风湿性关节炎、急性腰扭伤等。

五加科植物细柱五加 *Acanthopanax gracilistylus* W. W. Smith。

识别特征

落叶灌木。茎直立或攀缘，枝无刺或在叶柄基部单生扁刺。掌状复叶互生或簇生于短枝上；小叶3~5枚，通常5枚，倒卵形或卵状披针形，边缘有钝细锯齿。伞形花序单生于叶腋或短枝上，花小，多数，黄绿色；花瓣5片，着生于肉质花盘的周围。浆果近球形，熟时黑色。花期5~7月，果期7~10月。常生于山坡向阳处疏林中。主产于湖北、河南、安徽、陕西、四川、江苏、广西、浙江等地。

枸杞子

补虚药·补阴药

药用部位： 成熟果实。

【别名】枸棘、苦杞、甜菜、天精、地骨。

【发明】弘景曰：枸杞叶作羹，小苦。俗谚云，去家千里，勿食萝摩、枸杞。此言二物补益精气，强盛阴道也。颂曰：茎、叶及子，服之轻身益气。时珍曰：此药性平，常服能除邪热，明目轻身。春采枸杞叶（名天精草），夏采花（名长生草），秋采子（名枸杞子），冬采根（名地骨皮）。

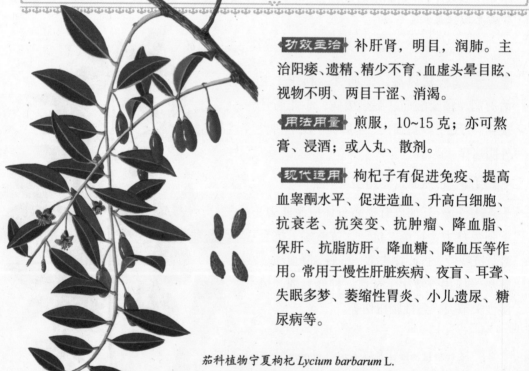

功效主治 补肝肾，明目，润肺。主治阳痿、遗精、精少不育、血虚头晕目眩、视物不明、两目干涩、消渴。

用法用量 煎服，10~15克；亦可熬膏、浸酒；或入丸、散剂。

现代运用 枸杞子有促进免疫、提高血睾酮水平、促进造血、升高白细胞、抗衰老、抗突变、抗肿瘤、降血脂、保肝、抗脂肪肝、降血糖、降血压等作用。常用于慢性肝脏疾病、夜盲、耳聋、失眠多梦、萎缩性胃炎、小儿遗尿、糖尿病等。

茄科植物宁夏枸杞 *Lycium barbarum* L.

识别特征

蔓生灌木。枝条细长，幼枝有棱角，外皮灰色，无毛，通常具短刺，生于叶腋。叶互生或数片丛生；叶片卵状菱形，全缘，两面均无毛。花腋生，通常单生或数花簇生；花萼钟状，3~5裂；花冠漏斗状，紫色，边缘具疏纤毛。浆果卵形，深红色。种子多数，肾形而扁，棕黄色。花期6~9月，果期7~10月。生于沟岸及山坡或灌溉地埂和水渠边等处。野生和栽培均有，主产于宁夏，甘肃有少量生产。

【别名】地骨、枸杞皮。

【集解】时珍曰：古者枸杞、地骨取常山者为上，其他丘陵阪岸者皆可用。后世惟取陕西者良，而又以甘州者为绝品。

地骨皮

清热药·清虚热药

药用部位：根皮。

功效主治 清虚热，清热凉血，清肺降火。主治骨蒸潮热、血热出血、阴虚消渴、肺热咳嗽、肺燥咳嗽。

用法用量 煎服，6~15克。

现代运用 地骨皮有解热、镇痛、降血糖、降血脂、降血压、抗菌、抗病毒、增强身体免疫功能、兴奋子宫、抗过敏等作用。常用于糖尿病、高血压、疟疾、高脂血症、肺结核、皮肤过敏等。

茄科植物枸杞 *Lycium chinense* Mill.

识别特征

蔓生灌木。叶互生或数片丛生；叶片卵状菱形至卵状披针形，全缘，两面均无毛。花腋生，通常单生或数花簇生；花萼钟状，花冠紫色，边缘具疏纤毛。浆果卵形或椭圆形，深红色或橘红色。种子多数，肾形而扁，棕黄色。花期6~9月，果期7~10月。生于山坡、田埂或丘陵地带。分布于全国大部地区。

牡荆子

化痰止咳平喘药·温
化寒痰药

药用部位： 果实。

《本草纲目》

【别名】牡荆、黄荆、小荆楚。

【释名】弘景曰：既是牡荆，不应有子。小荆应是牡荆。牡荆子大于蔓荆子，而反呼小荆，恐以树形为言。不知蔓荆树亦高大也。

【主治】除骨间寒热，通利胃气，止咳逆，下气。得柏实、青葙、术，疗风。炒焦为末，饮服，治心痛及妇人白带。用半升炒熟，入酒一盏，煎一沸，热服，治小肠疝气甚效。浸酒饮，治耳聋。

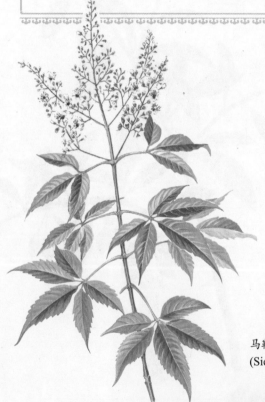

功效主治 化湿祛痰，止咳平喘，理气止痛。主治咳嗽气喘、泄泻、疝气痛、脚气肿胀、白带异常、白浊。

用法用量 煎服，6~9克；或研末；或浸酒。

现代运用 牡荆子有祛痰、镇咳、平喘、降血压、增加冠脉血流量、抗菌、松弛平滑肌、增强肾上腺皮质功能等作用。常用于胃痛、痢疾、哮喘、咳嗽、慢性气管炎、腓肠肌痉挛、下肢浮肿等。

马鞭草科植物牡荆 *Vitex negundo* L. var. *cannabifolia* (Sieb. et Zucc.) Hand.-Mazz.

识别特征

灌木或小乔木，多分枝，有香气。小枝四棱形，密生灰白色绒毛。掌状复叶，小叶5，少有3，长圆状披针形，表面绿色，背面密生灰白色绒毛。聚伞花序顶生，花萼钟状，顶端有5裂齿，外有灰白色绒毛；花冠淡紫色，外有微柔毛，顶端5裂，二唇形。核果近球形。花期4~6月，果期7~10月。生于山坡路旁或灌木丛中。分布于长江以南各地，北达秦岭淮河。

【别名】蔓荆实。

【释名】恭曰：蔓荆苗蔓生，故名。

【发明】恭曰：小荆实即牡荆子，其功与蔓荆同，故曰亦等也。时珍曰：蔓荆气清味辛，体轻而浮，上行而散。故所主者，皆头面风虚之证。

蔓荆子

解表药·发散风热药

药用部位：成熟果实。

功效主治 发散风热，清利头目。主治风热感冒、肝经风热、目赤肿痛、湿痹拘挛、腰脊重痛。

用法用量 煎服，5~10克。外用适量。

现代运用 蔓荆子有镇静、止痛、退热、抗菌、抗病毒、增进外周和内脏微循环等作用。常用于血管性头痛、过敏性鼻炎、感冒头痛、神经性头痛、慢性化脓性中耳炎、急性乳腺炎等。

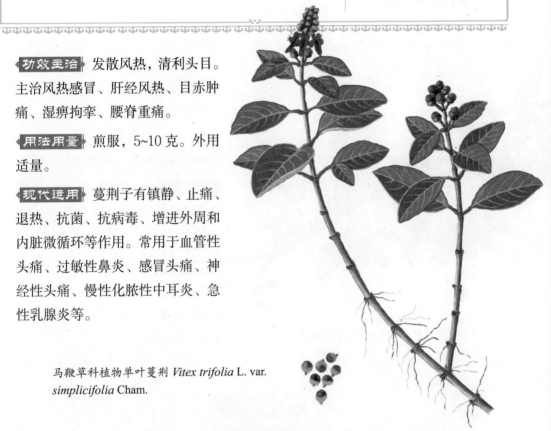

马鞭草科植物单叶蔓荆 *Vitex trifolia* L. var. *simplicifolia* Cham.

识别特征

　　落叶灌木，有香气。幼枝方形，密生细柔毛。单叶对生；叶片卵形或倒卵形，全缘，表面绿色，背面白色，被疏生短柔毛和腺点。顶生圆锥花序；花萼钟形；花冠淡紫色，5裂，中央1裂片较大。核果球形，大部分为宿萼包围。花期7月，果期9月。生于海滨、沙滩、湖畔等处。分布于华北、华东、华南等地。

紫荆皮

利水渗湿药·利尿
通淋药

药用部位： 树皮。

【别名】紫珠皮、肉红、内消。

【释名】时珍曰：其木似黄荆而色紫，故名。其皮色红而消肿，故疡科呼为肉红，又曰内消，与何首乌同名。

【发明】时珍曰：紫荆气寒味苦，色紫性降，入手、足厥阴血分。寒胜热，苦走骨，紫入营。故能活血消肿，利小便而解毒。

豆科植物紫荆 *Cercis chinensis* Bunge

功效主治 活血，通淋，解毒。主治妇女月经不调、瘀滞腹痛、风湿痹痛、小便淋痛、喉痹、痈肿、疥癣、跌打损伤、蛇虫咬伤。

用法用量 煎服，6~15克；或浸酒；或入丸、散剂。外用适量，研末调敷。

现代运用 紫荆皮有抗炎、镇痛、解痉、抗菌、抗病毒等作用。常用于筋骨疼痛、月经失调、咽喉炎、牙痛、疥癣等。

识别特征

丛生或单生灌木。树皮和小枝灰白色。叶纸质，近圆形或三角状圆形，两面通常无毛，嫩叶绿色，仅叶柄略带紫色，叶缘膜质透明，新鲜时明显可见。花先叶开放，4~10朵簇生于老枝上；小苞片2，阔卵形；花梗细；花萼钟状，5齿裂；花玫瑰红色，花冠蝶形，大小不等。荚果狭长方形，扁平，沿腹缝线有狭翅，暗褐色。种子2~8颗，扁圆形。花期4~5月，果期5~7月。生于山坡、溪边、灌丛中，亦有栽培。分布于华北、华东、中南、西南及陕西、甘肃等地。

【别名】佛桑花、朱槿花、赤槿花、日及花。

【释名】时珍曰：东海日出处有扶桑树。此花光艳照日，其叶似桑，因以比之。后人讹为佛桑，乃木槿别种。

【集解】时珍曰：其花深红色，五出，大如蜀葵，重敷柔泽。有蕊一条，长于花叶，上缀金屑，日光所烁，疑若焰生。一丛之上，日开数百朵，朝开暮落。自二月始，至中冬乃歇。插枝即活。

扶桑花

化痰止咳平喘药·清热化痰药

药用部位： 花。

功效主治 清肺化痰，凉血解毒。主治痰火咳嗽、鼻出血、痢疾、赤白浊、痈肿毒疮。

用法用量 煎服，3~9克，鲜品加倍。

现代运用 扶桑花有降血压、抗生育、解痉、祛痰等作用。常用于月经不调、白带异常、宫颈炎、腮腺炎等。

锦葵科植物朱槿 *Hibiscus rosa-sinensis* Linn.

识别特征

常绿灌木。小枝圆柱形，疏被星状柔毛。叶阔卵形，边缘具粗齿或缺刻，两面除背面沿脉上有少许疏毛外均无毛；叶柄被长柔毛；托叶线形，被毛。花单生于上部叶腋间，常下垂，花梗疏被星状柔毛，近端有节；小苞片6~7，线形；萼钟形，被星状柔毛，裂片5，卵形至披针形；花冠漏斗形，玫瑰红色或淡红色，花瓣倒卵形，先端圆，外面疏被柔毛。蒴果卵形，有喙。花期全年。常栽植于庭院，亦有野生者。全国各地均有分布。

木芙蓉

清热药·清热解毒药

药用部位: 叶。

《本草纲目》

【别名】地芙蓉、木莲、华木、桦木、拒霜。

【释名】时珍曰：此花艳如荷花，故有芙蓉、木莲之称。八九月才开花，故名拒霜。俗呼为桦皮树。

【发明】时珍曰：芙蓉花并叶，气平而不寒不热，味微辛而性滑涎黏，其治痈肿之功，殊有神效。近时疮医秘其名为清凉膏、清露散、铁箍散，皆此物也。其方治一切痈疽发背，乳痈恶疮，不拘已成未成，已穿未穿。并用芙蓉叶，或根皮，或花，或生研，或干研末，以蜜调涂于肿处四围，中间留头，干则频换。初起者，即觉清凉，痛止肿消。已成者，即脓聚毒出。已穿者，即脓出易敛。妙不可言。或加生赤小豆末，尤妙。

功效主治 清肺凉血，解毒消肿。主治肺热咳嗽、目赤肿痛、痈疽肿毒、恶疮、缠身蛇丹、脓疱疮、水火烫伤、毒蛇咬伤、跌打损伤。

用法用量 煎服，9~15克。外用适量，研末调敷或捣烂敷。

现代运用 木芙蓉有抗炎、抗菌、抗病毒、杀虫等作用。常用于痈疽、腮腺炎、带状疱疹、流行性感冒等。

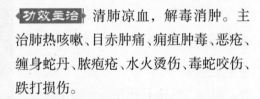

锦葵科植物木芙蓉 *Hibiscus mutabilis* Linn.

识别特征

　　落叶灌木或小乔木。大叶互生，卵形或卵圆形，顶端渐尖，基部心形，背面有密绒毛。花腋生及簇集于枝梢上部；萼钟形；花瓣5片，白色或粉红色，至下午则变深红色。蒴果球形，种子肾形。花期8~10月。多为栽培，主产于福建、广东、湖南、湖北、云南、江西、浙江等地。

《本草纲目》

石楠叶
祛风湿药·祛风湿强筋骨药

药用部位：叶。

【别名】石南叶、风药叶。

【释名】时珍曰：此物生于石间向阳之处，故名石南。因其能祛头风，又名风药。

【发明】时珍曰：古方为治风痹肾弱要药。今人绝不知用，识者亦少，盖由甄氏药性论有令阴痿之说也。殊不知服此药者，能令肾强，嗜欲之人藉此放恣，以致痿弱，归咎于药，良可慨也。

来　　源 蔷薇科植物石楠 *Photinia serratifolia* (Desf.) Kalkman。

功效主治 祛风湿，通经络，益肾气。主治风湿痹证、头风头痛、风疹瘙痒等。

用法用量 煎服，10~15克。外用适量。

现代适用 石楠叶有安定、降温、镇痛、抗炎、抗癌、抗菌、降血压、强心等作用。常用于风疹、腰痛、阳痿、遗精、偏头痛等。

《本草纲目》

山茶花
止血药·凉血止血药

药用部位：花。

【别名】茶花。

【释名】时珍曰：其叶类茗，又可作饮，故得茶名。

【集解】时珍曰：《虞衡志》云，广中有南山茶，花大倍中州者，色微淡，叶薄有毛。结实如梨，大如拳，中有数核，如肥皂子大。周定王《救荒本草》云，山茶嫩叶炸熟水淘可食，亦可蒸晒作饮。

来　　源 山茶科植物山茶 *Camellia japonica* L.。

功效主治 凉血止血，散瘀消肿。主治吐血、衄血、咯血、便血、痔血、血淋、血崩、白带异常、烫伤、跌打损伤。

用法用量 煎服，5~10克；或研末。外用适量。

现代适用 山茶花有抗肿瘤、强心、溶血等作用。常用于咳嗽吐血、鼻出血、痔疮出血、胃溃疡、糖尿病、烧烫伤、跌打损伤等。

蜡梅花

清热药·清热泻火药

药用部位： 花蕾。

【别名】黄梅花。

【释名】时珍曰：此物本非梅类，因其与梅同时，香又相近，色似蜜蜡，故得此名。

【集解】时珍曰：蜡梅小树，丛枝尖叶。种凡三种。以子种出不经接者，腊月开小花而香淡，名狗蝇梅；经接而花疏，开时含口者，名磬口梅；花密而香浓，色深黄如紫檀者，名檀香梅，最佳。结实如垂铃，尖长寸余，子在其中。其树皮浸水磨墨，有光采。

功效主治 解暑生津。主治热病烦渴、胸闷、咳嗽、烫火伤。

用法用量 煎服，3~6克。外用适量，浸油涂。

现代运用 蜡梅花有抑制心脏、致抽搐、降血糖、兴奋子宫及肠管等作用。常用于小儿麻疹、百日咳、烧烫伤、咳嗽不止、吐血等。

蜡梅科植物蜡梅 *Chimonanthus praecox* (Linn.) Link。

识别特征

　　落叶灌木。幼枝四方形，老枝近圆柱形，灰褐色，几无毛，有皮孔；芽鳞片近圆形，覆瓦状排列，外面被短柔毛。叶纸质至近革质，卵圆形、椭圆形、宽椭圆形至卵状椭圆形，有时长圆状披针形。花着生于第二年生枝条叶腋内，先花后叶，芳香；花被片圆形、长圆形、倒卵形、椭圆形或匙形，内部花被片比外部花被片短。果托近木质化，坛状或倒卵状椭圆形，口部收缩，并具有钻状披针形的被毛附生物。花期11月至次年3月，果期4~11月。生于山地林中，我国各地均有栽植。主产于江苏、浙江、四川、贵州等地。

【别名】水棉花。

【释名】时珍曰：其花繁密蒙茸如簇锦，故名。

【集解】颂曰：密蒙花，蜀中州郡皆有之。树高丈余。叶似冬青叶而厚，背白有细毛，又似橘叶。花微紫色。二月、三月采花，暴干用。

密蒙花
清热药·清热泻火药

药用部位：花蕾及其花序。

功效主治 清热平肝，明目退翳。主治目赤肿痛、多泪羞明、眼生翳障、肝虚目暗、视物昏花。

用法用量 煎服，6~12克。

现代运用 密蒙花有维生素P样作用，能降低血管通透性；还有抗炎、解痉、利胆、利尿等作用。常用于眼科疾病、小儿营养不良等。

马钱科植物密蒙花 *Buddleja officinalis* Maxim.

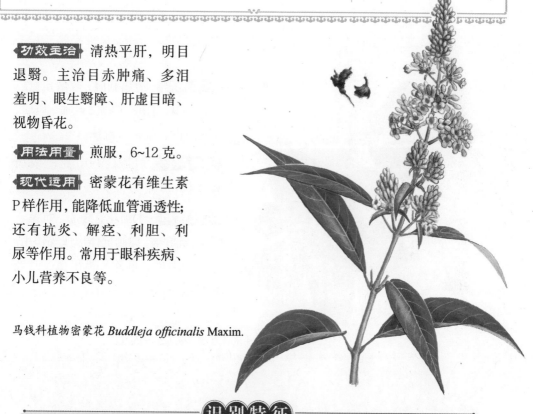

识别特征

落叶灌木。小枝略呈四棱形，灰褐色；小枝、叶下面、叶柄和花序均密被灰白色星状短绒毛。叶对生，纸质，狭椭圆形，全缘，稀有疏锯齿。花多而密集，顶生聚伞圆锥花序；花梗极短；小苞片披针形，被短绒毛；花萼钟状；花冠管圆筒形，4裂。蒴果椭圆状，2瓣裂。种子多颗，两端具翅。花期3~4月，果期5~8月。生于向阳山坡、河边、村旁的灌木丛中或林缘。分布于山西、陕西、甘肃、江苏、安徽、福建、西藏等地。

木棉花

止血药·收敛止血药

药用部位：花。

【别名】古贝、古终。

【释名】时珍曰：木棉有二种。似木者名古贝，似草者名古终。或作吉贝者，乃古贝之讹也。

【集解】时珍曰：木棉有草、木二种。交广木棉，树大如抱。其枝似桐。其叶大，如胡桃叶。入秋开花，红如山茶花，黄蕊，花片极厚，为房甚繁，逼侧相比。结实大如拳，实中有白绵，绵中有子。今人谓之斑枝花，讹为攀枝花。

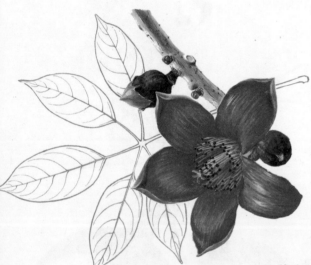

木棉科植物木棉 *Bombax ceiba* L.

功效主治 清热利湿，收敛止血。主治泄泻、痢疾、咯血、吐血、血崩、金疮出血、疮毒、湿疹。

用法用量 煎服，9~15克；或研末服。

现代运用 木棉花有强心、抗菌、抗炎、抗肿瘤、抑制抗体形成等作用。常用于肠炎、痢疾、鼻出血、月经不调等。

识别特征

落叶大乔木。树皮灰白色，幼树的树干通常有圆锥状的粗刺；分枝平展。掌状复叶，小叶5~7片，长圆形，全缘，无毛；具叶柄；托叶小。花单生枝顶叶腋，通常红色；萼杯状，萼齿3~5；花瓣5，肉质，倒卵状长圆形。蒴果长圆形，钝，密被灰白色长柔毛。种子多数，倒卵形，光滑。花期3~4月，果夏季成熟。生于干热河谷及稀树草原，或沟谷季雨林内，亦有栽培作行道树。分布于华南、西南及江西、福建、台湾等地。

【别名】续骨木、木蒴藋。

【释名】颂曰：接骨以功而名。花、叶都类蒴藋、陆英、水芹辈，故一名木蒴藋。

【集解】恭曰：所在皆有之。叶如陆英，花亦相似。但作树高一二丈许，木体轻虚无心。斫枝插之便生，人家亦种之。

接骨木

活血化瘀药·活血疗伤药

药用部位：茎枝。

功效主治 祛风利湿，活血止血。主治风湿痹痛、痛风、风疹、跌打损伤、骨折肿痛、外伤出血。

用法用量 煎服，15~30克；或入丸、散剂。

现代运用 接骨木有镇痛、抗炎、耐缺氧、抗惊厥、抗菌等作用。常用于大骨节病、急慢性肾炎、风湿性关节炎、痛风、骨折等。

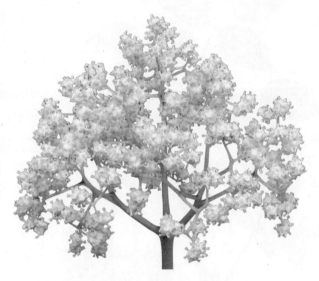

忍冬科植物接骨木 *Sambucus williamsii* Hance

识别特征

　　落叶灌木或乔木。茎无棱，多分枝；枝灰褐色，无毛。奇数羽状复叶对生；通常具小叶7枚，有时9~11枚，长卵圆形或椭圆形，边缘具锯齿，两面无毛。圆锥花序顶生，卵圆形至长椭圆状卵形；花萼钟形，裂片5，舌形；花冠合瓣，裂片5，倒卵形，花白色至淡黄色。浆果状核果近球形，黑紫色或红色，具3~5核。花期4~5月，果期7~9月。生于向阳山坡或栽培于庭园。主产于江苏、福建、四川、广西、浙江等地。

楤木

祛风湿药·祛风
湿热药

药用部位：根、茎皮。

【别名】乌不宿、老虎刺、鹊不踏。

【集解】藏器曰：生江南山谷。高丈余，直上无枝，茎上有刺。山人折取头茹食，谓之吻头。时珍曰：今山中亦有之。树顶丛生叶，山人采食，谓之鹊不踏，以其多刺而无枝故也。

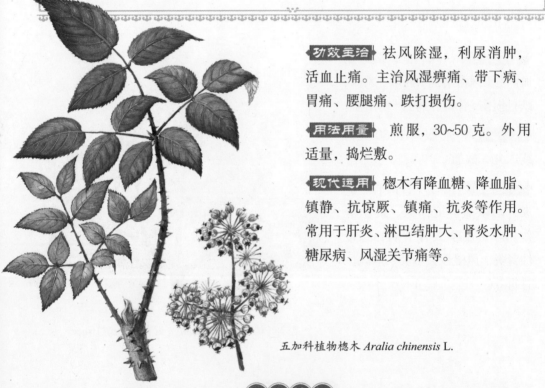

五加科植物楤木 *Aralia chinensis* L.

功效主治 祛风除湿，利尿消肿，活血止痛。主治风湿痹痛、带下病、胃痛、腰腿痛、跌打损伤。

用法用量 煎服，30~50克。外用适量，捣烂敷。

现代运用 楤木有降血糖、降血脂、镇静、抗惊厥、镇痛、抗炎等作用。常用于肝炎、淋巴结肿大、肾炎水肿、糖尿病、风湿关节痛等。

识别特征

　　落叶灌木或乔木。树皮灰色，疏生粗壮直刺。小枝淡灰棕色，有黄棕色绒毛，疏生细刺。2回或3回羽状复叶；叶柄粗壮；托叶与叶柄基部合生，纸质，耳郭形，叶轴无刺或有细刺；羽片有小叶5~11，小叶片纸质至薄革质，卵形至长卵形，上面粗糙，疏生糙毛，下面有淡黄色短柔毛，边缘有锯齿。大型圆锥花序顶生，密生淡黄棕色短柔毛；花5数，白色；苞片锥形，膜质。果实球形，黑色，有5棱。花期7~9月，果期9~12月，广泛分布于全国大部分地区。

《本草纲目》

【别名】茯灵、松腴、不死面、伏神。

【释名】时珍曰：茯苓，《史记·龟策传》作伏灵。盖松之神灵之气，伏结而成，故谓之伏灵、伏神也。

【集解】时珍曰：下有茯苓，则上有灵气如丝之状，山人亦时见之，非兔丝子之兔丝也。注《淮南子》者，以菟丝子及女萝为说，误矣。茯苓有大如斗者，有坚如石者，绝胜。其轻虚者不佳，盖年浅未坚故尔。

茯苓

利水渗湿药·利水消肿药

药用部位：菌核。

功效主治 利水渗湿，健脾安神。主治水肿、小便不利、痰饮、脾胃虚弱食少体倦、心神不宁、失眠健忘。

用法用量 煎服，10~15克。

现代运用 茯苓有利尿、镇静、抗肿瘤、降血糖、增强心肌收缩力、增强免疫功能、保肝、抗溃疡等作用。常用于婴儿秋冬季腹泻、肠炎、失眠、病毒性肝炎、水肿、脾胃调理等。

多孔科真菌茯苓 *Poria cocos* (Schw.) Wolf

识别特征

为真菌核体。球形、卵形、椭圆形至不规则形，大小不一，小者如拳，大者直径20~30厘米，表面粗糙，呈瘤状皱缩，淡灰棕色或黑褐色，断面近外皮处带粉红色，内部白色。寄生于松科植物赤松或马尾松等树根上，深入地下20~30厘米。主产于云南、安徽、湖北等地。

猪苓

利水渗湿药·利
水消肿药

药用部位：菌核。

【别名】地乌桃、豭猪屎。

【释名】弘景曰：其块黑似猪屎，故以名之。时珍曰：猪苓亦是木之余气所结，如松之余气结茯苓之义。他木皆有，枫木为多耳。

【发明】时珍曰：猪苓淡渗，气升而又能降。故能开腠理，利小便，与茯苓同功。但入补药不如茯苓也。

功效主治 利水渗湿。主治水肿、小便不利、泄泻、热淋。

用法用量 煎服，6~12克。

现代运用 猪苓有利尿、抗肿瘤、防治肝炎、促进免疫功能、抗菌等作用。常用于慢性病毒性肝炎、产后排尿困难、尿道结石、银屑病、肿瘤等。

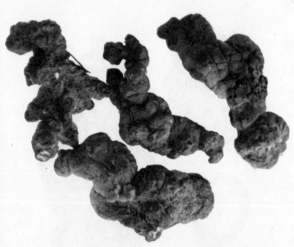

多孔菌科植物猪苓 *Polyporus umbellatus* (Pers.) Fries

识别特征

　　菌核形状不规则，呈大小不一的团块状，坚实，表面紫黑色，有多数凹凸不平的皱纹，内部白色。子实体从埋生于地下的菌核上发出，有柄并多次分枝，形成一丛菌盖。菌盖圆形，中部脐状，有淡黄色纤维鳞片，常内卷，肉质，干后硬而脆。菌肉薄，白色。孢子无色，光滑，圆筒形，一端圆形，一端有歪尖。生于林中树根旁地上或腐木桩旁。主产于黑龙江、吉林、辽宁、河北、山西、云南等地。

雷丸
驱虫药

【别名】雷实、雷矢、竹苓。

【释名】此物生土中，无苗叶而杀虫逐邪，犹雷之丸也。

【发明】时珍曰：按范正敏遁斋闲览云，杨勔中年得异疾，每发语，腹中有小声应之，久渐声大。有道士见之，曰此应声虫也。但读本草，取不应者治之。读至雷丸，不应。遂顿服数粒而愈。

药用部位： 菌核。

来　源 白蘑科真菌雷丸 *Omphalia lapidescens* Schroet.。

功效主治 杀虫，消积。主治虫积腹痛、小儿疳积、风痫。

用法用量 入丸、散剂，15~21克，饭后温开水调服，每次5~7克，每日3次，连服3日。

现代运用 雷丸有驱虫、杀虫、抗炎、增强免疫功能、抗肿瘤等作用。常用于绦虫病、蛔虫病、钩虫病、蛲虫病、滴虫病、脑囊虫病、小儿营养不良等。

桑寄生
祛风湿药·祛风湿强筋骨药

【别名】桑上寄生、寄屑、寓木、宛童、茑。

【释名】时珍曰：此物寄寓他木而生，如鸟立于上，故曰寄生、寓木、茑木。俗呼为寄生草。

【主治】腰痛，小儿背强，痈肿，充肌肤，坚发齿，长须眉，安胎。

药用部位： 带叶茎枝。

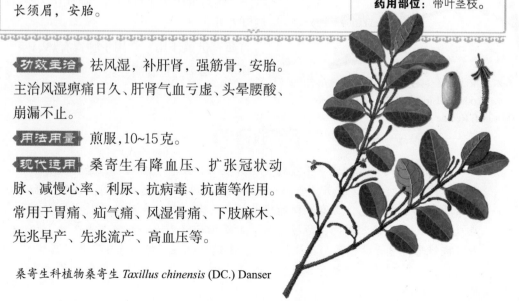

功效主治 祛风湿，补肝肾，强筋骨，安胎。主治风湿痹痛日久、肝肾气血亏虚、头晕腰酸、崩漏不止。

用法用量 煎服，10~15克。

现代运用 桑寄生有降血压、扩张冠状脉、减慢心率、利尿、抗病毒、抗菌等作用。常用于胃痛、疝气痛、风湿骨痛、下肢麻木、先兆早产、先兆流产、高血压等。

桑寄生科植物桑寄生 *Taxillus chinensis* (DC.) Danser

竹

竹叶——清热药·清热泻火药；竹茹——化痰止咳平喘药·清热化痰药

药用部位：叶、茎秆的中间层

【别名】淡竹叶、篁竹叶。

【集解】弘景曰：竹类甚多，入药用篁竹，次用淡、苦竹。又一种薄壳者，名甘竹，叶最胜。又有实中竹、篁竹，并以笋为佳，于药无用。

【发明】弘景曰：甘竹叶最胜。诜曰：竹叶、篁、苦、淡、甘之外。余皆不堪入药，不宜人。淡竹为上，甘竹次之。宗奭曰：诸竹笋性皆微寒，故知其叶一致也。张仲景竹叶汤，惟用淡竹。

功效主治 竹叶（叶），清热泻火，除烦，生津，利尿。主治热病烦渴、口疮尿赤。

竹茹（茎秆的中间层）清化热痰，开郁除烦，清胃止呕。主治痰热咳嗽，咳痰黄稠，胆火夹痰内扰之虚烦不寐、惊悸不宁，癫痫，惊痫，胃热呕吐，血热吐血、衄血，暑热口渴。

用法用量 竹叶，煎服，6~15克，鲜品加倍。

竹茹，煎服，6~10克。生用清化痰热，姜汁炙止呕作用强。

现代运用 竹叶有退热、利尿、抗癌、抗菌、抗炎等作用。常用于口舌生疮、感冒、发热、烦热口渴等。

竹茹有抗菌作用。常用于肺胃有热、咳痰、呕吐、眩晕、胃脘痛等。

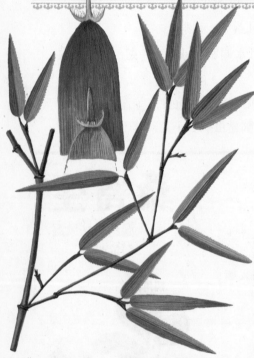

禾本科植物淡竹（毛金竹）*Phyllostachys nigra* (Lodd. ex Lindl.) Munro var. *henonis* (Mitford) Rendle。

识别特征

常绿灌木或乔木。地下根茎横走。秆直立，幼秆密被白粉，老秆灰黄绿色；节间最长可达40厘米，壁薄；秆环与箨环均稍隆起，同高。箨鞘背面淡紫褐色至淡紫绿色，常有相同的纵条纹，无毛，具紫色脉纹及疏生的小斑点或斑块；箨舌暗紫褐色，边缘波状裂齿及细短纤毛。小枝具2或3叶，叶片窄披针形；叶舌紫褐色。花枝呈穗状，小穗2~3朵，佛焰苞5~7片。颖果。花期秋冬，笋期4月中旬至5月底。生于山坡、河旁、村边。分布于长江流域及其以南各地。

《本草纲目》

【别名】文蛤、百药煎、百虫仓。

【释名】时珍曰：其形似海中文蛤，故亦同名。百虫仓，会意也。百药煎，隐名也。

【发明】时珍曰：盐麸子及木叶，皆酸咸寒凉，能除痰饮咳嗽，生津止渴，解热毒酒毒，治喉痹下血血痢诸病。五倍子乃虫食其津液结成者，故所主治与之同功。其味酸咸，能敛肺止血化痰，止渴收汗；其气寒，能散热毒疮肿；其性收，能除泄痢湿烂。

五倍子
收涩药·敛肺涩肠药

药用部位： 虫瘿。

功效主治 敛肺降火，涩肠止泻，固精止遗，敛汗止血，收湿敛疮。主治咳嗽、咯血、自汗、盗汗、久泻久痢、遗精、滑精、崩漏、便血痔血、湿疮肿毒。

用法用量 煎服，3~9 克；或入丸、散剂，每次 1~1.5 克。外用适量，煎汤熏洗或研末外敷。

现代运用 五倍子有收敛、抗菌、抗病毒、抗生育、保肝、抗氧化、抗溃疡、解毒、降血糖、抗衰老等作用。常用于婴儿臀部皮炎、小儿汗多、背部溃疡、脑卒中、出血、放射性直肠炎、牙周炎、小儿腹泻、小儿遗尿、哮喘、慢性胃炎、脱肛等。

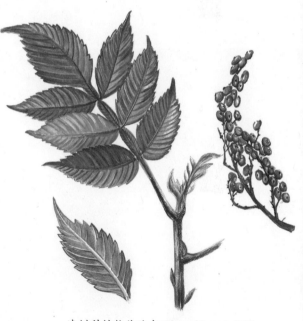

漆树科植物盐肤木 *Rhus chinensis* Mill.

识别特征

　　落叶小乔木或灌木。树皮灰褐色，小枝密被毛。羽状复叶互生，小叶 7~13；小叶广卵形至卵状椭圆形，除基部外，边缘有锯齿；叶轴及叶柄常有翅，被毛。圆锥花序顶生，花小，杂性，绿白色。果序直立，核果扁圆形。花期 6~9 月，果期 9~10 月。生于向阳山坡。分布于全国大部分地区。肚倍虫瘿呈纺锤形囊状或长圆形；角倍虫瘿呈不规则的囊状或菱角状。

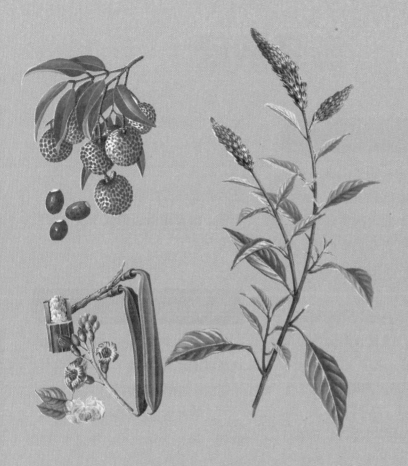

　　本篇精选了《本草纲目》中有效、实用、简便的附方，按内、外、妇、儿、五官科进行分类编排，使其方便使用、查找便捷，弥补了《本草纲目》中附方不便于应用和检索的缺憾。本篇对原书中的古剂量都一一换算成现代通行的剂量（克或毫升）并注明；其换算标准参见"附录二　历代度量衡折合标准"。对于古奥难解的字词，亦直接译成易懂的文字或加以说明。为方便读者进一步进行探究，考证并标明了这些《本草纲目》所引用附方的出处、成书年代及原作者，对于未能考证之处，皆引用原文，不做更改。

肺系病证

感冒

1. 初感风寒。用水七碗，锅烧红即倒入水，取出锅中水，再烧红锅后再倒入，如此七次，名沸汤，趁热饮一碗，以衣被覆头取汗，神效。（卷五热汤条引明代吴绶《伤寒蕴要》）

2. 感冒风寒。感冒风寒初起。即用葱白一握，淡豆豉半合（50毫升），开水泡服，取汗。（卷二十六葱条引明代李时珍《濒湖集简方》）

3. 风寒流涕。香白芷一两（40克），荆芥穗一钱（4克），研末，用蜡茶（即腊茶）冲服二钱（8克）。如不用荆芥，薄荷一钱（4克）亦佳。（卷十四白芷条引南宋王璆《百一选方》）

4. 风寒头痛。伤风伤寒，头痛发热，初觉者。马蹄香（即杜衡）研末，每次服一钱（4克），热酒调下，片刻饮热茶一碗，催之出汗即愈。名香汗散。（卷十三杜衡条引王英《杏林摘要》）

5. 感寒无汗。水调芥子末填脐内，以热物隔衣熨之，取汗出妙。（卷二十六芥条引明代杨起《简便单方》）

6. 四时伤寒。用水香薷研末，热酒调服一二钱（4~8克），取汗。（卷十四香薷条引明代胡濙《卫生易简方》）

咳嗽

1. 一切咳嗽。治一切久近咳嗽。百部根切炒，袋盛浸酒，频频饮之。（卷二十五附诸药酒条）

2. 寒热痰嗽。寒热痰嗽，初起者。烧姜一块，含咽之。（卷二十六生姜条引《本草衍义》）

3. 风痰咳嗽。大天南星一枚，炮裂研末。每次服一钱（4克），水一盏，姜三片，煎至五分量，温服。每日早、午、晚各服一次。（卷十七虎掌、天南星条引宋代刘甫《十全博救方》）

4. 寒痰咳嗽。烧酒四两（148克），猪脂（即熟猪油）、蜜、香油、茶末各四两（148克），同浸酒内，煮在一起。每日挑食，以茶服之，

取效。（卷二十五烧酒条）

5. 老小咳嗽。延胡索一两（40克），枯矾二钱半（10克），研末。每次服二钱（8克），软饧（即饴糖）一块和，含之。（卷十三延胡索条引孙氏《仁存堂经验方》）

6. 痰气咳嗽。用香栾（即柚）去核切，砂瓶内浸酒，封固一夜，煮烂，蜜拌匀，常常含咽。（卷三十柚条）

7. 肺痰咳嗽。莱菔子（即萝卜子）半升（300毫升）淘净焙干，炒黄研末，以糖和，制丸如芡子大。布包含之，咽汁甚妙。（卷二十六莱菔条引《胜金方》）

8. 气热咳嗽。石韦去毛并用猪油炒黄色、槟榔锉等量，研末。用姜汤服二钱（8克）。（卷二十石韦条引宋代《圣济总录》）

9. 虚热咳嗽。天花粉一两（37克），人参三钱（11克），研末。每次服一钱（3.7克），米汤服。（卷十八栝楼条引明代李时珍《濒湖集简方》）

10. 肺热咳嗽。沙参半两（19克），水煎服之。（卷十二沙参条引明代胡滢《卫生易简方》）

11. 肺虚久咳。人参末二两（82克），鹿角胶炙研一两（41克）。每次服三钱（12克），用薄荷、豉汤一盏，葱少许，入锅煎一二沸，

倾入盏内。遇咳时，温呷三五口，甚佳。（卷十二人参条引唐代孟诜《食疗本草》）

12. 干咳无痰。熟瓜蒌捣烂榨汁，入蜜等量，加白矾一钱（4克），熬膏。频含咽汁。（卷十八栝楼条引明代杨起《简便单方》）

13. 咳逆短气。紫苏茎、叶二钱（8克），人参一钱（4克），水一盏，煎服。（卷十四苏条引明代朱橚《普济方》）

14. 咳嗽日久。鸡子白皮（即凤凰衣，鸡蛋壳里的白色卵膜）十四枚，炒，麻黄三两（120克）焙，研末。每次服一方寸匕（1克），食后饮下，日二。（卷四十八鸡条引唐代孟诜《必效方》）

哮病

1. 哮喘痰嗽。白果定喘汤，治哮喘服之无不效者。其方：用白果二十一个炒黄，麻黄三钱（12克），苏子二钱（8克），款冬花、法制半夏、桑白皮蜜炙各二钱（8克），杏仁去皮尖、黄芩微炒各一钱半（6克），甘草一钱（4克），水三盏，煎成二盏，随时分作二服。不用姜。（卷二十银杏条引《摄生方》）

2. 哮喘痰促。哮喘痰促，遇厚味（即美味饮食）即发者。萝卜子

淘净，蒸熟晒干研末，生姜汁浸后，混合少许面粉，制药丸如绿豆大。每次服三十丸，以唾液咽下，每日服三次。名清金丸。（卷二十六莱菔条引《医学集成》）

3. 哮喘不止。榆白皮阴干焙研末。每日旦夜用水五合（300毫升），药末二钱（8克），煎如胶，服。（卷三十五榆条引《药性论》）

4. 痰气哮喘。马蹄香（即杜衡）焙研，每次服二三钱（8~12克），正发时淡醋调下，片刻吐出痰涎为验。（卷十三杜衡条引明代朱橚《普济方》）

喘证

1. 咳嗽气喘。用鲤鱼一头去鳞，纸裹炮熟，去刺研末，同糯米煮粥，空腹食。（卷四十四鲤鱼条引唐代咎殷《食医心镜》）

2. 肺热气喘。生茅根一握，切碎，水二盏，煎一盏，饭后温服。甚者三服止，名如神汤。（卷十三白茅条引宋代《圣惠方》）

3. 阳虚气喘。阳虚气喘，自汗盗汗，气短头晕。人参五钱（20克），熟附子一两（40克），分为四帖。每帖以生姜十片，流水二盏，煎一盏，食远温服。（卷十二人参条引南宋严用和《济生方》）

4. 高年气喘。萝卜子炒，研末，制蜜丸如梧桐子大。每次服五十丸，白开水服。（卷二十六莱菔条引《济生秘览》）

5. 喘促浮肿。喘促浮肿，小便淋沥。用杏仁一两（40克），去皮尖熬研，和米煮粥，空腹吃二合（120毫升）妙。（卷二十九杏条引唐代咎殷《食医心镜》）

6. 寒痰哮喘。野园荽（即鹅不食草）研汁，和酒服，即住。（卷二十石胡荽条引明代李时珍《濒湖集简方》）

7. 肺湿痰喘。甜葶苈炒研末，枣肉丸服。（卷十六葶苈条引《摘玄方》）

8. 久嗽痰喘。萝卜子炒，杏仁去皮尖炒，等量，蒸饼丸麻子大。每次服三五丸，常常津咽。（卷二十六莱菔条引《医学集成》）

9. 痰热喘嗽。痰热喘嗽，痰涌如泉。石膏、寒水石各五钱（20克），研末。每人参汤服三钱（12克）。（卷九石膏条引金代刘完素《素问病机气宜保命集》）

10. 上气喘急。杏仁、桃仁各半两（20克），去皮尖，炒研，用水调生面和，制丸如梧桐子大。每次服十丸，用姜、蜜汤服，微利为度。（卷二十九杏条引宋代《圣济总录》）

心系病证

心悸

1. **心虚惊悸**。心虚惊悸，赢瘦者。荆沥（即牡荆枝条以火烤后流出的液汁）二升（600毫升），火煎至一升六合（180毫升），分作四服，日三夜一。（卷三十六牡荆条引南北朝陈延之《小品方》）

2. **心下悸动**。半夏麻黄丸：半夏、麻黄等量，研末，蜜丸小豆大。每次服三十丸，日三。（卷十七半夏条引《金匮要略》）

3. **怔忡自汗**。心气不足也。人参半两（20克），当归半两（20克），用猏猪（指阉割过的公猪）腰子二个，以水二碗，煮至一碗半，取腰子细切，人参、当归同煎至八分量，空腹吃腰子，以汁送下。其滓焙干研末，以山药末作糊，丸绿豆大，每次服五十丸，食远枣汤服，不过两服即愈。或加乳香二钱（8克）。（卷十二人参条引南宋王璆《百一选方》）

4. **清心宁神**。用莲蓬中干石莲子肉（即老熟的莲子），于砂盆中擦去赤皮，留心，同研末，入龙脑（即冰片）少许，冲开水服之。（卷三十三莲藕条引宋代寇宗奭方）

不寐

1. **烦闷不眠**。大枣十四枚，葱白七茎，水三升（600毫升），煮成一升（200毫升），一顿服之。（卷二十九枣条引唐代孙思邈《千金方》）

2. **胆虚不眠**。胆虚不眠，心多惊悸。用酸枣仁一两（40克）炒香，捣为散。每次服二钱（8克），竹叶汤调下。（卷三十六酸枣条引宋代《圣惠方》）

3. **骨蒸不眠**。骨蒸不眠，心烦。用酸枣仁二两（80克），水二盏研绞取汁，下粳米二合（134毫升）煮粥，候熟，下地黄汁一合（67毫升）再煮，匀食。（卷三十六酸枣条引宋代《圣惠方》）

4. **虚劳不眠**。干姜研末，开水服三钱（12克），取微汗出。（卷二十六干姜条引唐代孙思邈《千金方》）

5. **夜不合眼**。夜不合眼，难睡。灯草煎汤代茶饮，即得睡。（卷十五灯心草条引明代李时珍《濒湖

集简方》）

胸痹

1. 卒胸痹痛。枳实捣末，开水服一方寸匕（1克），日三夜一。（卷三十六枳条引晋代葛洪《肘后方》）

2. 胸痹急痛。胸痹痛如锥刺，不得俯仰，自汗出，或痛彻背上，不治或至死。可取生韭菜或韭菜根五斤（3.3千克）洗，捣汁，服之。（卷二十六韭条引唐代孟诜《食疗本草》）

3. 胸痹刺痛。治胸痹，愈而复发。薤根五升（1000毫升），捣汁饮之，立愈。（卷二十六薤根条引晋代葛洪《肘后方》）

脾胃系病证

胃痛（附：吐酸）

1. 一切心痛。一切心痛，不问大小男女。大马兜铃一个，灯上烧存性，研末。温酒服，立效。（卷十八马兜铃条引《摘玄方》）

2. 九种心痛。用桂心二钱半（10克），研末。用酒一盏半煎，煎半盏饮，立效。（卷三十四桂条引宋代《圣惠方》）

3. 心痛难忍。姜黄一两（40克），桂三两（120克），研末。醋汤服一钱（4克）。（卷十四姜黄条引《经验后方》）

4. 心下大痛。用椒（即胡椒）四十九粒，乳香一钱（4克），研匀。男用生姜，女用当归酒下。（卷三十二胡椒条引明代朱权《寿域神方》）

5. 心下急痛。桑耳（即木耳）烧存性，热酒服二钱（8克）。（卷二十八木耳条引明代李时珍《濒湖集简方》）

6. 心气卒痛。干姜末，米汤服一钱（4克）。（卷二十六干姜条引唐代王焘《外台秘要》）

7. 久年心痛。久年心痛，十年、五年者。煎湖茶，以头醋和匀，服之良。（卷三十二茗条引唐代李绛《兵部手集方》）

8. 心口热痛。生姜汁调青黛一钱（4克）服之。（卷十六青黛条引明代虞抟《医学正传》）

9. 胃脘火痛。大山栀子七枚或九枚炒焦，水一盏，煎至七分量，入生姜汁饮之，立止。复发者，必

不效。用玄明粉一钱（4克）服，立止。（卷三十六虿子条引《丹溪纂要》）

10. 心腹冷痛。 吴茱萸五合（100毫升），酒三升（600毫升），煮沸，分三次服。（卷三十二吴茱萸条引唐代孙思邈《千金方》）

11. 心腹气痛。 乌药水磨浓汁一盏，入橘皮一片，紫苏叶一片，煎服。（卷三十四乌药条引明代李时珍《濒湖集简方》）

12. 食已吞酸。 食后吞酸，胃气虚冷者。吴茱萸（开水泡七次，焙）、干姜（炮）等量，研末，开水服一钱（4克）。（卷三十二吴茱萸条引宋代《圣惠方》）

呕吐

1. 胃冷恶心。 胃冷恶心，凡食即欲吐。用白豆蔻子三枚，捣细，好酒一盏，温服，并饮数服佳。（卷十四白豆蔻条引唐代张文仲《备急方》）

2. 胃虚恶心。 胃虚恶心或呕吐有痰。人参一两（37克），水二盏，煎一盏，入竹沥一杯，生姜汁三匙，食远温服。以愈为度，老人尤宜。（卷十二人参条引明代杨起《简便单方》）

3. 胃寒哕逆。 胃寒哕逆，停痰留饮。藿香半夏汤：用半夏（开水泡，炒黄）二两（80克），藿香叶一两（40克），丁香皮半两（20克）。每次服四钱（16克），水一盏，姜七片，煎服。（卷十七半夏条引《和剂局方》）

4. 哕逆不止。 石莲肉（即老熟的莲子）六枚，炒赤黄色，研末。冷熟水半盏和服，便止。（卷三十三莲藕条引宋代苏颂《本草图经》）

5. 中酒呕逆。 赤小豆煮汁，徐徐饮之。（卷二十四赤小豆条引明代宁原《食鉴本草》）

6. 食已即吐。 食已即吐，胸中有火也。大黄甘草汤方：大黄一两（14克），甘草二钱半（3.5克），水一升（200毫升），煮半升（100毫升），温服。（卷十七大黄条引汉代张仲景《金匮玉函方》）

7. 朝食暮吐。 丁香十五个研末，甘蔗汁、生姜汁和丸莲子大。含咽之。（卷三十四丁香条引《摘玄方》）

8. 胃热吐食。 清膈散：用蝉蜕五十个去泥，滑石一两（40克），研末。每次服二钱（8克），水一盏，入蜜调服。（卷四十一蝉蜕条引南宋朱端章《卫生家宝方》）

9. 呕吐痰水。 白槟榔一颗煨热，橘皮二钱半（10克）炙，研末。水一盏，煎半盏，温服。（卷三十一槟榔条引唐代孙思邈《千金方》）

噎膈（附：反胃）

1.卒然食噎。橘皮一两（40克），汤浸去瓤，焙研末。以水一大盏，煎半盏，热服。（卷三十橘条引唐代昝殷《食医心镜》）

2.老人噎食。老人噎食不通。黄母鸡肉四两（160克）切，茯苓末二两（80克），白面六两（240克），做馄饨，入淡豆豉汁煮食，三五服效。（卷四十八鸡条引宋代陈直《奉亲养老书》）

3.噎食反胃。秋石，每用一钱（4克），白开水服，妙。（卷五十二秋石条引明代杨拱《医方摘要》）

4.反胃恶心。反胃恶心，药食不下。京三棱炮一两半（60克），丁香三分（1.2克），研末。每次服一钱（4克），沸水冲服。（卷十四荆三棱条引宋代《圣济总录》）

5.反胃上气。芦根、茅根各二两（82克），水四升（800毫升），煮成二升（400毫升），分服。（卷十五芦条引唐代孙思邈《千金方》）

6.反胃膈气。反胃膈气，不下食者。太仓散：用仓米或白米，以水微拌湿，次日晒干，袋盛挂风处。每次以一撮，水煎，和汁饮之，即时便下。（卷二十五陈仓米条）

呃逆

1.咳逆打呃。硫黄烧烟，嗅之立止。（卷十一石硫黄条引明代杨拱《医方摘要》）

2.呃逆不止。荔枝七个，连皮核烧存性，研末。白开水调下，立止。（卷三十一荔枝条引明代杨拱《医方摘要》）

3.伤寒呃逆。伤寒呃逆及哕逆不定。丁香一两（40克），干柿蒂焙一两（40克），研末。每次服一钱（4克），煎人参汤服。（卷三十四丁香条引宋代周应《简要济众方》）

4.胃冷久呃。沉香、紫苏、白豆蔻仁各一钱（3.7克），研末。每次以柿蒂汤服五至七分（1.8~2.6克）。（卷三十四沉香条引明代吴球《活人心统》）

5.诸气呃噫。橘皮二两（80克）去瓤，水一升（670毫升），煎五合（335毫升），一顿服之。或加枳壳尤良。（卷三十橘条引《孙尚药方》）

腹痛

1.卒患腹痛。山豆根，水研半盏服，入口即定。（卷十八山豆根条）

2.冷气腹痛。吴茱萸二钱（8克）研磨烂，以酒一盅调之。用香油一杯，

入锅煎热,倾吴茱萸酒入锅,煎一滚,取服立止。（卷三十二吴茱萸条引唐瑶《经验方》）

3. 腹中虚痛。白芍药三钱（12克），炙甘草一钱（4克），夏月加黄芩五分（2克），恶寒加肉桂一钱（4克），冬季大寒再加桂一钱（4克）。水二盏,煎一半,温服。（卷十四芍药条引洁古《用药法象》）

4. 小腹热痛。青黑或赤色,不能喘者。苦参一两（40克），醋一升半（300毫升），煎八合（160毫升），分二服。（卷十三苦参条引《子母秘录》）

5. 腹内虚冷。用生花椒,择去不裂者,用四十粒,以浆水浸一宿,令合口,空腹新汲水吞下。久服暖脏腑,驻颜黑发明目,令人思饮食。（卷三十二蜀椒条引《斗门方》）

泄泻

1. 暴泄不止。陈艾一把,生姜一块,水煎热服。（卷十五艾条引《生生编》）

2. 暴泻引饮。秦艽二两（80克），炙甘草半两（20克）。每次服三钱（12克），水煎服。（卷十三秦艽条引宋代《圣惠方》）

3. 中寒水泻。干姜炮研末,粥饮服二钱（8克），即效。（卷二十六干姜条引唐代孙思邈《千金方》）

4. 脾湿水泻。脾湿水泻注下,困弱无力,水谷不化,腹痛甚者。苍术二两（80克），白芍药一两（40克），黄芩半两（20克），淡桂二钱（8克）。每次服一两（40克），水一盏半,煎一盏,温服。脉弦头微痛,去芍药,加防风二两（80克）。（卷十二术条引金代刘完素《素问病机气宜保命集》）

5. 夏月冷泻。夏月冷泻及霍乱。用胡椒碾末,饭制丸如梧桐子大。每次以米汤服四十丸。（卷三十二胡椒条引明代胡濙《卫生易简方》）

6. 腹胀忽泻。腹胀忽泻,日夜不止,诸药不效,此气脱也。用益智子仁二两（80克），浓煎饮之,立愈。（卷十四益智子条引元代危亦林《得效方》）

7. 湿热虚泄。山药、苍术等量,饭丸,米汤服。大人小儿皆宜。（卷二十七芋条引明代李时珍《濒湖经验方》）

8. 脾积食泄。川黄连二两（80克），研末,大蒜捣和制丸如梧桐子大。每次服五十丸,白开水服。（卷十三黄连条引明代吴球《活人心统》）

9. 老小泄泻。小儿水泻,及人年五十以上患泻。用花椒二两（80克），醋二升（400毫升），煮醋尽,

慢火焙干碾末，瓷器贮之。每次服二钱匕（4克），酒或米汤服。（卷三十二蜀椒条引《谭氏小儿方》）

10. 多年脾泄。多年脾泄，老人多此，谓之水土同化。吴茱萸三钱（12克）泡过，入水煎汁，入盐少许，口服。（卷三十二吴茱萸条引孙氏《仁存堂经验方》）

11. 脾肾虚泻。二神丸：用破故纸（即补骨脂）炒半斤（295克），肉豆蔻生用四两（148克），研末，肥枣肉研膏，和制丸如梧桐子大。每次空腹米汤服五七十丸。《本事方》加木香二两（80克），名三神丸。（卷十四补骨脂条）

便秘

1. 大便艰难。桃花研末，水冲服一方寸匕（1克），即通。（卷二十九桃条引唐代孙思邈《千金方》）

2. 大便不快。大便不快，里急后重。用桃仁三两（120克）去皮，吴茱萸二两（80克），食盐一两（40克），同炒熟，去盐、吴茱萸，每次嚼桃仁五至七粒。（卷二十九桃条引宋代《圣济总录》）

3. 老人气秘。老人大肠秘涩。防风、枳壳麸炒一两（37克），甘草半两（18.5克），研末。每次食前白开水服二钱（7.4克）。（卷十三

防风条引明代杨起《简便单方》）

4. 大便虚秘。松子仁、柏子仁、麻子仁等量，研成泥，溶白蜡和，制丸如梧桐子大。每次服五十丸，黄芪汤服。（卷三十一海松子条引宋代寇宗奭《本草衍义》）

5. 老人虚秘。阿胶炒二钱（7.4克），葱白三根，水煎化，入蜜二匙，温服。（卷五十阿胶条）

6. 燥渴肠秘。九月、十月熟瓜蒌果实，取瓢拌干葛粉，银石容器中慢火炒熟，研末。饭后、夜卧各以沸水冲服二钱（8克）。（卷十八栝楼条引宋代寇宗奭《本草衍义》）

7. 大小便闭。大小便闭，不通者。用白花胡葵子（即蜀葵子）研末，煮浓汁服之。（卷十六蜀葵条引唐代孙思邈《千金方》）

8. 二便不通。二便不通，胀急者。生冬葵根二斤（1266克），捣汁三合（300毫升），生姜四两（148克），取汁一合（100毫升），和匀，分二服。连用即通也。（卷十六葵条）

健脾开胃方

1. 补脾益胃。羊肉汤入青粱米、葱、盐，煮粥食。（卷二十三粱条引元代忽思慧《饮膳正要》）

2. 调和胃气。以干枣去核，缓

火逼燥研末。量多少入少生姜末，白开水冲服。调和胃气，甚良。（卷二十九枣条引北宋寇宗奭《本草衍义》）

3. **壮脾进食**。壮脾进食，疗痞满暑泄。曲术丸：用神曲炒，苍术泔制炒，等量研末，糊丸如梧桐子大。每米汤服五十丸。冷者加干姜或吴茱萸。（卷二十五神曲条引《肘后百一方》）

4. **养脾温胃**。养脾温胃，去冷消痰，宽胸下气，大治心脾疼及一切冷物所伤。用高良姜、干姜等量，炮研末，面糊丸如梧桐子大。每饭后橘皮汤服十五丸。妊妇勿服。（卷十四高良姜条引《和剂局方》）

5. **暖胃除痰**。暖胃除痰，进食消食。肉豆蔻二个，半夏（生姜汁炒）五钱（18.5克），木香二钱半（9.3克），研末，蒸饼丸芥子大。每次饭后用口中津液服五丸、十丸。（卷十四肉豆蔻条引明代朱橚《普济方》）

6. **下气消食**。诃黎勒一枚研末，瓦器中水一大升（600毫升），煎三两沸，下药更煎三五沸，如曲尘色，入少盐，饮之。（卷三十五诃黎勒条引唐代昝殷《食医心镜》）

7. **脾胃虚冷**。脾胃虚冷，腹满刺痛。肥狗肉半斤。以水同盐、淡豆豉煮粥，频食一两顿。（卷五十狗条引唐代昝殷《食医心镜》）

8. **食肉不消**。山楂肉四两（148克），水煮食之，并饮其汁。（卷三十山楂条引明代杨起《简便单方》）

9. **食饱烦胀**。食饱烦胀，但欲卧者。大麦面熬微香，每白开水服一方寸匕（1克），佳。（卷二十二大麦条引晋代葛洪《肘后方》）

10. **元脏腹冷**。元脏腹冷及开胃。香附子炒研末，每用二钱（8克），姜、盐同煎服。（卷十四莎草、香附子条引明代朱橚《普济方》）

肝胆系病证

胁痛

1. **肝火为痛**。黄连，生姜汁炒后研末，粥糊丸如梧桐子大。每次服三十丸，白开水服。（卷十三黄连条）

2. **心烦胁痛**。心烦胁痛，连胸欲死者。香薷捣汁一二升（205~410毫升）服。（卷十四香薷条引晋代葛洪《肘后方》）

3. **胁骨疼痛。**胁骨疼痛,因惊伤肝者。枳壳一两(40克)麸炒,生桂枝半两(20克),研为细末。每次服二钱(8克),姜枣汤服。(卷三十六枳条引南宋许叔微《本事方》)

4. **胁下刺痛。**小茴香一两(40克)炒,枳壳五钱(20克)麸炒,研末。每次服二钱(8克),盐酒调服,神效。(卷二十六茴香条引明代周定王《袖珍方》)

头痛

1. **时气头痛。**芒硝末二两(80克),生油调涂顶上。(卷十一朴硝条引宋代《圣惠方》)

2. **时疾头痛。**时疾头痛,发热者。以连根葱白二十根,和米煮粥,入醋少许,热食取汗即解。(卷二十六葱条引《济生秘览》)

3. **热病头痛。**热病头痛,发热进退。用大瓜蒌一枚,取瓤细锉,置瓷碗中,用热开水一盏浇之,盖定良久,去滓服。(卷十八栝楼条引宋代《圣惠方》)

4. **风热头痛。**川芎一钱(4克),茶叶二钱(8克),水一盅,煎至五分量,食前热服。(卷十四芎劳条引明代杨起《简便单方》)

5. **风寒头痛。**治风寒客于头中,清涕,项筋急硬,胸中寒痰,呕吐清水。用大附子二枚,去皮蒸过,川芎、生姜各一两(40克),焙研,以茶汤调服一钱(4克)。或锉片,每用五钱(20克),水煎服,隔三四日一服。或加防风一两。(卷十七附子条引南宋郭坦《十便良方》)

6. **太阳头痛。**羌活、防风、红豆等量,研末,嗅(音xiù,同嗅,闻的意思)鼻。嗅鼻即刺激鼻腔使打喷嚏。(卷十三独活条引《玉机微义》)

7. **少阳头痛。**少阳头痛,亦治太阳头痛,不问偏正。小清空膏:用片黄芩酒浸透,晒干研末。每次服一钱(4克),茶酒任下。(卷十三黄芩条引金代李东垣《兰室秘藏》)

8. **湿热头痛。**黑牵牛七粒,砂仁一粒,研末,井华水(即清晨初汲的水)调汁,仰灌鼻中,待涎出即愈。(卷十八牵牛子条引宋代《圣济总录》)

9. **饮酒头痛。**竹茹二两(80克),水五升(1000毫升),煮成三升(600毫升),放鸡蛋三只,搅匀,再煮三沸,食之。(卷三十七竹条引唐代孙思邈《千金方》)

10. **头痛不止。**杨梅研末,以少许吹鼻取嚏妙。(卷三十杨梅条)

11. 年久头痛。川乌头、天南星等量，研末。葱汁调涂太阳穴。（卷十七附子条引）

12. 气虚头痛。气虚上壅，偏正头痛，不可忍者。大附子一枚去皮脐研末，葱汁面糊丸绿豆大。每次服十丸，茶清下。（卷十七附子条）

13. 头风疼痛。葶苈子研末，以开水淋汁沐头，三四度即愈。（卷十六葶苈条引《千金翼方》）

14. 头风热痛。山豆根末，油调，涂两太阳。（卷十八山豆根条）

15. 偏正头风。白僵蚕、高良姜等量，研末。每次服一钱（4克），睡前茶服，每日服二次。（卷三十九蚕条）

眩晕

1. 诸风头运。苍耳叶晒干研末，每次服一钱，酒调下，每日服三次。若吐，则以蜜制丸如梧桐子大，每次服二十丸。十日全好矣。（卷十五枲耳条引《杨氏经验方》）

2. 诸风眩运。薯蓣酒：治诸风眩运，益精髓，壮脾胃。用薯蓣（即山药）粉同曲、米酿酒。或同山茱萸、五味子、人参诸药浸酒煮饮。（卷二十五附诸药酒条）

3. 风热上冲。风热上冲，头目运眩，或胸中不利。川芎、槐子各一两（40克），研末。每次服三钱（12克），用茶清调下。胸中不利，以水煎服。（卷十四芎䓖条引张洁古《保命集》）

4. 湿热眩运。湿热眩运，不可当者。酒炒大黄研末，茶清服二钱（8克）。急则治其标也。（卷十七大黄条引《丹溪纂要》）

中风

1. 中风口㖞。中风口㖞，半身不遂。牵正散：用白附子、白僵蚕、全蝎并等量，生研为末。每次服一钱（4克），热酒调下。（卷十七白附子条引南宋杨倓《杨氏家藏方》）

2. 贼风口偏。贼风口偏，不能语者。吴茱萸一升（200毫升），姜豉三升（600毫升），清酒五升（1000毫升），和煎五沸，待冷服半升（100毫升），一日服三次，得少汗即愈。（卷三十二吴茱萸条引唐代孟诜《食疗本草》）

3. 口眼㖞斜。天南星生研末，自然生姜汁调之，左贴右，右贴左。（卷十七虎掌、天南星条引《仁存方》）

4. 半身不遂。蚕沙适量，以二袋盛之，蒸熟，再直接熨患处。再以羊肚，粳米煮粥，每日食一个，十日即止。（卷三十九原蚕条引唐

413

代孙思邈《千金方》）

5. 中风不语。大豆煮汁，煎稠如饴，含之，并饮汁。（卷二十四大豆条引晋代葛洪《肘后方》）

肾系病证

水肿

1. 水肿。用大鲤鱼一尾，赤小豆一升（200毫升），水二斗（4000毫升），煮食饮汁，一顿服尽，当下利尽即愈。（卷四十四鲤鱼条引唐代王焘《外台秘要》）

2. 一切肿疾。红花熟捣取汁服，不过三服便愈。（卷十五红蓝花条引唐代王焘《外台秘要》）

3. 身面肿满。鸡蛋黄和蛋白相和，涂肿处，干再上。（卷四十八鸡条引晋代葛洪《肘后方》）

4. 四肢肿满。白术三两（120克），切碎。每次服半两（20克），水一盏半，大枣三枚，煎至九分量，温服，日三四服，不问时候。（卷十二术条引南宋许叔微《本事方》）

5. 通身水肿。杜蒺藜日日煎汤洗之。（卷十六蒺藜条引宋代《圣惠方》）

6. 大腹水肿。葶苈一两（40克），杏仁二十枚，并熬黄色，捣。分十服，小便去当愈。（卷十六葶苈条）

7. 风水浮肿。羌活、萝卜子同炒香，只取羌活研末。每次服二钱（8克），温酒调下，一日一服，二日二服，三日三服。（卷十三独活条引许叔微《本事方》）

8. 病后足肿。病后足肿，但节食以养胃气，外用狗脊煎汤泡洗。（卷十二狗脊条引明代吴绶《伤寒蕴要全书》）

9. 水肿喘急。用郁李仁三两（120克）研，以水滤汁，煮薏苡仁饭，日二食之。（卷二十三薏苡条引《独行方》）

10. 水肿尿涩。牛肉一斤（661克）熟蒸，以姜、醋空腹食之。（卷五十牛条引唐代昝殷《食医心镜》）

11. 虚后水肿。虚后水肿，因饮水多，小便不利。用白茅根一大把，小豆三升（600毫升），水三升（600毫升），煮干，去白茅根食豆，水随小便下也。（卷十三白茅条引晋代葛洪《肘后方》）

淋证（附：尿浊、尿频）

1. **小便卒淋。** 紫草一两（40克），为散，每食前用井华水（即清晨初汲的水）冲服二钱（8克）。（卷十二紫草条引宋代《圣惠方》）

2. **小便淋沥。** 生续断捣榨汁服，即马蓟根也。（卷十五续断条引宋代初虞世《古今录验方》）

3. **小便石淋。** 小便石淋，宜破血。瞿麦子捣研末，酒服一方寸匕（1克），每日服三次，三日当下石。（卷十六瞿麦条引唐代王焘《外台秘要》）

4. **石淋诸淋。** 石首鱼头石十四个，当归等量，研末。水二升（400毫升），煮一升（200毫升），一顿服之立愈。（卷四十四石首鱼条引唐代王焘《外台秘要》）

5. **小便气淋。** 小便气淋，结涩不通。白芷醋浸焙干二两（80克），研末。煎木通、甘草，酒调下一钱（4克），连进二服。（卷十四白芷条引明代朱橚《普济方》）

6. **小便热淋。** 马蓟根捣汁服。（卷十五大蓟、小蓟条引宋代《圣惠方》）

7. **热淋茎痛。** 乌麻子（即胡麻子）、蔓荆子各五合（335毫升），炒黄，绯袋盛，以井华水三升（2010毫升）浸之。每次食前服一钱（4克）。（卷二十二胡麻条引宋代《圣惠方》）

8. **小便血淋。** 苎根煎汤频服，大妙。亦治诸淋。（卷十五苎麻条引宋代《圣惠方》）

9. **老人血淋。** 车前五合（335毫升），布包煮汁，入青粱米四合（268毫升），煮粥饮汁。亦能明目，引热下行。（卷二十三粱条引宋代陈直《奉亲养老书》）

10. **小便膏淋。** 菵草，捣生汁三升（3000毫升），醋二合（200毫升），合和一顿服之，当尿下白汁。（卷十八菵草条）

11. **小便五淋。** 虎杖研末，每次服二钱（8克），用饭饮下。（卷十六虎杖条引《集验方》）

12. **老人五淋。** 老人五淋，身热腹满。小麦一升（670毫升），通草二两（80克），水三升（2010毫升），煮一升（670毫升），饮之即愈。（卷二十二小麦条引《奉亲书》）

13. **诸淋赤痛。** 三叶酸浆草洗，研取自然汁一合（67毫升），酒一合（67毫升），和匀。空腹温服，立通。（卷二十酢浆草条引沈存中《灵苑方》）

14. **赤白浊淋。** 好大黄研末。每次用六分（2.2克）药末，以鸡蛋一个，敲破蛋壳顶放入药末，搅匀蒸熟，空腹食之。不过三服愈。（卷十七大黄条引明代杨起《简便单方》）

15. **小便赤浊。** 小便赤浊，心

肾不足，精少血燥，口干烦热，头晕怔忡。菟丝子、麦冬等量，研末，制蜜丸如梧桐子大。盐开水每次服七十丸。（卷十八菟丝子条）

16. 气虚白浊。黄芪盐炒半两（20克），茯苓一两（40克），研末。每次服一钱（4克），白开水服。（卷十二黄芪条引《经验良方》）

17. 小便频数。胡桃煨熟，卧时嚼之，温酒下。（卷三十胡桃条）

癃闭

1. 小便涩滞。小便涩滞不通。干箬叶一两（40克）烧灰，滑石半两（20克），研末，每次米汤服三钱（12克）。（卷十五箬条引明代朱橚《普济方》）

2. 小便闭胀。小便闭胀，不治杀人。葱白三斤（1983克），锉后炒，以手帕盛，二个交替熨小腹，气透即通也。（卷二十六葱条引许叔微《本事方》）

3. 小便不利。小便不利，膀胱水气流滞。浮萍晒干研末，饮服一方寸匕（1克），每日服三次。（卷十九水萍条引唐代孙思邈《千金翼方》）

4. 老人尿闭。白颈蚯蚓、茴香等量捣汁，饮之即愈。（卷四十二蚯蚓条引《朱氏集验方》）

5. 癃闭不通。癃闭不通，小腹急痛，无问久新。荆芥、大黄研末，等量，每次温水冲服三钱（12克）。小便不通，大黄减半；大便不通，荆芥减半。名倒换散。（卷十四假苏条引明代朱橚《普济方》）

阳痿（附：阳强、阴冷）

1. 阳事不起。蛇床子、五味子、菟丝子等量，研末，制蜜丸如梧桐子大。每次服三十丸，温酒下，每日服三次。（卷十四蛇床条引唐代孙思邈《千金方》）

2. 阴痿不起。用雄鸡肝三具，菟丝子一升（200毫升），研末，雀蛋（可用鹌鹑蛋代之）和制丸，如小豆大。每次服一百丸，酒下，日二。（卷四十八鸡条引唐代孙思邈《千金方》）

3. 肾虚阴痿。肾虚阴痿，羸瘦，精衰少力。用猪（即阉过的猪）肾一对去脂膜切片，枸杞叶半斤（317克），以豉汁二盏半相和，同花椒、盐、葱煮羹，空腹食。（卷五十豕条引《经验后方》）

4. 暖精益阳。龙骨、远志等量，研末，炼蜜丸如梧桐子大。每冷水空腹下三十丸。（卷四十三龙条引经验）

5. 补肾兴阳。用虾米一斤（295

416

克），蛤蚧二枚，茴香、蜀椒各四两（148克），并以青盐化酒炙炒，以木香粗末一两（37克）和匀，趁热收新瓶中密封。每次服一匙，空腹盐酒嚼下，甚妙。（卷四十四虾条）

6. 阴冷疼闷。阴冷疼闷，冷气入腹，肿满杀人，醋和热灰，频熨之。（卷七冬灰条引唐代孙思邈《千金方》）

遗精

1. **小便遗精。** 莲子心一撮，研末，入辰砂（即朱砂）一分（0.4克）。每次服一钱（4克），白开水服，日二。（卷三十三莲藕条引明代王玺《医林集要》）

2. **心虚遗精。** 猪心一个，切片相连，以飞过朱砂末搽入，线缚，白水煮熟食之。（卷九丹砂条引唐瑶《经验方》）

3. **梦寐遗精。** 乳香一块，拇指大，卧时细嚼，含至三更咽下，三五服即效。（卷三十四熏陆香条引明代王玺《医林集要》）

4. **肾虚遗精。** 肾虚遗精，盗汗，夜梦鬼交。用猪肾一枚，切开去膜，入附子末一钱（4克），湿纸裹煨熟，空腹食之，饮酒一杯。不过三五服，效。（卷五十豕条引《经验方》）

5. **盗汗遗精。** 鹿角霜二两（80

克），生龙骨炒、牡蛎煅各一两（40克），研末，酒糊丸如梧桐子大。每盐开水服四十丸。（卷五十一鹿条引明代朱橚《普济方》）

6. **积热梦遗。** 积热梦遗，心忪恍惚，膈中有热，宜清心丸主之。黄柏末一两（40克），片脑（即冰片）一钱（4克），炼蜜制丸如梧桐子大。每次服十五丸，麦门冬汤服。此大智禅师方也。（卷三十五檗木条引宋代许叔微《本事方》）

7. **白浊遗精。** 秋石交感丹：治白浊遗精。秋石一两（40克），白茯苓五钱（20克），菟丝子炒五钱（20克），研末。用百沸汤（即久沸的水）一盏，井华水（即清晨初汲的水）一盏，煮糊，制丸如梧桐子大。每次服一百丸，盐开水服。（卷五十二秋石条引《郑氏家传方》）

遗尿

1. **睡中遗尿。** 公鸡肝、桂心等量，捣后制丸小豆大。每次服一丸，用米汤服，每日服三次。遗精，加白龙骨。（卷四十八鸡条）

2. **男妇遗尿。** 枯白矾、牡蛎粉等量，研末。每次服一方寸匕（1克），温酒下，每日服三次。（卷十一矾石条引宋代余居士《选奇方》）

3. **遗尿且涩。** 桑耳（即木耳）

研末，每酒下一方寸匕（1克），每日服三次。（卷二十八木耳条引宋代《圣济总录》）

4. 遗尿淋沥。 白龙骨、桑螵蛸等量，研末。每盐开水服二钱（8克）。（卷四十三龙条引隋代《梅师集验方》）

5. 少小尿床。 蔷薇根五钱（20克），煎酒夜饮。（卷十八营实、

墙蘼条引唐代王焘《外台秘要》）

6. 下虚尿床。 羊肚盛满水，线扎两头，煮熟，即打开取其中水一顿服之，立愈。（卷五十羊条引唐代孙思邈《千金方》）

7. 小便失禁。 蔷薇根煮汁饮，或研末酒服。野生白花者更良。（卷十八营实、墙蘼条引宋代《圣惠方》）

气血津液病证

便血

1. 下血脱肛。 白鸡冠花、防风等量，研末，糊丸如梧桐子大，空腹米汤每次服七十丸。一方：白鸡冠花炒、棕榈灰、羌活各一两（40克），研末。每次服二钱（8克），用米汤服。（卷十五鸡冠条引《永类钤方》）

2. 脾湿下血。 苍术二两（80克），地榆一两（40克），分作三服，水三盏，煎一盏，食前温服。久痢虚滑，以此服桃花丸。（卷十二术条引金代刘完素《素问病机气宜保命集》）

3. 下血虚寒。 熟附子一枚去皮，生姜三钱半（14克），水煎服。或加黑豆一百粒。（卷十七附子条引宋代《圣惠方》）

4. 粪前有血。 粪前有血，令人

面黄。用酢石榴皮炙，研末。每次服二钱（8克），用茄子枝煎汤服。（卷三十安石榴条引《孙真人方》）

5. 粪后下血。 艾叶、生姜煎浓汁，服三合（60毫升）。（卷十五艾条引唐代孙思邈《千金方》）

6. 男子便血。 黑豆一升（1000毫升），炒焦研末，热酒淋之，去豆饮酒，神效。（卷二十四大豆条引明代吴球《活人心统》）

7. 下血不止。 木贼五钱（20克），水煎温服，每日服二次。（卷十五木贼条引宋代《圣惠方》）

8. 一切下血。 用香附以醋、酒各半煮熟，焙研为末，黄秫米糊丸如梧桐子大。每次服四十丸，用米汤服，每日服二次。（卷十四莎草、香附子条引《直指方》）

9. **下血经年。** 樗根三钱（12克），水一盏，煎至七分量，入酒半盏服。或作丸服。虚者加人参等量。即虎眼树。（卷三十五椿樗条引《仁存方》）

10. **久病肠风。** 久病肠风，痛痒不止。地榆五钱（20克），苍术一两（40克），水二盅，煎一盅，空腹服，日一服。（卷十二地榆条引金代张洁古《活法机要》）

11. **肠毒下血。** 蒜连丸：用独蒜煨捣，和黄连末为丸，日日米汤服之。（卷二十六葫条引南宋严用和《济生方》）

12. **热毒下血。** 热毒下血，或因食热物发动。赤小豆末，水冲服一方寸匕（1克）。（卷二十四赤小豆条引隋代《梅师集验方》）

13. **下血后虚。** 下血止后，但觉丹田元气虚乏，腰膝沉重少力。桑寄生研末，每次服一钱（4克），不时白开水冲服。（卷三十七桑上寄生条引宋代杨子建《护命方》）

尿血

1. **小便出血。** 当归四两（55克），锉，酒三升（600毫升），煮取一升（200毫升），一顿服之。（卷十四当归条引晋代葛洪《肘后方》）

2. **男妇溺血。** 龙骨末，水冲服一方寸匕（1克），日三。（卷四十三龙条引唐代孙思邈《千金方》）

3. **劳伤溺血。** 茅根、干姜等量，入蜜一匙，水二盅，煎一盅，日一服。（卷十三白茅条）

4. **阴虚尿血。** 人参焙，黄芪盐水炙，等量，研末。用红皮大萝卜一枚，切作四片，以蜜二两（80克），将萝卜逐片蘸炙，令干再炙，勿令焦，以蜜尽为度。每用一片，蘸药食之，再以盐开水送下，以愈为度。（卷十二人参条引宋代陈言《三因方》）

5. **虚损尿血。** 白胶（即鹿角胶）三两（120克）炙，水二升（400毫升），煮一升四合（280毫升），分两次服。（卷五十一鹿条引唐代王焘《外台秘要》）

消渴

1. **消渴饮水。** 绿豆煮汁，并作粥食。（卷二十四绿豆条引明代朱橚《普济方》）

2. **止渴急方。** 大豆苗嫩者三五十茎，涂酥炙黄研末。每次服二钱（8克），人参汤服。（卷二十四大豆条引宋代《圣济总录》）

3. **多食易饥。** 绿豆、黄麦、糯米各一升（1000毫升），炒熟磨粉。每次以白开水服一杯，三五日见效。（卷二十四绿豆条）

4. 消中易饥。肉苁蓉、山茱萸、五味子研末，制蜜丸如梧桐子大，每盐酒下二十丸。（卷十二肉苁蓉条引《医学指南》）

5. 胃热消渴。以陈粟米炊饭，食之，良。（卷二十三粟条引唐代昝殷《食医心镜》）

6. 胃虚消渴。羊肚烂煮，空腹食之。（卷五十羊条引宋代初虞世《古今录验方》）

7. 渴而尿多。渴而尿多，非淋也。用榆皮二斤，去黑皮，以水一斗（2000毫升），煮取五升（1000毫升），一服三合（60毫升），每日服三次。（卷三十五榆条引唐代王焘《外台秘要》）

8. 肾消饮水。肾消饮水，小便如膏油。用茴香炒，苦楝子炒，等量研末。每次食前酒服二钱（8克）。（卷二十六茴香条引金代刘完素《素问病机气宜保命集》）

9. 三消渴病。梅花汤：用糯谷炒出白花、桑根白皮等量。每用一两（40克），水二碗，煎汁饮之。（卷二十二稻条引宋代陈言《三因方》）

10. 三消骨蒸。黄连末，以冬瓜自然汁浸一夜，晒干又浸，如此七次，研末，以冬瓜汁和制丸如梧桐子大。每次服三四十丸，大麦汤服。寻常渴，只一服见效。（卷十三黄连条引《易简方》）

11. 消渴心烦。用小麦作饭及粥食。（卷二十二小麦条引唐代昝殷《食医心镜》）

12. 消渴累年。消渴累年不愈。莎草根一两（40克），白茯苓半两（20克），研末。每陈粟米汤服三钱（12克），日二。（卷十四莎草、香附子条）

汗证

1. 诸虚自汗。诸虚自汗，夜卧即甚，久则枯瘦。黄芪、麻黄根各一两（40克），牡蛎淘米水浸洗煅过，为散。每次服五钱（20克），水二盏，小麦百粒，煎服。（卷十五麻黄条引《和剂局方》）

2. 自汗不止。白术末，饮服一方寸匕（1克），每日服二次。（卷十二术条引唐代孙思邈《千金方》）

3. 气虚盗汗。牡蛎粉、杜仲等量研末，每酒服一方寸匕（1克）。（卷四十六牡蛎条引唐代孙思邈《千金方》）

4. 脾虚盗汗。白术四两（160克），切片，以一两（40克）用黄芪同炒，一两同牡蛎炒，一两同石斛炒，一两同麦麸炒，拣白术研末。每次服三钱（12克），食远粟米汤服，每日服三次。（卷十二术条引丹溪方）

5. 虚劳盗汗。牡蛎粉、麻黄根、

黄芪等量，研末。每次服二钱（8克），水二盏，煎至七分量，温服，日一。（卷四十六牡蛎条引南宋许叔微《本事方》）

6.盗汗不止。熟艾二钱（8克），白茯神三钱（12克），乌梅三个，水一盅，煎至八分量,临卧温服。（卷十五艾条引《通妙真人方》）

7.虚汗盗汗。用浮小麦文武火炒，研末。每次服二钱半（10克），米汤服，每日服三次。或煎汤代茶饮。（卷二十二小麦条引罗天益《卫生宝鉴》）

8.血虚心汗。血虚心汗，别处无汗，独心孔有汗，思虑多则汗亦多，宜养心血。以艾汤调茯苓末，日服一钱（4克）。（卷三十七茯苓条引《证治要诀》）

9.老小虚汗。白术五钱（20克），小麦一撮，水煮干，去麦研末，用黄芪汤服一钱（4克）。（卷十二术条引《全幼心鉴》）

10.病后虚汗。病后虚汗，口干心躁。熟地黄五两（200克），水三盏（1005毫升），煎一盏半（503毫升），分三次服，一日尽。（卷十六地黄条引宋代《圣惠方》）

内伤发热

1.骨蒸烦热。骨蒸烦热，及一切虚劳烦热，大病后烦热，并用地仙散：地骨皮二两（80克），防风一两（40克），炙甘草半两（20克）。每用五钱（20克），生姜五片，水煎服。（卷三十六枸杞、地骨皮条引南宋严用和《济生方》）

2.五心烦热。胡黄连末，米汤服一钱（4克）。（卷十三胡黄连条引《易简方》）

3.骨蒸劳瘦。用鳗鲡（即鳗鱼）二斤治净，酒二盏煮熟，入盐、醋食之。（卷四十四鳗鲡鱼条引宋代《圣惠方》）

4.骨蒸久冷。羊肉一斤（633克），山药一斤，各烂煮研如泥，下米煮粥食之。（卷五十羊条引元代忽思慧《饮膳正要》）

5.虚劳发热。愚鲁汤：用上党人参、银州柴胡各三钱（12克），大枣一枚，生姜三片，水一盅半，煎至七分量。食远温服，每日服两次，以愈为度。（卷十二人参条引明代方贤《奇效良方》）

6.虚火背热。虚火上行，背内热如火炙者。附子末，津调，涂涌泉穴。（卷十七附子条引《摘玄方》）

7.心经实热。泻心汤：用黄连七钱（28克），水一盏半，煎一盏，食远温服。小儿减之。（卷十三黄连条引《和剂局方》）

肢体经络病证

痹证

1. **风湿身痛。** 生葱研磨烂，入香油数点，水煎，调川芎、郁金末一钱（4克）服，取吐。（卷二十六葱条引《丹溪心法》）

2. **湿气身痛。** 苍术（淘米水浸泡）切，水煎，取浓汁熬膏，白开水冲服。（卷十二术条引明代杨起《简便单方》）

3. **风湿膝痛。** 脚膝风湿，虚汗，少力多痛，及阴汗。烧白矾末一匙头，投沸水，淋洗痛处。（卷十一矾石条引《御药院方》）

4. **老人风湿。** 老人风湿久痹，筋挛骨痛。服此壮肾，润皮毛，益气力。牛蒡根一升（200毫升）切，生地黄一升（200毫升）切，大豆二升（400毫升）炒，以绢袋盛，浸一斗（2000毫升）酒中五六日，随意空腹温服二三盏，每日服二次。（卷十五恶实条引《集验方》）

5. **风痹冷痛。** 麻黄去根五两（200克），桂心二两（80克），研末，酒二升（1340毫升），慢火熬如饧（即饴糖）。每次服一匙，热酒调下，至汗出为度。避风。（卷十五麻黄条引宋代《圣惠方》）

6. **筋骨疼痛。** 筋骨疼痛，因风热者。石膏三钱（12克），飞罗面（指磨面时飞落下来混有尘土的面）七钱（28克），研末，水和煅红，冷定。滚酒化服，被盖取汗。连服三日，即除根。（卷九石膏条引邓笔峰《卫生杂兴》）

7. **历节作痛。** 柏叶酒：治风痹历节作痛。东向侧柏叶煮汁，同曲、米酿酒饮。（卷二十五附诸药酒条）

8. **手足麻木。** 手足麻木，不知痛痒。霜降后桑叶煎汤，频洗。（卷三十六桑条引《救急方》）

9. **手臂疼痛。** 当归三两（120克）切，酒浸三日，温饮之。饮尽，再以三两（120克）再浸，以愈为度。（卷十四当归条引《事林广记》）

10. **风热臂痛。** 桑枝一小升（200毫升）切炒，水三升（600毫升），煎成二升（200毫升），一日服尽。许叔微云：尝病臂痛，诸药不效，服此数剂寻愈。（卷三十六桑条引南宋许叔微《本事方》）

11. **鹤膝风挛。** 紫荆皮三钱（12

克），老酒煎服，每日二次。（卷三十六紫荆条引《直指方》）

12. 风寒湿痹。风寒湿痹，四肢挛急，脚肿不可踩地。用紫苏子二两（80克），捣碎，以水三升（2010毫升），研取汁，煮粳米二合（134毫升），作粥，和葱、椒、姜、豉食之。（卷十四苏条引宋代《圣惠方》）

13. 热气湿痹。热气湿痹，腹内激热。用龟肉同五味调料煮食之。微泄为效。（卷四十五水龟条引明代朱橚《普济方》）

腰痛

1. 腰痛。橘核、杜仲各二两（80克）炒，研末。每次服二钱（8克），盐酒下。（卷三十橘条引明代杨起《简便单方》）

2. 卒然腰痛。大豆六升（1200毫升），水拌湿，炒热，布裹熨之，冷即换。（卷二十四大豆条引《延年秘录》）

3. 气滞腰痛。青木香、乳香各二钱（8克），酒浸，饭上蒸，均以酒调服。（卷十四木香条引宋代《圣惠方》）

4. 腰重作痛。槟榔研末，酒服一钱（4克）。（卷三十一槟榔条引《斗门方》）

5. 腰重刺胀。八角茴香炒研末，食前酒服二钱（8克）。（卷二十六茴香条引《直指方》）

6. 肾虚腰痛。用羊脊骨一具捶碎，苁蓉一两（40克），草果三枚，荜茇二钱（8克），水煮汁，下葱、酱作羹。（卷五十羊条引元代忽思慧《饮膳正要》）

7. 湿气腰痛。蛤蟆草（即车前草）连根七株，葱白连须七根，枣七枚，煮酒一瓶，常服，终身不发。（卷十六车前条引明代杨起《简便单方》）

8. 腰脚诸痛。用威灵仙末，空腹温酒服一钱（4克）。逐日以微利为度。（卷十八威灵仙条引唐代孙思邈《千金方》）

9. 腰膝疼痛。巨胜酒，治风虚痹弱，腰膝疼痛。用巨胜子（即黑芝麻）二升（2000毫升）炒香，薏苡仁二升（2000毫升），生地黄半斤（295克），袋盛浸酒饮。（卷二十五酒条）

疮疡

疖

1. 头上软疖。蛤蟆剥皮贴之，收毒即愈。（卷四十二蛤蟆条引元代曾世荣《活幼全书》）

2. 小儿软疖。油麻（即芝麻）炒焦，趁热嚼烂敷之。（卷二十二胡麻条引《谭氏小儿方》）

3. 小儿热疖。釜下土（即伏龙肝）、生花椒末等量，醋和涂之。（卷七伏龙肝条引唐代孙思邈《千金方》）

4. 疖毒已破。益母草捣敷甚妙。（卷十五茺蔚条引《斗门方》）

疔

1. 疔疮初起。白芷一钱（4克），生姜一两（40克），擂酒一盏，温服取汗，即散。（卷十四白芷条引明代周定王《袖珍方》）

2. 一切疔肿。苍耳根三两半（140克），乌梅肉五个，连须葱三根，酒二盅，煎一盅，热服取汗。（卷十五枲耳条引明代邵以正《秘传经验方》）

3. 疔肿乳痈。地黄捣敷之，热即更换。性凉消肿，无不效。（卷十六地黄条引隋代《梅师集验方》）

4. 疔肿恶毒。刺四边及中心，以雄黄末敷之，神验。（卷九雄黄条引唐代孙思邈《千金方》）

5. 绕指毒疮。绕指毒疮，生手足指上。以活田螺一枚，生用捣碎敷之，即愈。（卷四十六田螺条引明代刘基《多能鄙事》）

痈

1. 痈肿初起。用瓜蒌根、赤小豆等量，研末，醋调涂之。（卷十八栝楼条引杨文蔚方）

2. 一切痈肿。白蔹、赤小豆、莾草研末，鸡子白调，涂之。（卷十八白蔹条引甄权曰）

3. 痈疮大痛。壁虎焙干研末，油调敷之，即止。（卷四十三守宫条引明代杨拱《医方摘要》）

4. 痈肿未成。痈肿未成，用此拔毒。水调牡蛎粉末涂之。干更上。（卷四十六牡蛎条引姚僧坦《集验

方论》）

5. 痈肿无头。蜀葵子研末，水调敷之。（卷十六蜀葵条引《经验后方》）

6. 溃痈作痒。以盐摩其四围，即止。（卷十一食盐条引《外科精义》）

7. 痈口不敛。经霜黄桑叶研末，敷之。（卷三十六桑条引《直指方》）

8. 热毒痈肿。秋后收连钱草阴干研末，水调敷之。生捣亦可。（卷十四积雪草条引宋代寇宗奭《本草衍义》）

9. 痈肿毒气。紫石英火烧醋淬，研末，生姜、米醋煎敷之。摩亦得。（卷八紫石英条引《日华本草》）

疽

1. 发背初生。发背初生，一切痈疽皆治。单用紫荆皮研末，酒调箍住，自然撮小不开。内服柞木饮子。乃救贫良剂也。（卷三十六紫荆条引《仙传外科》）

2. 发背初起。发背初起疑似者。便以秦艽、牛乳煎服，得快利三五行，即愈。（卷十三秦艽条引唐代崔元亮《海上集验方》）

3. 发背痈毒。发背痈毒，痛不可忍。龙牙草（即马鞭草）捣汁饮之，以滓敷患处。（卷十六马鞭草条引明代李时珍《濒湖集简方》）

4. 发背已溃。用鸡肫黄皮，同棉絮焙末搽之，即愈。（卷四十八鸡条）

5. 发背溃烂。陈芦叶研末，以葱椒汤洗净，敷之神效。（卷十五芦条引明代朱权《乾坤生意秘韫》）

6. 背疮灸法。凡觉背上肿硬疼痛，用湿纸贴寻疮头。用大蒜十颗，淡豆豉半合（67毫升），乳香一钱（4克），细研。随疮头大小，用竹片作圈围定，填药于内，二分厚，着艾灸之。痛灸至痒，痒灸至痛，以百壮为率。与蒜钱灸法同功。（卷二十六葫条引《外科精要》）

诸疮

1. 一切诸疮。一切诸疮，未破者。草乌头研末，入轻粉少许，腊猪油和搽。（卷十七乌头条引明代朱橚《普济方》）

2. 疮肿初起。泽兰捣封之良。（卷十四泽兰条引明代李时珍《濒湖集简方》）

3. 疮肿作痛。生椒末、釜下土、荞麦粉等量研，醋和敷之。（卷三十二蜀椒条引唐代王焘《外台秘要》）

4. 诸疮恶肿。老鸦眼睛草（即龙葵）擂酒服，以渣敷之。（卷十六龙葵条引明代朱橚《普济方》）

425

5. 一切疮肿。木芙蓉叶、菊花叶同煎水，频熏洗之。（卷三十六木芙蓉条引明代刘基《多能鄙事》）

6. 诸疮不敛。白蔹、赤蔹、黄柏各三钱（12克）炒研，轻粉一钱（4克），研为细末。先用葱白浆水洗净，敷之。（卷十八白蔹条引元代萨谦斋《瑞竹堂经验方》）

皮肤病

风疹

1. 卒发风疹。醋浆和石灰涂之，随手灭。（卷九石灰条引唐代王焘《外台秘要》）

2. 风疹作痒。枳壳三两（120克），麸炒研末。每次服三钱（12克），水一盏，煎至六分量，去滓温服。再以汁涂之。（卷三十六枳条引《经验后方》）

3. 一切风疹。水煮芒硝汤拭之。（卷十一朴硝条引《梅师集验方》）

4. 风疹逼身。风疹遍身，百计不愈。煅云母粉，清水调服二钱（8克）良。（卷八云母条引唐代孙思邈《千金方》）

5. 老小风疹。吴茱萸煎酒，拭之良。（卷三十二吴茱萸条引唐代孙思邈《千金方》）

6. 风瘙隐疹。赤小豆、荆芥穗等量，研末，鸡蛋清调涂之。（卷二十四赤小豆条）

丹毒

1. 诸丹热毒。土朱（即代赭石）、青黛各二钱（8克），滑石、荆芥各一钱（4克），研末。每次服一钱半（6克），蜜水调下，仍外敷之。（卷十代赭石条引《直指方》）

2. 一切丹毒。水和曲蟮（即蚯蚓）泥敷之。（卷七蚯蚓泥条引唐代王焘《外台秘要》）

3. 赤游火丹。新生荷叶捣烂，入盐涂之。（卷三十三莲藕条引《摘玄方》）

4. 丹毒如火。赤小豆末，和鸡蛋白，常常涂之不已，逐手即消。（卷二十四赤小豆条引南北朝陈延之《小品方》）

5. 老小火丹。黄芩末，水调涂之。（卷十三黄芩条引隋代《梅师集验方》）

6. 丹毒肿痒。阳起石煅研，新水调涂。（卷十阳起石条引金代张

子和《儒门事亲》）

7.丹毒瘤肿。用蜈蚣一条干者，白矾一皂子大，雷丸一个，百部二钱（8克），研末，醋调敷之。（卷四十二蜈蚣条引《本草衍义》）

汗斑

1.赤白汗斑。苍耳嫩叶尖，和青盐研磨烂，五六月间擦之，五至七次效。（卷十五枲耳条引《摘玄方》）

2.汗斑白点。夏枯草煎浓汁，日日洗之。（卷十五夏枯草条引明代朱权《乾坤生意》）

3.夏月汗斑。夏月汗斑如疹。用密陀僧八钱（32克），雄黄四钱（16克），先以姜片擦热，再以姜片蘸末擦之，次日即焦。（卷八密陀僧条引明代吴球《活人心统》）

4.汗斑癜风。端午日收紫背浮萍晒干。每次以四两(160克)煎水浴，并以萍擦之。或入汉防己二钱（8克）亦可。（卷十九水萍条引明代周定王《袖珍方》）

秃疮

1.小儿秃疮。黄蜀葵花、大黄、黄芩等量，研末。淘米水净洗，香油调擦。（卷十六黄蜀葵条引明代朱橚《普济方》）

2.小儿头秃。蔓荆子末，和醋敷之，一日三次。（卷二十六芜菁条引唐代孙思邈《千金方》）

3.头疮白秃。贯众、白芷研末，油调涂之。（卷十二贯众条引宋代《圣惠方》）

4.头上白秃。花椒末，猪脂调敷，三五度便愈。（卷三十二蜀椒条引明代朱橚《普济方》）

鹅掌风、脚湿气

1.鹅掌风病。蕲艾真者四五两（200克），水四五碗，煮五六滚，入大口瓶内盛之，用麻布二层缚之，将手心放瓶上熏之，如冷再热，如神。（卷十五艾条引《陆氏积德堂方》）

2.脚缝出水。好黄丹，入花蕊石末，干搽之。（卷十花乳石条引《谈野翁试效方》）

3.脚趾缝烂。滑石一两（40克），石膏煅半两（20克），枯白矾少许，研末干搽烂处。（卷九滑石条引明代李时珍《濒湖集简方》）

4.脚丫湿烂。荆芥叶捣敷之。（卷十四假苏条引明代杨起《简便单方》）

疥疮

1.一切疮疥。荆芥末，以地

黄自然汁熬膏和制丸如梧桐子大。每次服三五十丸，茶酒任下。（卷十四假苏条引明代朱橚《普济方》）

2. 疥疮瘙痒。油核桃一个，雄黄一钱（4克），艾叶捣熟一钱（4克），捣匀绵包，夜卧裹阴囊，历效。勿洗。（卷三十胡桃条引明代李时珍《濒湖集简方》）

3. 疥癣满身。疥癣满身，不可治者。何首乌、艾叶等量，水煎浓汤洗浴。甚能解痛，生肌肉。（卷十八何首乌条引宋代王衮《博济方》）

4. 积年疥疮。猪肚内放皂角煮熟，去皂角，食之。（卷三十五皂荚条引明代周定王《袖珍方》）

疣

1. 身面疣子。醋调南星末涂之。（卷十七虎掌、天南星条引《简易方》）

2. 肢体疣目。地肤子、白矾等量，煎汤频洗。（卷十六地肤条明代朱权《寿域神方》）

3. 小儿疣目。鸡肫黄皮（鸡内金）擦之，自落。（卷四十八鸡条引《集要方》）

4. 疣痣瘤赘。石灰一两（40克），用桑灰淋汁熬成膏。刺破点之。（卷九石灰条引明代朱橚《普济方》）

湿疹

1. 一切湿疮。蟾蜍烧灰，猪脂（即熟猪油）和敷。（卷四十二蟾蜍条引唐代孙思邈《千金方》）

2. 浸淫毒疮。凡卒得毒气攻身，或肿痛，或赤痒，上下周匝，烦毒欲死，此浸淫毒疮也。生鲫鱼切片，和盐捣贴，频换之。（卷四十四鲫鱼条引宋代《圣惠方》）

3. 阴汗湿痒。石菖蒲、蛇床子等量，研末，日搽二三次。（卷十九菖蒲条引《济急仙方》）

4. 阴下湿痒。蒲黄末，敷三四度愈。（卷十九香蒲、蒲黄条引唐代孙思邈《千金方》）

5. 阴囊湿痒。乌贼骨、蒲黄，扑之。（卷四十四乌贼鱼条引《医宗三法》）

6. 肾风囊痒。川椒、杏仁研膏，涂掌心盖阴囊而卧，甚效。（卷三十二蜀椒条引《直指方》）

7. 玉茎湿痒。肥皂一个，烧存性，香油调搽即愈。（卷三十五肥皂荚条引《摄生方》）

8. 足上疮。桃叶捣，和苦酒（即醋）敷之。（卷二十九桃条引晋代葛洪《肘后方》）

9. 湿疮癣。荆木烧取汁，日涂之。（卷三十六牡荆条引《深师方》）

其他皮肤病

1. 一切风疮。一切风疮，顽癣疥癞，年久不愈者，不过二三服必愈。用黑火柴头鱼（即鳢鱼）一个去肠肚，以苍耳叶填满。外以苍耳安锅底，置鱼于上，少少着水，慢火煨熟，去支骨淡食，勿入盐酱，功效甚大。（卷四十四鳢鱼条引明代王玺《医林集要》）

2. 风疮疥癞。生瓜蒌一二个打碎，酒浸一日夜。热饮。（卷十八栝楼条引《乾坤秘韫》）

3. 热痱瘙痒。升麻煎汤饮，并洗之。（卷十三升麻条引唐代孙思邈《千金方》）

4. 暑月痱疮。绿豆粉二两（80克），滑石一两（40克），和匀扑之。或加蛤粉二两（80克）。（卷二十四绿豆条引《简易方》）

5. 疮癣初生。姜黄末搽之，妙。（卷十四姜黄条引唐代孙思邈《千金翼方》）

6. 一切癣疮。五倍子去虫、白矾烧过各等量，研末，搽之。干则油调。（卷三十九五倍子条引明代杨起《简便单方》）

7. 癣疮湿痒。楮叶捣敷。（卷二十六楮条引宋代《圣惠方》）

8. 牛皮顽癣。雌黄末，入轻粉，和猪膏敷之。（卷九雌黄条引《直指方》）

9. 冬月唇裂。炼过猪脂，日日涂之。（卷五十豕条引南宋郭坦《十便良方》）

10. 手足皲破。猪脂着热酒中洗之。（卷五十豕条引唐代孙思邈《千金方》）

阴部肛肠病

阴疮

1. 阴头生疮。蜜煎甘草末，频频涂之神效。（卷十二甘草条引唐代孙思邈《千金方》）

2. 阴茎生疮。牛蹄甲烧灰，油调敷之。（卷五十牛条）

3. 男子阴疮。黄柏煎汤洗之，涂以白蜜。（卷三十五檗木条引晋代葛洪《肘后方》）

4. 妇人阴疮。紫葳研末，用鲤鱼脑或胆调搽。（卷十八紫葳条）

5. 阴囊湿疮。阴囊湿疮，肾有劳热。麻黄根、石硫磺各一两（40克），

米粉一合（20毫升），研末敷之。（卷十五麻黄条引唐代孙思邈《千金方》）

阴肿、阴痛、阴痒

1. **男子阴肿。**男子阴肿胀痛。蛇床子末，鸡蛋黄调敷之。（卷十四蛇床条引《永类钤方》）

2. **阴囊肿痛。**用煨葱入盐，捣如泥，涂之。（卷二十六葱条）

3. **妇人阴肿。**妇人阴肿或生疮。枸杞根煎水，频洗。（卷三十六枸杞、地骨条引《永类钤方》）

4. **妇人阴痛。**蛇床子五两（200克），乌梅十四个，煎水，每日洗五六次。（卷十四蛇床条引唐代孙思邈《千金方》）

5. **妇人阴痒。**小蓟煮汤，日洗三次。（卷十五大蓟、小蓟条引明代朱橚《普济方》）

6. **阴痒生疮。**胡麻嚼烂敷之，良。（卷二十二胡麻条引晋代葛洪《肘后方》）

痔

1. **痔疮初起。**马齿苋不问鲜干，煮熟急食之。以汤熏洗。一月内外，其孔闭，即愈矣。（卷二十七马齿苋条引《杨氏经验方》）

2. **内外痔疮。**片脑（即冰片）一

二分，葱汁化，搽之。（卷三十四龙脑香条引明代杨起《简便单方》）

3. **诸痔发痒。**用全蝎不问多少，烧烟熏之，即效。秘法也。（卷四十蝎条引明代周定王《袖珍方》）

4. **痔疮肿痛。**石胡荽捣，贴之。（卷二十石胡荽条引明代李时珍《濒湖集简方》）

5. **痔瘘肿痛。**以马兜铃于瓶中烧烟，熏病处良。（卷十八马兜铃条引《日华本草》）

6. **小儿五痔。**小儿五痔，不以年月。枳实研末，炼蜜制丸如梧桐子大。空腹饮下三十丸。（卷三十六枳条引《集验方》）

7. **外痔长寸。**用槐花煎汤，频洗并服之。数日自缩。（卷三十五槐条引明代李时珍《濒湖集简方》）

8. **痔疾下血。**益母草叶，捣汁饮之。（卷十五茺蔚条引唐代昝殷《食医心镜》）

脱肛

1. **大肠脱肛。**苦参、五倍子、陈壁土等量，煎汤洗之，以木贼末敷之。（卷十三苦参条引明代杨拱《医方摘要》）

2. **肛门脱出。**胡荽切烧烟熏之，即入。（卷二十六胡荽条引《子母秘录》）

3. 老小脱肛。香附子、荆芥穗等量，研末。每用三匙，水一大碗，煎十数沸淋洗。（卷十四莎草、香附子条引宋代陈言《三因方》）

4. 痔漏脱肛。每日空腹嚼川椒一钱（4克），凉水送下，三五次即收。（卷三十二蜀椒条引《救急方》）

5. 脱肛不收。蒲黄和猪脂敷，日三五度。（卷十九香蒲、蒲黄条引《子母秘录》）

其他外科病

跌打损伤

1. 打扑损伤。黄葵子研，酒服二钱（8克）。（卷十六黄蜀葵条引唐代崔元亮《海上集验方》）

2. 多年损伤。多年损伤不愈者。冬瓜子末，温酒服之。（卷二十八冬瓜条引《孙真人方》）

3. 打扑伤肿。熟麻油和酒饮之，以火烧热地卧之，觉即疼肿俱消。（卷二十二胡麻条引《赵葵行营杂录》）

4. 伤损瘀血。跌压瘀血在内胀满。大黄、当归等量，炒研。每次服四钱（16克），温酒服，取下恶物愈。（卷十七大黄条引《和剂局方》）

5. 打扑瘀痕。水调半夏末涂之，一宿即没也。（卷十七半夏条引《永类钤方》）

6. 伤损内痛。兵杖所加，木石所迮，血在胸、背、胁中刺痛。用青竹茹、乱发各一团，炭火炙焦研末。酒一升（200毫升），煮三沸，服之。三服愈。（卷三十七竹条引唐代孙思邈《千金方》）

骨折脱臼

1. 跌扑折伤。跌扑折伤疼痛。接骨方：黄麻烧灰、头发灰各一两（40克），乳香五钱（20克），研末。每次服三钱（12克），温酒下，立效。（卷二十二大麻条引王仲勉《经验方》）

2. 扑损折骨。夜合树皮（即合欢皮），去粗皮，炒黑色四两（160克），芥菜子炒一两（40克），研末。每次服二钱（8克），温酒卧时服，以滓敷之，接骨甚妙。（卷三十五合欢条引南宋王璆《百一选方》）

3. 损伤接骨。五灵脂一两（40

克），茴香一钱（4克），研末。先以乳香末于极痛处敷上，以小黄米粥涂之，乃撒二末于粥上，帛裹，木片子夹定，三五日效。（卷四十八寒号虫条引金代张子和《儒门事亲》）

4. 折伤止痛。白矾末一匙，泡汤一碗，帕蘸趁热熨伤处。少时痛止，然后排整筋骨，点药。（卷十一矾石条引《灵苑方》）

5. 折伤瘀损。白面、栀子仁同捣，以水调，敷之即散。（卷二十二小麦条）

烧伤

1. 汤荡火烧。栀子末和鸡蛋清，浓扫之。（卷三十六卮子条引《救急方》）

2. 汤火灼伤。蓖麻子仁、蛤粉等量，研膏。汤伤以油调，火灼以水调，涂之。（卷十七蓖麻条引宋代初虞世《古今录验方》）

3. 热油灼伤。柏白皮，以腊猪脂（即熟猪油）煎油，涂疮上。（卷三十四柏条引晋代葛洪《肘后方》）

4. 火灼烂疮。榆白皮嚼涂之。（卷三十五榆条引唐代孙思邈《千金方》）

5. 灸疮肿痛。薤白一升（200

毫升），猪脂一斤（220克），切，以苦酒（即醋）浸一宿，微火煎三上三下，去滓涂之。（卷二十六薤条引隋代《梅师集验方》）

6. 灸疮不愈。芙蓉花研末，敷之。（卷三十六木芙蓉条引明代方贤《奇效良方》）

冻疮

1. 冻疮发裂。甘草煎汤洗之。次以黄连、黄柏、黄芩末，入轻粉、麻油调敷。（卷十二甘草条引《谈野翁方》）

2. 冻疮皲裂。桐油一碗，头发一握，熬化瓶收。每次以温水洗令软，敷之即安。（卷三十五梧桐条引《救急方》）

3. 两耳冻疮。生姜自然汁熬膏涂。（卷二十六生姜条引《暇日记》）

4. 手足冻疮。山药一截磨泥，敷之。（卷二十七薯蓣条引金代张子和《儒门事亲》）

5. 冻疮破烂。大黄末，水调涂之。（卷十七大黄条引罗天益《卫生宝鉴》）

6. 冻疮出瘭。热开水洗之。（卷五热汤条引陈藏器《本草拾遗》）

护发美容

乌发去屑

1. 乌须发。胡桃皮、蝌蚪等量，捣泥涂之，一染即黑。（卷三十胡桃条）

2. 黑须乌发。茜草一斤（633克），地黄三斤（1899克）取汁。以水五大碗，煎茜榨汁，将滓再煎三度。以汁同地黄汁，微火煎如膏，以瓶盛之。每日空腹温酒服半匙，一月须发如漆也。忌萝卜、五辛。（卷十八茜草条引宋代《圣济总录》）

3. 拔白生黑。猪胆涂孔中，即生黑者。（卷五十豕条引宋代《圣惠方》）

4. 白发返黑。乌麻（即黑芝麻）九蒸九晒，研末，枣膏丸，服之。（卷二十二胡麻条引唐代孙思邈《千金方》）

5. 头发黄赤。生柏叶末一升（670毫升），猪膏（即猪油）一斤（633克）和，制丸如弹子大。每次以布裹一丸，放入泔汁（即淘米水）中化开，沐之。一月，色黑而润矣。（卷三十四柏条引宋代《圣惠方》）

6. 发槁不泽。桑根白皮、柏叶各一斤（633克），煎汁沐之即润。（卷三十六桑条引宋代《圣惠方》）

7. 头发不生。侧柏叶阴干，作末，和麻油涂之。（卷三十四柏条引《孙真人食忌》）

8. 发落不生。生胡麻油涂之。（卷二十二胡麻条引明代朱橚《普济方》）

9. 头风白屑。王不留行、香白芷等量，研末。干搽，一夜篦去。（卷十六王不留行条引宋代《圣惠方》）

10. 干洗头屑。藁本、白芷等量，研末。夜擦旦梳，垢自去也。（卷十四藁本条引《便民图纂》）

增白祛斑

1. 面上黑斑。苍耳叶焙研末，饭后米汤调服一钱（4克），一月愈。（卷十五枲耳条引《摘玄方》）

2. 面上黑黯。白僵蚕末，水和搽之。（卷三十九蚕条引宋代《圣惠方》）

3. 面上黑气。半夏焙研，米醋调敷。不可见风，不计遍数，从早至晚，如此三日，皂角汤洗下，面莹如玉也。（卷十七半夏条引《摘

玄方》）

4. 面色黎黑。牡蛎粉研末，制蜜丸如梧桐子大。每次服二十丸，白开水服，日一服。并炙其肉食之。（卷四十六牡蛎条引明代朱橚《普济方》）

5. 面粗丑黑。猪胰五具，芜青子二两（80克），杏仁一两（40克），土瓜根一两（40克），醇酒浸之。夜涂旦洗，老者少，黑者白，神验。（卷五十豕条引晋代葛洪《肘后方》）

6. 面黑令白。瓜蒌瓤三两（120克），杏仁一两（40克），猪肚一具，同研如膏。每夜涂之，令人光润，冬季不皴。（卷十八栝楼条引宋代《圣济总录》）

7. 服食变白。服食变白。久服通血气，利五脏。鸡桑嫩枝，阴干研末，蜜和作丸。每日酒服六十丸。（卷三十六桑条引宋代《圣惠方》）

8. 老人面药。老人面药，令面光泽。用母猪蹄一具，煮浆如胶。

夜以涂面，晓则洗去。（卷五十豕条引唐代孙思邈《千金翼方》）

9. 斑点。密陀僧二两（80克），细研，入乳汁调，夜涂旦洗。（卷八密陀僧条引唐代王焘《外台秘要》）

10. 面上雀斑。白茯苓末，蜜和，夜夜敷之，二七日愈。（卷三十七茯苓条引《姚僧坦集验方》）

11. 面上瘢痕。蒺藜子、山栀子各一合（20毫升），研末，醋和，夜涂旦洗。（卷十六蒺藜条引《救急方》）

12. 身面瘢痕。马齿苋汤日洗二次。（卷二十七马齿苋条引宋代《圣惠方》）

13. 消灭瘢痕。以冰块频熨之，良。（卷五夏冰条引唐代孙思邈《千金方》）

14. 面疮粉刺。菟丝子苗榨汁涂之，不过三上。（卷十八菟丝子条引晋代葛洪《肘后方》）

月经病

月经不调

1. 月经不调。月经不调，久而无子，乃冲任伏热也。熟地黄半斤（295克），当归二两（75克），黄连一两（37克），并酒浸一夜，焙研为末，炼蜜制丸如梧桐子大。每次服七十丸，米汤温酒任下。（卷十六地黄条引《禹讲师方》）

2. 月信涩滞。荷根细切，水煎取二升（400毫升），空腹入酒和服。（卷十五荷条引《经验方》）

3. 月水不利。虎杖三两（120克），凌霄花、没药各一两（40克），研末，热酒每次服一钱（4克）。（卷十六虎杖条引宋代《圣惠方》）

4. 经水过多。赤石脂、破故纸（即补骨脂）一两（40克），研末。每次服二钱（8克），米汤服。（卷九五色石脂条引明代朱橚《普济方》）

5. 女子经闭。茜根治女子经水不通，以一两（37克）煎酒服之，一日即通，甚效。（卷十八茜草条）

崩漏

1. 妇人漏下。妇人漏下，赤白不止，令人黄瘦。地榆三两（120克），米醋一升（670毫升），煮十余沸，去滓，食前稍热服一合（67毫升）。（卷十二地榆条引宋代《圣惠方》）

2. 妇人崩中。益智子炒碾细，米汤入盐，服一钱（4克）。（卷十四益智子条引《产宝》）

3. 崩中漏下。石韦研末。每次服三钱（12克），温酒服，甚效。（卷二十石韦条）

4. 妇人血崩。凌霄花研末。每酒服二钱（8克），后服四物汤。（卷十八紫葳条引《丹溪纂要》）

5. 崩中腹痛。毛蟹壳烧存性，米汤服一钱（4克）。（卷四十五蟹条引《证治要诀》）

6. 崩中带下。椒目炒碾细，每次温酒服一勺。（卷三十二蜀椒条引《金匮钩玄》）

带下病

1. 妇人白带。白带，多因七情内伤或下元虚冷所致。沙参研末，每次服二钱（8克），米汤调下。（卷十二沙参条引《证治要诀》）

2. 妇人带下。室女白带，脐腹冷痛，面色萎黄，日渐虚困。用葵花一两（40克），阴干研末，每空腹温酒服二钱匕（4克）。赤带用赤葵，白带用白葵。（卷十六蜀葵条引宋代《圣惠方》）

3. 妇人白浊。妇人白浊，滑数虚冷者。鹿角屑炒黄研末，酒服二钱（8克）。（卷五十一鹿条引《妇人良方》）

4. 白带不止。槐花炒、牡蛎煅等量，研末。每酒服三钱（12克），取效。（卷三十五槐条引《摘玄方》）

妊娠病

妊娠恶阻

1. 妊娠恶阻。指妊娠期间恶心，呕吐，倦怠乏力，甚至食入即吐的病证。妊娠恶阻，胎气不安，气不升降，呕吐酸水，起坐不便，饮食不进。二香散：用香附子一两（40克），藿香叶、甘草各二钱（8克），研末。每次服二钱（8克），沸水入盐调下。（卷十四莎草、香附子条引宋代《圣惠方》）

2. 妊娠吐水。妊娠吐水，酸心腹痛，不能饮食。人参、干姜炮等量，研末，以生地黄汁和制丸如梧桐子大。每次服五十丸，米汤服。（卷十二人参条引《和剂局方》）

3. 胎气不安。胎气不安，气不升降，呕吐酸水。香附、藿香、甘草二钱（8克），研末。每次服二钱（8克），入盐少许，沸水调服之。（卷十四藿香条引宋代《圣惠方》）

胎漏

1. 妊娠漏胎。生地黄加干姜研

末。（卷十六地黄条引《经心录》）

2. **孕妇漏胎。**五倍子末，酒服二钱（8克），神效。（卷三十九五倍子条引《朱氏集验方》）

3. **漏胎下血。**益智仁半两（20克），缩砂仁一两（40克），研末。每次服三钱（12克），空腹汤服，每日服二次。（卷十四益智子条引《胡氏济阴方》）

4. **妊娠下血。**妊娠下血不止。阿胶三两（120克）炙研末，酒一升半（300毫升）煎化，一服即愈。（卷五十阿胶条引隋代《梅师集验方》）

胎动不安（附：堕胎、小产）

1. **妊娠胎动。**妊娠胎动，或腰痛，或抢心，或下血不止，或倒产子死腹中。艾叶一鸡蛋大，酒四升（800毫升），煮成二升（400毫升），分二服。（卷十五艾条引晋代葛洪《肘后方》）

2. **胎动不安。**秦艽、阿胶炒、艾叶等量，水一大盏，糯米五十粒，煎服。（卷十三秦艽条引宋代《圣惠方》）

3. **胎动下血。**胎动下血，腰痛抢心。杨氏产乳方：用葱白煮浓汁饮之。未死即安，已死即出。未效再服。一方：加川芎。（卷二十六葱条引隋代《梅师集验方》）

4. **六月孕动。**六月孕动，困笃难救者。葱白一大握，水三升（600毫升），煎成一升（200毫升），去滓一顿服之。（卷二十六葱条引唐代杨归厚《杨氏产乳集验方》）

5. **因惊胎动。**因惊胎动，出血。取黄连末酒服一方寸匕（1克），每日服三次。（卷十三黄连条引《子母秘录》）

6. **胎动腹痛。**桑寄生一两半（60克），阿胶炒半两（20克），艾叶半两（20克），水一盏半，煎一盏，去滓温服。或去艾叶。（卷三十七桑上寄生条引宋代《圣惠方》）

7. **温养胎气。**温养胎气，用猪肚一枚，如常法放葱、五味，煮食至尽。（卷五十豕条引唐代孙思邈《千金方》）

8. **安胎顺气。**铁罩散：香附子炒研末，浓煎紫苏汤服一二钱（4~8克）。或加砂仁。（卷十四莎草、香附子条引《中藏经》）

9. **频致堕胎。**赤小豆末，酒服一方寸匕（1克），每日服二次。（卷二十四赤小豆条引唐代孙思邈《千金方》）

妊娠肿胀

1. **妊娠浮肿。**羌活、萝卜子同炒香，只取羌活研末。每次服二钱

（8克），温酒调下，一日一服。（卷十三独活条引许叔微《本事方》）

2. 妊娠水肿。用大鲤鱼一尾，赤小豆一升（200毫升），水二斗（4000毫升），煮食饮汁，一顿服尽。（卷四十四鲤鱼条引唐代王焘《外台秘要》）

3. 妇人胎肿。妇人治肿，属湿热。山栀子一合（95毫升）炒研。每次服二三钱（8~12克），米汤服。丸服亦可。（卷三十六厄子条引丹溪方）

4. 妊娠肿渴。妊娠肿渴，从脚至腹，小便不利，微渴引饮。猪苓五两（200克），研末。熟水冲服一方寸匕（1克），每日服三次。（卷三十七猪苓条引《子母秘录》）

其他妊娠病

1. 胎寒腹痛。胎寒腹痛，妊妇冲任脉虚，惟宜抑阳助阴。内补丸：用熟地黄二两（80克），当归一两（40克），微炒研末，制蜜丸如梧桐子大，每次温酒下三十丸。（卷十六地黄条引许叔微《本事方》）

2. 妊娠子烦。妊娠子烦，因服药致胎气不安，烦不得卧者。知母一两（40克），洗焙研末，以枣肉制丸弹子大。每次服一丸，人参汤服。（卷十二知母条引唐代杨归厚《杨氏产乳集验方》）

3. 子痫。指妊娠期间突然晕倒，不省人事，四肢抽搐，片刻苏醒，醒后复发的病证。昏冒缩砂（即砂仁）和皮炒黑，热酒调下二钱（8克）。不饮者，米汤服。此方安胎止痛皆效，不可尽述。（卷十四缩砂条引《温隐居方》）

4. 孕妇咳嗽。贝母去心，麸炒黄研末，砂糖拌制丸如芡子大。每次含咽一丸，神效。（卷十三贝母条引《救急易方》）

5. 孕妇热淋。车前子五两（200克），葵根切一升（200毫升），以水五升（1000毫升），煎取一升半（300毫升），分三次服，以利为度。（卷十六车前条引隋代《梅师集验方》）

6. 妊娠尿难。妊娠尿难，饮食如故。用贝母、苦参、当归各四两（160克），研末，蜜丸小豆大，每饮服三至十丸。（卷十三贝母条引《金匮要略》）

7. 妊娠尿血。阿胶炒黄研末，食前粥饮下二钱（8克）。（卷五十阿胶条引宋代《圣惠方》）

8. 妊娠遗尿。妊娠遗尿不禁。桑螵蛸十二枚，研末，分二服，米汤服。（卷三十九螳螂、桑螵蛸条引唐代杨归厚《杨氏产乳集验方》）

9. 妊娠感寒。用鲤鱼一头烧末，酒服一方寸匕（1克），令汗出。（卷四十四鲤鱼条引《子母秘录》）

产后病

缺乳（附：回乳）

1. 妇人无乳。用母猪蹄一只，水二斗（2000毫升），煮五六升（1000~1200毫升），饮之。或加通草六分（60克）。（卷五十豕条引唐代王焘《外台秘要》）

2. 产后无乳。干胡荽煎汤饮之效。（卷二十六胡荽条引《经验方》）

3. 妇人乳少。脂麻（即黑芝麻）炒研，入盐少许，食之。（卷二十二胡麻条）

4. 乳汁不下。二母散：贝母、知母、牡蛎粉等量，研为细末，每次以猪蹄汤调服二钱（8克），此祖传方也。（卷十三贝母条引王海藏《汤液本草》）

5. 乳汁不通。赤小豆煮汁饮之。（卷二十四赤小豆条引《产书》）

6. 产后回乳。产妇无子食乳，乳不消，令人发热恶寒。用大麦蘖（即麦芽）二两（80克），炒研末。每次服五钱（20克），白开水服，甚良。（卷二十五蘖米条引《丹溪纂要方》）

乳痈

1. 乳痈初起。炙甘草二钱（8克），新水煎服，仍令人吮之。（卷十二甘草条引《直指方》）

2. 乳痈初肿。贝母末，酒服二钱（8克），再令人吮之，即通。（卷十三贝母条引宋代杨士瀛《仁斋直指方》）

3. 乳痈红肿。蒲公英一两（40克），忍冬藤二两（80克），捣烂，水二盅，煎一盅，食前服。睡觉病即去矣。（卷二十七蒲公英条引《积德堂方》）

4. 乳痈肿痛。马鞭草一握，酒一碗，生姜一块，研磨汁服，渣敷之。（卷十六马鞭草条引明代胡濙《卫生易简方》）

5. 乳痈肿毒。龙舌草、忍冬藤研烂，蜜和敷之。（卷十九龙舌草条引明代刘基《多能鄙事》）

6. 产后吹奶。陈皮一两（40克），甘草一钱（4克），水煎服，即散。（卷三十橘条）

7. 吹乳肿痛。远志焙研，酒服二钱（8克），以滓敷之。（卷

十二远志条引明代周定王《袖珍方》）

8. 乳头裂破。丁香末，敷之。（卷三十四丁香条引隋代《梅师集验方》）

恶露不净

1. 产后恶露。产后恶露，七八日不止。败酱、当归各六分（60克），续断、芍药各八分（80克），川芎、竹茹各四分（40克），生地黄炒十二分（120克），水二升（400毫升），煮取八合（160毫升），空腹服。（卷十六败酱条引唐代王焘《外台秘要》）

2. 血露不绝。锯截桑根，取屑五指撮，以醇酒服之，每日服三次。（卷三十六桑条引晋代葛洪《肘后方》）

3. 产后恶血。产后恶血不止。干地黄捣末，每食前热酒服一钱（4克），连进三服。（卷十六地黄条引元代萨谦斋《瑞竹堂经验方》）

4. 产后恶物。产后恶物不下。芫花、当归等量，炒研末。调一钱（4克）服。（卷十七芫花条引金代刘完素《素问病机气宜保命集》）

产后诸病

1. 产后诸疾。产后诸疾及胎脏不安。杜仲去皮，瓦上焙干，木臼捣末，煮枣肉和，制丸如弹子大。每次服一丸，用糯米汤服，每日服二次。（卷三十五杜仲条引《胜金方》）

2. 产后血闭。桃仁二十枚去皮尖，藕一块，水煎服之良。（卷二十九桃条引唐瑶《经验方》）

3. 产后血块。也叫产后儿枕痛、产后血痛、产后血块痛。指产妇分娩后瘀血停于腹中，感觉少腹硬痛拒按，可以摸到血块。下文产后血痛同。大黄末一两（40克），头醋半升（100毫升），熬膏，制丸如梧桐子大。每次服五丸，温醋化下，良久当下。（卷十七大黄条引唐代孙思邈《千金方》）

4. 产后血痛。产后血痛有块。用姜黄、桂心等量；研末，酒服一方寸匕（1克）。血下尽即愈。（卷十四姜黄条引昝殷《产宝》）

5. 产后血瘀。蒲黄三两（120克），水三升（600毫升），煎成一升（200毫升），一顿服之。（卷十九香蒲、蒲黄条引隋代《梅师集验方》）

6. 产后诸淋。紫草一两（40克）为散，每食前用井华水（即清晨初汲的水）冲服二钱（8克）。（卷十二紫草条引《产宝》）

7. 产后遗尿。产后遗尿或尿数。

桑螵蛸炙半两（20克），龙骨一两（40克），研末。每米汤服二钱（8克）。（卷三十九螳螂、桑螵蛸条引《徐氏胎产方》）

8. 产后尿闭。产后尿闭不通者。陈皮一两（40克）去白研末，每空腹温酒服二钱（8克），一服即通。此张不愚方也。（卷三十橘条引《妇人良方》）

9. 产后烦渴。产后烦渴，血气上冲也。紫葛三两（120克），水二升（2000毫升），煎成一升（1000毫升），去滓呷之。（卷十八紫葛条）

10. 产后烦闷。蒲黄一方寸匕（1克），东流水冲服，极良。（卷十九香蒲、蒲黄条引《产宝》）

11. 产后烦热。产后烦热，内虚短气。甘竹茹汤：用甘竹茹一升（670毫升），人参、茯苓、甘草、黄芩各二两（80克），水六升（4020毫升），煎成二升（1340毫升），

分服，每日服三次。（卷三十七竹条引《妇人良方》）

12. 产后虚汗。黄芪、当归各一两（40克），麻黄根二两（80克）。每次服一两（40克），煎汤服。（卷十五麻黄条）

13. 产后盗汗。产后盗汗，啬啬恶寒。取吴茱萸约一鸡蛋大，酒三升（600毫升），浸泡半日，煮服。（卷三十二吴茱萸条引唐代孙思邈《千金翼方》）

14. 产后腹胀。产后腹胀不通，转气急，坐卧不安。以麦蘖（即麦芽）一合（200毫升），研末。和酒服，良久通转，神验。（卷二十五蘖米条引唐代李绛《兵部手集方》）

15. 产后虚羸。产后虚羸腹痛，冷气不调，及脑中风汗自出。白羊肉一斤（590克），切治如常，调和食之。（卷五十羊条引唐代昝殷《食医心镜》）

妇科杂病

1. 妇人百病。妇人百病，诸虚不足者。当归四两（160克），地黄二两（80克），研末，制蜜丸如梧桐子大。每次食前米汤服十五丸。（卷十四当归条引《太医支法存方》）

2. 妇人腹痛。野葡萄根七钱（28克），葛根三钱（12克），水一盏，煎至七分量，入童子小便三分，空腹温服。（卷三十三蘡条引明代朱

441

权《乾坤生意秘韫》）

3. **妇人脏躁。** 妇人脏躁，悲伤欲哭，象若神灵，数欠者，大枣汤主之。大枣十枚，小麦一升（200毫升），甘草二两（30克），每次服一两（14克），水煎服之。亦补脾气。（卷二十九枣条引《金匮》）

4. **妇人阴寒。** 妇人阴寒，十年无子者。用吴茱萸、川椒各一升（950毫升），研末，炼蜜丸弹子大。布包内阴中，日再换之。（卷三十二吴茱萸条引《经心录》）

5. **妇人阴冷。** 指女性性生活缺乏快感以至漠然、厌恶。母丁香末，纱囊盛如指大，放入阴中，病即已。（卷三十四丁香条引《本草衍义》）

6. **妇人阴脱。** 白及、川乌药等量，研末。绢裹一钱（4克）放入阴中，入三寸，腹内热即止，日用一次。（卷十二白及条引唐代《广济方》）

7. **子宫脱下。** 蓖麻子仁、枯矾等量，研末，放纸上托入。再以蓖麻子仁十四枚，研膏涂顶心即入。（卷十七蓖麻条引《摘玄方》）

8. **产后肠脱。** 五倍子末搽之。或以五倍子、白矾煎汤熏洗。（卷三十九五倍子条引《妇人良方》）

9. **妇人气盛。** 妇人气盛血衰，变生诸症，头运腹满，皆宜抑气散主之。香附子四两（160克），炒茯苓、甘草炙各一两（40克），橘红二两（80克），研末。每次服二钱（8克），沸水服。（卷十四莎草、香附子条引南宋严用和《济生方》）

10. **女人头痛。** 香附子末，用茶服三钱（12克），日服三至五次。（卷十四莎草、香附子条引《经验良方》）

11. **妇人劳复。** 病初愈，有所劳动，致热气冲胸，手足搐搦拘急，如中风状。淡青竹茹半斤（633克），瓜蒌二两（80克），水二升（1340毫升），煎成一升（670毫升），分二服。（卷三十七竹条引《活人书》）

新生儿疾病

1. **初生便闭**。甘草、枳壳煨各一钱（4克），水半盏煎服。（卷十二甘草条引《全幼心鉴》）

2. **初生尿涩**。初生尿涩不通。车前捣汁，入蜜少许，灌之。（卷十六车前条引《全幼心鉴》）

3. **初生不尿**。人乳四合（40毫升），葱白一寸，煎滚。分作四服，即利。（卷五十二乳汁条引唐代王焘《外台秘要》）

4. **初生便血**。小儿初生七八日，大小便血出，及热传心肺。不可服凉药，只以生地黄汁五至七匙，酒半匙，蜜半匙，和服之。（卷十六地黄条引《全幼心鉴》）

5. **小儿胎毒**。是指孕妇在怀孕期间传给胎儿的毒火。一般父母恣食肥甘、辛热炙煿之物，或多郁怒，或纵欲，或患恶疾，小孩均易生胎毒，有胎毒的小孩生下后易患疮疖丹毒等病。下文小儿胎热亦是。淡豆豉煎浓汁，与三五口，其毒自下。又能助脾气，消乳食。（卷二十五大豆豉条引宋代《圣惠方》）

6. **小儿胎热**。黑豆二钱（8克），甘草一钱（4克），入灯芯七寸，淡竹叶一片，水煎。（卷二十四大豆条引《全幼心鉴》）

7. **小儿脐肿**。荆芥煎汤洗净，以煨葱刮薄去火毒，贴之即消。（卷十四假苏条引唐代崔元亮《海上集验方》）

8. **小儿脐疮**。小儿脐疮，久不愈者。马齿苋烧研敷之。（卷二十七马齿苋条引唐代孙思邈《千金方》）

9. **小儿吐乳**。小儿吐乳，胃寒者。白豆蔻仁十四个，缩砂仁十四个，生甘草二钱（8克），炙甘草二钱（8克），研末，常搽入儿口中。（卷十四白豆蔻条引元代危亦林《得效方》）

10. **小儿丹肿**。绿豆五钱（20克），大黄三钱（12克），研末。用生薄荷汁入蜜调涂。（卷二十四绿豆条引《全幼心鉴》）

肺系病证

1. 小儿流涕。小儿流涕，是风寒也。白芷末、葱白，捣后制丸小豆大，每茶服二十丸。再以白芷末、生姜汁调，涂太阳穴，乃食热葱粥取汗。（卷十四白芷条引宋代《圣惠方》）

2. 小儿风寒。萝卜子生研末一钱（4克），温葱酒服之，取微汗大效。（卷二十六莱菔条引明代胡濙《卫生易简方》）

3. 小儿风热。小儿风热，昏懵躁闷，不能食。用消梨三枚切破，以水二升（1340毫升），煮取汁一升（670毫升），入粳米一合（67毫升），煮粥食之。（卷三十梨条引宋代《圣惠方》）

4. 小儿发热。小儿发热，不问风寒饮食时行痘疹，并宜用之。以葱涎（即葱汁）入香油内，手指蘸油摩擦小儿五心、头面、项背诸处，最能解毒凉肌。（卷二十二胡麻条引宋代杨士瀛《仁斋直指方》）

5. 小儿热嗽。甘草二两（80克），猪胆汁浸五宿，炙研末，蜜丸绿豆大，饭后薄荷汤服十丸。名凉膈丸。（卷十二甘草条引宋代《圣惠方》）

6. 小儿寒热。小儿寒热，及热气中人。用猪后蹄甲烧灰末，乳汁调服一撮，每日服二次。（卷五十豕条引宋代平尧卿《伤寒类要》）

7. 小儿诸热。大黄煨熟、黄芩各一两（40克），研末，炼蜜丸麻子大。每次服五至十丸，蜜汤服。加黄连，名三黄丸。（卷十七大黄条引《钱氏小儿方》）

8. 小儿咽肿。牛蒡根捣汁，细咽之。（卷十五恶实条引明代朱橚《普济方》）

9. 小儿伤寒。淡竹沥、葛根汁各六合（120毫升），细细与服。（卷三十七竹条引唐代孙思邈《千金方》）

10. 小儿咳嗽。生姜四两（160克），煎汤浴之。（卷二十六生姜条引唐代孙思邈《千金方》）

11. 小儿风痰。小儿风痰，壅闭，语音不出，气促喘闷，手足动摇。诃子（半生半炮，去核）、大腹皮各五钱（20克），水煎服。名二圣散。（卷三十五诃黎勒条引《全幼心鉴》）

12. 小儿喘咳。小儿喘咳，发热自汗吐红，脉虚无力者。人参、

天花粉等量，每次服半钱（2克），蜜水调下，以愈为度。（卷十二人参条引《经济方》）

脾胃系病证

1. 小儿哕疾。鹿角粉、大豆末等量，相和乳调，涂乳上饮之。（卷五十一鹿条引宋代初虞世《古今录验方》）

2. 小儿热哕。牛乳二合（135毫升），生姜汁一合（67毫升），银器用文火煎五六沸。一岁儿饮半合（34毫升），量儿大小加减与服之。（卷五十牛条引宋代《圣惠方》）

3. 小儿呕吐。小儿呕吐不定。用五倍子二个（一生一熟），甘草一握（湿纸裹，煨过），同研为末。每次服半钱（2克），淘米水调下，立愈。（卷三十九五倍子条引《经验后方》）

4. 小儿伤乳。小儿伤乳，腹胀烦闷欲睡。大麦面生用，水调一钱（4克）服。白面微炒亦可。（卷二十二大麦条引《保幼大全》）

5. 小儿吐泻。丁香、橘红等量，炼蜜丸黄豆大。米汤化下。（卷三十四丁香条引《刘氏小儿方》）

6. 小儿秋痢。以粳米煮粥，熟时入干柿末，再煮三两沸食之。奶母亦食之。（卷三十柿条引《食疗》）

7. 小儿渴利。冬瓜汁饮之。（卷二十八冬瓜条引唐代孙思邈《千金方》）

8. 小儿久疳。小儿久疳，体虚不食。诸病后天柱骨倒，医者不识，谓之五软者。用白僵蚕直者炒研。每次服半钱（2克），薄荷酒下。名金灵散。（卷三十九蚕条引《郑氏方》）

9. 小儿脾疳。使君子、芦荟等量，研末。米汤每次服一钱（4克）。（卷十八使君子条引金代张子和《儒门事亲》）

10. 小儿羸瘦。甘草三两（120克），炙焦研末，蜜丸绿豆大。每次温水服五丸，每日服二次。（卷十二甘草条引《金匮玉函经》）

11. 小儿下血。小儿下血或血痢。黄柏半两（20克），赤芍药四钱（16克），研末，饭丸麻子大。每次服一二十丸，食前米汤服。（卷三十五柏木条《阎孝忠集效方》）

12. 小儿秘涩。枳壳（煨，去瓤）、

甘草各一钱（4克），以水煎服。（卷三十六枳条引《全幼心鉴》）

13. 小儿虚闭。葱白三根煎汤，调生蜜、阿胶末服。再以葱头染蜜，插入肛门。片刻即通。（卷二十六葱条引《全幼心鉴》）

14. 小儿黄疸。小儿黄疸，眼黄脾热。用青瓜蒌焙研。每次服一钱（4克），水半盏，煎至七分量，卧时服。五更泻下黄物，立可。名逐黄散。（卷十八栝楼条引明代朱橚《普济方》）

15. 小儿腹胀。韭菜根捣汁，和猪脂（即熟猪油）煎服一合（20毫升）。隔日一服，取愈。（卷二十六韭条引《秘录》）

心肝系病证

1. 小儿夜啼。青黛量大小，水研服之。（卷十六青黛条引《生生编》）

2. 夜啼腹痛。牛黄一小豆大左右，乳汁化服。（卷五十牛黄条引宋代《圣惠方》）

3. 小儿惊啼。黄芩、人参等量，研末。每次服一字（0.4克），水饮下。（卷十三黄芩条引明代朱橚《普济方》）

4. 小儿胎风。小儿胎风，手足搐搦。用蚤休研末。每次服半钱（2克），冷水服。（卷十七蚤休条引明代胡濙《卫生易简方》）

5. 小儿惊风。惊风是小儿时期常见的一种急重病证，以临床出现抽搐、昏迷为主要特征。又称"惊厥"，俗名"抽风"。生半夏一钱（4克），皂角半钱（2克），研末。吹少许入鼻，名嚏惊散，即苏。（卷十七半夏条引《直指方》）

6. 惊风烦热。慎火草（即景天）煎水浴之。（卷二十景天条引明代朱橚《普济方》）

7. 慢脾惊风。马芹子、丁香、白僵蚕等量，研末。每次服一钱（4克），炙橘皮煎汤服。名醒脾散。（卷二十六马蕲条引明代朱橚《普济方》）

8. 小儿慢惊。小儿慢惊，昏沉或搐。乌药磨水，灌之。（卷三十四乌药条引《济急方》）

9. 脾虚慢惊。用炙黄芪二钱（8克），人参一钱（4克），炙甘草五分（2克），白芍药五分（2克），水一大盏，煎半盏，温服。（卷十二人参条引黄耆条）

肾系病证

1. **小儿不尿。** 安盐于脐中，以艾灸之。（卷十一食盐条引《药性论》）

2. **小儿遗尿。** 小儿遗尿膀胱冷也。夜属阴，故小便不禁。补骨脂炒研末，每夜热汤服五分（2克）。（卷十四补骨脂条引《婴童百问》）

3. **小儿尿血。** 甘草一两二钱（16克），水六合（120毫升），煎二合（40毫升），一岁儿一日服尽。（卷十二甘草条引姚和众《至宝方》）

4. **小儿寒疝。** 小儿寒疝，腹痛大汗出。用梨叶浓煎七合（470毫升），分作数服，饮之大良。此徐王经验方也。（卷三十梨条引宋代苏颂《图经本草》）

5. **小儿冷疝。** 小儿冷疝气痛，肤囊浮肿。金铃子（即川楝子）去核五钱（20克），吴茱萸三钱半（14克），研末，酒糊丸黍米大。每盐汤服二三十丸。（卷三十五楝条引《全幼心鉴》）

其他疾病

1. **鹅口白疮。** 小儿口疮，通白者。白僵蚕炒黄，拭去黄肉、毛，研末，蜜和敷之，立效。（卷三十九蚕条引《小儿宫气方》）

2. **小儿口疮。** 是指小儿口腔、舌头出现黄白色的溃疡，疼痛流口水，或伴发热的病证。若满口糜烂，色红作痛者，称口糜。细辛末，醋调，贴脐上。（卷十三细辛条引南宋朱端章《卫生家宝方》）

3. **口舌糜疮。** 地龙、吴茱萸研末，醋调生面，涂足心，立效。（卷四十二蚯蚓条引《摘玄方》）

4. **小儿舌疮。** 小儿舌疮，饮乳不得。白矾和鸡蛋置醋中，涂儿足底，二七日愈。（卷十一矾石条引唐代孙思邈《千金方》）

5. **小儿重舌。** 小儿舌下肿胀，甚至溃烂的病证。多由心脾积热引起。黄柏浸苦竹沥点之。（卷

三十五檗木条引唐代孙思邈《千金方》）

6. 小儿中暑。小儿中暑，吐泄烦渴。谷精草烧存性，用器覆之，放冷研末。每冷米汤服半钱（2克）。（卷十六谷精草条引《保幼大全》）

7. 小儿骨蒸。治小儿骨蒸潮热，减食瘦弱。用秦艽、炙甘草各一两（40克），每次用一二钱（4~8克），水煎服之。钱乙加薄荷叶五钱（20克）。（卷十三秦艽条）

8. 小儿流涎。小儿流涎，脾热也。鹿角屑末，米汤服一字（0.4克）。（卷五十一鹿条引明代朱橚《普济方》）

9. 小儿湿疮。地榆煮浓汁，日洗二次。（卷十二地榆条引唐代孙思邈《千金方》）

10. 小儿生癣。猪脂（即熟猪油）和轻粉抹之。（卷九水银粉条引《直指方》）

11. 小儿癣疮。蛇床子捣末，和猪脂涂之。（卷十四蛇床条引唐代孙思邈《千金方》）

12. 小儿疥癣。藁本煎汤浴之，并以洗衣。（卷十四藁本条引《保幼大全》）

13. 小儿头疮。乌梅烧末，生油调涂。（卷二十九梅条引宋代《圣济总录》）

14. 小儿面疮。小儿面疮，嫩赤肿痛。地榆八两（320），水一斗（6700毫升），煎五升（3350毫升），温洗之。（卷十二地榆条引《卫生总微方》）

15. 小儿行迟。三岁不能行者，用此便走：五加皮五钱（20克），牛膝、木瓜二钱半（10克），研末。每次服五分（2克），米汤入酒二三点调服。（卷三十六五加条引《全幼心鉴》）

16. 小儿囟陷。小儿囟陷，因脏腑壅热，气血不荣。用乌鸡骨酥炙黄一两（40克），生干地黄焙二两（80克），研末。每次服半钱（2克），粥饮调下。（卷四十八鸡条引宋代《圣惠方》）

17. 小儿囟肿。小儿囟肿，生下即肿者：黄柏末水调，贴足心。（卷三十五檗木条引明代朱橚《普济方》）

18. 小儿发迟。陈香薷二两（80克），水一盏，煎汁三分，入猪脂（即熟猪油）半两（20克），和匀，日日涂之。（卷十四香薷条引《永类钤方》）

19. 小儿不语。四五岁不语者。赤小豆末，酒和，敷舌下。（卷二十四赤小豆条引唐代孙思邈《千金方》）

眼科疾病

1. 头目诸疾。一切眼疾，血劳，风气头痛，头旋目眩。荆芥穗研末，每酒服三钱（12克）。（卷十四假苏条引《龙木论》）

2. 眼生黑花。眼生黑花，年久不可治者。椒目（即花椒种子）炒一两（40克），苍术炒一两（40克），研末，醋糊丸如梧桐子大。每次服二十丸，醋汤服。（卷三十二蜀椒条引南宋许叔微《本事方》）

3. 眼目昏暗。每早含黄柏一片，吐唾液洗之。终身行之，永无目疾。（卷三十五檗木条引明代朱橚《普济方》）

4. 肝虚目暗。肝伤目暗。菟丝子三两（120克），酒浸三日，晒干研末，鸡蛋白和制丸如梧桐子大。空腹温酒下二十丸。（卷十八菟丝子条引宋代《圣惠方》）

5. 热病目暗。热病目暗，因愈后食五辛而致。用鲫鱼作羹食之。（卷四十四鲫鱼条引《集验方》）

6. 羞明怕日。用千里光、黄菊花、甘草各一钱（4克），水煎，冷服。（卷四十六石决明条引《明目集验方》）

7. 泪出不止。黄连煎浓汁浸泡拭之。（卷十三黄连条引晋代葛洪《肘后方》）

8. 男妇赤眼。亦称目赤、赤目、目赤肿痛等，表现为眼睛红赤肿胀、涩痛羞明、畏光流泪、眼眵增多。类似于现代医学的多种结膜炎，为眼科常见病。男妇赤眼，十分重者。以山漆根（即三七）磨汁涂四围甚妙。（卷十二三七条引明代李时珍《濒湖集简方》）

9. 暴赤眼痛。用黄连、干姜、杏仁等量，研末，布包浸汤，闭目趁热淋洗之。（卷十三黄连条引宋代余居士《选奇方》）

10. 热毒攻眼。热毒攻眼，赤痛睑浮。用黑豆一升（1000毫升），分作十袋，沸水中蒸过，更互熨之，三遍则愈。（卷二十四大豆条引明代朱橚《普济方》）

11. 婴儿赤目。茶调胡黄连末，涂手足心，即愈。（卷十二胡黄连条引元明间赵宜真《济急仙方》）

12. 内障青盲。属内障范畴。表现为眼外观无明显异常，而视力逐渐减退，甚者完全失明。类似于现代医学的视神经炎、视神经萎缩。白羊肝一具，黄连一两（40克），熟地黄二两（80克），同捣，制丸如梧桐子大。食远茶服七十丸，每日服三次。（卷五十羊条引《传信方》）

13.青盲雀目。又称夜盲。症见每至夜晚或黑暗处，则视物不清。类似于现代医学的因维生素A缺乏引起的角膜软化。石决明一两（40克），烧过存性，外用苍术三两（120克），去皮研末。每次服三钱（12克），以猪肝批开，入药末在内扎定，砂罐煮熟，以气熏目。待冷，食肝饮汁。（卷四十六石决明条引龙木论）

耳科疾病

1.耳中常鸣。生地黄截，塞耳中，日数换之。或煨熟，尤妙。（卷十六地黄条引晋代葛洪《肘后方》）

2.耳鸣不止。耳鸣不止，无昼夜者。乌头烧作灰、菖蒲等量，研末，布包塞之，日两次，取效。（卷十七附子条引唐代杨归厚《杨氏产乳集验方》）

3.风病耳鸣。盐五升（1025毫升）蒸热，以耳枕之，冷复换之。（卷十一食盐条引晋代葛洪《肘后方》）

4.耳鸣耳闭。骨碎补削作细条，火炮，趁热塞之。（卷二十骨碎补条引《苏氏图经》）

5.耳卒聋闭。芥子末，人乳汁（亦可牛奶代）和，以布包塞之。（卷二十六芥条引唐代王焘《外台秘要》）

6.耳聋耳痛。干百合研末，温水冲服二钱（8克），每日服二次。（卷二十七百合条引《胜金方》）

7.老人耳聋。猪肾一对去膜切，以粳米二合（135毫升），葱白二根，薤白七根，人参二分（0.8克），防风一分（0.4克），研末，同煮粥食。（卷五十豕条引《奉亲养老方》）

8.耳中出血。蒲黄炒黑研末，搓入。（卷十九香蒲、蒲黄条引明代杨起《简便单方》）

9.耳疮肿痛。五倍子末，冷水调涂。湿则干搓之。（卷三十九五倍子条引《海上名方》）

10.耳内湿疮。蛇床子、黄连各一钱（4克），轻粉一字（0.4克），研末吹之。（卷十四蛇床条引《全幼心鉴》）

11.耳出脓。用地龙研末，吹之。

450

（卷四十二蚯蚓条引宋代《圣惠方》）

12.**耳疳出汗**。青黛、黄柏末，干搽。（卷十六青黛条引《谈野翁方》）

13.**百虫入耳**。生姜汁少许滴之。（卷二十六生姜条）

14.**水入耳中**。薄荷汁滴入立效。（卷十四薄荷条引《经验方》）

鼻科疾病

1.**鼻渊**。也称脑泄、脑泻，症见鼻流浊涕，甚则脓血腥臭，伴有头痛头昏，相当于现代医学的鼻窦炎。孩儿茶末吹之，良。（卷七乌爹泥条引《本草权度》）

2.**鼻渊流涕**。苍耳子炒研为末，每次以白开水冲服一二钱（4~8克）。（卷十五枲耳条引《证治要诀》）

3.**鼻塞不通**。小蓟一把，水二升（400毫升），煮取一升（200毫升），分服。（卷十五大蓟、小蓟条引唐代王焘《外台秘要》）

4.**鼻中息肉**。即鼻息肉，为鼻腔内赘生息肉，可致持续性鼻塞、流涕、嗅觉减退，也称鼻痔。丁香布包放入之。（卷三十四丁香条引宋代《圣惠方》）

5.**酒渣赤鼻**。即酒渣鼻，症见鼻尖及两侧鼻翼皮肤血管扩张发红，皮肤增厚，或生脓疹，状如酒渣而得名，久则鼻头增大，表面隆起不平，状如赘瘤。枇杷叶、栀子各等量，研末。每次服二钱（8克），温酒调下，每日服三次。（卷三十枇杷条引《本事方》）

咽喉科疾病

1.**咽喉作痛**。茱萸末，醋调涂足心，一夕愈。（卷三十二吴茱萸条引明代李时珍《濒湖集简方》）

2.**咽喉热痛**。龙胆擂水冲服之。（卷十三龙胆条引明代李时珍《濒湖集简方》）

3.**喉肿难食**。韭一把，捣熬敷之。冷即换。（卷二十六韭条引唐代孙思邈《千金方》）

4.**咽喉肿痛**。射干花根、山豆

根，阴干研末，吹之如神。（卷十七射干条引明代周定王《袖珍方》）

5. 咽喉骨鲠。指鱼骨、鸡骨等梗塞咽喉的病证，是五官科急症，严重者可引起喉阻塞而危及生命。本节所选方，可用于骨物哽咽的轻症。半夏、白芷等量，研末。水冲服一方寸匕（1克），当呕出。忌羊肉。（卷十七半夏条引唐代王焘《外台秘要》）

6. 卒然失声。橘皮半两（20克），水煎徐呷。（卷三十橘条引晋代葛洪《肘后方》）

7. 肺热声哑。人参二两（80克），诃子一两（40克），研末含咽。（卷十二人参条引《丹溪摘玄》）

8. 风冷失声。风冷失声，咽喉不利。荷根二两（80克），捣榨汁，入酒一大盏，和匀，细细服，取愈。（卷十五荷条引晋代葛洪《肘后方》）

口腔科疾病

口唇舌疾病

1. 口臭。用甜瓜子捣末，蜜和为丸。每早漱口后含一丸。亦可贴齿。（卷三十三甜瓜条引唐代孙思邈《千金方》）

2. 口中臭气。香薷一把，煎汁含之。（卷十四香薷条引唐代孙思邈《千金方》）

3. 齿败口臭。水煎川芎含之。（卷十四芎条引唐代《广济方》）

4. 香口辟臭。益智仁一两（40克），甘草二钱（8克），碾粉舔之。（卷十四益智子条引《经验良方》）

5. 香口去臭。藿香洗净，煎汤，常常含漱。（卷十四藿香条引《摘玄方》）

6. 辟除口臭。茴香煮羹及生食，并得。（卷二十六茴香条引昝殷《食医心镜》）

7. 口中生疮。即口疮，也叫口疳，相当于现代医学的口腔溃疡。若黏膜溃疡糜烂成片如糜粥样则称口糜。蜜浸大青叶含之。（卷三十九蜂蜜条引《药性论》）

8. 一切口疮。鸡内金烧灰敷之，立效。（卷四十八鸡条引《活幼新书》）

牙齿疾病

1. 一切牙痛。木耳、荆芥等量，煎汤频漱。（卷二十八木耳条引明

代朱橚《普济方》）

2.牙齿疼痛。老生姜瓦焙，入枯矾末同擦之。有人日夜呻吟，用之即愈。（卷二十六生姜条引明代朱橚《普济方》）

3.牙痛不止。川姜炮、川椒等量研末，搽之。（卷二十六干姜条引《御药院方》）

4.牙痛日久。牙痛日久，肾虚也。补骨脂二两（80克），青盐半两（20克），炒研擦之。（卷十四补骨脂条引《御药院方》）

5.风齿肿痛。马齿苋一把，嚼汁浸泡之，即日肿消。（卷二十七马齿苋条引南宋许叔微《本事方》）

6.风龋牙痛。鼠粘子（即牛蒡子）炒，煎水含，冷吐之。（卷十五恶实条引《延年方》）

7.乌须固齿。旱莲草取汁，同盐炼干，研末擦牙。（卷十六鳢肠条引《摄生妙用方》）

本草纲目中草药功效速查

解表药·发散风寒药

麻黄 /121

桂枝 /333

紫苏 /95

香薷 /90

荆芥 /92

防风 /38

羌活 /40

白芷 /64

细辛 /51

藁本 /63

苍耳子 /116

辛夷 /336

葱白 /263

鹅不食草 /242

胡荽 /269

柽柳 /361

杜衡 /57

解表药·发散风热药

薄荷 /93

牛蒡子 /115

桑叶 /366

菊花 /96

蔓荆子 /385

柴胡 /36

升麻 /41

葛根 /205

葛花 /205

淡豆豉 /262

大豆黄卷 /257

浮萍 /235

木贼 /122

罗勒 /273

清热药·清热解毒药

金银花 /227

连翘 /145

大青叶 /147

青黛 /148

贯众 /19

蒲公英 /280

鬼针草 /162

紫花地丁 /161

野菊花 /97

重楼 /176

漏芦 /111

土茯苓 /211

鱼腥草 /282

金荞麦 /253

败酱草 /135

射干 /177

山豆根 /213

马勃 /240

橄榄 /314

木蝴蝶 /314

白头翁 /28

马齿苋 /278

鸦胆子 /244

地锦草 /245

翻白草 /279

半边莲 /160

山慈菇 /47

千里光 /229

白蔹 /212

绿豆 /258

火炭母 /150

木芙蓉 /388

三白草 /151

龙葵 /133

乌韭 /246

辣蓼 /149

石龙芮 /183

阴地蕨 /104

苘麻 /113

金丝草 /59

水杨梅 /159

海芋 /185

454

458

历代度量衡折合标准

　　鉴于各代度量衡虽然名称相同，但实际含量有别。为统一折算，本书下篇把容量一律换成毫升，重量一律换成克，长度一律换成厘米。长度单位：1尺 = 10寸，1寸 = 10分。容量单位：1斗 = 10升，1升 = 10合。重量单位：1斤 = 16两，1两 = 10钱，1分 = 1/10钱（宋以后），1分 = 2.5钱（唐以前）。为便于读者对照，现将历代度量衡折合标准列于下：

时代	一尺合厘米数	一升合毫升数	一斤合克数	一两合克数
东汉	23.8	200	220	13.8
三国	24.2	204.5	220	13.8
西晋	24.2	204.5	220	13.8
东晋	24.5	204.5	220	13.8
南朝	24.5	南齐 300 梁陈 200	南齐 330 梁陈 220	南齐 20.6 梁陈 13.8
北朝	29.6	北周 600	北魏 440 北齐 440 北周 660	北魏 27.5 北齐 27.5 北周 41.3
隋	29.6	开皇大升 600 大业小升 200	开皇大斤 661 大业小斤 220	开皇大两 41.3 大业小两 13.8
唐	大尺 36 小尺 30	大升 600 小升 200	661	41.3
宋	31.2	670	633	40
元	31.2	950	633	40
明	裁衣尺 34 量地尺 32.7 营造尺 32	1000	590	36.9
清	裁衣尺 35.5 量地尺 34.5 营造尺 32	1000	590.8	37.3

（表中数据录自《医古文》教材，中国中医药出版社，2007年）

附录三

本草纲目中草药拼音索引